— 全国高等职业教育康复治疗技术专业新形态规划教材 —

运动疗法技术

（供康复治疗技术、中医康复技术等专业使用）

主　编　　陈正平

中国协和医科大学出版社
北　京

内容提要

本教材是“全国高等职业教育康复治疗技术专业新形态规划教材”之一，系根据本套教材的编写指导思想和原则要求，结合专业培养目标和本课程要求的教学目标编写而成，内容涵盖了关节活动技术、关节松动技术、肌肉牵伸技术、肌力训练技术、平衡与协调训练技术、体位摆放与转移技术、步行训练技术、牵引技术、心肺功能训练技术、神经生理学技术、运动再学习技术、软组织贴扎技术、强制性运动技术、运动想象治疗技术等内容。此外，本教材还增加了丰富的数字资源，包括教学视频、微课、课件、思维导图、岗位对标考试等知识点总结、能力测试等，丰富了教材内容，增强了线上和线下教学的联动性，以提升学生学习的主动性和积极性。

本教材主要供康复治疗技术、中医康复技术等专业使用，还可作为其他医学专业的参考书。

图书在版编目（CIP）数据

运动疗法技术 / 陈正平主编. -- 北京：中国协和医科大学出版社, 2025. 7. -- (全国高等职业教育康复治疗技术专业新形态规划教材). -- ISBN 978-7-5679-2642-4

Ⅰ. R454

中国国家版本馆CIP数据核字第2025LX8885号

主　　编　陈正平
策划编辑　魏亚萌
责任编辑　魏亚萌　尉　琢
封面设计　邱晓俐
责任校对　张　麓
责任印制　黄艳霞
出版发行　中国协和医科大学出版社
（北京市东城区东单三条9号　邮编100730　电话010-65260431）
网　　址　www.pumcp.com
印　　刷　三河市龙大印装有限公司
开　　本　889mm×1194mm　1/16
印　　张　26.5
字　　数　690千字
版　　次　2025年7月第1版
印　　次　2025年7月第1次印刷
定　　价　88.00元

全国高等职业教育康复治疗技术专业新形态规划教材建设指导委员会

全国高等职业教育康复治疗技术专业
新形态规划教材数字教材建设指导委员会

编者名单

主　　编 陈正平

副 主 编 陈丽萍　叶仲秋　周苏坡　杨述鸣

编　　者（按姓氏笔画排序）

左菲菲（中国矿业大学附属医院）

叶仲秋（聊城职业技术学院）

孙爱萍（江苏联合职业技术学院）

李文倩（山西同文职业技术学院）

李艳秋（红河卫生职业学院）

李　晴（广东茂名健康职业学院）

杨述鸣（无锡市惠山区人民医院）

张文慧（南通大学第六附属医院）

张林林（重庆护理职业学院）

陈正平（江苏医药职业学院）

陈丽萍（包头医学院）

郁利清（赣南卫生健康职业学院）

罗超凡（广州华夏职业学院）

周苏坡（江苏护理职业学院）

彭　成（江苏医药职业学院）

数字教材编者名单

主　　编 陈正平

副 主 编 闫　艳

编　　者（按姓氏笔画排序）

左菲菲（中国矿业大学附属医院）

曲　虹（红河卫生职业学院）

闫　艳（江苏医药职业学院）

陈正平（江苏医药职业学院）

出版说明

随着我国人口老龄化加速、慢性病患病率上升及全民健康意识增强，康复治疗技术已成为现代医疗体系的重要支柱。《“健康中国2030”规划纲要》提出，要加强康复等急需紧缺专业人才培养培训，加大康复治疗师等健康人才培养培训力度。当前，我国康复治疗师缺口高达数十万人，专业人才培养迫在眉睫。同时，智能康复设备、数字疗法等新技术的应用，要求从业者兼具传统康复技能与数字化工具操作能力。在此背景下，职业教育作为技术技能人才培养的主阵地，亟需建设适应产业升级、符合岗位需求的新型教材体系，为培养高层次、专业化人才奠定基础。

本套教材以实践科学发展观为指导思想，以服务教学、指导教学、规范教学、适应我国医学教育改革为宗旨，立足高等职业教育教学实际，以胜任能力培养为目标，使课程设置与理论实践紧密衔接，突出教材内容的实用性、先进性、科学性和通用性。本套教材为新形态教材，具体体现为：体现教育改革精神与职业教育特色；注重产教融合，突出实践教学；以实际操作技能为导向，融入新技术、新方法；融合思政，强化价值引领；以学生为中心，丰富模块设计；纸质教材与数字教材融合；教材编写在贯彻职业教育理念的同时，亦充分体现现代化的教育思想和方法，以全面提升学生的创新精神、人文素养、胜任能力等综合素质，培养适应医疗卫生体制改革的复合型和应用型人才。

同时，本套教材的编写遵循教材编写的基本规律，秉持“三基、五性、三特定”的原则，注重基础理论、基本知识和基本技能的培养，内容深度和广度适应全国高等职业教育的需求。教材编写以康复治疗技术专业的培养目标为导向，着重培养学生的职业技能，满足职业岗位需求、学生学习需求和社会需求。教材内容涵盖了康复治疗领域工作岗位所需的知识、技能和素质，帮助学生全面理解工作岗位，培养学生科学的临床思维和学习方法，以满足社会对学生知识和技能的要求，强调培养学生的创新能力、信息获取技能和终身学习能力，确保教材的启发性。在编写过程中，我们充分考虑到高等职业教育的多样性，确保教材既能适应不同院校的需求，又能满足学生毕业时的知识和技能要求。

本套教材涵盖康复评定技术、运动疗法技术、作业治疗技术等17门课程，定位清晰、特色鲜明，具有以下特点。

一、构建高质量、互动性强的创新形态教材体系

本系列教材为创新形态教材，教材所有内容，均实现数字化呈现；同时，为纸质教材提供配套教学视频、微课、思维导图、教学课件、在线练习等丰富教学资源，学生可直接获取与教材内容相关联的课程资源；支持多媒体资源嵌入与实时更新；配套的数字教材平台，支持在线教学、资源共享、数据分析等功能，实现教学全流程数字化管理，满足多样化教学需求。这种创新的学习方式，不仅提高了教学效果，也丰富了学习体验，使学习更加便捷，提升了学生的学习积极性和主动性。

二、强化价值引领，助推专业教育与思政教育相融合

本套教材以专业知识为载体，以思政教育为引领，深度挖掘专业课程蕴含的思政资源，巧妙融入教材内容，全方位助推专业教育与思政教育深度交融，培育德技兼修人才。在教材编写中，我们注重以康复案例为切入点，将社会主义核心价值观、医者仁心的职业精神、中华优秀传统文化等思政元素自然融入专业知识点。引导学生树立正确的职业价值观，具备社会责任感，在实践教学环节强化人文关怀培养，使学生在掌握专业技能的同时，自觉践行“健康所系，性命相托”的医者担当。

三、体现教育改革精神与职业教育特色

本套教材深入贯彻国家职业教育改革精神，坚持以人为本、能力为重，强调实践操作和技能培训，注重培养学生的职业素养和实际工作能力。内容贴近职业实践，力求使学生能够顺利进入职业领域，成为胜任基层医疗机构或康复治疗相关岗位的高级技术型专业人才。编写过程中，我们注重教材内容与实际工作岗位匹配，确保教材内容符合基层实际工作的需求。

四、注重产教融合，突出实践教学

高等职业教育强调产教深度融合，创新培养模式，这是职业教育的重要发展方向。本套教材的建设始终把提高人才培养质量放在首位，密切联系实际，突出实践教学，将专业内容设置与行业需求对接；推动教学与行业技术发展同步，使课程内容与职业标准对接；完善职业教育教学过程机制，使教学过程与实际工作过程对接。

五、贴合考试，对接行业需求

本教材严格遵循《国家职业教育改革实施方案》及职业教育规划教材建设要求，以康复治疗师职业标准为核心，将岗位技能、职业技能竞赛、职业资格考试内容有机融入教材，实现“岗课赛证”融通，助力学生无缝对接行业需求。

六、以学生为中心，丰富模块设计

考虑到职业教育学生的年龄和学习特点，本套教材的模块设置丰富多样，包括案例导入、思维导图、考试知识点总结、习题等模块。这种结构不仅有助于学生理解和记忆知识点，还能提高学生的学习兴趣和学习效果。每个模块设计精细，既有理论讲解，又有实践应用，旨在全面提升学生的综合素质。

希望本套教材的出版，能够推动高质量康复治疗技术专业人才的培养，促进我国康复治疗专业领域的教材建设与教育发展，为促进我国康复事业的发展和保障人民健康作出积极贡献。

前　言

近年来，随着人口老龄化的加剧和政府的高度重视，康养产业迅速崛起并助推了康复医学的快速发展。在医疗、养老、特殊教育等多个领域都对康复治疗技术专业人员有着广泛的需求，且这种需求将持续增长。同时，随着现代康复医学的不断繁荣，人工智能、大数据等技术的应用，高等职业教育康复治疗技术专业的人才培养目标、路径、内容有了新的变化。《国务院办公厅关于加快医学教育创新发展的指导意见》明确指出，要加快康养系列紧缺教材建成，并要按新形态建设要求编写。为此，紧扣康复医学发展方向，参照国际物理治疗教育标准、高等职业学校康复治疗技术专业教学标准，以及康复治疗岗位需求，我们编写了这本教育引导式创新形态教材，填补了当前该技术新形态教材建设的空白。

“运动疗法技术”是康复治疗技术专业的一门核心课程，在整个专业教学中具有极为重要的地位，运动疗法技术也是康复医学治疗技术（士）考试的主要考点，是康复治疗师必备的临床实践技能。康复治疗过程中，康复目标能否实现及实现的程度取决于康复治疗师能否制订合理的康复计划、灵活采取综合的治疗手段等。为此，培养康复治疗技术专业学生掌握扎实的理论基础、具备较强的动手能力显得尤为重要。

本教材依据高等职业教育康复治疗技术专业教学标准，结合了物理治疗师运动治疗岗位需求和康复医学治疗技术（士）考试大纲要求进行编写。本教材在编写时始终坚持把提高人才培养质量放在首位，坚持以学生为中心，教材内容和模块设计更加符合学生的学习需求和认知规律，旨在引导学生积极思考和探索，培养学生的创新思维和实践能力。依据职业教育新形态教材建设特点，本教材增加了大量实景治疗图片，方便理解和记忆。另外，学生可登录“协和云课堂”在线平台，浏览数字教材及相关数字资源（如教学课件、题库、微课、视频、思维导图等）进行同步学习。

本教材共分15章，包含了关节活动技术、关节松动技术、肌肉牵伸技术、肌力训练技术、平衡与协调训练技术、体位摆放与转移技术、步行训练技术、牵引技术、心肺功能康复训练技术、神经生理学技术、运动再学习技术、软组织贴扎技术、强制性运动技术、运动想象治疗技术等内容。本教材适用于全国高等职业教育康复治疗技术专业教学，也可作为其他相关专业开展康复培训时使用。

感谢各参编院校在教材编写过程中给予的大力支持与帮助，并对本教材所有编者的辛勤付出表示感谢！因编者水平有限，尽管力臻完善，书中难免存在疏漏与不足之处，恳请广大读者、康复医学前辈和同仁不吝赐教，以便再版时修订和完善。

编　者

2025 年 4 月

目 录

第一章　认识运动疗法技术

教学课件

微课：
认识运动
治疗技术

学习目标

素质目标

（1）具有爱岗敬业、奉献的精神。

（2）树立功能障碍改善意识。

（3）具有尊重和保护患者权利的意识，关爱伤残，保护患者隐私。

知识目标

（1）掌握：运动疗法技术的有关定义、治疗原则及常见运动疗法技术的分类。

（2）熟悉：运动疗法技术的发展历史、治疗机制等。

（3）了解：运动疗法技术在康复治疗中的地位、作用及常用的运动治疗器械等。

能力目标

（1）善于学习，有一定的临床康复综合思维能力。

（2）能进行良好的沟通，有一定的团队合作能力。

案例导入

【案例】

患者，男，61岁，肥胖，平时无运动锻炼习惯，吸烟30年、30支/天，酗酒。患高血压近20年，间断不规则服用降压药，未监测血压。最近2个月，患者发现日常活动后气喘明显，活动显著受限。患者家住2楼（无电梯），中途需休息2次才勉强上楼。门诊检查：血压160/100mmHg，超声心动图显示左心室肥厚。

【问题】

1．患者应该进一步做哪些评估？

2．可以开展哪些运动治疗？

· 核心知识拆解 ·

运动疗法技术是康复治疗师必备的临床技能，是一种通过特定的运动方式促进身体功能恢复、改善健康状况的治疗方法。认识该技术，首先要知晓运动治疗的基本定义、常用技术等，其次要了解运动或者制动对机体的影响，运动治疗常用的器械和设备及其相关临床应用等。

第一节　概　　述

一、基本定义

1. 康复治疗（rehabilitation） 是指综合地、协调地应用医学的、教育的、社会的、职业的各种方法，使病、伤、残（包括先天性残）者已经丧失的功能尽快地、尽最大可能地得到恢复和重建，使他们在身体上、精神上、社会上和经济上的能力得到尽可能的恢复，并重新走向生活、走向工作、走向社会。

2. 物理治疗（physical therapy，PT） 是一种将物理因子如声、光、电、热、力等作用于人体，以预防、治疗疾病和促进功能恢复的治疗方法。物理治疗是一种安全、有效的治疗方法，可以缓解疼痛，通常需要与其他治疗方法，如药物治疗、手术治疗等配合使用，以达到更好的治疗效果。

3. 运动治疗　属于物理治疗的一个主要方面，是一种以功能训练为主要手段，利用力学和神经发育学原理，通过主动和被动运动，改善人体运动功能、增强肌肉力量、提高身体柔韧性和平衡能力，以促进患者康复的治疗方法。运动治疗是一种有效的康复治疗方法，可以促进患者的功能恢复，改善心肺功能，预防相关并发症。在进行运动治疗时，应注意安全，循序渐进，予以个性化治疗，并持之以恒，以达到最佳的治疗效果。

二、发展简史及未来展望

（一）古代运动治疗的起源

1. 古希腊　古希腊人崇尚体育运动，认为身体的健康和强壮是通过运动实现的。他们举办各种体育竞赛，如奥林匹克运动会，鼓励人们参与体育活动。古希腊医学家希波克拉底也强调运动在治疗疾病中的作用，他认为适当的运动可以促进身体的恢复和健康。

2. 中国古代　中国古代的医学著作中，也有关于运动治疗的记载。例如，《黄帝内经》中提到了“导引术”，即通过呼吸调节、身体运动和意念引导来调节身体的气血流通，达到治疗疾病和保健养生的目的。此外，中国古代的武术、太极拳等传统体育项目也具有一定的运动治疗作用。

（二）近代运动治疗的发展

1. 瑞典 瑞典医生佩尔·亨里克·林（Per Henrik Ling）创立了瑞典体操体系，强调通过各种体操动作来锻炼身体的各个部位，以促进身体健康。瑞典体操体系在欧洲广泛传播，对现代运动治疗的发展产生了重要影响。

2. 美国 20世纪初，美国开始出现运动治疗的专业机构和培训课程。运动治疗师开始在医院、康复中心等场所为患者提供运动治疗服务。同时，美国的体育教育快速发展，学校开始重视学生的体育锻炼，培养学生的运动习惯和健康意识。

3. 中国 20世纪初，随着西方医学的传入，运动治疗的理念和方法开始被中国的医学从业者所了解。例如，当时的一些教会医院开始引入简单的康复训练方法，用于治疗部分外伤后恢复，以及神经系统疾病导致运动功能障碍的患者。

（三）现代运动治疗的繁荣

1. 康复医学的兴起 随着康复医学的兴起，运动治疗在康复治疗中发挥着越来越重要的作用。运动治疗师通过评估患者的身体功能和运动能力，制订个性化的运动治疗方案，帮助患者恢复身体功能，提高生活质量。

2. 运动科学的发展 运动科学的发展为运动治疗提供了理论支持和技术保障。运动生理学、运动生物力学、运动心理学等学科的研究成果，为运动治疗师提供了科学的运动处方和治疗方法。同时，运动器材和设备的不断创新，也为运动治疗提供了更多的选择和可能性。

3. 多学科合作 运动治疗不再是孤立的治疗方法，而是与其他医学学科密切合作，共同为患者提供全面的医疗服务。运动治疗师与医生、护士、康复工程师等专业人员合作，制订个性化的治疗方案，提高治疗的效果。

4. 国际化发展 运动治疗在全球范围内得到了广泛的发展和应用，同时，国际运动治疗组织的成立和交流活动的频繁开展，促进了运动治疗的国际化发展。

（四）未来运动治疗的展望

1. 精准运动治疗 未来的运动治疗将更加注重个性化和精准化。通过基因检测、生物标志物分析等手段，为患者制订更加精准的运动治疗方案，提高治疗的效果和安全性。

2. 智能化运动治疗 人工智能、大数据等技术的应用将使运动治疗更加智能化。智能运动设备、虚拟运动治疗师等的出现，将为患者提供更加便捷、高效的运动治疗服务。

3. 综合运动治疗 运动治疗将与其他治疗方法相结合，形成综合治疗的模式。例如，运动治疗与药物治疗、心理治疗等相结合，为患者提供全面的医疗服务。

4. 预防为主的运动治疗 运动治疗将不仅仅局限于疾病的治疗，还将在预防疾病方面发挥重要作用。通过推广运动健康理念、开展运动健康教育等手段，提高人们的运动意识和健康水平，预防疾病的发生。

总之，运动治疗的发展史是一部人类不断探索和创新的历史。随着科技的不断进步和人们对健康需求的不断提高，运动治疗将在未来的医疗领域中发挥更加重要的作用。

三、运动的分类

（一）根据肌肉收缩形式分类

1. 等长运动 肌肉在收缩时长度不变，而张力改变的运动，称为等长运动，又称静力收缩。如站立时保持身体稳定，腿部肌肉进行的收缩；手握哑铃保持不动时手臂肌肉的收缩。主要用于维持特定的姿势和稳定关节，有助于增强肌肉力量和耐力，尤其适用于关节受伤后早期的康复训练，可避免关节活动引起的疼痛和进一步损伤。

2. 等张运动 肌肉在收缩时长度发生变化，而张力基本不变的运动，称为等张运动，又可分为向心性收缩和离心性收缩。进行各种肢体活动时多为等张收缩，如跑步时腿部肌肉收缩、举起重物后放下手臂肌肉收缩的过程。向心性收缩主要用于发起运动，提高肌肉的爆发力和速度；离心性收缩则有助于控制运动的减速和稳定，同时对肌肉的力量和耐力也有很好的锻炼效果。

3. 等速运动 肌肉在整个关节活动范围内，以恒定的速度进行收缩，且肌肉产生的张力始终与阻力相等的运动，称为等速运动。需要借助特定的等速训练设备，如在康复中心进行的等速肌力训练等。等速运动可以精确地评估和训练不同关节角度下的肌肉力量，适用于运动员的专项训练和康复后期的功能提升，能够有效提高肌肉的协调性和控制能力。

（二）根据运动方式分类

1. 被动运动 是指完全依靠外力帮助完成的运动，外力可以来自他人、器械等，患者自身不主动发力，如由治疗师或护理人员帮助患者进行关节的屈伸、旋转等运动。对于因伤病而长期卧床或不能主动活动的患者，被动运动可以防止关节僵硬和肌肉萎缩。

2. 主动运动 是指由患者自己主动收缩肌肉完成的运动，不需要外力的辅助，如步行、上下楼梯、穿衣、吃饭等日常生活中的活动都是主动运动。通过主动收缩肌肉，提高肌肉的力量和耐力，如快走、跑步等主动运动。

3. 抗阻运动 是指在运动过程中，患者需要克服一定的外部阻力完成的运动，阻力可以来自器械、弹力带、自身重量等。

四、运动对机体的影响

（一）对心血管系统的影响

1. 增强心脏功能 长期规律运动可使心肌收缩力增强，心输出量增加，从而提高心脏的工作效率。同时，运动还能降低静息心率，使心脏在每次搏动中输出更多的血液，减少心脏的负担。

2. 改善血管弹性 运动可以促进血管内皮细胞产生一氧化氮等物质，使血管舒张，降低血压。同时，运动还能增加血管壁的弹性，预防动脉硬化的发生。

3. 调节血脂代谢 运动可以提高高密度脂蛋白胆固醇（“好胆固醇”）的水平，降低低密度脂蛋白胆固醇（“坏胆固醇”）和甘油三酯的水平，降低动脉粥样硬化发生的风险。

（二）对呼吸系统的影响

1. 增强呼吸肌力量　运动可以使呼吸肌（如膈肌、肋间肌等）得到锻炼，增强呼吸肌的力量和耐力，提高肺活量和最大通气量。

2. 改善肺通气功能　运动可以促进呼吸道的通畅，提高肺泡的通气量和气体交换效率，增加氧气的摄取和二氧化碳的排出。

3. 提高呼吸调节能力　运动可以增强呼吸中枢对呼吸运动的调节能力，使呼吸更加平稳、有节律。

（三）对肌肉骨骼系统的影响

1. 增强肌肉力量　运动可以使肌肉纤维增粗，肌肉力量增强。不同类型的运动可以针对不同的肌肉群进行训练，如力量训练可以增强大肌肉群的力量，耐力训练可以提高小肌肉群的耐力。

2. 增加骨密度　运动可以刺激骨骼生长，增加骨密度，预防骨质疏松症的发生。尤其是负重运动，如跑步、跳跃等，对骨骼的刺激作用更为明显。

3. 改善关节灵活性　运动可以使关节周围的肌肉和韧带得到锻炼，增强关节的稳定性和灵活性。同时，运动还可以促进关节液的分泌，减少关节摩擦，预防关节损伤。

（四）对消化系统的影响

1. 促进消化吸收　运动可以促进胃肠道的蠕动，增加消化液的分泌，提高食物的消化和吸收效率。同时，运动还可以改善胃肠道的血液循环，增强胃肠道的功能。

2. 预防便秘　运动可以促进肠道的蠕动，增加粪便的体积和水分，预防便秘的发生。

（五）对神经系统的影响

1. 提高神经系统的兴奋性　运动可以使神经系统的兴奋性提高，反应速度加快，注意力更加集中。

2. 改善神经系统的调节功能　运动可以促进神经系统对身体各器官和系统的调节，使身体的各项生理功能更加协调。

3. 缓解精神压力　运动可以释放内啡肽等神经递质，使人产生愉悦感和放松感，缓解精神压力，改善情绪状态。

（六）对代谢系统的影响

1. 调节血糖水平　运动可以促进肌肉对葡萄糖的摄取和利用，降低血糖水平。同时，运动还可以提高人体对胰岛素的敏感性，预防糖尿病的发生。

2. 消耗热量　运动可以增加能量的支出，有助于消耗热量。长期规律运动可以提高身体的代谢率，使身体在休息状态下也能消耗更多的热量。

总之，适量的运动对机体各个系统都有着积极的影响，可以提高身体的健康水平和生活质量。但需要注意的是，运动应根据个人的身体状况和运动能力进行合理选择和安排，避免过度运动造成损伤。

五、制动对机体的影响

（一）对肌肉系统的影响

1. 肌肉萎缩 制动后肌肉活动减少，肌肉代谢降低，蛋白质合成减少而分解增加，导致肌肉逐渐萎缩。主要表现为肌肉体积减小、力量下降。

2. 肌力减退 由于肌肉活动不足，肌肉的收缩能力和耐力都会下降。长时间制动后，肌肉重新恢复活动时，会明显感到肌力不足。

3. 肌肉痉挛 制动状态下，肌肉长期处于放松或缩短状态，容易出现肌肉痉挛，尤其是在关节固定的部位周围。

（二）对骨骼系统的影响

1. 骨密度降低 缺乏运动的应力刺激，骨的形成减少，骨吸收增加，导致骨密度逐渐下降，增加骨质疏松的风险。

2. 关节僵硬 制动会使关节周围的软组织（如肌肉、韧带、关节囊等）发生挛缩，关节活动范围减小，出现关节僵硬。长时间制动后，重新活动关节时会感到明显的活动受限。

3. 异位骨化 在某些情况下，制动可能导致异位骨化，即在非骨骼组织中出现异常的骨形成。

（三）对心血管系统的影响

1. 心功能减退 长期制动后，心脏的负荷减小，心脏的收缩力和输出量会逐渐下降。同时，由于活动减少，血液循环减慢，容易出现静脉血栓等并发症。

2. 血压调节异常 制动会影响血压的调节机制，使血压出现波动。长期卧床的患者容易出现直立性低血压，即从卧位或蹲位突然站起时，血压明显下降，出现头晕、眼前发黑等症状。

3. 血液黏稠度增加 制动后，血液循环减慢，血液中的血小板和红细胞容易聚集，导致血液黏稠度增加，增加血栓形成的风险。

（四）对呼吸系统的影响

1. 肺功能减退 制动会使呼吸肌活动减少，胸廓的活动度减小，导致肺通气量和肺活量下降。长期制动还可能引起肺部感染等并发症。

2. 坠积性肺炎 长期卧床的患者，由于咳嗽反射减弱，呼吸道分泌物不易排出，容易发生坠积性肺炎。

（五）对消化系统的影响

1. 食欲减退 制动后，身体的活动量减少，能量消耗降低，会导致食欲减退。同时，由于胃肠蠕动减慢，消化液分泌减少，也会影响食物的消化和吸收。

2. 便秘 长期制动会使胃肠蠕动减慢，粪便在肠道内停留时间延长，水分被过度吸收，容易引起便秘。

（六）对泌尿系统的影响

1. 排尿困难 长期卧床的患者，由于膀胱逼尿肌收缩力减弱，尿道括约肌张力增加，容易出现排尿困难。

2. 尿路感染 制动后，患者的排尿习惯改变，容易引起尿液潴留，增加尿路感染的风险。同时，由于身体的抵抗力下降，也容易发生泌尿系统感染。

（七）对心理的影响

1. 焦虑和抑郁 制动会使患者的活动范围受限，社交活动减少，容易产生焦虑、抑郁等不良情绪。长期制动的患者可能出现心理障碍，影响康复进程。

2. 认知功能下降 缺乏运动和社交活动，大脑的刺激减少，可能会导致认知功能下降，如记忆力减退、注意力不集中等。

第二节 相关治疗技术、原则、适应证及禁忌证

一、运动疗法的主要技术

（一）以生物力学和运动学原理为基础的技术

1. 维持和改善关节活动范围的技术 维持和改善关节活动范围的技术包括手法治疗、利用设备的机械技术，以及患者自身体重和强制运动进行训练的技术。

2. 关节松动技术 是治疗师在患者关节活动允许范围内，完成的一种针对性很强的治疗技术，具有缓解疼痛、改善关节活动范围、增加本体反馈等作用。

3. 肌肉牵伸技术 是通过外力作用，使紧张或缩短的肌肉得到延长，从而改善肌肉弹性和关节活动范围的康复技术，具有改善肌肉柔韧性、增加关节活动范围、预防肌肉损伤、缓解疼痛等作用。

4. 肌力训练技术 是通过等长训练、等张训练、等速训练等方法提高肌肉力量的治疗技术，起到增强肌肉力量、改善身体功能、预防肌肉萎缩等作用。

5. 平衡与协调训练技术 是帮助患者提高身体平衡能力和协调能力的治疗技术，具有改善平衡功能、提高协调能力、促进神经功能恢复、增强日常生活活动能力等作用。

6. 体位摆放与转移技术 在康复治疗中具有重要作用，通过合适的体位摆放及定时变换体位，能有效预防压疮、关节挛缩、肌肉萎缩等并发症，并促进功能恢复。转移技术可以提高患者的独立性，增强患者的自信心和参与康复的积极性，从而加快康复进程。

7. 步行训练技术 是以矫治异常步态，促进步行转移能力的恢复，提高患者的生活质量为目的的治疗技术。

8. 牵引技术 牵引是指运用作用力与反作用力的原理，通过手法、牵引器械的外力作用于人体脊柱或四肢关节，使关节产生一定的分离，关节周围软组织得到适当的牵伸，从而达到治疗目的的

一种治疗技术。

9. 肺功能训练技术 是帮助患者改善肺功能、提高呼吸效率的治疗技术，可以起到提高呼吸肌力量和耐力、增加肺活量、改善肺通气功能、预防和减少肺部并发症的作用。

（二）神经生理学技术和运动再学习技术

1. 博巴斯（Bobath）技术 是一种针对脑卒中、脑外伤等中枢神经系统损伤引起的运动功能障碍的康复治疗技术。通过控制关键点、反射性抑制等方法，减少患者的异常肌张力和反射，抑制异常运动模式的出现。引导患者进行正确的运动，促进正常的姿势控制和运动模式的建立。

通过反复的训练和强化，逐渐提高患者的运动能力和日常生活活动能力。

2. 布伦斯特伦（Brunnstrom）技术 布伦斯特伦依据患者运动功能恢复的各个不同阶段，提出了“恢复6阶段”理论：肌张力由低逐渐增高，联合反应、共同运动和痉挛逐渐显著，随着共同运动的完成，出现分离运动、精细运动等，直至完全恢复正常。此治疗技术利用各种运动模式诱发运动反应，再从异常运动模式中引导、分离出正常运动的成分，达到恢复患者运动功能的目的。

3. 本体感觉神经肌肉促进技术（proprioceptive neuromuscular facilitation，PNF） 是通过对本体感受器刺激，促进相关神经肌肉的反应，改善运动控制力、肌力、协调性和耐力，最终改善功能的治疗技术。

4. 鲁德（Rood）技术 又称为多种感觉刺激技术，是利用正确的感觉输入引出有目的的运动反应，并按照个体发育规律反复训练以治疗运动障碍的技术。

5. 运动再学习技术 把中枢神经系统损伤后恢复运动功能的训练视为再学习或重新学习的技术。它是以生物力学、运动科学、神经科学和认知心理学等为理论基础，以作业与功能为导向，在强调患者主观参与和认知重要性的前提下，按照科学的运动学习方法对患者进行再教育，以恢复其运动功能的一套完整的治疗技术。

（三）其他技术

1. 软组织贴扎技术 是一种广泛应用于运动损伤康复和疼痛缓解的物理治疗技术。通过使用具有高弹性、黏附性及透气性的软组织贴扎材料，对关节、肌肉及韧带等软组织进行贴扎，可以有效地缓解疼痛、改善血液循环、减轻炎症反应，促进受损软组织的修复和康复。

2. 强制性运动技术 通过限制健侧上肢，达到强制使用和强化训练患肢的目的。自用于治疗慢性脑卒中患者上肢运动功能障碍以来，强制性运动技术已得到较大发展，在神经康复多个领域得到应用并获得了成功，受到越来越广泛的关注。

3. 运动想象治疗技术 是指为了提高运动功能而进行的反复运动想象，没有任何运动输出的治疗技术。其可根据运动记忆在大脑中激活某一活动的特定区域，从而达到提高运动功能的目的。

二、运动疗法的原则

1. 因人而异 不同人的身体状况、年龄、性别、运动基础等方面存在差异，因此运动治疗方案应根据个体情况进行定制。例如，老年人的运动强度和方式应与年轻人有所不同；慢性疾病患者需要在医生的指导下选择合适的运动。

2. 循序渐进　运动的强度、时间和频率应逐渐增加，避免突然进行高强度运动。应从低强度、短时间的运动开始，随着身体适应能力的提高，逐步增加运动的难度和时长。这样可以降低运动损伤的风险，同时也能让身体更好地适应运动带来的刺激。

3. 持之以恒　运动治疗需要长期坚持才能取得良好的效果。不能“三天打鱼，两天晒网”，应将运动融入日常生活中，形成规律的运动习惯。持续的运动可以不断改善身体的功能状态，提高健康水平。

4. 主动参与　患者应积极主动地参与运动治疗，充分发挥自身主观能动性。只有患者真正认识到运动的重要性，并积极配合治疗师的指导，才能取得更好的治疗效果。

5. 全面锻炼　运动治疗应注重全面锻炼，包括身体的各个部位和系统。可选择多种运动方式，如有氧运动、力量训练、柔韧性训练等，以提高身体的整体功能。同时，也要注意运动的平衡性，避免过度训练某一部位而忽视其他部位。

6. 安全第一　在进行运动治疗时，安全是首要的考虑因素，应选择合适的运动场地和器材，穿着舒适的运动服装和鞋子。在运动前要进行充分的热身活动，运动后要进行适当的放松。如果在运动过程中出现不适或疼痛，应立即停止运动，并及时寻求专业人员的帮助。

三、运动疗法的适应证

（一）神经系统疾病康复

1. 脑卒中　偏瘫患者可通过运动治疗改善肢体运动功能。如进行关节活动范围训练，预防关节挛缩；进行肌力训练，增强患侧肌肉力量；进行平衡训练和步态训练，改善行走能力。

2. 脊髓损伤　根据损伤平面和程度，制订个性化的运动治疗方案。如进行残存肌力训练，提高患者的自理能力；进行呼吸训练，预防肺部感染；进行膀胱和直肠功能训练，改善排泄功能。

3. 帕金森病　运动治疗可以改善患者的运动迟缓、震颤和肌强直等症状。如进行关节活动范围训练，保持关节灵活性；进行平衡训练，预防跌倒；进行步行训练，提高行走速度和稳定性；进行面部表情训练和语言训练，改善患者的面部表情和语言表达能力。

（二）骨科疾病康复

1. 骨折　骨折后的康复治疗非常重要。运动治疗可以促进骨折愈合，预防肌肉萎缩和关节僵硬。在骨折早期，可进行邻近关节的主动运动和肌肉等长收缩训练；在骨折中期，可进行骨折部位的关节活动范围训练和肌力训练；在骨折后期，可进行全面的功能训练，包括平衡、协调和步态训练。

2. 关节置换术　术后早期进行被动关节活动范围训练，预防关节粘连。逐渐进行主动关节活动范围训练和肌力训练，提高关节的稳定性和肌肉力量。进行步态训练，恢复正常行走功能。同时，进行日常生活活动训练，帮助患者尽快恢复自理能力。

3. 颈椎病和腰椎间盘突出症　运动治疗可以缓解疼痛，改善颈椎和腰椎的活动范围。如进行颈部和腰部的伸展、旋转和侧屈运动；进行核心肌群训练，增强脊柱的稳定性。还可进行牵引治疗，减轻椎间盘对神经的压迫。同时，指导患者正确的姿势和生活习惯，预防疾病的复发。

（三）心肺疾病康复

1. 冠心病 运动治疗可以提高患者的心肺功能，改善心肌供血。在医生的指导下进行有氧运动，如步行、慢跑、游泳等；进行力量训练，增强肌肉力量。运动治疗应根据患者的病情和身体状况进行个体化定制，逐渐增加运动强度和时间。同时，监测患者的心率、血压等生命体征，确保运动的安全性。

2. 慢性阻塞性肺疾病 运动治疗可以改善患者的呼吸功能，增强体质。进行呼吸训练，如腹式呼吸、缩唇呼吸等；进行有氧运动，提高心肺耐力；进行上肢和下肢的力量训练，增强肌肉力量，提高日常生活活动能力。同时，进行营养支持和心理干预，提高患者的生活质量。

（四）儿童疾病康复

1. 脑瘫 运动治疗是脑瘫康复的重要手段之一。通过各种运动训练方法，如Bobath疗法、沃伊塔（Vojta）疗法等，改善患儿的运动功能和姿势控制能力。

2. 先天性髋关节脱位 术后进行运动治疗可以促进髋关节的恢复和发育。进行关节活动范围训练，预防关节僵硬；进行肌力训练，增强髋关节周围肌肉力量；进行步态训练，恢复正常行走功能。同时，定期进行复查，根据患儿的恢复情况调整治疗方案。

（五）其他

除以上临床应用以外，运动疗法技术还可以应用于恶性肿瘤、烧伤、疼痛、压疮等疾病的康复治疗。

四、运动疗法的禁忌证

（一）急性疾病期

1. 急性炎症 如急性化脓性关节炎、急性骨髓炎等，此时进行运动可能会加重炎症反应，导致病情恶化。

2. 急性传染病 如流感、传染性肺炎等，患者身体虚弱，运动可能会加重病情，同时也容易传染他人。

3. 急性心血管事件 如急性心肌梗死、不稳定型心绞痛等，在急性期应绝对卧床休息，避免任何运动，以免加重心脏负担，引发更严重的后果。

（二）严重损伤或疾病

1. 骨折未愈合 在骨折完全愈合前，运动可能会导致骨折移位，影响骨折的愈合。一般需要根据骨折的部位和严重程度，在医生的指导下确定何时可以开始进行运动治疗。

2. 关节脱位未复位 关节脱位后应首先进行复位，在未复位时进行运动可能会加重关节损伤。

3. 严重的软组织损伤 如大面积的肌肉拉伤、韧带撕裂等，在损伤早期应避免运动，以免加重损伤。

4. 严重的神经损伤　如完全性脊髓损伤、周围神经完全断裂等，在损伤早期应避免过度运动，以免加重相关神经损伤。

（三）出血倾向

1. 活动性出血　如外伤后出血未控制、消化道出血等情况，运动可能会加重出血。

2. 凝血功能障碍　如血友病、血小板减少性紫癜等疾病，患者容易发生出血，应避免剧烈运动。

（四）病情不稳定

1. 严重的高血压　血压未得到有效控制时，剧烈运动可能会导致血压急剧升高，增加心脑血管意外的风险。

2. 严重的糖尿病　血糖未得到有效控制时，运动可能会导致血糖波动过大，出现低血糖或高血糖危象。

3. 严重的心肺功能不全　如严重的心力衰竭、呼吸衰竭等，患者身体虚弱，运动可能会加重病情。

（五）特殊人群

1. 孕妇　在孕期的某些阶段，如孕早期和孕晚期，应避免剧烈运动，以免对胎儿造成不良影响。但适当的运动如散步、孕妇瑜伽等可在医生的指导下进行。

2. 老年人　老年人身体功能下降，可能存在多种慢性疾病。在进行运动治疗时，应根据其自身情况选择合适的运动方式和强度，避免过度运动。

总之，在进行运动治疗前，应充分评估患者的病情和身体状况，确定是否存在禁忌证。如果存在禁忌证，应在医生的指导下选择合适的治疗时机和方法进行。

第三节　运动治疗常用的器械和设备

微课：运动治疗常用的器械和设备

一、上肢训练常用设备

1. 肋木、肩梯　肋木是在两根立柱之间装置的若干平行的圆形横木，由于形状像肋骨的排列，取名肋木。肩梯是固定在墙上、上段具有一定弧度、自下而上刻有横行阶梯的长条形木制训练器具。

2. 支撑器　通常设计为符合人体工程学的形状，以提供舒适的支撑。可以调节高度和角度，适应不同患者的需求。主要用于支撑身体部位，以帮助患者进行特定的运动训练或维持正确的姿势。

3. 沙袋、哑铃　沙袋材质多样，有帆布、皮革等，内部填充沙子或其他颗粒物质，重量有多种规格可选，可以根据个人需求和能力进行调整。哑铃通常由金属或塑料制成，有固定重量和可调节重量两种类型，形状多样，有圆形、六角形等，便于握持和使用。

4. 弹力带 具有不同的阻力级别，方便携带，可用于进行全身各部位的肌肉训练。

5. 肩关节训练器 是一种专门用于肩关节康复和训练的设备，有一个可以转动的圆轮或转子，固定于墙上或架子上，高度可以调节。

6. 前臂旋转训练器 专门针对前臂旋转这一特定动作进行设计，能够有效地锻炼前臂的旋前肌和旋后肌，是可以调节阻力大小和训练角度的一种设备。

7. 腕关节屈伸训练器 是一种专门用于锻炼腕关节屈伸功能的设备，主要针对腕关节的屈伸动作进行设计，能够有效地锻炼腕关节周围的肌肉和韧带，提高腕关节的稳定性和活动度。

8. 分指板 由硬质材料制成，如塑料、木材等。板上有多个分隔的指槽，可将手指分别固定在不同的位置，以保持手指的分离状态。有些分指板可以调节角度和宽度，以适应不同患者的手部尺寸和康复需求。

9. 拉力器 是一种常见的运动器材，在运动治疗中也有广泛应用。拉力器的阻力可以通过更换不同强度的弹簧或调整拉力带的长度进行调节，以适应不同的训练需求和个人能力。

10. 划船器 模拟划船动作，锻炼全身肌肉，尤其对背部、手臂和腿部肌肉有较好的训练效果。

二、下肢训练常用设备

1. 站立架 是一种用于辅助患者站立和进行康复训练的设备。通常由坚固的金属框架构成，能够提供稳定的支撑，确保患者在站立过程中的安全。可以根据患者的身高、体型和康复需求进行高度、角度等多方面的调节，以适应不同患者的个性化需求。

2. 起立床 通常具有坚固的结构和安全防护装置，确保患者在使用过程中的安全。起立床可以调整倾斜角度，从水平位置逐渐增加到垂直位置，以满足不同患者的康复需求。

3. 股四头肌训练器 是一种专门用于锻炼股四头肌的康复设备，通常可以调节阻力大小、座椅高度、膝关节角度等参数，以适应不同患者的需求和康复阶段。

4. 踝关节屈伸训练器 专门针对踝关节的屈伸动作进行设计，能够有效地锻炼踝关节周围的肌肉和韧带。通常可以调节阻力大小、训练角度等参数，以适应不同患者的需求和康复阶段。

5. 平衡板 通常为圆形或半圆形，底部为弧形或球形，可提供不稳定的支撑面。有不同的尺寸和材质可供选择。通过在不稳定的表面上进行双足站立、单足站立、蹲起等动作，训练身体的平衡能力。可以提高踝关节、膝关节和髋关节的稳定性，增强核心肌群的力量。

6. 晃动板 通常由木板和弹簧组成，可左右或前后晃动。有不同的大小和晃动幅度可供调节。通过在晃动的板上进行站立、行走等动作，训练身体的动态平衡能力。

7. 平衡杠 通常由金属材质制成，具有坚固的框架和稳定的底座，能够为患者提供可靠的支撑。可以根据患者的身高和康复需求进行高度调整，以适应不同的训练场景。

8. 阶梯 类似楼梯，一般由耐用的材料制成，能够承受患者的体重并反复使用。通常能让患者在上下阶梯时保持稳定，但也不会因过宽而降低训练难度。阶梯的高度可以根据患者的康复需求进行调整，从较低的高度开始，逐渐增加难度。

9. 跑步机 可以调节速度和坡度，模拟不同的跑步环境，适合进行有氧耐力训练。

10. 健身车 分为立式和卧式两种，可调节阻力，用于锻炼下肢肌肉，提高心肺功能。

三、其他常用设备

1. 综合训练器　是集合了多种力量训练功能的设备，如引体向上、仰卧起坐、腿部屈伸等，适合进行全身力量训练。

2. 健身球　可以进行平衡训练、核心肌群训练等，会增加训练的难度和趣味性。

3. 泡沫轴　由高密度泡沫制成，有不同的长度和直径。在平衡训练中，将泡沫轴放在足下或身体下方，增加不稳定因素，挑战身体的平衡和协调能力。

4. 持续性被动运动（continuous passive motion，CPM）机　用于关节手术后的康复训练，可帮助患者进行被动的关节活动。

5. 牵引设备　如颈椎牵引器、腰椎牵引器等，用于治疗颈椎病、腰椎间盘突出症等疾病。

6. 康复训练床　可调节角度和高度，方便患者进行各种康复训练动作。

7. 辅助器械　有步行辅助器，如拐杖、助行器、轮椅等；生活辅助器，如手柄加粗装置、止滑装置等；转移辅助器械，如滑板、转移支架等。

8. 护具　如护膝、护腕、腰带等，可保护关节和肌肉，减少运动损伤的风险。

9. 心率监测设备　如运动手环、心率带等，可实时监测心率，帮助调整运动强度。

10. 运动垫　通常由橡胶、泡沫、热塑性弹性体等材质制成，可以根据不同的运动需求和患者的身体状况选择合适的厚度。运动治疗时，可以为患者提供舒适的运动表面，同时也能起到缓冲和保护作用。

—• 考试知识点总结 •—　　**—• 本章小结 •—**

—• 协和云课堂……　拓展练习及参考答案 •—

（陈正平）

第二章　关节活动技术

教学课件

学习目标

素质目标

（1）树立活动范围重建意识。

（2）以关节运动学与疼痛评估为基础，具备安全循证与个体化进阶的临床思维。

（3）掌握关节活动技术的操作规范及功能转化逻辑，促进生活能力恢复。

知识目标

（1）掌握：关节活动技术的基本原则和常用方法。

（2）熟悉：关节运动与类型；关节正常运动范围及影响关节活动的影响因素。

（3）了解：关节的构成、解剖等。

能力目标

（1）善于学习，有一定的临床康复综合思维能力。

（2）能针对常见的四肢或脊柱活动受限患者，合理选择关节活动技术并实施训练。

案例导入

【案例】

患者，男，27岁，汉族。3个月前，不慎从9米高脚手架跌落，导致L_1、L_2爆裂性骨折并横突粉碎性骨折，合并脊髓损伤，在某院行急诊手术内固定治疗，术后回家静养，后转入某院行康复治疗。功能评估：患者神志清，生命体征平稳。不完全性脊髓损伤（D级），ASIA评分运动45分、感觉92分。运动关键肌力量减退，感觉关键点感觉异常。腰椎被动屈伸、侧屈、旋转角度分别为40°、30°、30°，四肢关节被动活动范围不同程减小。

【问题】

就此患者情况，该如何进行运动治疗？

·核心知识拆解·

关节活动技术是指利用各种方法来维持和改善关节活动范围的治疗技术。该技术可以起到预防关节僵硬、挛缩和畸形，促进肢体血液循环，消肿止痛，恢复关节正常的活动范围、提高肢体的运动功能等作用。关节活动技术包括被动运动、辅助运动、主动运动等方法，可以单纯进行手法治疗，也可以借助康复设备、患者自身体重等实施训练。

第一节　概　　述

一、基本定义

关节运动是指骨与骨之间的连接部位发生的活动，关节是人体运动系统的重要组成部分。关节活动范围（range of motion，ROM）是指关节运动时所通过的运动弧，即关节的远端向着或背离近端运动，所达到的新位置与开始位置的夹角，又称关节活动度。

1. 运动轴　是人体关节运动的假想轴线。主要有以下三种。

（1）矢状轴：是呈前后方向，与冠状轴和垂直轴相互垂直的轴。关节沿矢状轴可进行内收和外展运动。例如，肩关节的外展和内收、髋关节的外展和内收。

（2）冠状轴：是呈左右方向，与矢状轴和垂直轴相互垂直的轴。关节沿冠状轴可进行屈、伸运动。例如，肘关节的屈伸、膝关节的屈伸等。

（3）垂直轴：是呈上下方向，与冠状轴和矢状轴相互垂直的轴。关节沿垂直轴可进行旋转运动。例如，寰枢关节可使头部绕垂直轴进行旋转。

2. 运动面　主要有以下三种。

（1）矢状面：是将人体分为左右两部分的纵切面。关节在矢状面上的运动主要是屈和伸。

（2）冠状面：是将人体分为前后两部分的纵切面。关节在冠状面上的运动主要是内收和外展。

（3）水平面：是与地面平行，将人体分为上下两部分的切面。关节在水平面上的运动主要是旋转。

3. 关节类型　关节可依据运动轴的多少分为单轴关节、双轴关节和多轴关节。单轴关节只有一个运动轴，只能进行一维空间的运动，如屈戌关节；双轴关节有两个运动轴，能进行二维空间的运动，如椭圆关节；多轴关节有三个运动轴，能进行三维空间的运动，如杵臼关节。

关节还可依据联结组织的性质和活动的情况分为不动关节、少动关节、活动关节。不动关节骨与骨之间以结缔组织相连，中间没有间隙，又称无间隙连接。少动关节是活动关节和不动关节之间的过渡联结方式，其特点是骨与骨之间以软骨组织相连接，软骨内有呈裂缝状的间隙，活动范围较小。活动关节骨与骨之间的结缔组织有腔隙，又称有间隙骨连接。

4. 位置术语　除特别说明外，凡是靠近患者身体的手称内侧手；远离患者身体的手称外侧手；

靠近患者头部一侧的手为上方手；靠近患者足部一侧的手为下方手。其他位置术语与标准解剖位相同，即靠近腹部为前，靠近背部为后，靠近头部为上，靠近足部为下。

二、影响关节活动范围的因素

各关节的活动都有其正常的范围，也就是关节活动范围的正常值。关节活动范围的正常值受到年龄、性别、职业、人种等因素的影响而有所不同。

（一）生理因素

1. 关节的构造 不同关节的结构特点决定了其活动范围的大小。例如，肩关节是球窝关节，活动范围较大，可以进行多角度的运动；而膝关节是滑车关节，主要进行屈伸运动，活动范围相对较小。

2. 软组织相接触 当关节活动到一定程度时，相邻的软组织如肌肉、肌腱、韧带等可能会相互接触，从而限制关节的进一步活动。例如，膝关节在伸直位时，股骨和胫骨之间的半月板、关节囊等组织可能会相互挤压，限制膝关节的过度伸展。

3. 拮抗肌的张力 如主动肌收缩时，拮抗肌会产生相应的张力来限制关节的活动范围。例如，在屈肘动作中，肱二头肌为主动肌，肱三头肌为拮抗肌，肱三头肌的紧张程度会影响肘关节的屈曲程度。

（二）病理因素

1. 关节周围软组织挛缩 因长期制动、创伤、炎症等原因，关节周围的肌肉、肌腱、韧带等软组织可能会发生挛缩，导致关节活动受限。例如，骨折后长期固定，周围肌肉会出现萎缩和挛缩，影响关节的活动范围。

2. 神经性肌肉萎缩 神经系统损伤如脊髓损伤、周围神经损伤等，可致肌肉失去神经支配，导致肌肉萎缩和无力，进而影响关节活动。

3. 疼痛、肿胀 关节疼痛和肿胀会使患者在活动时产生畏惧心理，从而减少关节的活动量，导致关节活动范围逐渐减小。例如，关节炎患者常因关节疼痛和肿胀而不敢活动关节。

三、关节活动的基本原则

1. 安全第一 训练应在无痛或微痛下进行，在患者能忍受的范围内进行，避免使用暴力，以免发生组织损伤，存在感觉功能障碍的患者，进行关节活动范围训练时应格外注意。

2. 持之以恒 短暂的训练只能产生短暂的效果，只有反复持久的训练，才能起到长期的治疗效果，故关节活动范围训练必须采用反复多次或持续一定时间的训练方式。

3. 循序渐进 为了避免在训练过程中产生疼痛或增加新的损伤，在训练过程中，应遵循循序渐进的原则。

4. 顺序原则 关节活动范围训练时，要遵循从近端到远端的顺序，逐个进行关节活动范围训练。

5. 综合治疗　关节活动范围训练时，应配合使用理疗、按摩等治疗手段，可增加疗效。

四、关节活动常用训练方法

1. 被动运动　由治疗师或用器械进行关节活动，患者不主动用力。适用于肌力较弱、不能主动活动关节的患者。

持续性被动运动是一种特殊的被动运动，是利用专门的器械使关节进行持续较长时间的缓慢被动运动的训练方法，根据患者的情况预先设定好关节活动范围、速度及持续时间等参数，使关节在一定活动范围内进行缓慢被动运动。

2. 辅助运动　患者借助外力如器械、健侧肢体等进行关节活动。如使用滑轮练习、悬吊练习等。

3. 主动运动　患者主动进行关节的屈伸、旋转等活动。可通过各种运动训练，如关节活动操等方式。

五、关节活动的注意事项

1. 根据患者的病情和关节情况，选择合适的活动技术和强度。
2. 活动时动作应缓慢、轻柔，避免引起疼痛和损伤。
3. 对于关节疼痛、肿胀明显的患者，应在症状缓解后再进行关节活动。
4. 活动过程中要密切观察患者的反应，如有不适及时调整。

第二节　四肢关节活动技术

一、肩部关节活动范围训练

视频：肩关节被动活动

（一）肩部关节

肩部主要由肩胛骨、锁骨、肋骨、胸骨和肱骨组成，周围有众多肌肉、韧带、关节辅助运动和维持稳定。肩部关节是由盂肱关节、肩锁关节、胸锁关节、肩胛胸壁关节、喙锁关节、肩肱关节6个关节构成的肩关节复合体，共同完成肩部的各种复杂运动。同时，周围的肌肉、韧带等软组织也对肩关节复合体的稳定性和运动功能起着重要的作用。

1. 盂肱关节　就是人们通常所认识的肩关节，由肱骨头与肩胛骨的关节盂构成。关节盂浅小，肱骨头相对较大，这种结构赋予了肩关节较大的活动范围，但稳定性较差。可进行屈、伸、收、展、旋转等多种运动，是肩部活动的主要关节。

2. 肩锁关节　由肩胛骨的肩峰与锁骨的外侧端构成。关节面有纤维软骨覆盖，周围有肩锁韧带、喙锁韧带等加强。参与肩部的上举和外展运动，同时也有一定的旋转功能。

3. 胸锁关节 由胸骨的锁切迹与锁骨的胸骨端构成。关节内有关节盘，周围有胸锁前韧带、胸锁后韧带等加强。可进行上提、下降、前伸、后缩和旋转等运动，使肩胛骨能够在胸廓上进行多方向的移动。

4. 肩胛胸壁关节 并非真正的关节，而是肩胛骨的前面与胸廓的后外侧壁之间的功能性关节。可控制肩胛骨在胸壁上的滑动，配合其他关节的运动，增加肩部的活动范围。

5. 喙锁关节 属于平面关节，与肩锁关节和胸锁关节共同组成联合关节，该关节运动幅度较小。

6. 肩肱关节 由肩胛骨的肩峰与肱骨头构成，可以阻止肱骨头向上移位。

（二）主动运动

患者取站立位、坐位或卧位，主动做肩关节前屈、后伸、外展、内收、内旋、外旋运动，动作轻柔，每次运动尽量达到患者的最大可及范围。重复 10 ～ 15 次。正常肩关节的活动范围：前屈 0 ～ 180°、后伸 0 ～ 60°、外展 0 ～ 180°、内收 0 ～ 45°、内旋 0 ～ 90°、外旋 0 ～ 90°。

（三）被动运动

1. 肩前屈 患者取仰卧位，治疗师立于患侧，一手握住患侧腕关节处，另一手握住肘关节稍上方，然后慢慢把患肢沿矢状面向上高举过头（图 2-1）。

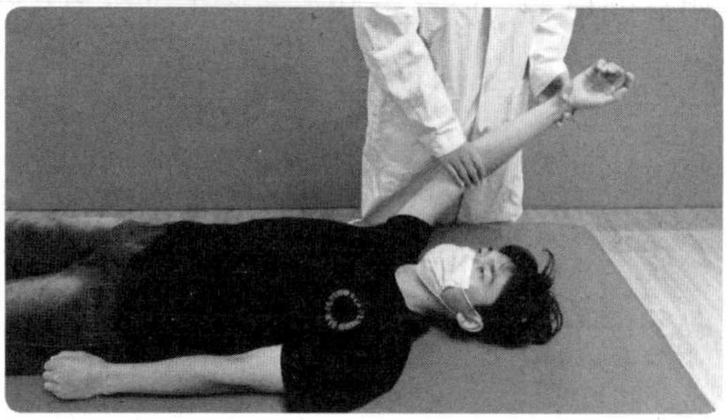

图 2-1 肩前屈

2. 肩后伸 患者取俯卧位，治疗师立于患侧，一手握住患侧腕关节处，另一手握住肘关节稍上方，然后慢慢地把患者上肢沿矢状面做后伸动作（图 2-2）。

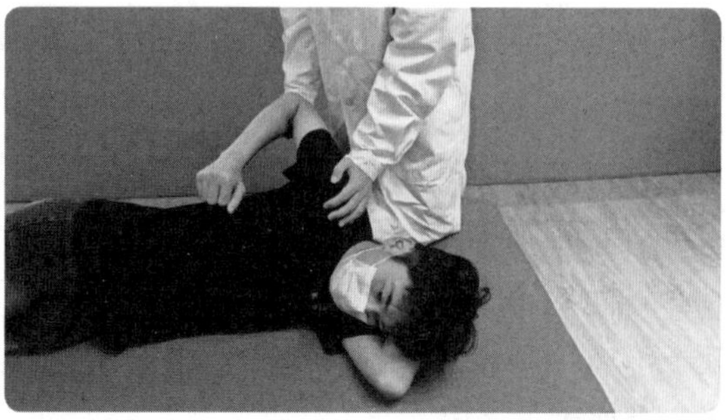

图 2-2 肩后伸

3. 肩外展　患者取仰卧位，治疗师立于患侧，一手握住患侧腕关节处，另一手握住肘关节稍上方，然后慢慢把患侧上肢沿冠状面外展。但当患肢被移动到外展90°时，要注意将上肢外旋后再继续移动直至接近患者同侧耳部（图2-3）。

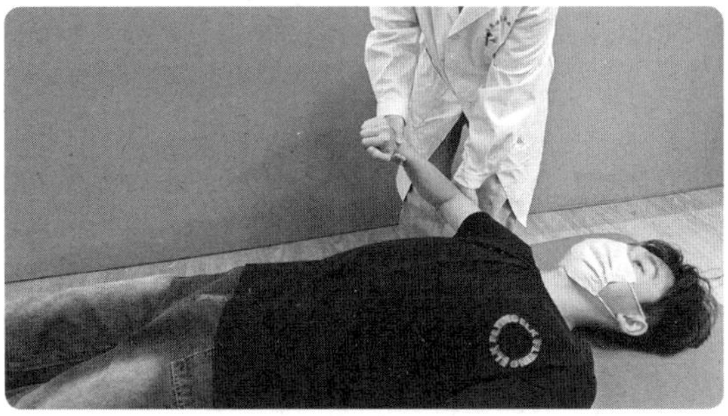

图2-3　肩外展

4. 肩水平外展和内收　患者取仰卧位，治疗师立于患侧身体及外展的上肢之间，一手握住患者腕关节处，另一手握住肘关节稍上方，然后慢慢地把患者上肢沿水平面先外展后内收（图2-4）。

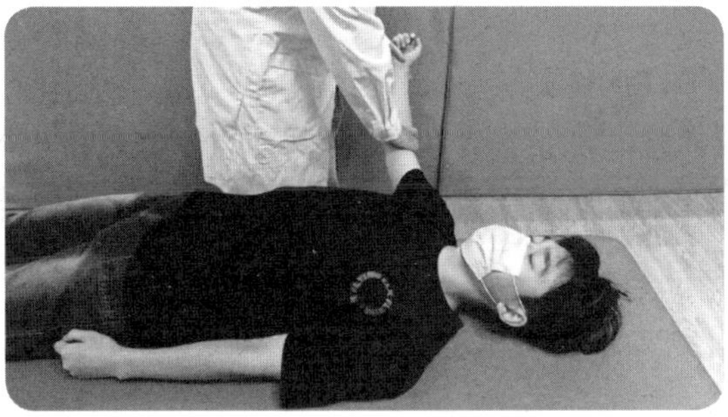

a

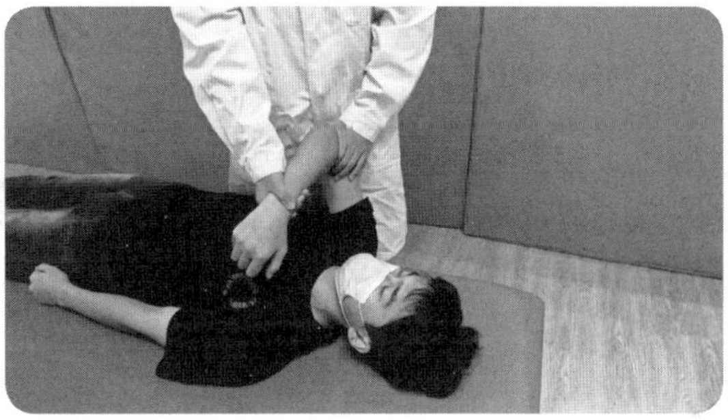

b

图2-4　肩水平外展和内收

a.水平外展；b.水平内收

5. 肩内旋和外旋　患者取仰卧位，患侧肩外展90°，肘关节屈曲，治疗师立于患侧，一手固定肘关节，另一手握住腕关节，以肘关节为轴，将患者前臂沿肱骨干做向头、向足方向运动，使肩内旋和外旋（图2-5）。

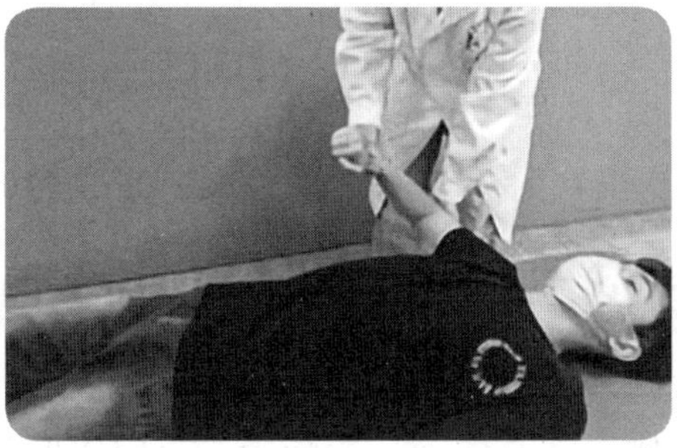

a

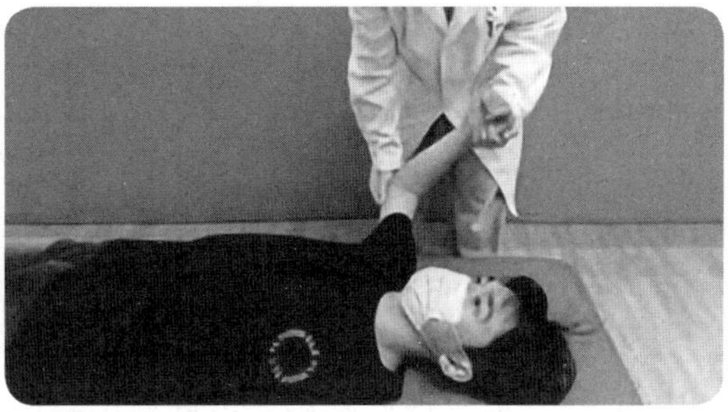

b

图2-5　肩内旋和外旋

a.肩内旋；b.肩外旋

6. 活动肩胛骨 患者取俯卧位，治疗师立于患侧，一手放在肩峰部以控制动作方向，另一手从上臂下面穿过，拇指与4指分开，固定肩胛骨的内缘和下角。双手同时向上、下、内、外4个方向活动肩胛骨，也可以把上述运动结合起来做旋转运动（图2-6）。

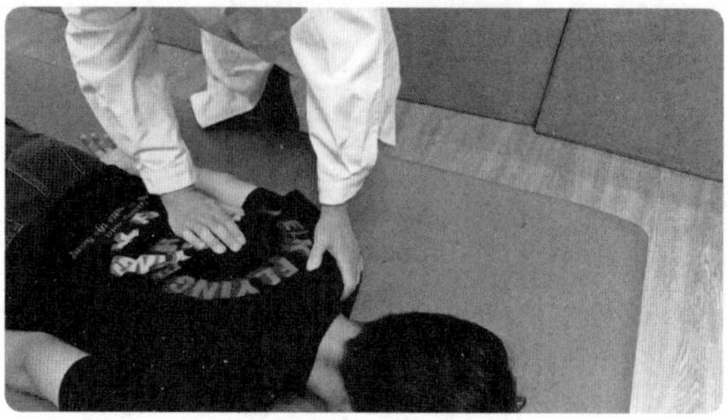

图2-6 活动肩胛骨

二、肘部关节活动范围训练

视频：肘关节被动活动

（一）肘部关节

肘部关节由肱骨下端、尺骨和桡骨上端构成，主要结构包括关节囊和韧带。关节囊包裹着肘部关节，保持关节的稳定性。韧带有尺侧副韧带、桡侧副韧带和环状韧带等，防止关节过度活动和脱位。肘部关节是复合关节，在结构上包括肱尺关节、肱桡关节、桡尺近侧关节。

1. 肱尺关节 主要参与肘关节的屈伸运动，由肱骨滑车与尺骨滑车切迹构成，属于滑车关节。这种结构使得关节在屈伸运动中具有较高的稳定性。

2. 肱桡关节 主要参与肘关节的屈伸和前臂的旋前、旋后运动。由肱骨小头和桡骨头关节凹构成，属于球窝关节。虽然其活动范围相对较小，但与肱尺关节协同作用，使肘关节的运动更加灵活。

3. 桡尺近侧关节 参与前臂的旋前和旋后运动。当桡骨围绕尺骨转动时，可实现前臂的旋前（手掌向下）和旋后（手掌向上）动作，这对于日常生活中许多动作，如拧毛巾、转动门把等非常重要。由桡骨头环状关节面与尺骨的桡切迹构成。

（二）主动运动

患者取站立位、坐位或卧位，主动做肘关节的屈曲、伸展、旋前、旋后运动，动作轻柔，每次运动尽量达到患者的最大可及范围。重复10～15次。正常肘关节的活动范围：屈曲为0～145°、伸展（从屈曲状态回到伸直状态）约为0、旋前为0～90°、旋后为0～90°。

（三）被动运动

1. 肘关节屈伸 患者取仰卧位，上肢置于身体两侧，掌心向上，治疗师一手固定肘关节上方，一手握住前臂远端，患者肘关节做被动屈曲和伸展（图2-7）。

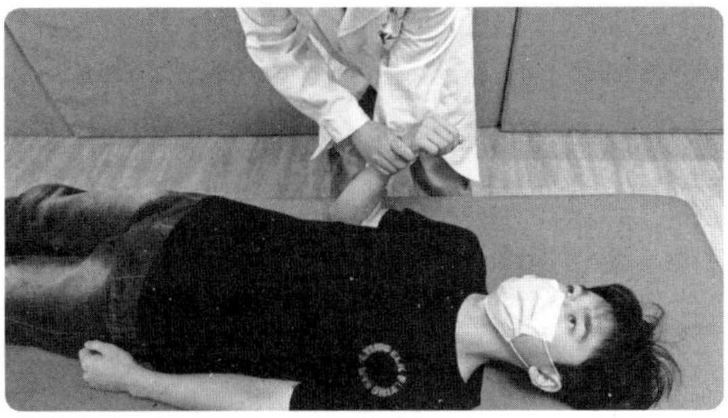

图2-7 肘关节屈伸

2. 前臂旋前和旋后 患者取仰卧位，屈肘90°，手呈中立位，治疗师一手固定肘关节上方，一手握住腕关节，将前臂向内转动（旋前）（图2-8a），再将前臂向外转动（旋后）（图2-8b）。

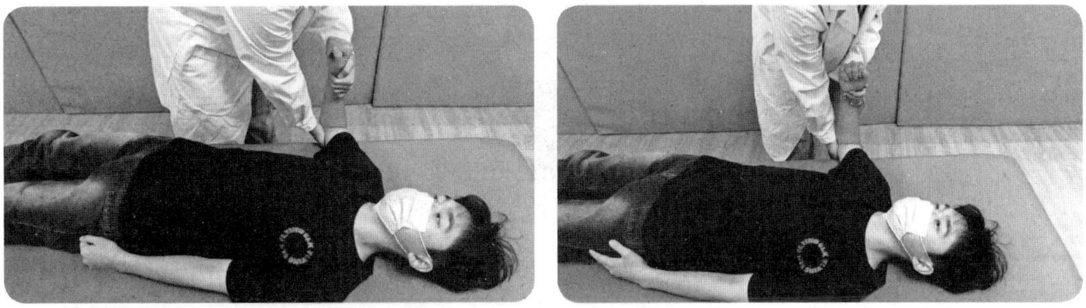

图2-8 前臂旋前和旋后

a.前臂旋前；b.前臂旋后

三、腕部关节活动范围训练

视频：腕关节被动活动

（一）腕部关节

腕部关节由手舟骨、月骨、三角骨的近侧面作为关节头，桡骨的腕关节面和尺骨头下方的关节盘作为关节窝组成。关节周围有韧带加强，包括腕掌侧韧带、腕背侧韧带、腕尺侧副韧带和腕桡侧副韧带等，以维持关节的稳定性。

1. 桡腕关节 又称腕关节，参与屈伸、收展、环转运动。由桡骨下端的腕关节面和尺骨头下方的关节盘组成关节窝，手舟骨、月骨和三角骨的近侧面构成关节头。关节囊松弛，周围有韧带加强，包括腕掌侧韧带、腕背侧韧带、腕尺侧副韧带和腕桡侧副韧带等。

2. 腕骨间关节 主要进行微小的滑动和转动，以配合腕关节的整体运动。由近侧列腕骨（舟骨、月骨、三角骨）、远侧列腕骨（大多角骨、小多角骨、头状骨、钩骨）及其间的关节盘组成。

3. 腕掌关节 由远侧列腕骨与5个掌骨底构成。拇指腕掌关节能做屈、伸、收、展、环转和对掌运动。对掌运动是拇指指腹与其他4指指腹相对的运动，这一运动至关重要。

4. 桡尺远侧关节 主要参与前臂的旋前和旋后运动。由尺骨头环状关节面与桡骨的尺切迹构成。

（二）主动运动

患者取坐位或卧位，主动做腕背伸或腕掌屈、桡偏或尺偏运动，动作轻柔，每次运动尽量达到患者的最大可及范围。重复10～15次。正常腕关节的活动范围：腕背伸为0～90°、腕掌屈为0～90°、桡偏为0～25°、尺偏为0～30°。

（三）被动运动

1. 腕掌屈 患者取仰卧位或坐位，屈肘90º，治疗师一手固定肘部，一手握住掌骨，患者被动做掌屈动作（图2-9）。

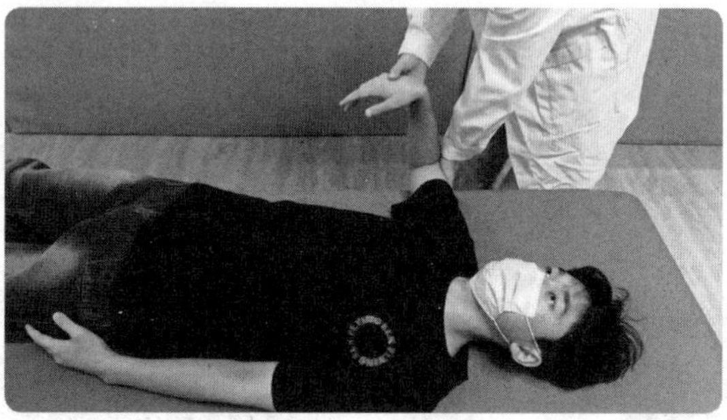

图2-9 腕掌屈

2. 腕背伸 患者取仰卧位或坐位，屈肘90º，治疗师一手固定肘部，一手握住掌骨，患者被动做腕背伸动作（图2-10）。

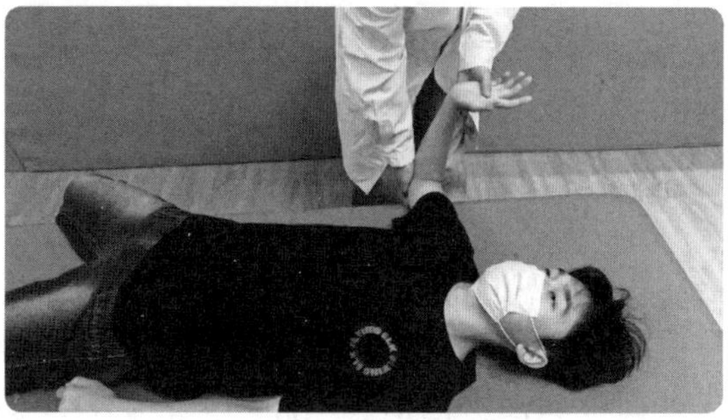

图2-10 腕背伸

3. 腕尺偏、桡偏运动 患者取卧位，将前臂和手放于治疗台上，掌心向下，治疗师一手固定腕部，一手握住掌骨，患者被动做尺偏、桡偏动作（图2-11）。

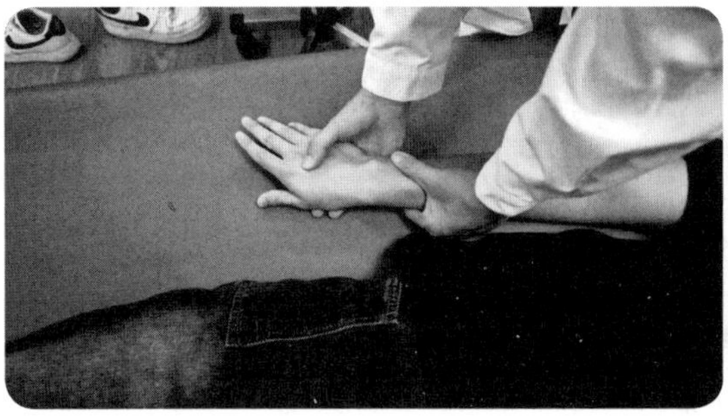

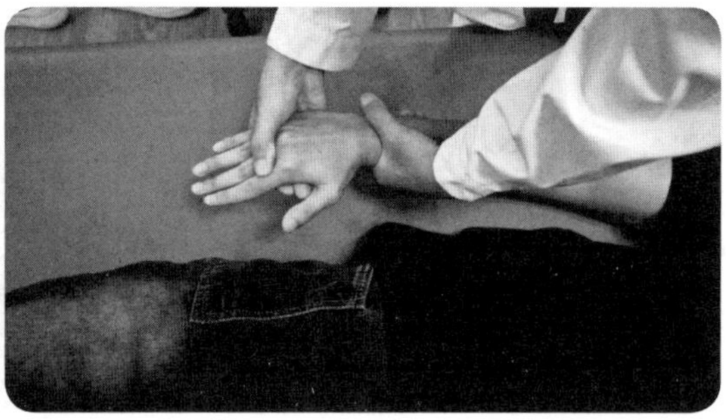

a　　　　b

图2-11　腕尺偏和桡偏运动

a.腕尺偏运动；b.腕桡偏运动

四、手部关节活动范围训练

（一）手部关节

手部由8块腕骨、5块掌骨、14块指骨及数块籽骨，共27块骨，构成桡腕关节、腕骨间关节、腕掌关节、掌骨间关节、掌指关节、指骨间关节。

（二）主动运动

患者取站立位、坐位或卧位，主动做腕关节屈曲、伸展及桡偏和尺偏，掌指关节屈曲、伸展、外展和内收，指间关节屈伸的运动。活动要适度，避免过度用力或过度伸展，以免造成关节损伤。可以从较小的活动幅度开始，逐渐增加活动范围。

（三）被动运动

1. 掌指关节　患者取仰卧位或坐位，治疗师一手握住患侧掌部，另一手活动手指，分别做掌指关节的屈曲、伸展、内收、外展动作（图2-12）。

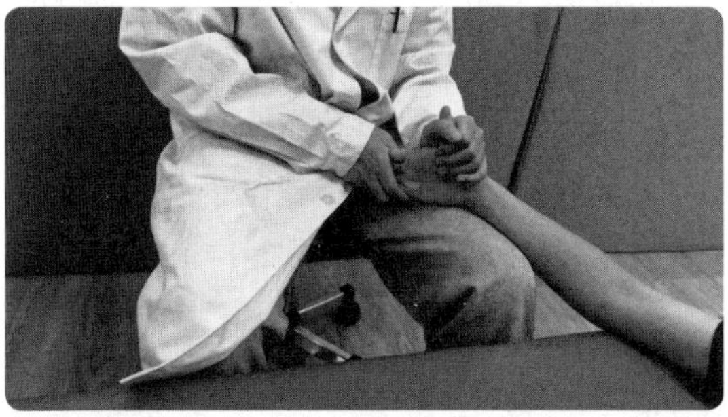

图2-12　掌指关节被动活动

2. 指骨间关节　患者取仰卧位或坐位，治疗师一手握住患侧掌部，另一手活动手指，分别做近侧和远侧指骨间关节屈曲、伸展动作（图2-13）。

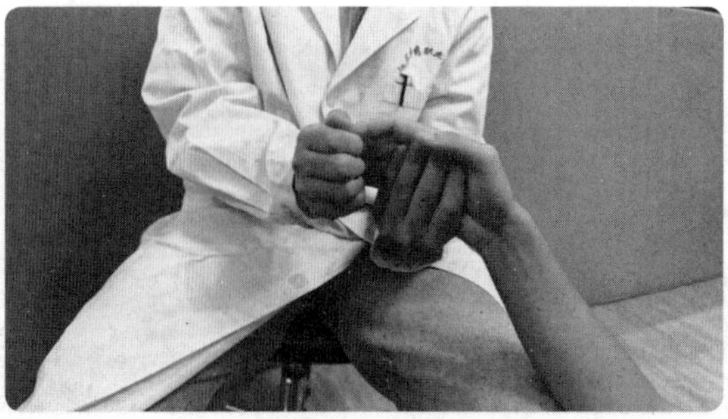

图2-13　指骨间关节被动活动

五、髋关节活动范围训练

视频：髋关节被动活动

（一）髋关节

髋关节是连接躯干和下肢的重要关节。由髋臼与股骨头构成，髋臼是髋骨外侧的凹陷部分，呈半球形，股骨头则是股骨上端的球状结构，二者构成球窝关节，这种结构使得髋关节具有较大的活动范围和稳定性。髋关节的关节囊厚且坚韧，包裹着整个髋关节。髋关节周围有众多强大的韧带，如髂股韧带、耻股韧带、坐股韧带等。这些韧带不仅加强了关节的稳定性，还限制了关节的过度运动。

髋关节具有较大的活动范围，包括屈曲、伸展、外展、内收、旋内和旋外等运动。这些运动使得人体能够进行各种复杂的动作，如行走、跑步、跳跃、下蹲等。髋关节的结构特点使其具有很高的稳定性。髋臼与股骨头的紧密结合、关节囊和韧带的加固及周围肌肉的支撑，共同保证了髋关节在承受身体重量和各种外力时的稳定性。

（二）主动运动

选择合适的卧位，主动做髋的屈曲、伸展、外展、内收、旋外和旋内运动，动作轻柔，每次运动尽量达到患者的最大可及范围。重复10～15次。动作要缓慢、平稳，避免突然用力或过度活动导致损伤。可以根据自身情况逐渐增加活动的强度和次数，但不要过度疲劳。

（三）被动运动

1. 髋屈曲（屈髋、屈膝） 患者取仰卧位，治疗师位于患者一侧，一手固定膝关节，一手托小腿远端，双手同时抬起患肢，做被动屈髋屈膝动作（图2-14）。

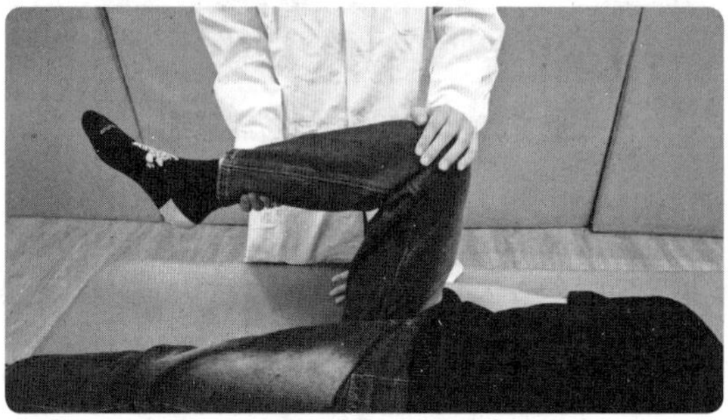

图2-14　髋屈曲（屈髋、屈膝）

2. 髋伸展　患者取俯卧位，治疗师位于患者一侧，一手托住大腿远端内侧，一手放在骨盆处固定骨盆，做髋被动后伸动作（图2-15）。

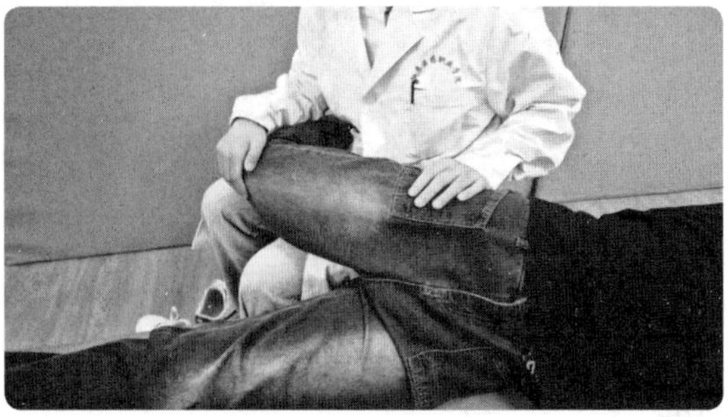

图2-15　髋伸展

3. 髋外展　患者取仰卧位，治疗师位于患者一侧，一手抱住大腿远端，一手固定大腿远端，做髋被动外展动作（图2-16）。

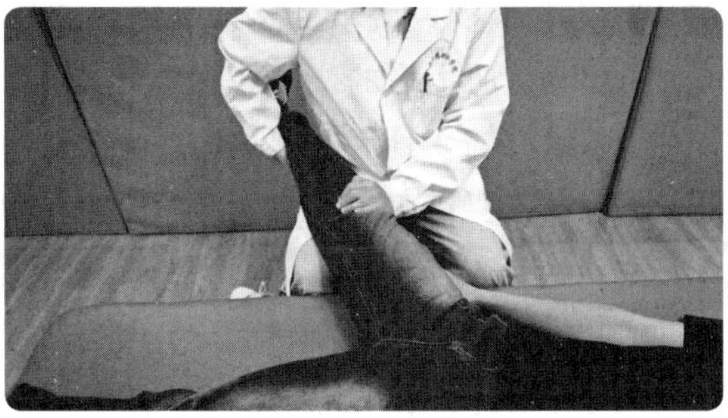

图2-16　髋外展

4. 髋内收　患者取仰卧位，治疗师位于患者一侧，一手托住大腿远端，一手托住踝部，做髋被动内收动作（图2-17）。

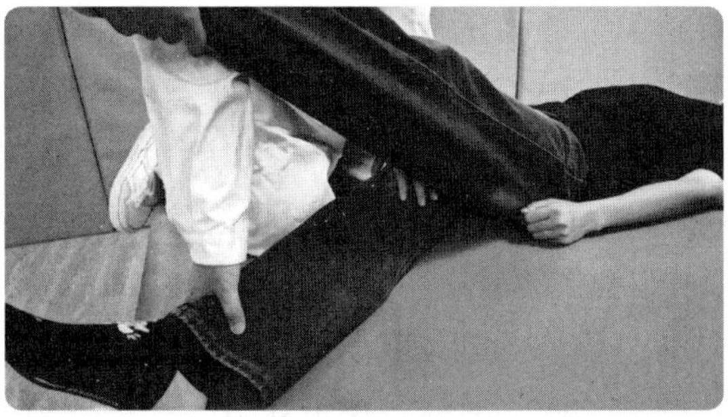

图2-17　髋内收

5. 髋内旋和外旋　患者取仰卧位，患肢屈髋屈膝90°，治疗师一手置于膝关节上方固定，一手托住踝部，使小腿被动向内侧和外侧运动（内旋和外旋）（图2-18）。

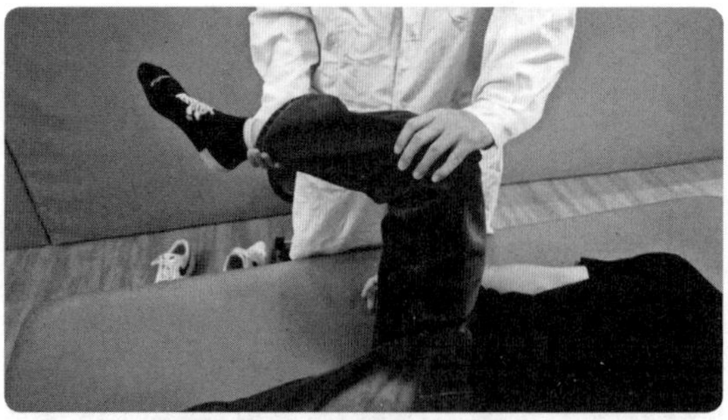

图2-18　髋内旋和外旋

视频：膝关节被动活动

六、膝关节活动范围训练

（一）膝关节

膝关节是人体最大、最复杂的关节之一，由股骨、胫骨和髌骨组成，分为股胫关节、髌股关节、近端胫腓关节。股骨下端和胫骨上端构成关节的主要部分，髌骨位于膝关节前方，在股四头肌肌腱内，起到保护膝关节和增加股四头肌力量的作用。股骨髁和胫骨平台的关节面覆盖着关节软骨，减少关节运动时的摩擦。关节周围有一些骨性凸起，如股骨外侧髁、内侧髁，胫骨外侧髁、内侧髁等，它们对关节的稳定和运动起着重要作用，关节囊薄而松弛，附着于关节面的边缘和附近的骨面上。膝关节的韧带主要有4条：前交叉韧带、后交叉韧带、内侧副韧带和外侧副韧带。这些韧带共同维持膝关节的稳定性，防止关节过度移动。膝关节的主要运动是屈曲和伸展，范围一般为0～135°。在一定程度上，膝关节还可以进行旋转运动，但范围较小。膝关节是人体承受重量的主要关节之一。在站立、行走、跑步等活动中，膝关节要承受身体的重量和来自地面的反作用力，因此，膝关节的结构必须足够强壮和稳定。

1. 股胫关节　是膝关节的主要组成部分，由股骨的下端和胫骨的上端构成。关节囊薄而松弛，附着于股骨和胫骨的关节边缘。股胫关节的主要韧带包括前交叉韧带、后交叉韧带、内侧副韧带和外侧副韧带。这些韧带共同维持关节的稳定性，防止关节过度移动。股胫关节主要进行屈伸运动，屈伸范围一般为0～135°，同时有轻微的旋转运动（屈膝状态下）。

2. 股髌关节　是由股骨的髌面和髌骨的关节面构成。髌骨是人体最大的籽骨，位于膝关节前方，呈三角形。髌骨的前面粗糙，后面为关节面，与股骨的髌面相对应。股髌关节主要做屈伸运动，也可以进行轻微的旋转运动，但运动幅度较小。

3. 胫腓近侧关节　是由胫骨外侧髁的腓关节面与腓骨头构成的微动关节。胫骨外侧髁上面有一个微凹的腓关节面，与腓骨头的关节面相对应。关节囊较为松弛，附着于胫骨和腓骨的关节边缘。韧带主要有胫腓前韧带、胫腓后韧带、胫腓横韧带等。这些韧带加强了胫腓近侧关节的稳定性，限制了关节的过度运动。胫腓近侧关节主要进行微小的上下移动和旋转运动。

（二）主动运动

患者取仰卧位，主动做膝关节的屈曲、伸展、内旋和外旋运动，动作轻柔，每次运动尽量达到患者的最大可及范围。重复10～15次。动作要缓慢、平稳，避免突然用力或过度活动导致损伤。可以根据自身情况逐渐增加活动的强度和次数，但不要过度疲劳。

（三）被动运动

活动方法同髋关节。

七、踝、足部关节活动范围训练

视频：踝关节被动活动

（一）踝、足部关节

1. 距小腿关节　即踝关节，由胫、腓骨下端的关节面与距骨滑车构成，能做背屈（伸）和跖屈（屈）运动。该关节周围有韧带加强，如内侧的三角韧带、外侧的距腓前韧带、跟腓韧带和距腓后韧带等，这些韧带对维持踝关节的稳定性起着重要作用。

2. 跗骨间关节　包括距跟关节、距跟舟关节等。这些关节参与足的内翻和外翻运动。关节之间有韧带和关节囊连接，保证了足部的稳定性和灵活性。

3. 跗跖关节　由3块楔骨和骰骨与5块跖骨底构成，可做轻微的滑动和屈伸运动。

4. 跖趾关节　由跖骨头与近节趾骨底构成，能做屈伸运动。

5. 趾间关节　位于足趾之间，可做屈伸运动。

（二）主动运动

患者取坐位或仰卧位，主动做踝关节的屈曲、伸展、内翻、外翻，跖趾关节屈伸、趾间关节屈伸、跗骨间关节活动，动作轻柔，避免突然用力或过度活动导致损伤。每次运动尽量达到患者的最大可及范围。重复10～15次。

（三）被动运动

1. 踝背屈和跖屈　患者取仰卧位，踝中立位。踝背屈：治疗师一手托住小腿远端，一手握住患足足底，将足向远端牵引，同时将足底向头侧运动（图2-19a）。跖屈（图2-19b）反之。

2. 踝内翻和外翻　患者取仰卧位，踝中立位。踝内翻：治疗师一手固定小腿远端，一手握住患足足底，被动将足向内侧转动（内翻）（图2-20a），外翻（图2-20b）反之。

3. 跗跖关节旋转　患者取仰卧位，下肢伸展。治疗师用一手固定距骨和跟骨，另一手握住足舟骨和骰骨，轻柔地进行旋转运动。

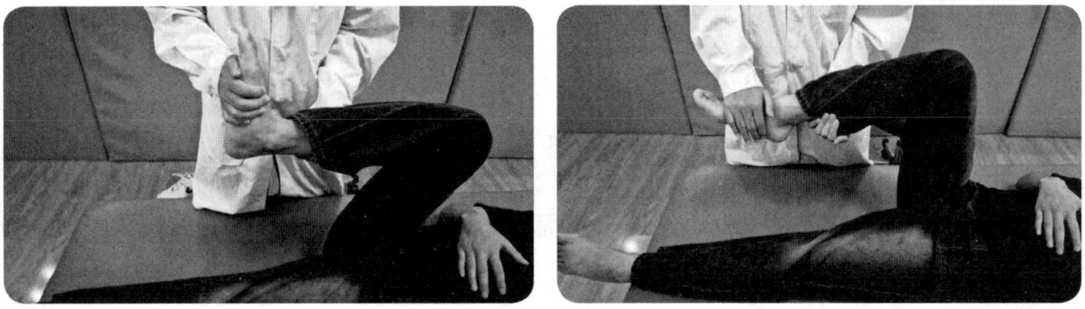

a　　　　b

图2-19　踝背屈和跖屈

a.踝背屈；b.踝跖屈

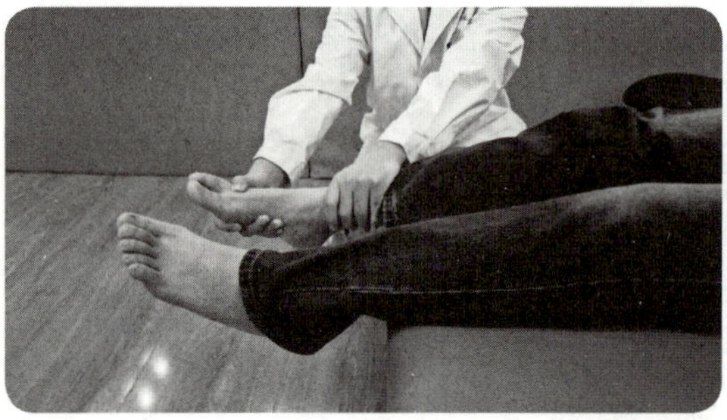

a

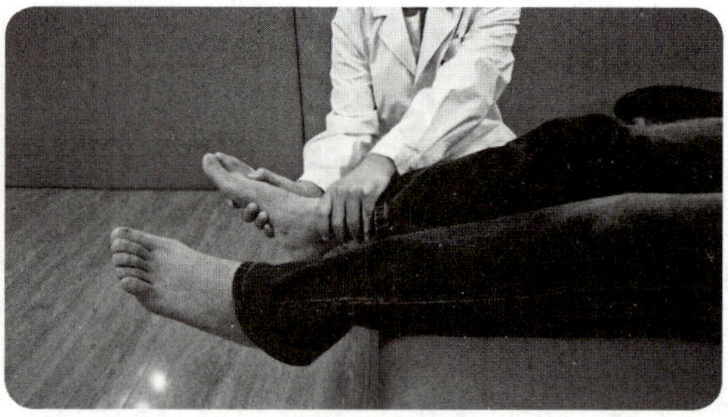

b

图2-20 踝内翻和外翻

a.踝内翻；b.踝外翻

4. 趾间关节和跖趾关节的屈伸、外展和内收 患者取仰卧位，下肢伸展。治疗师用手固定拟活动的近端关节，再活动远端关节，依次活动到每一个关节。

▶知识拓展

关节活动范围训练常用器械

一、分指板

1. 针对部位 掌指关节、指间关节。

2. 作用 防止和矫正手指挛缩畸形，扩大手指关节活动范围。

二、腕关节屈伸训练器

1. 针对部位 主要为腕关节。

2. 作用 帮助患者进行腕关节的屈伸活动训练，增加腕关节的活动度。可以调节训练的阻力大小，适应不同患者的康复需求。

三、肩关节回旋训练器

1. 针对部位 肩关节。

2. 作用 通过特定的装置，让患者进行肩关节的内旋、外旋等回旋运动，有助于恢复肩关节的正常活动范围。可根据患者的具体情况调整运动的幅度和速度。

四、膝关节屈伸训练器

1. 针对部位 膝关节。

2. 作用 辅助患者进行膝关节的屈伸活动，增强膝关节周围肌肉的力量，提高膝关节的稳定性和活动度。一般具有可调节的角度和阻力设置。

五、踝关节活动训练器

1. 针对部位 踝关节。

2. 作用 用于踝关节的背屈、跖屈、内翻、外翻等活动训练，预防和改善踝关节的僵硬和功能障碍。可以根据患者的康复进度进行个性化的调整。

六、CPM机

1. 作用 持续、缓慢地活动关节，能有效预防关节粘连和僵硬，对于关节损伤、手术后的患者来说，可以逐步扩大关节的活动范围，还具有促进关节软骨修复、减轻疼痛和肿胀等作用。

2. 适用范围 骨折、膝关节置换、髋关节置换等术后，帮助患者尽快恢复关节功能。对于各种原因导致的关节挛缩有一定的改善作用。

第三节 脊柱关节活动技术

一、颈椎关节活动范围训练

（一）颈部解剖

颈椎，位于脊柱颈段，共7个椎体，其中第3、第4、第5、第6颈椎为典型椎骨，第1、第2、第7颈椎为非典型椎骨，共6个椎间盘。颈椎由椎间盘和韧带相连，形成向前凸的生理弯曲。颈部关节有寰齿关节、寰枕关节、寰枢关节和关节突关节。

1. 寰齿关节 由寰椎后（内）面中部关节面与第2颈椎的齿状突构成。

2. 寰枕关节 由寰椎侧块上方椭圆形凹陷的关节面，朝向内、前、上方与枕骨髁构成。

3. 寰枢关节 由寰椎侧块下方较平坦的关节面，朝向前、下、稍内方与第2颈椎的上关节面构成。

4. 关节突关节 又称椎间关节，由相邻椎骨的上、下关节突构成，位于脊柱的后部，在椎弓根与椎板相连处。关节面呈近似冠状位，上关节突的关节面朝向后内上方，下关节突的关节面朝向前外下方。

（二）主动运动

患者取坐位，头中立位，双上肢置于身体两侧，主动完成低头向前弯曲（前屈）、抬头向后仰（后伸）、头向左（右）侧屈和旋转运动。

（三）被动运动

1. 颈部前屈和后伸 患者取仰卧位，下肢伸展，上肢置于身体两侧，头部伸出治疗床外。治疗师双手固定头部两侧，使头部向前弯曲（前屈）（图2-21a）、头部向后仰（后伸）（图2-21b）。

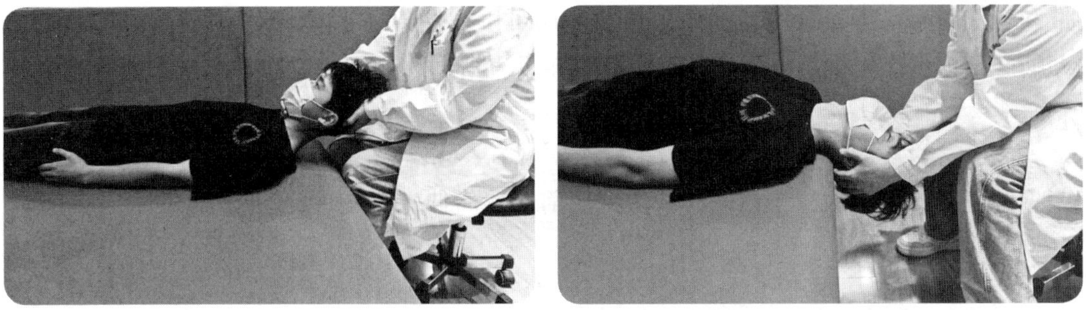

a b

图2-21 颈部前屈和后伸

a.颈部前屈；b.颈部后伸

2. 颈部侧屈 患者取仰卧位，下肢伸展，上肢置于身体两侧。治疗师双手固定头部两侧，使头部向两侧屈曲（图2-22），并达到可动的全关节活动范围。

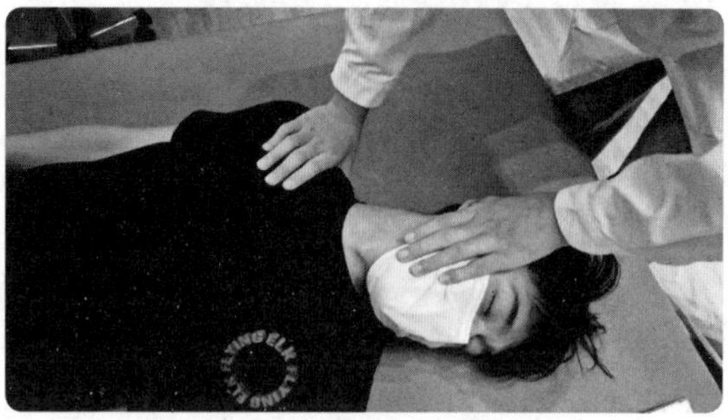

图2-22 颈部侧屈

3. 颈部旋转 患者取仰卧位，下肢伸展，上肢置于身体两侧，头部伸出治疗床外。治疗师双手固定头部两侧，使头部向两侧旋转（图2-23），并达到可动的全关节活动范围。

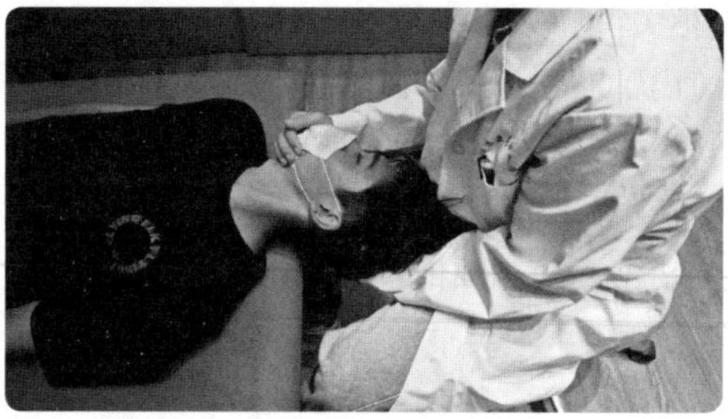

图2-23 颈部旋转

二、腰椎关节活动范围训练

（一）腰部解剖

腰椎位于脊柱的下部。腰椎椎体较大，呈肾形，由前方的椎体和后方的椎弓组成，椎体内部为松质骨，周围是皮质骨，这种结构既保证了椎体的强度，又能在一定程度上缓冲压力。其主要作用是承受身体的重量，并将重量传递至下方的骶骨和骨盆。腰椎韧带有前纵韧带、后纵韧带、黄韧带、棘间韧带和棘上韧带。腰椎向前弯曲的生理曲度还可以缓冲人体运动过程中所产生的震荡，避免对脊髓和大脑产生损伤。腰椎关节附属运动包括棘突垂直滑动、棘突侧方滑动、横突垂直滑动等。

（二）主动运动

患者取站立后，双上肢置于体侧，依次完成前屈、后伸、侧屈、旋转运动。

（三）被动运动

患者取侧卧位，上面的下肢屈膝，下面的下肢伸直。治疗师一手固定患者上面的髋关节，另一手放在同侧骨盆部位，使髋部和骨盆向相反的方向旋转并停留数秒，以达到充分牵伸躯干的作用。

—• 考试知识点总结 •—

—• 本章小结 •—

—• 协和云课堂……　拓展练习及参考答案 •—

（陈正平）

教学课件

第三章　关节松动技术

学习目标

素质目标

（1）树立关节附属运动重建意识。

（2）以关节囊力学特性与疼痛机制为基础，具备分级精准与高危禁忌证防控的临床思维。

（3）掌握松动技术生物力学效应及神经生理调控逻辑。

知识目标

（1）掌握：关节松动技术的定义及手法分级。

（2）熟悉：关节松动技术的治疗作用及临床应用。

能力目标

能针对上、下肢及脊柱存在疼痛或活动受限的患者，合理选择关节松动技术并实施。

案例导入

【案例】

患者，男，26岁。因“腰痛伴右下肢放射性疼痛5天”入院。患者5天前因搬抬重物引起腰部疼痛，逐渐加重，腰椎转侧不利，休息后症状可获部分缓解。曾去某院就诊，该院以“腰椎间盘突出症”给予药物外敷治疗，疗效欠佳。查体：神志清，精神可，强迫体位。生命体征平稳，心肺未见异常。

【问题】

就此患者情况，应如何进行运动治疗？

·核心知识拆解·

关节松动技术是一种用于改善关节活动性限制的治疗方法。此技术通常由专业的康复治疗师按照关节的正常活动范围进行操作，着重通过特殊的操作技巧来改变关节的力学状态。这种技术属于被动运动治疗的一种形式，广泛应用于治疗关节活动受限、疼痛或僵硬等各种关节功能障碍。

第一节　概　　述

一、基本定义

1. 关节的生理运动（physiologic movements） 指关节在生理范围内可自主完成的运动（如屈曲、外展和旋转）。手法操作时由操作者主导，患者被动完成，主要为摆动。

摆动（oscillate）即关节的生理运动，其形式有屈曲、伸展、内收、外展、旋转，是骨的杠杆样运动。操作时要先固定关节近端，来回运动关节的远端。其前提条件是关节活动范围必须达到正常的60%，如果没有达到这一范围，应先进行附属运动来改善。

2. 关节的附属运动（accessory movements） 指关节在解剖结构允许范围内进行的活动。它不能主动完成，需要他人或对侧肢体帮助才能完成，是维持关节正常活动不可缺少的一种活动。关节的附属运动主要如下。

（1）滚动（roll）：即构成关节的两骨接触面发生接触点不断变化的成角运动（图3-1）。滚动时滚的方向与成角骨的运动方向一致，与关节面的形状无关。滚动并不单独发生，一般伴随着关节的滑动和旋转。

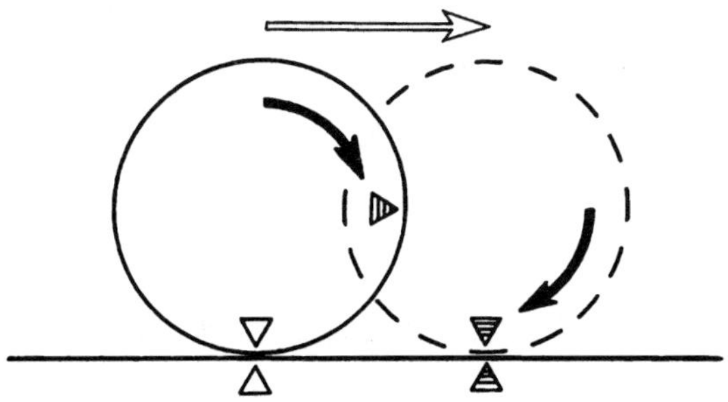

图3-1　滚动示意

（2）滑动（slide）：即构成关节的两骨面发生的一侧骨表面的同个点接触对侧骨表面的不同点的成角运动。如果为单纯滑动，两骨表面的形状必须一致，或是平面，或是曲面。滑动方向与成角骨运动方向的关系取决于运动骨关节面的形状。运动骨关节面凸出，滑动方向与成角骨运动方向相反；运动骨关节面凹陷，滑动方向与成角骨运动方向一致（称为凹凸法则）。

（3）旋转（rotation）：指运动骨在静止骨表面绕旋转轴转动。关节不同，旋转轴的位置不同。

（4）分离和牵拉（traction and pulling）：统称为牵引。当外力作用使构成关节两骨表面成直角相互分开时，称分离；当外力作用于骨长轴使关节疏远移位时，称牵拉或长轴牵引（图3-2）。

人体的关节均存在附属运动，附属运动是产生正常生理运动所必需的。当关节因僵硬、疼痛而被限制活动时，生理运动和附属运动均受限。关节的生理运动恢复后，如关节仍有僵硬或疼痛，可

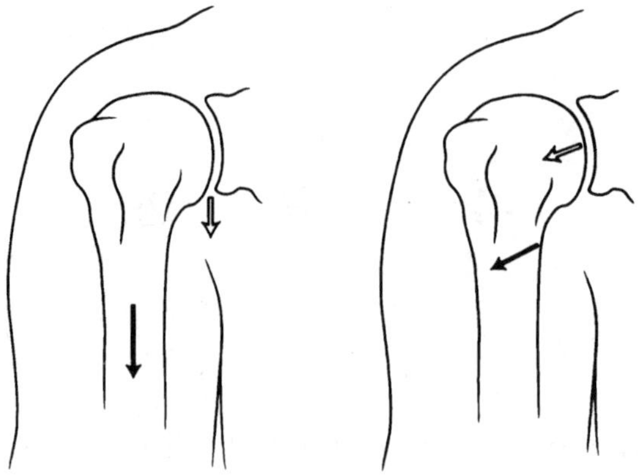

图3-2　分离和牵拉

a. 分离；b. 牵拉

能附属运动仍未恢复正常。因此在改善生理运动之前应先改善附属运动，附属运动的改善又可促进生理运动的改善。

二、手法分级

关节松动技术的一个显著特点是操作时实施手法分级。这种分级具有一定的客观性，不仅可以用于记录治疗结果，也可用于临床研究。

1. 分级标准　手法分级是以关节活动的可动范围为标准，根据手法操作时活动（松动）关节所产生的范围大小，将关节松动技术分为4级（图3-3）。

（1）Ⅰ级：在关节活动的起始端，小幅度、节律性地来回松动关节。

（2）Ⅱ级：在关节活动允许范围内，大幅度、节律性地来回松动关节，但不接触关节活动的起始和终末端。

（3）Ⅲ级：在关节活动允许范围内，大幅度、节律性地来回松动关节，每次均接触到关节活动

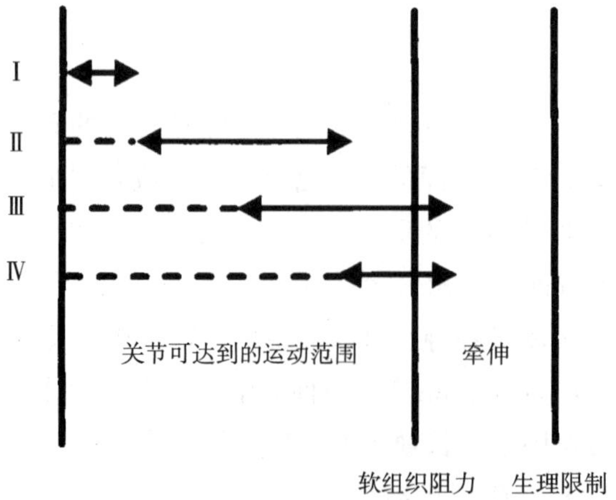

图3-3　手法分级标准

的终末端，并能感觉到关节周围软组织的紧张。

（4）Ⅳ级：在关节活动的终末端，小幅度、节律性地来回松动关节，每次均接触到关节活动的终末端，并能感觉到关节周围软组织紧张。

2. 手法应用选择　临床应用时，可根据患者的病情选择手法分级。Ⅰ、Ⅱ级用于治疗疼痛导致的关节活动受限；Ⅲ级用于治疗关节疼痛并伴有僵硬；Ⅳ级用于治疗关节周围组织粘连、挛缩导致的关节活动障碍。

当用于附属运动治疗时，Ⅰ、Ⅱ级手法均可选择；而用于生理运动治疗时，关节活动范围必须达到正常的60%才可应用。因此，临床一般选用Ⅲ、Ⅳ级，极少用Ⅰ级手法。

三、操作程序

1. 患者体位　一般为坐位或卧位，患者感觉舒适、放松、无痛，并充分暴露和放松拟治疗的关节。

2. 治疗师位置　治疗师靠近治疗的关节，一手固定关节的一端，一手松动另一端。

3. 治疗前评估　手法操作前，对拟治疗的关节进行评估，找出存在的问题。根据问题的主次，选择针对性手法。每一种手法反复操作1分钟，同一种手法每次可应用2～3次，然后再次评估。

4. 手法应用技巧

（1）手法操作的运动方向：可以垂直或平行于治疗平面。治疗平面是指垂直于关节面中点旋转轴线的平面。操作时，关节分离垂直于治疗平面；滑动和长轴牵引平行于治疗平面。

（2）手法操作的程度：手法操作要求达到关节活动受限处。但关节的受限性质不同，手法操作幅度不同。疼痛为主时手法应达痛点，但不超过痛点。僵硬为主时，手法应超过僵硬点。操作时，手法要平稳，有节奏，持续30～60秒。不同的松动速度产生的效应不同，小范围、快速松动可抑制疼痛；大范围、慢速松动可缓解紧缩。

5. 治疗反应　关节松动技术手法治疗时可引起疼痛，轻微疼痛为正常的治疗反应；若治疗24小时后疼痛仍不减轻，甚至增加，说明治疗强度过大或持续时间过长，应适当调整强度和时间。

四、治疗作用及临床应用

（一）治疗作用

1. 缓解疼痛　关节松动技术可以促进关节液的流动，改善关节软骨和软骨盘无血管区的营养，从而缓解关节疼痛，防止因活动减少引起的关节退变。此外，关节松动技术可抑制脊髓和脑干致痛物质的释放，提高痛阈。

2. 保持或增加组织的伸展性　关节长期制动可导致组织纤维性增生，关节内粘连，肌腱、韧带和关节囊挛缩，关节活动范围下降。关节松动技术，特别是Ⅲ、Ⅳ级手法，由于直接牵拉了关节周围的软组织，可以保持或增加其伸展性，改善关节活动范围。

3. 增强本体反馈　关节运动时，传入神经将感受器接受到的冲动传到中枢，增加位置觉和运动觉。关节松动可通过提供关节的静止位置、运动速度及其变化、关节运动的方向、肌张力及其变化等信息来增强本体反馈。

（二）临床应用

1. 适应证 临床中任何因力学因素导致的关节功能障碍，均可运用关节松动技术进行康复治疗。包括关节肌肉紧张、疼痛，可逆性关节活动范围降低，进行性关节活动受限，功能性关节制动。

2. 禁忌证 关节活动过度、外伤或疾病引起的关节肿胀和关节炎症，以及恶性疾病和骨折未愈合等。

▶**知识拓展**

动态关节松动技术

动态关节松动技术（mobilization with movement，MWM）应用关节内的持续滑动并配合关节的生理运动，可由患者主动完成或由治疗师被动完成。进行治疗时，不可引起患者疼痛或加重疼痛，并可在一次治疗中选择多种治疗技术相结合，以取得最佳疗效。动态关节松动技术在康复实践中已被证实安全有效。其特点如下。

1. 采取无痛原则，在治疗过程中尽量不引起或加重患者的疼痛。如果出现疼痛，应立即停止治疗。若技术和治疗平面均正确，患者仍感觉疼痛，则应换用其他手法治疗。

2. 与其他关节松动技术不同，动态关节松动技术强调关节内的持续滑动且配合关节的生理运动。其原因在于，在运动状况下治疗会使症状得以改善，并更好地维持疗效。

3. 动态关节松动技术是一种针对性强的手法治疗，治疗师应及时询问和观察患者治疗后的反应，尤其是次日的情况，并以此为依据随时调整技术。

4. 可在一次治疗中选择多种治疗技术，以取得最佳疗效。治疗师进行传统关节松动技术治疗的时候，患者是被动治疗，而动态关节松动技术则强调肢体的运动。

动态关节松动技术具备主动训练和被动运动的双重优势。患者自行配合完成训练，可使肌肉得到刺激；而帮助其完成训练，又可确保患者能在无痛的情况下达到所有的活动范围且运动方式更容易完成。

第二节　四肢关节松动技术

一、肩部关节松动技术

肩部关节由盂肱关节、胸锁关节、肩锁关节、肩胛胸壁关节构成，是人体活动度最大的关节。可进行前屈、后伸、内收、外展、旋转等生理运动，以及分离、长轴牵引、挤压、前后向滑动等附属运动。

（一）盂肱关节

视频：
盂肱关节
分离牵引

1. 分离牵引 作用为一般松动，缓解疼痛。患者取仰卧位，上肢置于休息位，肩外展约50°，前臂中立位。

治疗师位置及操作手法：治疗师站在患者外展上肢和躯干之间，内侧手掌心向外握住腋下肱骨头内侧，外侧手托住上臂远端及肘部，内侧手向外持续推肱骨10秒，然后放松，重复3～5次（图3-4）。

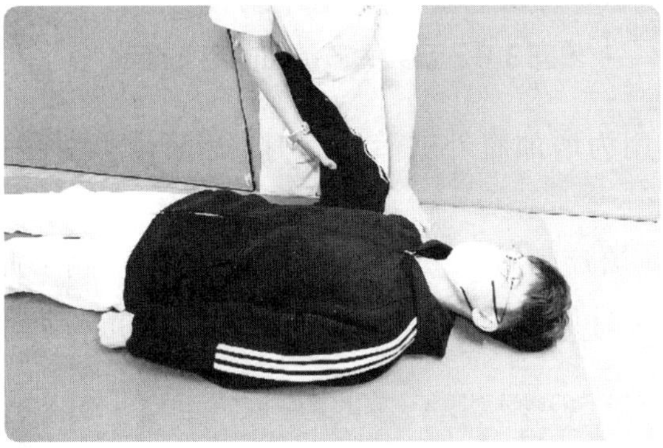

图3-4 盂肱关节分离牵引

2. 长轴牵引 作用为一般松动，缓解疼痛。患者取仰卧位，上肢稍外展。

治疗师位置及操作手法：位置同上。内侧手放在腋窝，拇指在腋前，外侧手握住肱骨远端。外侧手向足的方向持续牵拉肱骨约10秒，使肱骨在关节盂内滑动，然后放松，重复3～5次（图3-5）。

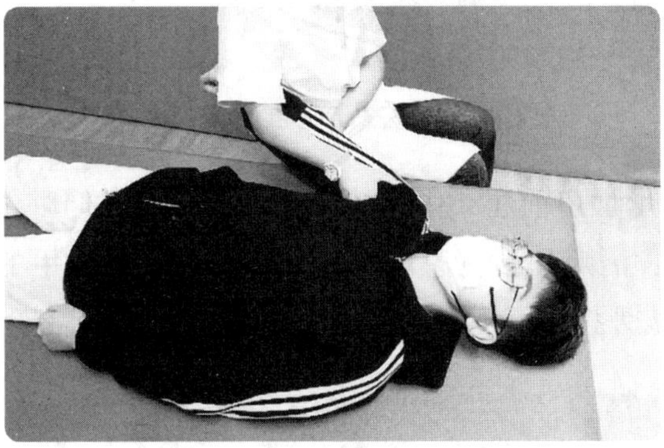

图3-5 盂肱关节长轴牵引

3. 上下滑动 作用为一般松动，缓解疼痛。患者取仰卧位，上肢稍外展。

治疗师位置及操作手法：治疗师站在患者躯干一侧，双手分别握住肱骨近端的内外侧。内侧手稍向外做分离牵引，同时，外侧手将肱骨头上下推动。

4. 前屈向足侧滑动 作用为增加肩前屈活动范围。患者取仰卧位，上肢前屈90°，屈肘，前臂自然下垂。

治疗师位置及操作手法：治疗师站在患者躯干一侧，双手分别从内侧和外侧握住肱骨近端，五指交叉。双手同时向足的方向牵拉肱骨（图3-6）。

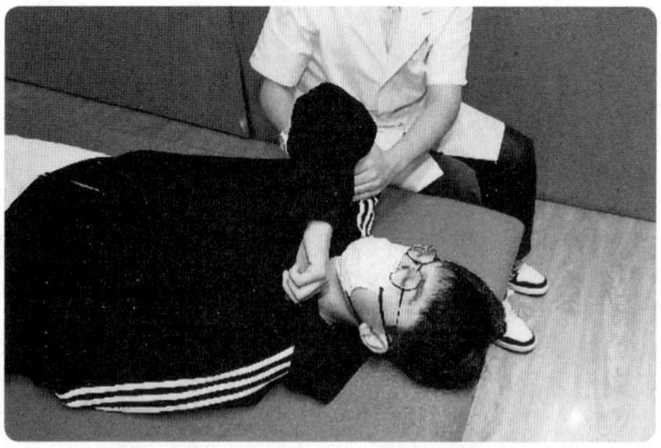

图3-6　盂肱关节前屈向足侧滑动

5. 外展向足侧滑动　作用为增加肩外展活动范围。患者取仰卧位，上肢外展90°，屈肘，前臂旋前放在治疗师前臂内侧。

治疗师位置及操作手法：治疗师坐在患者外展肩的外侧，外侧手握住肘关节内侧，内侧手虎口放在肱骨近端外侧，4指向下。外侧手稍向外牵引，内侧手向足的方向推动肱骨（图3-7）。

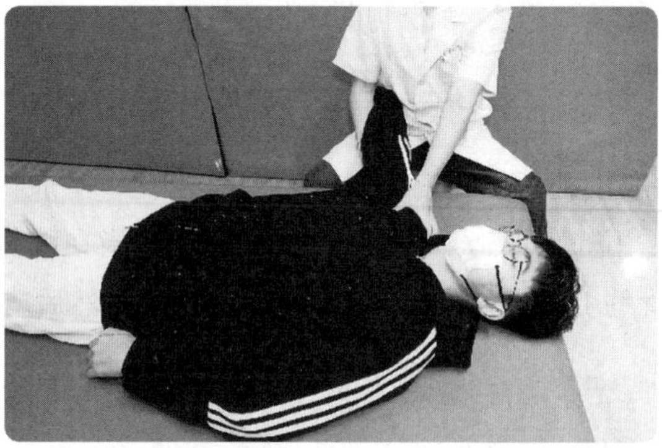

图3-7　盂肱关节外展向足侧滑动

6. 前后向滑动　作用为增加肩前屈、内旋活动范围。患者取仰卧位，上肢处于休息位。

治疗师位置及操作手法：治疗师站在患侧肩关节的外侧，上方手的手掌放在肱骨头上，下方手放在肱骨远端内侧，稍稍将肱骨托起，上方手将肱骨的近段由前向后推动（图3-8）。

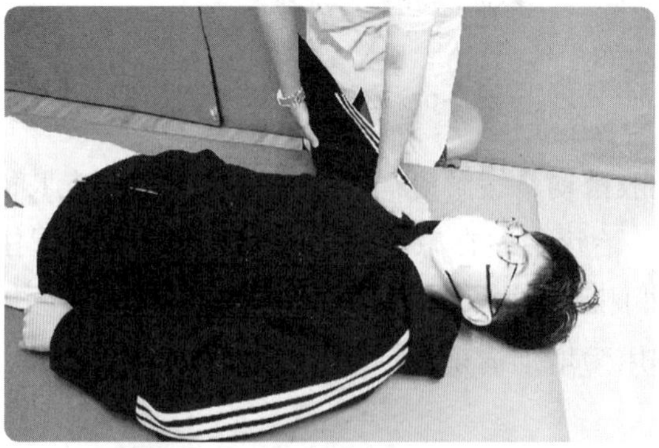

图3-8　盂肱关节前后向滑动

7. 后前向滑动 作用为增加肩后伸、外旋活动范围。

（1）方法一：适用于关节疼痛明显者。患者取仰卧位，上肢放在体侧，屈肘，前臂旋前放在胸前。

治疗师位置及操作手法：治疗师位于患肩外侧，双手拇指放在肱骨头后方，其余4指分别放在肩部和肱骨前方。双拇指同时将肱骨向前推动（图3-9）。

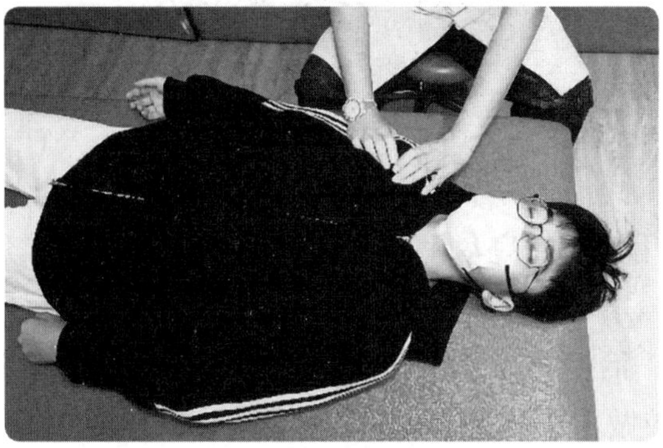

图3-9 盂肱关节后前向滑动方法一

（2）方法二：适用于关节僵硬明显者。患者取俯卧位，患肩外展并放在治疗床边缘，肩前方垫毛巾垫，前臂自然下垂。

治疗师位置及操作手法：治疗师位于外展上肢与躯干之间，内侧手掌心向下放在肱骨近端后面，外侧手握住肱骨远端。躯干前倾，外侧手保持患者上臂水平，内侧手向前推动肱骨（图3-10）。

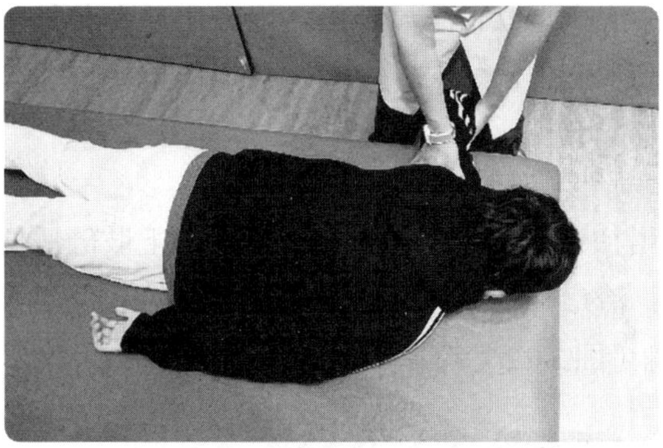

图3-10 盂肱关节后前向滑动方法二

8. 外展摆动 作用为当外展超过90°时，进一步增加外展的活动范围。患者取仰卧位，肩外展至活动受限处，屈肘90°前臂旋前。

治疗师位置及操作手法：治疗师位于患肩外侧，内侧手掌心向上向肩背部穿过以固定肩胛骨，外侧手托住肘部。内侧手固定，外侧手将肱骨在外展终点范围内摆动（图3-11）。

9. 侧方滑动 作用为增加肩水平内收活动范围。患者取仰卧位，肩前屈90°，屈肘，前臂自然下垂。

治疗师位置及操作手法：治疗师位于患肩外侧，内侧手掌心向外握住肱骨近端内侧，外侧手掌心向内握住肱骨远端外侧。外侧手保持上臂垂直，内侧手水平向外推动肱骨。

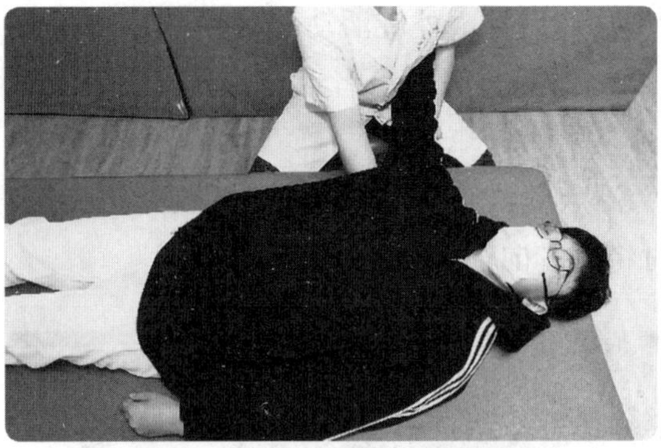

图3-11　盂肱关节外展摆动

10．水平内收摆动　作用为增加肩水平内收活动范围。患者取坐位，患肩前屈90°，屈肘，前臂旋前，手搭在对侧肩上。

治疗师位置及操作手法：治疗师位于患肩后方，一侧手托住患侧肘部，另一手握住搭在对侧肩部的手。双手同时将患侧上肢做水平内收摆动。

11．内旋摆动　作用为增加肩内旋活动范围。患者取仰卧位或坐位，肩外展 90°，屈肘90°，前臂旋前。

治疗师位置及操作手法：治疗师位于患肩外侧，上方手轻握肘窝部，下方手握住前臂远端及腕部。上方手固定，下方手将前臂向床面做内旋运动。

12．外旋摆动　作用为增加肩外旋活动范围。患者取仰卧位，肩外展90°，屈肘90°，前臂旋前。

治疗师位置及操作手法：治疗师位于患肩外侧，上方手放在肱骨头前面，下方手握住前臂远端及腕部。上方手固定患肩并稍向下加压，下方手将前臂向床面做外旋运动。

（二）胸锁关节

1．前后向滑动　作用为增加锁骨回缩。患者取仰卧位，上肢舒适位放置。

治疗师位置及操作手法：治疗师位于床头，双手拇指放在锁骨内侧前方，其余4指自然分开放在胸前，双拇指向后推动锁骨（图3-12）。

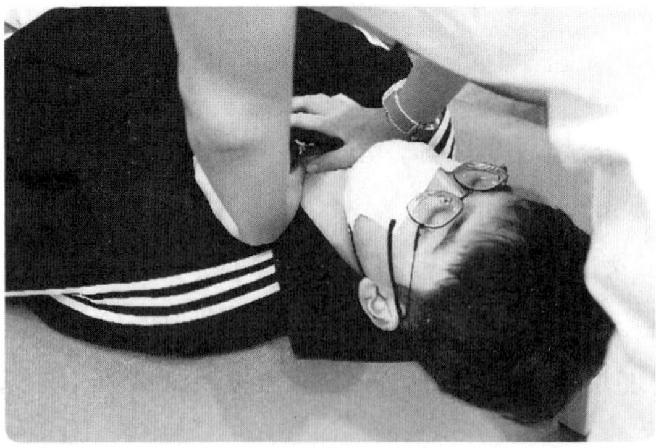

图3-12　胸锁关节前后向滑动

2. 上下滑动 作用为增加锁骨上下活动范围。患者取仰卧位，上肢放于体侧。

治疗师位置及操作手法：治疗师位于患侧，双手拇指放在锁骨内侧下方，其余4指放在锁骨内侧上方。双手同时向头部或足部方向推动锁骨。

（三）肩锁关节

主要进行后前向滑动，作用为增加肩锁关节活动范围。患者取坐位，患肢自然下垂。

治疗师位置及操作手法：治疗师位于患肩后方，内侧手拇指放在锁骨外侧端的后面，外侧手4指和拇指分别放在肩峰的前后面。外侧手固定肩峰，内侧手拇指向前推动锁骨（图3-13）。

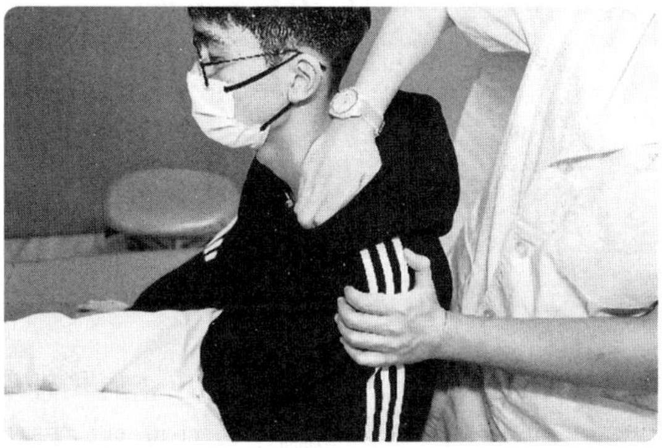

图3-13 肩锁关节后前向滑动

（四）肩胛胸壁关节

肩胛胸壁关节松动技术的作用为增加肩胛骨活动范围。患者取健侧卧位，患肩在上，屈肘。

治疗师位置及操作手法：治疗师面向患者站立，上方手放在肩部，下方手从上臂下方穿过，拇指与4指分开，固定肩胛骨下角。双手同时使肩胛骨做上举、下降、前屈、后伸及旋转运动（图3-14）。

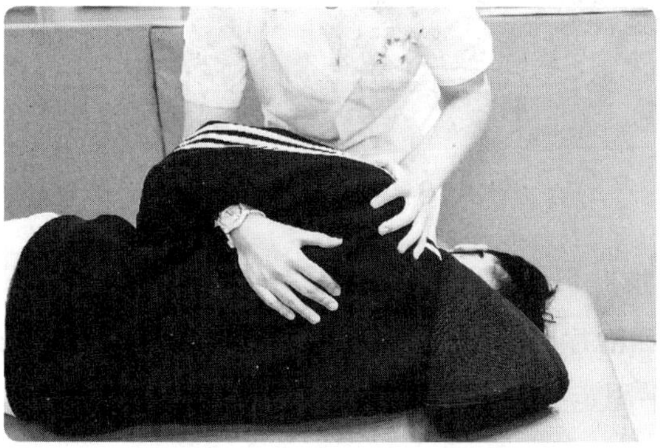

图3-14 肩胛胸壁关节松动

二、肘部关节松动技术

肘部关节由肱尺关节、肱桡关节、桡尺近端关节构成。其生理运动包括屈曲、伸展、旋转；附属运动包括分离牵引、长轴牵引、前后向滑动、后前向滑动及侧方滑动等。

（一）肱尺关节

1. 分离牵引 作用为增加屈肘活动范围。患者取仰卧位，上肢置于体侧，屈肘90°，前臂旋后。

治疗师位置及操作手法：治疗师位于患侧，下方手掌根放在尺骨近端掌面，上方手握住前臂远端。下方手固定，上方手向背侧方向推动尺骨（图3-15）。

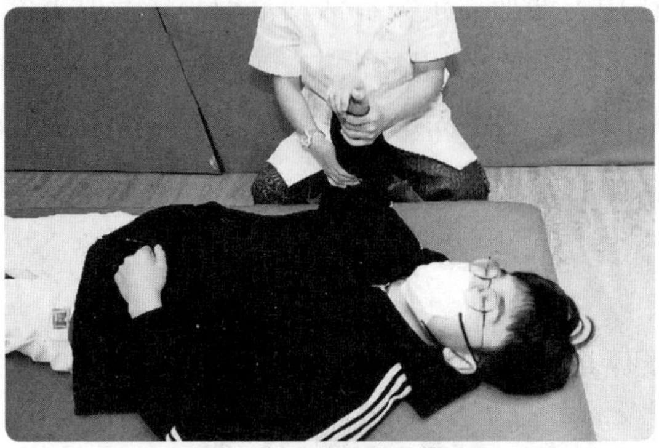

图3-15 肱尺关节分离牵引

2. 长轴牵引 作用为增加屈肘活动范围。患者取仰卧位，肩稍外展，屈肘90°，前臂旋前。

治疗师位置及操作手法：治疗师位于患侧，内侧手握住肱骨远端内侧，外侧手握住前臂远端尺侧。内侧手固定，外侧手沿尺骨长轴牵引（图3-16）。

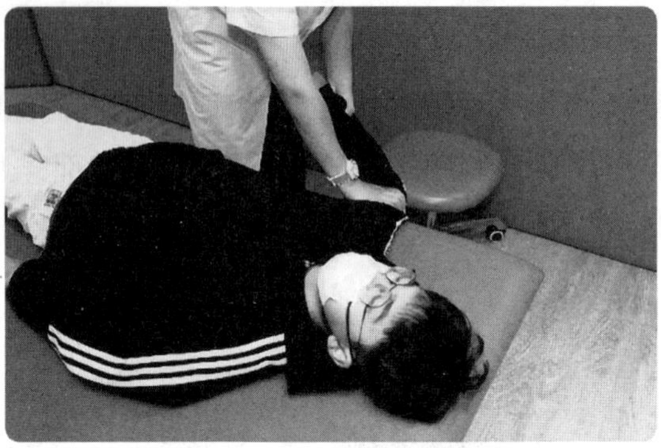

图3-16 肱尺关节长轴牵引

3. 侧方滑动 作用为增加肱尺关节的活动范围。患者取仰卧位，肩外展，伸肘，前臂旋后。

治疗师位置及操作手法：治疗师位于患侧，上方手掌心向内握住肱骨远端外侧，下方手掌心向外握住前臂近端尺侧。上方手固定，下方手向桡侧推动尺骨（图3-17）。

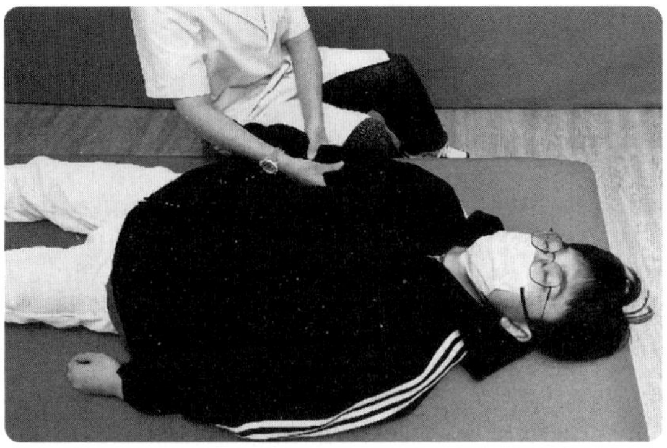

图3-17　肱尺关节侧方滑动

4. 屈肘摆动　作用为增加屈肘活动范围。患者取仰卧位，肩适当外展，前臂旋前。

治疗师位置及操作手法：治疗师位于患侧，上方手放在肘窝，下方手握住前臂远端。上方手固定，下方手将前臂稍做长轴牵引再屈曲肘关节（图3-18）。

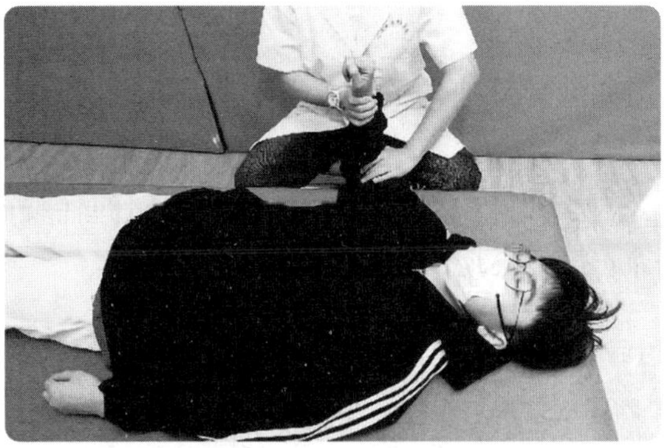

图3-18　肱尺关节屈肘摆动

5. 伸肘摆动　作用为增加伸肘活动范围。患者取仰卧位，肩适当外展，前臂旋后。

治疗师位置及操作手法：治疗师位于患侧，上方手放在肘窝，下方手握住前臂远端尺侧。上方手固定，下方手将前臂在伸肘活动受限的终点摆动。

（二）肱桡关节

1. 分离牵引　作用为增加肱桡关节的活动范围，增加屈肘、伸肘的活动范围。患者取仰卧位，上肢适度外展，屈肘90°，前臂中立位。

治疗师位置及操作手法：治疗师位于患侧，上方手掌根放在桡骨近端掌面，下方手握住前臂远端。下方手固定，上方手向背侧方向推动桡骨。

2. 长轴牵引　作用为增加肱桡关节的活动范围，增加屈肘、伸肘的活动范围。患者取仰卧位，肩稍适度外展，肘关节在伸肘活动受限处，前臂旋后。

治疗师位置及操作手法：治疗师位于患侧，内侧手握住肱骨远端，外侧手握住前臂远端桡侧。内侧手固定，外侧手沿桡骨长轴向远端牵引。

3. 侧方滑动　作用为增加肘关节活动范围。患者取仰卧位，肩外展，伸肘，前臂旋后。

治疗师位置及操作手法：治疗师位于患侧，上方手掌心向外握住肱骨远端内侧，下方手掌心向内握住前臂近端桡侧。上方手固定，下方手向尺侧推动桡骨（图3-19）。

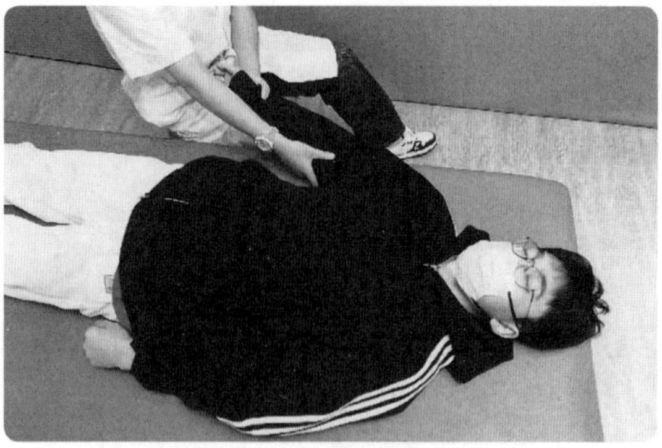

图3-19　肱桡关节侧方滑动

（三）桡尺近端关节

1. 长轴牵引　作用为一般松动。患者取坐位，屈肘，或仰卧位，伸肘，前臂旋后。

治疗师位置及操作手法：治疗师位于患肢外侧，双手分别握住桡骨和尺骨远端。一手固定，一手将尺骨或桡骨沿长轴牵引。

2. 前后向滑动　作用为增加前臂旋前的活动范围。患者取仰卧位，上肢适度外展，伸肘，前臂旋后。

治疗师位置及操作手法：治疗师面向患者站立，双手分别握住桡骨和尺骨近端，拇指在上，4指在下。一手固定尺骨，一手向背侧推动桡骨（图3-20）。

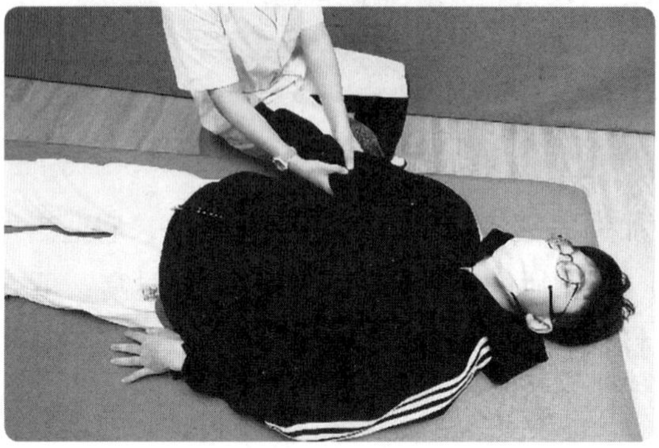

图3-20　桡尺近端关节前后向滑动

3. 后前向滑动　作用为增加前臂旋后的活动范围。患者取仰卧位，患肢适度外展和屈肘，前臂中立位。

治疗师位置及操作手法：治疗师面向患者站立，上方手拇指放在桡骨小头处，4指放在肘窝，下方手握住前臂远端及腕部。下方手固定，上方手向掌侧推动桡骨小头。

三、腕部关节松动技术

腕部关节由桡尺远端关节、桡腕关节、腕骨间关节组成。其生理运动包括掌屈、背伸、桡侧偏斜、尺侧偏斜及旋转；附属运动包括分离牵引、前后向滑动、后前向滑动、侧方滑动等。

（一）桡尺远端关节

1. 前后向滑动 作用为增加前臂旋前的活动范围。患者取仰卧位或坐位，前臂旋后。

治疗师位置及操作手法：治疗师面向患者，双手分别握住桡骨和尺骨的远端，拇指在掌侧，其余4指在背侧。尺侧手固定，桡侧手拇指掌面将桡骨远端向背侧推动。

2. 后前向滑动 作用为增加前臂旋后的活动范围。患者取仰卧位或坐位，前臂旋前。

治疗师位置及操作手法：治疗师位于患侧，双手分别握住桡骨和尺骨的远端，拇指在背侧，其余4指在掌侧。桡侧手固定，尺侧手拇指将尺骨远端向掌侧推动。

（二）桡腕关节

1. 分离牵引 作用为一般松动，缓解疼痛。患者取坐位，前臂旋前放置在治疗床面，腕关节中立位伸出治疗床沿。

治疗师位置及操作手法：治疗师上方手握住前臂远端固定，下方手握住近排腕骨处。下方手用力将腕骨向远端牵拉（图3-21）。

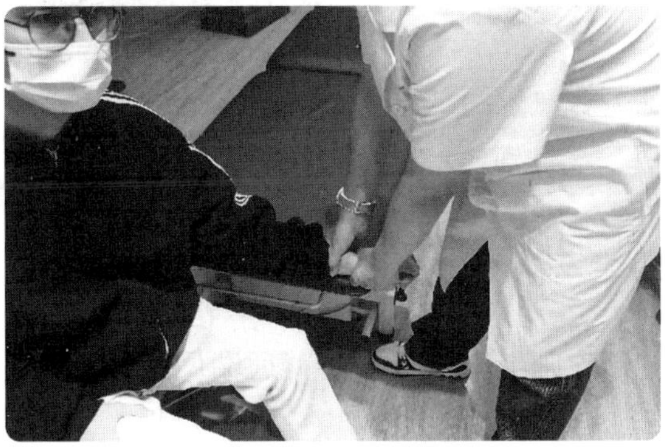

图3-21 桡腕关节分离牵引

2. 前后向滑动 作用为增加屈腕活动范围。患者取坐位或仰卧位，屈肘90°，前臂旋后，腕关节位于中立位。

治疗师位置及操作手法：治疗师一手掌根部放置在前臂远端桡侧的掌面，一手握住手背近排腕骨处固定。放桡骨远端掌面的手由掌侧向背侧推动桡骨（图3-22）。

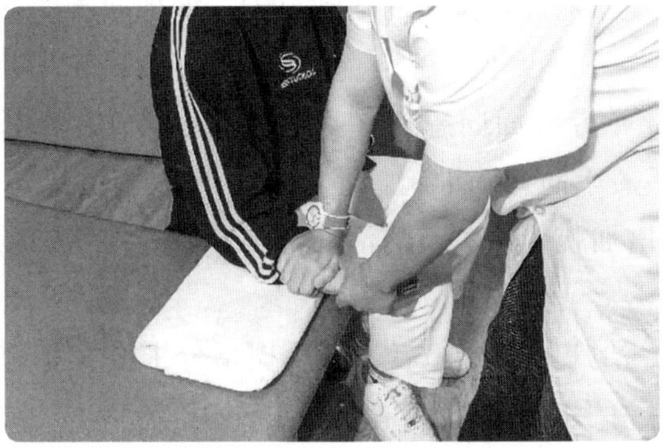

图3-22 桡腕关节前后向滑动

3. 后前向滑动 作用为增加伸腕活动范围。患者取坐位或仰卧位，屈肘90°，前臂旋前，腕关节位于中立位。

治疗师位置及操作手法：治疗师位于患侧一手握住前臂远端桡侧背面，一手握住手掌近排腕骨处固定。放桡骨远端背面的手由背侧向掌侧推动桡骨。

4. 尺侧滑动 作用为增加腕桡侧偏斜的活动范围。患者取坐位或仰卧位，伸肘，腕关节中立位伸出治疗床沿。

治疗师位置及操作手法：治疗师位于患侧一手握住前臂远端固定，一手握住近排腕骨桡侧，并向尺侧推动近排腕骨（图3-23）。

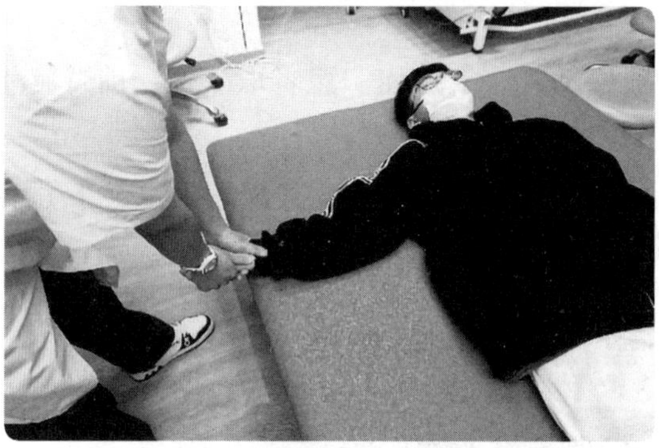

图3-23 桡腕关节尺侧滑动

5. 桡侧滑动 作用为增加腕尺侧偏斜的活动范围。患者取俯卧位，肩外展、内旋，伸肘，前臂和腕中立位伸出治疗床沿。

治疗师位置及操作手法：治疗师上方手握住前臂远端尺侧固定，下方手握住近排腕骨尺侧。下方手向桡侧推动近排腕骨。

6. 旋转摆动 作用为增加腕关节旋转活动范围。患者取仰卧位，屈肘90°，前臂和腕位于中立位。

治疗师位置及操作手法：治疗师上方手握住前臂远端固定，下方手握住近排腕骨。下方手将腕骨顺时针或逆时针转动。

（三）腕骨间关节

1. 前后向滑动 作用为增加腕骨间关节的活动范围，增加屈腕的活动范围。患者取坐位，前臂旋后，腕位于中立位。

治疗师位置及操作手法：治疗师面向患者，双手拇指分别放在相邻腕骨的掌面，示指放置在相应腕骨的背面。一手固定，另一手向背侧推腕骨。

2. 后前向滑动 作用为增加腕骨间关节的活动范围，增加伸腕的活动范围。患者取坐位，前臂旋前，腕位于中立位。

治疗师位置及操作手法：治疗师面向患者，双手拇指分别放在相邻腕骨的背面，示指放置在相应腕骨的掌面。一手固定，另一手向掌侧推腕骨（图3-24）。

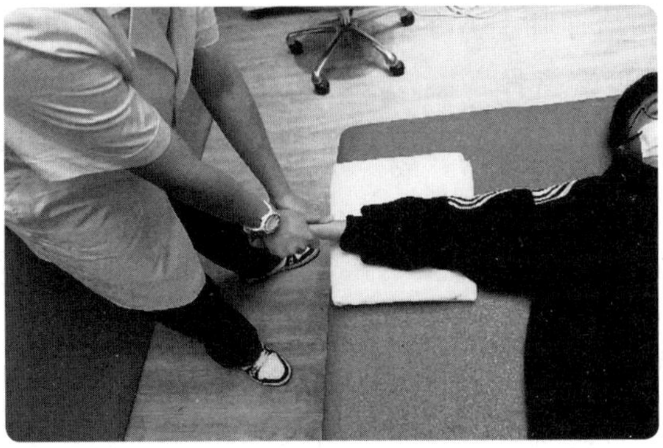

图3-24　腕骨间关节后前向滑动

四、手部关节松动技术

手部关节由腕掌关节、掌骨间关节、掌指关节、近端和远端指间关节组成。其生理运动包括屈曲、伸展、内收、外展，拇指对掌等；附属运动包括分离牵引、长轴牵引、滑动等。

1. 腕掌关节　应用长轴牵引，作用为一般松动，缓解疼痛。患者取仰卧位，前臂旋前放在治疗床上，腕部伸出床沿，呈中立位。

治疗师位置及操作手法：治疗师上方手固定某个远排腕骨，拇指握于背面，示指握于掌面；下方手握住相对应的掌骨，拇指握于背面，其余4指握于掌面。下方手向远端牵拉掌骨，分离关节面。

2. 掌骨间关节　滑动的作用为增加相邻掌骨间的活动范围。患者取坐位，前后向滑动时前臂旋后，后前向滑动时旋前。

治疗师位置及操作手法：治疗师面对患者，双手拇指及4指放在相邻掌骨远端。前后向滑动时，拇指在掌侧，4指在背侧；后前向滑动时，拇指在背侧，4指在掌侧。前后向滑动，一手固定，一手将相邻的掌骨由掌侧向背侧推动；后前向滑动，一手固定，一手将相邻的掌骨由背侧向掌侧滑动。

3. 掌指关节

（1）分离牵引：作用为一般松动，增加掌指关节屈曲活动范围。患者取坐位，前臂中立位放在治疗床上，腕呈中立位，掌指关节屈曲90°。

治疗师位置及操作手法：治疗师上方手固定掌骨远端，下方手握住指骨近端。下方手将指骨向远端牵引。

（2）长轴牵引：作用为一般松动，增加掌指关节屈伸活动范围。患者取坐位，前臂旋前放在治疗床上，腕呈中立位，手放松。

治疗师位置及操作手法：治疗师上方手握住掌骨远端，下方手握住相应指骨近端。上方手固定，下方手将指骨沿长轴牵引。

（3）前后向或后前向滑动：前后向滑动作用为增加掌指关节屈曲活动范围，后前向滑动作用为增加掌指关节伸展活动范围。患者取坐位，前臂旋前或中立位放在治疗床上，稍伸腕，手指放松。

治疗师位置及操作手法：治疗师面对患者，上方手握住掌骨远端，下方手握住指骨近端。下方手向背侧（前后向）或向掌侧（后前向）推动近端指骨。

（4）侧方滑动：作用为增加掌指关节内收、外展活动范围。患者取坐位，前臂旋前或中立位放在治疗床上，腕呈中立位，手指放松。

治疗师位置及操作手法：治疗师上方手握住掌骨远端，下方手握住指骨近端内外侧。上方手固定，下方手向桡侧或尺侧推动近端指骨。

（5）旋转摆动：作用为一般松动，增加掌指关节活动范围。患者取坐位，前臂旋前放在治疗床上，手指放松。

治疗师位置及操作手法：治疗师上方手握住掌骨远端，下方手握住指骨近端。上方手固定，下方手将指骨稍做长轴牵引后再向掌侧或背侧转动。

4. 指间关节 可进行分离牵引、长轴牵引、前后向或后前向滑动、侧方滑动、旋转摆动等。

上述手法的患者体位、治疗师操作手法与掌指关节相同，请参阅本节“掌指关节”这一部分内容，此处不再赘述。

五、髋关节松动技术

视频：髋关节分离牵引

髋关节可以进行屈曲、伸展、内收、外展、内旋和外旋等生理运动，以及分离牵引、长轴牵引、前后向滑动、后前向滑动和旋转摆动等附属运动。

1. 长轴牵引 作用为一般松动，缓解疼痛。患者取仰卧位，下肢呈中立位，双手抓住床头，以稳定身体。

治疗师位置及操作手法：治疗师面向患者站立于患侧，双手握住大腿远端，将小腿夹在内侧上肢与躯干之间。双手同时用力，身体后倾，将股骨沿长轴向足部牵拉。

2. 分离牵引 作用为一般松动，缓解疼痛。患者取仰卧位，患侧屈髋90°，屈膝并将小腿放在治疗者的肩上，对侧下肢伸直。患者双手抓住床头，以稳定身体。

治疗师位置及操作手法：治疗师面向患者，位于患侧，上身稍向前弯曲，肩部放在患腿的腘窝下，双手5指交叉抱住大腿近端。上身后倾，双手同时用力将股骨向足部方向牵拉（图3-25）。

3. 前后向滑动 作用为增加髋屈曲、外旋活动范围。患者取仰卧位，患侧下肢稍外展。

治疗师位置及操作手法：治疗师面向患者站立于患侧，上方手掌放置在大腿近端前外侧，下方手放置在腘窝内侧。下方手将大腿稍托起，上方手不动，借助身体及上肢力量向背侧推动股骨（图3-36）。

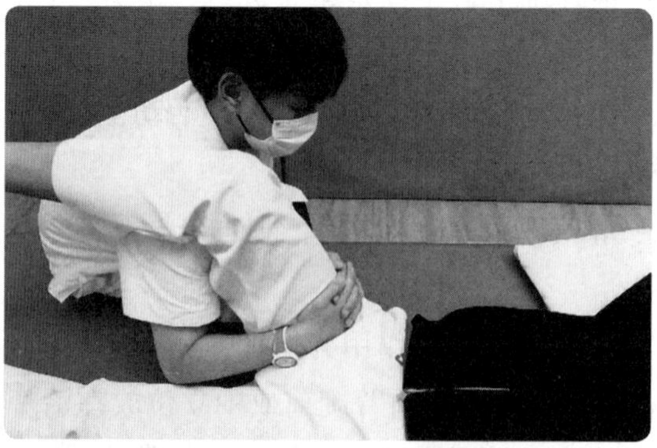

图3-25 髋关节分离牵引

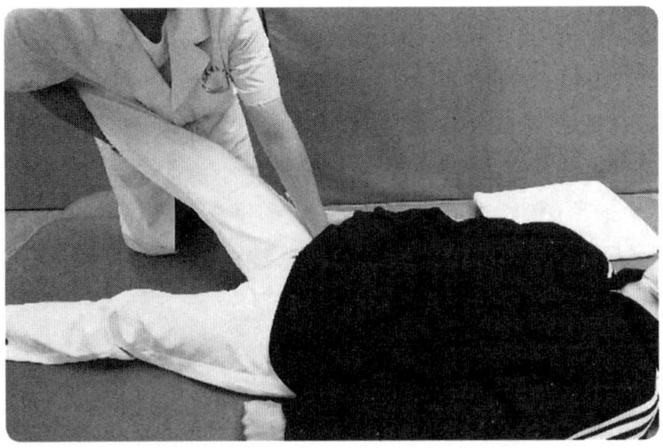

图3-36　髋关节前后向滑动

4．后前向滑动　作用为增加髋后伸、内旋活动范围。患者取俯卧位，患侧下肢屈膝，健侧下肢伸直。

治疗师位置及操作手法：治疗师面向患者患侧站立，上方手放置在大腿近端后面，下方手托住膝部和大腿远端，前臂固定小腿。下方手稍向上抬起，上方手固定，上身稍前倾，借助上身力量向腹侧推动股骨。

5．摆动　作用为增加髋关节活动范围。患者取仰卧位，患侧下肢屈髋、屈膝，健侧下肢伸直。治疗师位置及操作手法如下。

（1）屈曲摆动：治疗师面向患者站立于患侧，上方手放在髌骨上，下方手托住小腿。上身前倾，双手同时将大腿向腹侧摆动（图3-27）。

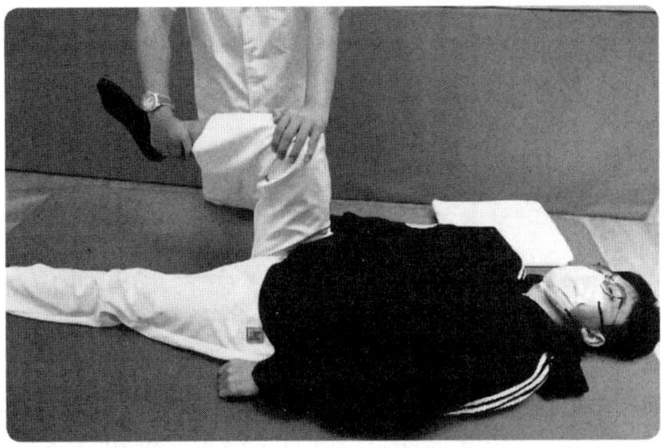

图3-27　髋关节屈曲摆动

（2）旋转摆动：治疗师面向患者站立于患侧，上方手放在髌骨上，下方手握住小腿远端。内旋时，上方手固定，下方手向外摆动小腿；外旋时，上方手固定，下方手向内摆动小腿（图3-28）。

（3）内收内旋摆动：治疗师上方手放在患侧髋部，下方手放在患膝外侧。上方手固定，下方手将大腿向对侧髋部方向摆动。

（4）外展外旋摆动：治疗师上方手放在对侧盆骨上，下方手放在患侧膝关节上。上方手固定，下方手将膝关节向下摆动。

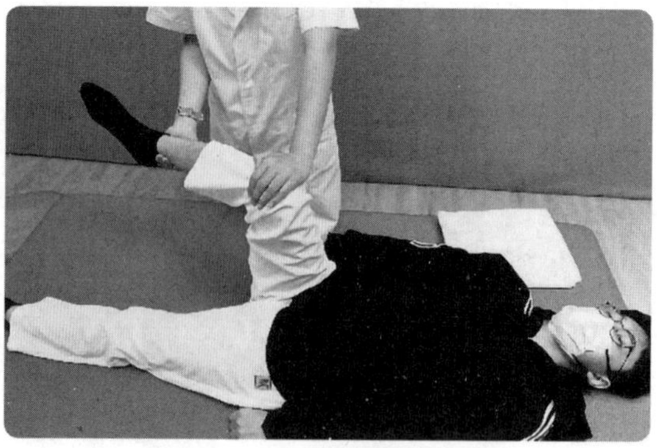

图3-28 髋关节旋转摆动

视频：膝关节松动技术

六、膝关节松动技术

膝关节的生理运动包括屈曲和伸展，在屈膝位小腿可内旋和外旋；附属运动包括长轴牵引、前后向滑动、后前向滑动和侧方滑动等。

（一）股胫关节

1. 长轴牵引 作用为一般松动，缓解疼痛。患者取坐位，坐于治疗床上，患肢屈膝垂于床沿，腘窝下垫一毛巾卷。

治疗师位置及操作手法：治疗师取半蹲位，双手握住小腿远端。双手固定，借助上肢和上身力量向足端牵拉小腿。

2. 前后向滑动 作用为增加膝关节伸展活动范围。患者体位同长轴牵引。

治疗师位置及操作手法：治疗师面对患者站立，上方手放置在小腿近端前面，虎口位于胫骨结节稍上方，下方手握住小腿远端。上方手不动，下方手将小腿稍向上抬起，借助躯干及上肢力量将胫骨近端向背侧推动（图3-29）。

3. 后前向滑动 作用为增加膝关节屈曲活动范围。患者取仰卧位，患侧下肢屈髋、屈膝，足平放在床上，健侧下肢伸直。

治疗师位置及操作手法：治疗师坐于治疗床一侧，大腿压在患者足部，双手握住小腿近端，拇指放于髌骨下缘，4指放在腘窝后方。双手固定，身体后倾，借助上肢力量向前推动胫骨。

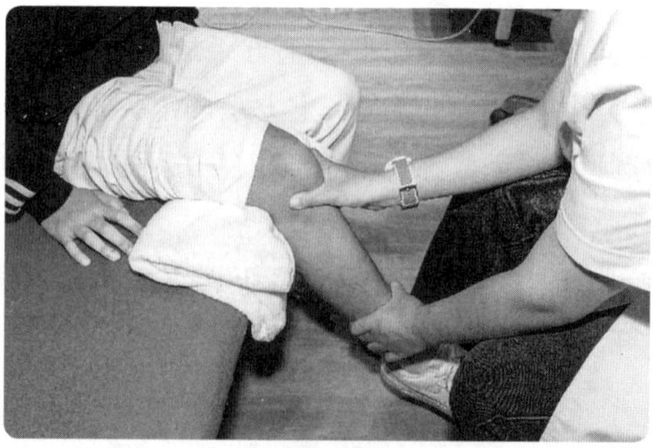

图3-29 股胫关节前后向滑动

4. 侧方滑动　作用为增加膝关节活动范围。患者取仰卧位，患肢伸直。

治疗师位置及操作手法：治疗师面对患者站立，双手托起患肢，内侧手掌心向外放在小腿近端内侧，外侧手掌心向内放在大腿远端外侧。外侧手固定，内侧手向外侧推动胫骨。

5. 伸膝摆动　作用为增加膝关节伸展活动范围。患者取仰卧位，患侧下肢稍外展，屈膝。

治疗师位置及操作手法：治疗师站于患侧面向患者足部，将患侧下肢置于上方上肢与躯干之间，双手握住小腿远端。双手稍将小腿向下牵引，同时将小腿向上摆动。

6. 旋转摆动　作用为增加小腿内、外旋活动范围。患者取坐位，小腿垂于治疗床沿。

治疗师位置及操作手法：治疗师面对患者坐于一治疗凳上，双手握住小腿近端。双手稍向下牵引，然后向内（内旋）或向外（外旋）转动小腿。

（二）髌股关节

1. 分离牵引　作用为一般松动，增加髌骨活动范围。患者取仰卧位，稍屈膝，腘窝下垫一毛巾卷。

治疗师位置及操作手法：治疗师位于患侧，双手拇指与示指分别放在髌骨两侧。双手握住髌骨，同时向上抬起。

2. 侧方滑动　作用为一般松动，增加髌骨活动范围。患者体位同分离牵引。

治疗师位置及操作手法：治疗师面对患者，向内侧滑动时，位于患侧膝外侧；向外侧滑动时，位于健侧膝外侧。双手拇指放置在髌骨侧方，示指放置在对侧。双手固定，借助上肢和拇指力量向对侧推动髌骨（图3-30）。

3. 上下滑动　作用为向上（头部方向）滑动时，增加伸膝活动范围；向下（足部方向）时，增加屈膝活动范围。患者体位同分离牵引。

治疗师位置及操作手法：治疗师面对患者站立，向上滑动时，双手拇指放在髌骨下方；向下滑动时，双手拇指放在髌骨上方，其余4指放置在髌骨两侧。双手固定，借助上肢和拇指力量向上或向下推动髌骨。

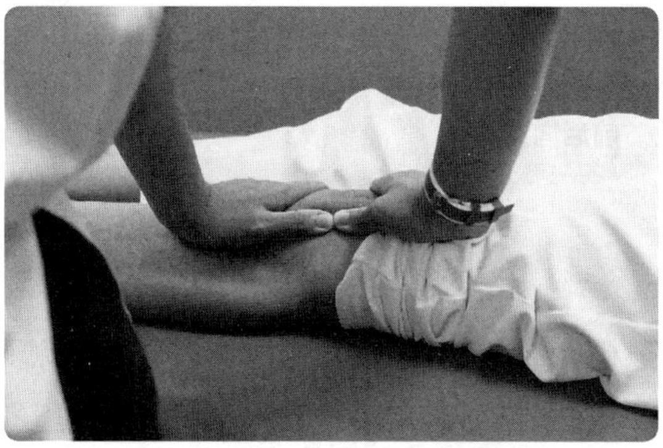

图3-30　髌骨关节侧方滑动

（三）上胫腓关节

1. 前后向滑动　作用为一般松动，缓解疼痛。患者取仰卧位，患侧下肢屈髋、屈膝，对侧下肢伸直。

治疗师位置及操作手法：治疗师坐于治疗床，大腿压住患者的足前部，双手放在腓骨小头上，其余4指放在两侧。双手固定，上身前倾，双上肢同时用力向后推动腓骨小头。

2. 后前向滑动 作用为一般松动，缓解疼痛。患者取仰卧位，患侧小腿下方垫一小枕头。

治疗师位置及操作手法：治疗师站在患侧，双手拇指放在腓骨小头后面，其余4指放在小腿两侧。双手固定，上身前倾，双上肢同时用力向前推动腓骨小头。

七、踝部关节松动技术

踝部关节由下胫腓关节、胫距（距上）关节、距下关节、跗骨间关节及跗跖关节构成。其生理运动包括跖屈、背伸、内翻、外翻等；附属运动包括长轴牵引、前后向滑动、后前向滑动、上下滑动等。

（一）下胫腓关节

进行前后向或后前向滑动，其作用为增加踝关节活动范围。患者取俯卧位，患侧下肢屈膝90°，踝关节放松。

治疗师位置及操作手法：治疗师站在患侧。前后向滑动时，上方手掌根放在内踝后面，下方手掌根放在外踝前面，上方手固定，下方手向后推动外踝（图3-31）；后前向滑动时，上方手掌根放在外踝后面，下方手掌根放在内踝前面，下方手固定，上方手向前推外踝（图3-32）。

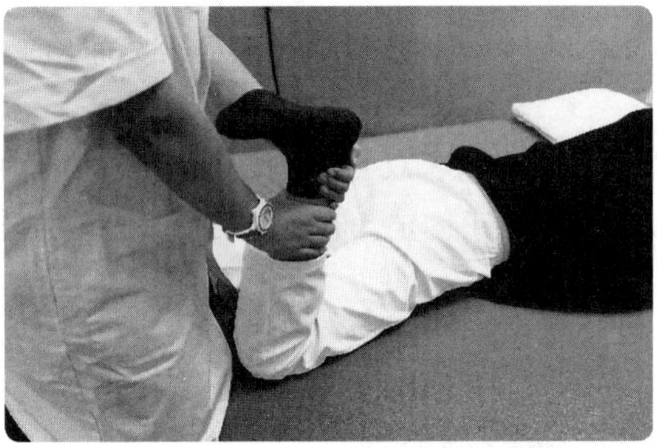

图3-31　下胫腓关节前后向滑动

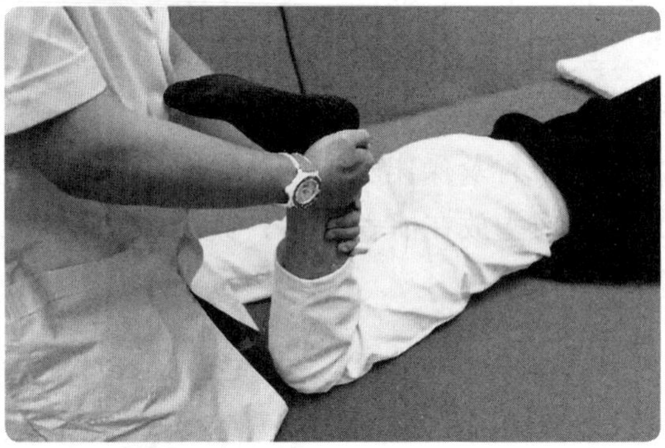

图3-32　下胫腓关节后前向滑动

（二）胫距关节

1. 分离牵引 作用为一般松动，缓解疼痛。患者取俯卧位，患侧下肢屈膝90°，踝部放松。

治疗师位置及操作手法：治疗师面对患者站于患侧，双手握住内外踝远端，相当于距骨处，同时可用一侧下肢屈膝压住患者大腿后面固定。双手同时向上牵引距骨。

2. 前后向滑动 作用为增加踝关节背伸活动范围。患者取仰卧位，患侧下肢伸直，踝关节伸出治疗床外。

治疗师位置及操作手法：治疗师面向患者站在床尾，上方手握住内、外踝前方，下方手握住距骨前面，拇指在外侧，4指在内侧。上方手固定，下方手借助上肢力量将距骨向后推动（图3-33）。

3. 后前向滑动 作用为增加踝关节跖屈活动范围。患者取俯卧位，患侧踝关节伸出治疗床外，小腿前面垫一毛巾卷。

治疗师位置及操作手法：治疗师面向患者站在床尾，上方手握住内、外踝后面，下方手虎口放在距骨后面。上方手固定，下方手借助上肢力量将距骨向前推动。

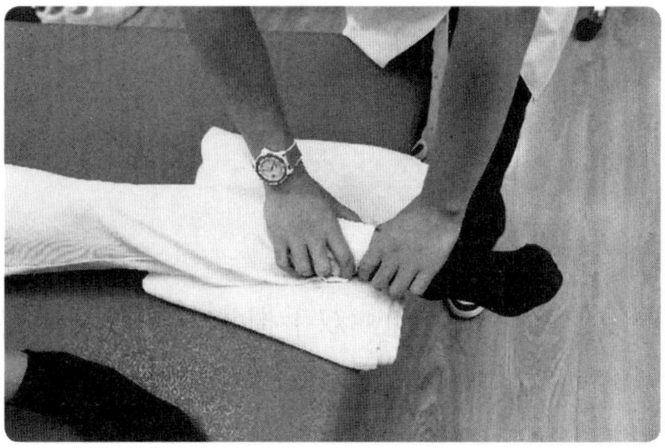

图3-33 胫距关节前后向滑动

4．内侧滑动 作用为增加踝关节外翻活动范围。患者取俯卧位，患侧下肢伸直，踝关节伸出治疗床沿，小腿前方垫一毛巾卷。

治疗师位置及操作手法：治疗师位于患侧，上方手掌心向上握住内、外踝前方，下方手掌根放在距骨及跟骨外侧。上方手固定，上身前倾，下方手借助上肢力量向内侧推动距骨及跟骨（图3-34）。

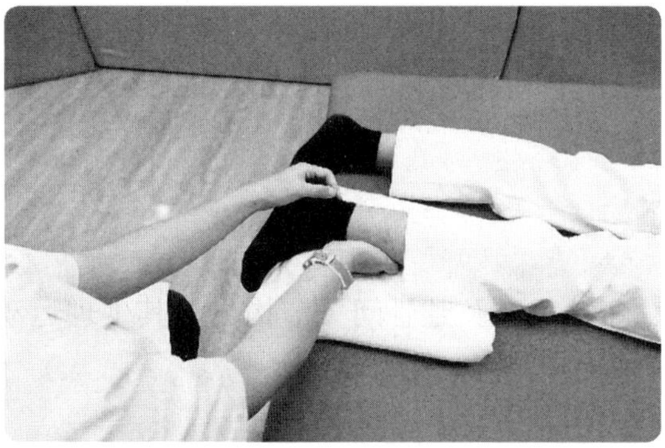

图3-34 胫距关节内侧滑动

5．向外侧滑动 作用为增加踝关节内翻活动范围。患者取患侧卧位，患侧下肢伸直，踝关节伸出治疗床沿；健侧下肢屈髋、屈膝。

治疗师位置及操作手法：治疗师站于患侧，上方手握住内、外踝后方，下方手握住距骨及跟骨。上方手固定，上身前倾，下方手借助上肢力量向外侧推动距骨及跟骨。

6．屈伸摆动 作用为增加踝关节屈伸活动范围。患者取俯卧位，健侧下肢伸直，患侧下肢屈膝90°。

治疗师位置及操作手法：治疗师站于患侧，上方手握住内、外踝后方，下方手握住足底。手固定小腿，下方手将足做屈、伸摆动。

7．翻转摆动 作用为增加踝关节内、外翻活动范围。患者取俯卧位，健侧下肢伸直，患侧下肢屈膝90°。

治疗师位置及操作手法：治疗师站于患侧，一手握住足跟后部，另一手握住足跟前部，拇指均在足底，4指在足背。双手分别向内（内翻）或向外（外翻）翻转跟骨。

（三）距下关节

进行分离牵引、前后向滑动、后前向滑动、内侧滑动、外侧滑动、屈伸摆动、翻转摆动等。

上述手法操作与胫距关节相同，请参阅本节“胫距关节”这一部分内容，此处不再赘述。

（四）跗骨间关节

进行上下滑动。患者取仰卧位，稍屈髋、屈膝。

治疗师位置及操作手法：治疗师面对患者，双手拇指分别放在患足相邻跗骨的背侧，示指放置在足底相应跗骨的跖面。向下滑动时，一手固定，另一手拇指向足底推动相邻跗骨；向上滑动时，一手固定，另一手示指向足背推动相邻跗骨。

（五）跗跖关节

1. 上下滑动　作用为增加跗跖间活动范围。患者取仰卧位，踝关节放松稍跖屈。

治疗师位置及操作手法：治疗师面对患者，上方手握住附骨，下方手握住跖骨。上方手固定，下方手向上或向下推动跖骨。

2. 旋转摆动　旋前摆动作用为增加踝关节外翻活动范围；旋后摆动作用为增加踝关节内翻活动范围。患者取仰卧位，踝关节放松稍跖屈。

治疗师位置及操作手法：治疗师面对患者，双手分别握住跗骨与跖骨近端，拇指在足背，4指在足底。上方手固定，下方手将跖骨向内（旋前）或向外（旋后）转动。

八、足部关节松动技术

足部关节由跖骨间关节、跖趾关节及趾骨间关节构成。其生理运动包括屈曲、伸展、内收、外展；附属运动包括上下滑动、侧方滑动、长轴牵引及旋转等。

（一）跖骨间关节

进行上下滑动，其作用为增加相邻跖骨间活动范围。患者取俯卧位，踝关节放松。

治疗师位置及操作手法：治疗师面对患者，双手分别握住相邻跖骨，拇指在足底，4指在足背。一手固定，另一手向上或向下推动相邻跖骨。

（二）跖趾关节

进行上下滑动，其作用为增加跖趾关节活动范围。患者取俯卧位，患侧下肢屈膝90°。

治疗师位置及操作手法：治疗师面对患者站立，上方手放在跖骨上，拇指在足底，4指在足背；下方手放在相应趾骨近端，拇指在足底，4指在足背。上方手固定，下方手向上或向下推动趾骨。

（三）趾骨间关节

进行分离牵引、长轴牵引、前后向或后前向滑动、侧方滑动、旋转滑动。

上述松动手法与掌指关节的手法操作基本相同，可参照本章第二节，此处不再赘述。

第三节　脊柱关节松动技术

一、颈椎关节松动技术

虽然颈椎在脊柱椎骨中体积较小，但它的活动度和活动频率最大，且其解剖结构、生理功能复杂，容易引起劳损和外伤。颈椎的生理运动有前屈、后伸、侧屈、旋转；附属运动有相邻颈椎的分离牵引、滑动及旋转等。

1．分离牵引　作用为一般松动，缓解疼痛。患者取去枕仰卧位，头部伸出治疗床外。

治疗师位置及操作手法：治疗师位于床头，右手托住患者枕骨后，拇指在右耳后，其余4指在左耳后；左手放在患者下颌下方，前臂掌侧贴近患者左侧面部。双手固定，借助躯干后倾作用力将头部向后牵拉。

2．垂直按压棘突　作用为增加颈椎屈曲、伸展活动范围。患者取去枕俯卧位，双手5指交叉，掌心向上托住前额，下颌稍内收。

治疗师位置及操作手法：治疗师位于床头，双拇指并置于同一椎体的棘突上，其余4指分别放在颈椎两侧。双手固定，双上肢伸直，将棘突向腹侧垂直推动。

3．垂直按压横突　作用为增加颈椎旋转的活动范围。患者取去枕俯卧位，双手5指交叉，掌心向上托住前额。

治疗师位置及操作手法：治疗师面对患者头部站立，双拇指指背相接触并置于同一椎体的一侧横突。内侧手拇指固定，外侧手借助上肢力量向腹侧垂直推动横突。

4．垂直松动椎间关节　作用为增加颈椎旋转的活动范围。患者取去枕俯卧位，双手5指交叉，掌心向上托住前额，头部向患侧旋转约30°。

治疗师位置及操作手法：治疗师面向患者头部站立，双手拇指放在横突与棘突之间，其余4指放在颈部前后。双手拇指固定，双上肢同时向腹侧推动。

5．屈伸摆动　作用为增加颈椎屈曲、伸展活动范围。患者取去枕仰卧位，头部伸出治疗床外，枕在治疗师的大腿上。

治疗师位置及操作手法：治疗师面对患者头部站立，一侧大腿前屈，支撑患者头后部，双手托起枕部两侧，拇指放在两侧。双手固定，治疗师双肩上举和下降，使患者颈椎前屈、后伸。

6．侧屈摆动　作用为增加颈椎侧屈活动范围。患者体位同屈伸摆动。

治疗师位置及操作手法：治疗师面对患者头部站立。向右侧屈时，右手放在颈部右侧，示指和中指放在拟松动的相邻椎体横突上，左手托住下颌，前臂掌侧放在左侧面部托住头部（向左侧屈时，则相反），左手及前臂固定，上身左转，使颈椎向右侧屈（向左侧屈时则方向相反）。

7．旋转摆动　作用为增加颈椎旋转活动范围。患者体位同屈伸摆动。

治疗师位置及操作手法：治疗师面对患者头部站立。向左转时，左手托住下颌，右手放在枕骨部位；向右旋转时，则相反。双手固定，向左旋转时，左手向左，右手向右，同时用力使头部向左转动；向右旋转时，则相反。

二、胸椎关节松动技术

胸椎生理运动有屈曲、伸展、侧屈和旋转；附属运动有棘突垂直滑动、棘突侧方滑动、横突垂直滑动等。

1. 垂直按压棘突 作用为增加胸椎的屈曲、伸展活动范围。患者取俯卧位，上段胸椎病变时，双手交叉，手掌置于前额；中下段胸椎病变时，头转向一侧，上肢放在体侧，胸部放松。

治疗师位置及操作手法：上段胸椎病变时，治疗师面向患者头部站立；中下段胸椎病变时，治疗师站在体侧。双手拇指指尖相对或指背相接触放在胸椎棘突上，其余4指分开放在胸椎两侧。双手拇指固定，借助上身前倾作用力，将棘突向腹侧按压。

2. 侧方按压棘突 作用为增加胸椎旋转活动范围。患者取去枕俯卧位，上肢放在体侧或外展90°，屈肘，前臂垂于治疗床沿两侧。

治疗师位置及操作手法：治疗师面对患者站在患侧，双手拇指分别放在相邻的棘突侧方，或双手拇指重叠放在拟松动棘突的侧方，其余4指分开放在胸背部。拇指固定，上身稍前倾，双上肢同时用力向对侧推棘突。

3. 垂直按压横突 作用为增加胸椎旋转、侧屈的活动范围。患者体位同侧方按压棘突。

治疗师位置及操作手法：治疗师面对患者站在患侧，双手拇指指尖相对或相重叠放在拟松动胸椎一侧的横突上。双手固定，上身稍前倾，借助上肢和上身前倾力量垂直向腹侧按压横突。

4. 旋转摆动 作用为增加胸椎旋转活动范围。患者取坐位，双上肢胸前交叉，双手分别放在对侧肩部。

治疗师位置及操作手法：治疗师站在患者左侧，向右旋转时，左手放在其右肩部侧面，右手放在右侧肩背部。向左旋转时，治疗师站位则相反。双手固定，向右旋转时，双上肢同时用力，使身体上部向右转动；向左旋转时，则相反。

三、腰椎关节松动技术

腰椎生理运动有前屈、后伸、侧屈和旋转；附属运动有棘突垂直滑动、棘突侧方滑动、横突垂直滑动等。

1. 垂直按压棘突 作用为增加腰椎屈曲、伸展的活动范围。患者取去枕仰卧位，腹部垫枕，双上肢置于体侧，头转向一侧。

治疗师位置及操作手法：治疗师面对患者站在患侧，下方手掌根放在腰椎上，掌根部尺侧放在拟松动的棘突上，5指稍屈曲，上方手放在下方手腕背部。双手固定，上身稍前倾，借助上肢和上身力量向腹侧垂直按压棘突。

2. 侧方推棘突 作用为增加腰椎旋转的活动范围。患者体位同垂直按压棘突。

治疗师位置及操作手法：治疗师面对患者站在患侧，双手拇指指尖相对分别放在相邻棘突一侧，其余4指自然分开放在腰部。双手固定，上身稍前倾，借助上肢和上身力量向对侧推棘突。

3. 垂直按压横突 作用为增加腰椎侧屈、旋转的活动范围。患者体位同垂直按压棘突。

治疗师位置及操作手法：治疗师面对患者站在患侧，双手拇指指背相接触放在拟松动腰椎的一侧横突上。双手固定，上身稍前倾，借助上肢和上身力量向腹侧垂直按压棘突。

4. 旋转摆动 作用为增加腰椎旋转的活动范围。患者取健侧卧位，患侧在上，下肢屈髋、屈膝。屈髋角度根据松动的腰椎节段而定，松动上段腰椎，屈髋角度偏小；松动下段腰椎，屈髋角度偏大。

治疗师位置及操作手法：治疗师面向患者站立，一侧肘部放在患者的肩前，另一侧肘部放在髂嵴上，双手示指分别放在拟松动相邻椎体的棘突上，同时反方向（肩向后、髂嵴向前）来回摆动。

四、骨盆关节松动技术

骨盆的主要关节有腰骶关节、骶髂关节等。骨盆的生理运动有旋转、前屈和后伸；附属运动有分离、挤压及滑动等。

（一）腰骶关节

1. 前屈摆动 作用为增加腰骶关节屈曲的活动范围。患者取俯卧位，腹部垫枕，头转向一侧，上肢垂于治疗床沿，下肢伸直。

治疗师位置及操作手法：治疗师站在患者身体一侧，面向足部，内侧上肢伸直，掌根放在骶骨上端。内侧手固定，借助上肢力量向前并向下推动骶骨。

2. 后伸摆动 作用为增加腰骶关节伸展的活动范围。患者体位同前屈摆动。

治疗师位置及操作手法：治疗师站在患者身体一侧，面向头部，内侧上肢伸直，掌根放在骶骨下端。内侧手固定，借助上肢力量向前并向上推动骶骨。

（二）骶髂关节

1. 侧方旋转 作用为增加骶髂关节活动范围。患者取俯卧位，头转向一侧，上肢垂于治疗床沿，下肢伸直。

治疗师位置及操作手法：治疗师站在患者身体一侧，双上肢交叉，双手掌根分别放在对侧骶髂关节外侧的髂骨上。双手固定，上身前倾，借助上肢力量向外侧并向下推动髂骨。

2. 交叉旋转 患者体位同侧方旋转，左侧髋关节内旋，右侧髋关节外旋。向另一侧交叉旋转时，方向相反。

治疗师位置及操作手法：治疗师站在患者身体一侧，上方手放在右侧髂嵴的前侧面，下方手放在左侧骶髂关节外侧的髂骨上。上身前倾，上方手向上并向内提拉右侧髂嵴，下方手向下并向外按压左侧髂骨，使双侧骶髂关节发生反向旋转。

3. 髂嵴前旋 患者取半俯卧位，健侧下肢的足底着地，患侧下肢由治疗师托住。

治疗师位置及操作手法：治疗师站在患者身后，右手放在左侧髂后上棘，左手及前臂托住患者左大腿及小腿。右手固定，左上肢将患者左下肢后伸、内收，借助上肢力量向下并向外推动左髂嵴。

4. 髂嵴后旋 患者取健侧卧位，健侧下肢伸直，患侧下肢屈髋、屈膝 90°，上半身外旋，上肢屈肘，放在上腹部。

治疗师位置及操作手法：治疗师面向患者站立，上身前倾，上方手放在髂嵴处，下方手放在坐骨结节处。双手固定，躯干前倾，上方手向后、下方手向前用力转动髂嵴。

5. 骶髂外旋 患者取俯卧位，腹部垫枕，下肢伸直。

治疗师位置及操作手法：治疗师面向患者站立，上方手插到腹前侧，放置在髂前上棘处，下方手放在髂后上棘处。上身前倾，下方手向前并向内推动髂后上棘，上方手向后并向外提拉髂前上棘，使整个髂嵴发生外旋。

—• 考试知识点总结 •—

—• 本章小结 •—

—• 协和云课堂…… 拓展练习及参考答案 •—

（彭 成 陈正平）

第四章　肌肉牵伸技术

教学课件

学习目标

素质目标

（1）树立组织延展与神经抑制整合意识。

（2）以肌肉黏弹性特性及牵张反射为基础，具备安全评估与精准剂量控制的临床思维。

（3）掌握牵伸技术生理效应及个体化方案制订逻辑。

知识目标

（1）掌握：肌肉牵伸技术的定义、作用、适应证及禁忌证；全身主要肌群徒手被动牵伸的方法。

（2）熟悉：软组织牵伸的解剖生理基础；软组织挛缩及其类型；肌肉牵伸的类型与方法。

（3）了解：肌肉牵伸程序。

能力目标

能够运用肌肉牵伸技术帮助患者改善痉挛及挛缩状态，制订相应的康复治疗计划。

案例导入

【案例】

患者，男，35岁，2个月前骑车时不慎摔倒，左手肘撑地，出现左肘肿胀、疼痛，活动受限，到当地医院就诊，结果显示：左肱骨髁上骨折。外科行左肱骨髁上骨折内固定术，术后予以消炎、消肿、镇痛等对症支持治疗，并做石膏屈曲位外固定，后患者病情好转，但遗留左肘关节活动受限。体格检查：左上肢可见肌肉萎缩，皮肤色泽、皮温无明显异常。关节活动度：左肩前屈140°，后伸65°，外展145°；左肘关节屈伸活动范围为30°～75°，前臂旋前、旋后正常。

【问题】

针对此患者的情况，该如何进行运动治疗？

· 核心知识拆解 ·

肌肉牵伸技术是指运用外力（人工、机械或电动设备）牵伸短缩或挛缩组织并使其延长，能明显改善组织的短缩或挛缩状态，以达到重新获得关节周围软组织的伸展性、降低肌张力、改善或恢复关节活动范围的目的。肌肉牵伸技术是康复治疗中常用的一项运动治疗技术，包括被动牵伸、主动牵伸、本体感觉神经肌肉牵伸技术等。

第一节　概　　述

软组织是指肌肉及其辅助结构肌腱、筋膜、滑囊、腱鞘和关节辅助结构关节囊、韧带，以及皮肤和皮下组织等连接组织。这些组织都具有一定的伸展性，即受到外力作用时能被拉长。各种疾病、损伤及其他原因均可造成这些组织的挛缩，以致关节活动障碍，肢体的灵活性下降。

一、软组织的解剖学及生理学特性

1. 骨骼肌、肌腱与韧带解剖学特点　骨骼肌由大量的肌纤维组成，它属于永久性细胞，数目恒定且不能再生。肌腱和韧带从组织学上属于规则的结缔组织，具有很大的抗牵拉性。肌腱的细胞内存在胶原纤维，对肌腱的修复起一定的作用，韧带主要由弹性纤维构成。

2. 骨骼肌收缩方式

（1）等张收缩：肌肉收缩时，肌张力不变，但肌长度发生变化，产生关节运动。可分为向心收缩和离心收缩。向心收缩是指肌收缩产生的肌力大于外加阻力，肌纤维长度缩短，肌的起止点相互靠近。离心收缩是指肌收缩产生的肌力小于外加阻力，肌纤维长度被动延长，肌的起止点相互远离。

（2）等长收缩：肌肉收缩时产生的肌力等于外加阻力，其肌纤维长度不变，亦不发生关节运动。

3. 软组织的柔韧性和灵活性　软组织的柔软性特指肌腱单位在身体节段或关节活动通过关节活动范围时拉长的能力，柔韧性是单个关节和一系列关节完成无限制、无痛关节活动范围活动的能力。主动柔韧性涉及主动关节活动度，它有赖于肌肉收缩产生关节活动的能力和主动运动过程中所遇到的软组织的阻力程度；被动柔韧性是指某关节在接受被动运动时关节活动范围的能力，它有赖于通过关节或关节周围肌肉和结缔组织的延展性。

二、软组织挛缩的病因及其类型

1. 挛缩的病因　挛缩是指肌肉、肌腱装置和通过关节周围的软组织适应性短缩，导致被动或主动牵伸有明显的抵抗和限制关节活动。挛缩常见原因如下。

（1）关节周围软组织挛缩：由于疾病使身体某部位长期制动、创伤或烫伤导致皮肤炎症和疼痛，造成皮肤短缩，形成瘢痕所致。关节周围的结缔组织由网硬蛋白和胶原蛋白组成，这是一种疏松的网状组织，关节损伤后制动使胶原纤维和网硬蛋白沉淀，形成致密的网状结构，导致关节运动受限。

（2）神经因素：为了减少疼痛，长时间将肢体置于某一种强制体位造成的挛缩，称为反射性挛缩。中枢神经系统损伤导致肌张力亢进，造成姿势异常和肌肉失衡，称为痉挛性挛缩。因末梢神经疾病，肌肉失神经支配所致的弛缓性瘫痪造成的挛缩，称为失神经支配性挛缩。

（3）粘连组织形成：主要指发生于关节内、关节周围软组织，以及引起该关节活动的主要肌肉的粘连。如关节疾病或关节组织受损后，大量的浆液纤维组织渗出，局部出现胶原纤维，导致粘连形成，又因为疼痛，关节活动减少，使韧带肌腱等被胶液粘在一起，严重影响关节的活动范围。

2. 挛缩分类　根据挛缩发生的组织及其性质，可以将挛缩分为以下几种。

（1）肌静态性挛缩：是指肌肉、肌腱缩短，关节活动范围明显受限，但没有明确的组织病理学表现，通常在较短的时间内通过牵伸治疗即可见效果。由中枢神经损伤引起的肌张力增高，使肌肉处于异常的持续收缩状态而引起关节活动受限，称为假性肌静力性挛缩。

（2）纤维性瘢痕挛缩：是指由肌肉、肌腱、关节囊或皮肤损伤后，组织的纤维性病变形成的挛缩。挛缩存在时间越长，正常肌肉组织被粘连组织、瘢痕组织取代得越多，缓解就越困难。

（3）不可逆性挛缩：正常软组织或结缔组织由于某些病理性原因被大量的非伸展性组织，如骨、纤维组织所替代，使其永远失去了伸展的能力，称为不可逆性挛缩。常见于关节长期慢性炎症、异位骨化、骨性关节炎等。

三、牵伸技术的原理

每种软组织都有各自的生理特性，影响着制动作用和延长能力。当牵拉这些软组织时，速度、强度、持续时间和温度不同，会使不同组织有不同的反应结果。可收缩性和不可收缩性的组织都具有弹性和可塑性。

1. 肌肉　当肌肉被牵拉伸长时，牵伸力量会经过相连组织传送到肌纤维。在被动牵伸时，会有纵向和横向力量传导发生，一系列弹性成分开始被拉长。当牵伸力量急剧上升到某一点，可导致肌节突然被拉长；当牵伸力量释放时，每个肌节恢复静止状态的长度。由于肌肉具有弹性、可塑性及伸展性，因此牵伸力量必须达到一定强度并维持一定的时间，肌肉组织才能获得有效的长度。

2. 肌梭　属于本体感受器。肌梭囊内有梭内肌纤维、梭外肌纤维。当梭外肌纤维收缩时，感受装置所受牵拉刺激减少；当梭内肌纤维收缩时，感受装置对牵拉刺激的敏感度增高。中枢有运动传出纤维支配梭外肌和梭内肌纤维，前者称为α传出纤维，后者称为γ传出纤维。当γ传出纤维活动加强时，梭内肌纤维收缩，可提高肌梭内感受装置的敏感性。因此，γ传出纤维的活动对调节牵张反射具有重要作用。

3. 高尔基腱器官　腱器官是一种张力感受器。当肌肉受到牵拉时，首先兴奋肌梭的感受装置发动牵张反射，导致被牵拉的肌肉收缩以对抗牵拉；当牵拉力量进一步加大时，则可兴奋腱器官，抑制牵张反射，以避免被牵拉的肌肉受到损伤。

4. 肌腱与周围组织的结构　与肌腱相连的结构是肌内膜、肌束膜、肌外膜和包绕整个肌肉的外层纤维鞘。纤维鞘是与肌肉相连并包绕肌肉的框架，也是阻止肌肉被动拉长的最初抵抗力的来源。当挛缩发生时，肌外膜之间会与胶原相粘连，从而限制了运动。当肌肉被牵伸时，纤维鞘也受到牵伸，降低了被动牵伸时的阻力。

四、牵伸的作用

1. 预防肌肉挛缩 疾病使身体某部位长期制动，肌腱单位适应性缩短，可导致肌紧张、挛缩，关节活动范围明显降低。通过牵伸治疗可预防肌肉挛缩，同时恢复和保持关节的正常活动范围。

2. 调节肌张力 姿势异常或制动使肌肉、肌腱的弹性回缩力和伸展性降低，通过牵伸刺激肌肉内的感受器——肌梭，调节肌张力，提高肌力。对于中枢神经系统损伤或疾病导致的肌张力增高、肌痉挛，也可以通过牵伸技术降低肌张力，保持肌肉的初始态长度，改善或重新获得关节周围组织的伸展性。

3. 防止结缔组织发生不可逆挛缩 被动牵伸技术在拉长挛缩肌纤维的同时，也能降低韧带、肌腱、关节囊这些非收缩成分挛缩的可能性，使结缔组织在牵伸应力作用下逐渐延长。

4. 提高肌肉的兴奋性 对肌张力低下的肌群进行快速牵拉，此时因传入纤维于脊髓处刺激α运动神经元，促使梭外肌纤维收缩，可以直接或间接反射性地提高肌肉的兴奋性，增强肌力。

5. 预防软组织损伤 在活动或从事某项运动之前，应预先对躯体关节和软组织进行适当的牵伸活动，使肌肉、肌腱等软组织对应力有适应过程，以增加关节的灵活性，减少肌肉和肌腱等软组织的损伤或疼痛。

五、牵伸的类型与方法

（一）被动牵伸

当患者放松时，采用徒手或机械外力拉长挛缩组织的方法，称为被动牵伸。它不但可以暂缓痉挛及保持痉挛肌的长度，还可以维持关节的活动范围，防止关节挛缩变形。它适用于有轻度关节粘连或肌肉痉挛的患者，也适用于神经损伤引起肌肉瘫痪的患者，有利于维持关节正常活动范围。

1. 徒手牵伸 治疗师应用外在的力量，通过控制牵伸方向、速度、强度和持续时间，来增加挛缩组织的长度和关节活动范围，是最常用的牵伸技术。与关节被动运动的不同点是：软组织的被动牵伸是使软组织超出其现有长度，活动受限的关节，使其活动范围增大；而关节的被动运动是在关节活动未受限、可利用的范围内进行活动，关节活动范围训练不超越软组织的延伸界限，以维持现有的纤维长度，目的是维持关节现有的活动范围，但无明显增加关节活动范围的作用。徒手牵伸也可以是被动、由患者健侧协助的，甚至可由患者独立执行训练。

使用徒手牵伸必须要考虑以下几方面：①徒手牵伸可能最适用于疾病早期阶段。②徒手牵伸是用在被牵伸部位缺乏良好的神经肌肉控制而不能自我牵伸时，或者自我牵伸不能靶向解决某个肌肉短缩时。

2. 机械牵伸 指借助机械装置，以较长的时间施加一个非常低强度的牵伸力量（低负荷）作用于缩短软组织的一种牵伸方法，能引发软组织相当持久的延伸。在临床上，机械牵伸比徒手牵伸有着节省人力成本的优势。已有研究证实，对于长期挛缩的患者，关节主动系统（joint active system，JAS）改善关节活动范围的疗效优于徒手牵伸，并且患者在牵伸中的舒适度大大提升。但徒手牵伸在临床中依然是不可替代的主流，有其独特的优势。机械牵伸有两种模式，即恒定负荷或恒定位移。常见的机械牵伸设备有重力牵引（沙包）、滑轮系统、系列夹板或JAS系统。

（1）重力牵引：利用沙袋、哑铃直接或间接放在患者肢体上进行牵伸，可根据患者的情况，逐渐加大或减少重物的重量或延长牵伸的时间。

（2）滑轮系统：利用间接的重力组成滑轮系统，根据滑车和身体的位置，以及滑车牵伸的方向，调节患者的位置，患者通过滑轮拉伸不同的肢体，并使之超出受限的范围，达到牵伸挛缩组织的目的。利用重锤滑车法，可以使用中等强度的重量长时间地牵伸，来弥补徒手牵伸有困难或效果欠佳的不足。

（3）支具和夹板：可在牵伸之后应用支具或动力夹板，进行长时间持续的牵伸，使肌肉保持在最大有效长度，达到牵伸挛缩部位、增加关节活动范围的目的。夹板主要用于上肢，支具主要用躯干或下肢。

（4）专用器械：利用股四头肌训练椅，患者坐在训练椅上，屈髋90°，将训练椅的一臂置于胫骨前方。治疗师站在牵伸的另一侧，上方手在训练椅的另一臂上方加压，下方手握住内、外踝上方，尽量向后推小腿使膝关节屈曲，牵拉伸膝肌群。

（二）主动牵伸

主动牵伸又称自我牵伸，是患者经过专业人员的指导后，自己进行牵伸训练的一种牵伸方法。徒手牵伸有关强度、速度、持续时间和牵伸频率的准则适用于主动牵伸。单次持续30～60秒的静态自我牵伸被认为最安全的自我牵伸形式。有效的自我牵伸符合以下几个要点：①牵伸过程中，确保身体各部位的对位、对线排列。②充分固定缩短的近端或远端附着点。③针对性地牵伸受限的软组织，相邻的结构不可过度牵伸。

（三）本体感觉神经肌肉牵伸技术

1. 收缩—放松

（1）首先将紧张的肌肉置于一个舒适的拉长位置。

（2）紧张或挛缩的肌肉先进行等长抗阻收缩，约10秒，使肌肉感觉疲劳。

（3）让患者主动放松。

（4）治疗师被动运动肢体，通过增加活动范围以牵伸肌肉。

（5）休息几秒后重复上述程序。休息时要求患者将肌肉处于舒适的拉长体位。

2. 收缩—放松—收缩

（1）～（3）步骤与“收缩—放松”技术相同。

紧张肌肉的拮抗肌主动做向心性收缩，以对抗挛缩肌并帮助关节运动，使受限的肌肉放松、被拉长，使肢体的关节活动范围增加。需注意，应在无痛状态下完成紧张肌肉的等长抗阻收缩。牵伸前，挛缩或紧张的肌肉不需要进行最大强度的等长抗阻收缩，亚极量、较长时间的等长抗阻收缩可以有效地抑制肌肉紧张。

3. 拮抗肌收缩

（1）被动拉长紧张的肌肉到一个舒适的位置。

（2）让患者的拮抗肌等张收缩。

（3）对收缩肌肉施加轻微阻力，但允许关节运动。当关节运动时，由于交互抑制作用，紧张的肌肉被放松。

需注意，避免施加太大的阻力，因其可以引起紧张肌肉的张力扩散，限制关节运动或引起疼痛。当肌肉痉挛限制了关节运动时，也可以用此技术。如果患者不能在“收缩—放松”技术中完成紧张肌肉无疼痛范围内的强力收缩，可使用主动抑制技术。

（四）其他辅助方法

其他辅助方法与牵伸技术相配合，可以帮助肌肉放松，提高牵伸效果。

1. 热疗及冷疗 在牵伸肌肉之前，局部可先进行热疗，其方法有高频电疗（超短波、微波）、传导热疗（蜡疗、水疗）、红外线照射、超声波等方法，加热后的肌肉更容易放松和被牵伸，且牵伸时患者感觉较舒适，以增加组织的伸展性并降低发生损伤的可能性。在牵伸后给予冷敷，以减少软组织牵伸后的肿痛，并促进关节活动范围的改善。

2. 按摩 采用轻手法按摩、搓揉，特别是深部按摩，可以增加局部的血液循环，降低肌肉痉挛和紧张。如再配以热疗后按摩，可更好地使软组织放松以改善其伸展性。

3. 关节松动技术 牵伸前，应用关节松动术的轻手法，如关节分离牵引，可以缓解关节疼痛和关节周围软组织的痉挛。

4. 放松训练 放松训练可以帮助患者减轻疼痛、降低肌张力、缓解焦虑和压力，期间通过放松、自我暗示等方法进行肢体放松。

5. 支具 牵伸治疗后，次日被牵伸的关节功能可能出现反弹。可在牵伸之后应用支具或动力夹板，使肌肉保持在最大有效长度，进行长时间持续的牵伸，达到牵伸挛缩部位、增加关节活动范围的目的。可配合作业疗法和日常生活活动训练，用于巩固治疗。

六、牵伸的程序

牵伸治疗方案的制订和实施必须要遵循一定的程序，以确保牵伸前、牵伸过程中，以及牵伸后的安全性和有效性。

1. 检查和评估 牵伸前，康复医师、治疗师必须对患者进行系统的检查和评估。要认真、全面地了解患者的病史，并与相关人员进行深入地系统性探讨；进行有针对性地评估，包括受限关节和相邻关节的关节活动范围，确定是主动还是被动关节活动受限；确定活动受限是否与其他损伤相关；要鉴别是关节囊、关节周围非收缩性软组织，还是肌肉长度受限导致的关节活动受限；评估受限肌肉的易激惹性，并确定其愈合的阶段；评估动作受限累及的肌肉的潜在肌力，正常的肌力是控制通过牵伸扩大关节活动范围的关键；要充分考量患者想要达成的目标，不要仅聚焦于活动范围的改善；分析可能对牵伸效果产生不利影响的因素，综合以上情况制订最有效和最高效的牵伸治疗方案。

2. 牵伸准备 与患者充分沟通牵伸治疗的目标，征得患者同意，运用局部热疗或者低强度运动热身被牵伸的组织，增加组织伸展性，减少牵伸风险。移除所有限制性衣物、绷带或夹板，向患者解释并确定其了解治疗的程序，嘱咐其尽可能放松，并且务必要向治疗人员及时反馈治疗中的不适。患者取一个舒适、稳定的姿势，为牵伸训练提供正确的动作平面。一般选择卧位和坐位，以利于治疗时关节被牵伸至最大的活动范围。

3. 徒手牵伸程序的应用

（1）治疗师位置：治疗时，治疗师应面向患者站在牵伸侧，与牵伸动作平面平行，一侧手固定在被牵伸肌肉的近端附着点，一侧手置于远端附着点。

（2）牵伸具体步骤：将肢体缓慢移动，通过自由、未受限的活动范围，直到组织的受限点，能明显感受到阻力，一侧手牢固地固定近端，另一侧手移动远端。在牵伸跨关节肌肉时，要先实施单关节牵伸方法，再行多关节牵伸，为了尽量减少小关节承受的压力，先牵拉远端关节，再牵拉近端关节。在牵伸前，可行受限肌肉的等长收缩训练，使肌肉牵伸前反射性放松，然后施加一个缓慢、持久的低强度牵伸应力。请患者协助执行牵伸训练，缓慢牵伸到坚韧的软组织阻力点，继续往前超越这一点，此时患者能明显感受到被牵拉，但并非痛感，当牵伸到粘连的肌腱、腱鞘时，患者可能会感到刺痛，保持牵伸姿势30～60秒。在此期间，软组织的张力降低，抵抗减小时，继续牵伸以获得新的活动度，然后逐步释放牵伸力，使患者与治疗师都能得到短暂的休息，同时必须要使受限软组织保持在一个延伸和伸长的位置上。如果患者不能耐受持续的牵伸，则在被延伸的肌肉上，也就是新获得的关节活动范围末端，使用数个非常缓慢、温和、间歇性的方式牵伸，也可适当辅以软组织松动技术。

（3）牵伸后动作：牵伸后，在伸展的位置上冰敷牵伸后的软组织。冰敷可将牵伸时的肌肉微创损伤造成的酸痛减至最低程度，且软组织在延伸的位置上冷却，比较容易维持增加的关节活动范围。无论何种模式的牵伸训练，都要让患者在新获得的关节活动范围做关节活动训练和肌力训练，并且模拟在新获得的活动范围下的日常生活、工作和娱乐活动，以巩固疗效。同时，建立和强化拮抗肌在新的活动范围内的肌力，以便有足够的神经肌肉控制和稳定。

4. 牵伸技术参数

（1）牵伸方向：应与引起关节活动受限的软组织紧张或挛缩的拉力线方向相反。如胫骨前肌短缩（胫骨前肌为踝背伸肌），则牵伸方向应为跖屈。

（2）牵伸强度：牵伸应以低负荷，即低强度进行。低强度的牵伸确保患者在牵伸过程中的舒适度，且避免非自主肌肉防御性收缩，减少抵抗，最重要的是避免过度负荷造成的损伤，且研究证实，低强度牵伸比高强度对慢性挛缩更有效。低强度长时间牵伸被认为是最安全的牵伸方式，能引发最显著的弹性和塑性形变。在牵伸过程中患者感到轻微疼痛是正常的，要以患者能够耐受为原则。当患者感到明显疼痛或剧痛难忍，应视为负荷过度。

（3）牵伸速度：高速和低速牵伸对于改善关节活动范围等效，但是高速的风险和对软组织的损伤更大。尤其是老年人、久坐导致的软组织短缩、肌肉骨骼疾病或慢性挛缩者，由于制动和失用导致组织弱化，不耐受高速牵伸。此外，慢性挛缩的软组织在高速牵伸中更容易发生撕裂伤，大多数情况下，不建议使用高速牵伸。为确保被延长软组织的肌肉松弛度，避免激发牵张反射而增加张力性应力，同时防止软组织损伤，尽量使用低速牵伸。低速牵伸更容易对牵伸过程进行控制，患者依从性也更高。

（4）牵伸时间：选择和确定安全、高效的牵伸时间是至关重要的。牵伸时间必须结合其他牵伸技术参数考虑，关于牵伸时间，国际上没有统一的标准。通常来讲，牵伸的强度越低，时间越长，患者耐受牵伸训练的时间越长，使软组织能够长久维持在被拉长的位置；强度越高，则患者耐受的牵伸频率越低，应使软组织有时间愈合以消除酸痛。研究证实，在下肢腘绳肌牵伸训练中，单个牵伸动作持续15秒、30秒、45秒和60秒，都显著扩大关节活动范围，但最大和最持久的改善出现在60秒牵伸时间，单个牵伸动作超过60秒似乎没有额外的收益。每组牵伸训练可以重复10～20次，单个牵伸动作之间要间隔30秒左右。机械牵伸每组一般15～20分钟。每次治疗前后应进行评估，及时动态调整牵伸参数。

（5）牵伸频率：是指每天或每周进行牵伸训练的次数。牵伸频率取决于造成活动受限的根本原因、损伤软组织的性质和愈合程度及挛缩的严重程度，还有患者的年龄、类固醇激素的使用及对之前牵伸的反应。国内外对不同牵伸频率效果的研究不多，没有指导性的循证依据。必须要意识到的是，重复牵伸过程中，胶原蛋白纤维分解与修复之间的平衡是软组织延伸所必需的。负荷过度频繁，则分解超过修复，因重复应力可造成持续性轻度炎症，导致过量胶原的堆积和瘢痕增生，最终会丧失更多的关节活动范围。

（6）牵伸模式：即以何种方式实施牵伸训练。按照应力来源或患者是否参与牵伸训练，其种类包括但不限于徒手牵伸、器械牵伸或自我牵伸，以及被动、助动或主动牵伸。不论选择何种牵伸模式，必须要确保被牵伸的肌肉是放松的，以及受限的结缔组织能够耐受牵伸。不存在最佳的牵伸模式，在确定使用何种牵伸模式时一定要回顾和考虑以下几方面的问题：①基于检查和评估，判定是哪个或哪些因素损害了关节活动范围和灵活性。②是否有疼痛或活动性炎症。③关节活动受限的范围和时间。④受限软组织正处于愈合的哪个病理生理阶段。⑤之前是否接受过牵伸训练，效果如何。⑥进一步检查，明确是否存在潜在的其他疾病、障碍或畸形。⑦评估患者的主动参与能力，是否具备独立训练的能力。⑧评估患者的体能、年龄、配合意愿及准确执行训练指导的能力。

（7）治疗反应：一般牵伸治疗后患者感到被牵伸部位关节周围软组织放松，关节活动范围改善，如果第2天被牵伸部位仍然有肿胀和明显的疼痛，要考虑牵伸强度过大、负荷过大、时间过长、速度过快及频率太高，应适度降低各种牵伸技术参数或休息1天。同时，也要考虑是否还有潜在的其他损伤导致肿胀和疼痛的可能性。牵伸治疗的强度和时间及疗程因损伤的部位、病情而异。因此，在康复过程中需对患者进行及时动态评估，根据具体情况和个体差异制订合理的参数。

5. 合理加用关节松动技术 在大多数情况下，关节本身的挛缩可先用关节松动技术，恢复关节内正常的相互关系，再应用牵伸技术。

七、临床应用及注意事项

（一）适应证与禁忌证

1. 适应证

（1）适用于肩部、肘部、腕指部和髋部、膝部、踝足部，以及颈腰部的短缩和挛缩组织的牵伸。如肩关节周围炎（俗称“冻结肩”）、各种原因引起的关节炎（类风湿关节炎、骨关节炎、强直性脊柱炎）。

（2）预防由于固定、制动、失用造成的肌力减弱和相应组织短缩等结构畸形的发生。如骨折、肌腱损伤经制动或固定后，以及外周神经炎或外周神经损伤所致失用性肌无力造成的挛缩等。

（3）缓解软组织挛缩、粘连或瘢痕形成，如烧伤、软组织和皮肤严重挫伤所致的粘连和瘢痕，尤其位于关节周围的损伤影响到肢体的活动。

（4）缓解中枢神经病变或损伤的患者，如脑血管意外、小儿脑瘫、脊髓损伤、颅脑损伤等，由于肌张力异常增高而导致的肌肉痉挛或挛缩。

（5）体育锻炼前、后牵伸，可以预防肌肉骨骼损伤，减轻运动后肌肉疼痛。

2. 禁忌证　患者有严重的骨质疏松；骨性限制关节活动；神经损伤或神经吻合术后1个月内；关节活动或肌肉被拉长时疼痛剧烈；挛缩或软组织短缩已经造成关节固定，形成了不可逆性挛缩；新近发生的骨折、肌肉和韧带损伤，组织内有血肿或其他创伤因素存在时；关节内或关节周围组织有感染性炎症、结核或肿瘤，特别是各种炎症急性阶段；严重肌无力患者，为了维持关节的稳定性、保持一定的肌肉力量而发生代偿性挛缩时，应慎用牵伸治疗。

（二）注意事项

1. 明确目标　通过评估，明确需要牵伸的肌肉和关节，明确需要限制的可能出现代偿作用的肌肉和关节。要格外小心因疾病、长期卧床、年龄较大或长期使用类固醇药物导致已知或疑似骨质疏松的患者。

2. 避免强力牵伸长期制动的肌肉和结缔组织　肌腱和韧带等结缔组织长期制动后抗拉强度降低，相比低强度、长时间牵伸治疗，高强度、短时间牵伸更容易造成创伤并导致软组织无力。

3. 避免牵伸水肿组织　相对于正常组织，水肿的组织更易受到受伤，持续刺激通常会导致水肿加剧，可增加疼痛和肿胀。

4. 避免过度牵伸肌力较弱的肌肉　对肌力较弱的肌肉，应与肌力训练结合起来，使患者在伸展性和力量之间保持平衡。

5. 避免挤压关节　对关节可先稍加分离牵引力，牵引力量要适度、缓慢、持久，一般不采用跳跃性牵伸，避免因弹动关节而诱发牵张反射，导致反射性收缩。

6. 其他　患者需放松被牵伸部位，使牵伸力作用在治疗部位；了解治疗反应，牵伸后肌肉酸痛一般不应超过24小时；教会患者牵伸后保暖，以巩固牵伸效果。

▶知识拓展

牵张反射

当对肌肉-肌腱单元施加快速或持续的牵引力时，梭内肌纤维的主要和次要传入纤维会感知长度变化，这些传入信号经由脊髓中的 α 运动神经元激活梭外肌纤维，使肌肉主动张力增强或易化，这种运动反应称为牵张反射。这种增加的张力会抵抗延长，并且被认为会影响牵伸技术的效果。当拉长的肌肉的牵张反射被激活时，关节对侧肌肉的活动有可能会降低（抑制），称为交互抑制。但迄今为止，交互抑制仅在动物模型研究中有记录。为尽量减少牵张反射的激活和随后肌张力的增高，缓慢、低强度、长时间的牵伸比快速施加的短时牵伸更好。

视频：上肢肌肉徒手被动牵伸

第二节　上肢肌肉牵伸技术

上肢的关节活动范围广，参与的功能性活动丰富，与人体的日常生活活动关系密切。上肢的肌肉主要包括肩胛带肌、肘部、腕部及手部肌肉，涉及的肌肉较多，牵伸技术相对较为复杂，需要有扎实的运动解剖学基础才能掌握。

一、徒手被动牵伸

（一）肩部肌肉

肩关节肌群可分为肩前屈、后伸、外展、内收、内旋和外旋等肌群。其中许多与肩关节运动有关的肌肉附着于肩胛骨，因此，许多肩带肌肉被牵张时需要强制地固定肩胛骨，保持肩胛骨在没有外展、外旋的位置上。在牵伸肩部肌肉时，要预防肩胛骨的代偿性运动，否则很容易引起肩部肌肉过度牵伸。

1. 增加肩关节前屈（牵伸肩后伸肌群） 患者取仰卧位，上肢前屈、屈肘，前臂及手放松。

治疗师体位及牵伸手法：治疗师站在牵伸侧，上方手从内侧握住牵伸侧肘关节或肱骨远端的后方，下方手放在肩胛骨的腋缘以固定肩胛骨。上方手将上肢沿矢状面向上高举过头，肱骨被动前屈到最大范围，以拉长肩后伸肌群，牵拉大圆肌，或者固定胸椎或骨盆上部以牵拉背阔肌（图4-1）。

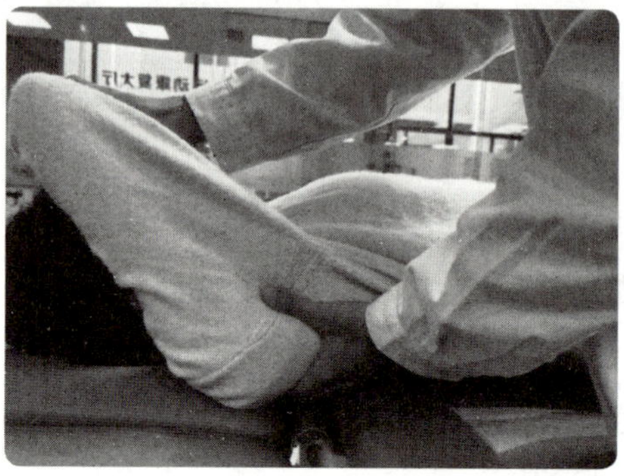

图4-1　牵伸肩后伸肌群

2. 增加肩关节后伸（牵伸肩前屈肌群） 患者取俯卧位，上肢放在体侧，前臂及手放松。

治疗师体位及牵伸手法：治疗师站在牵伸侧，上方手放在牵伸侧肩胛骨上固定肩胛骨，防止代偿运动，下方手从掌侧握住肘关节。下方手从掌侧托起肱骨远端，将肱骨被动后伸至最大范围，以拉长肩前屈肌群，注意固定好肩胛骨后部并防止代偿运动（图4-2）。

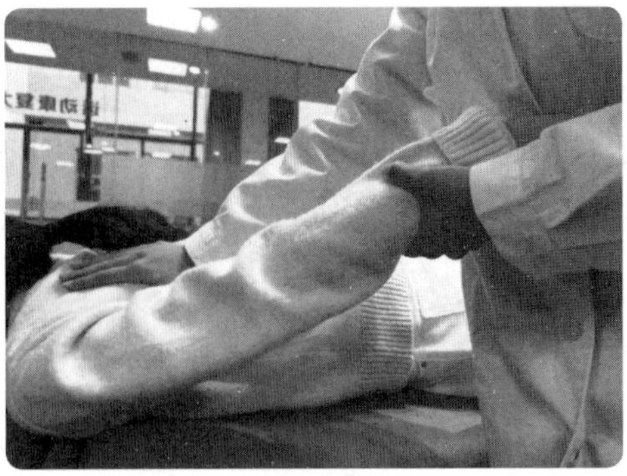

图4-2　牵伸肩前屈肌群

3. 增加肩关节外展（牵伸肩内收肌群） 患者取仰卧位，肩外展，屈肘90°。

治疗师体位及牵伸手法：治疗师站在牵伸侧，上方手托住牵伸侧肘部，下方手握住前臂远端腕关节上方。上方手将上肢沿额状面被动移到外展90°时，要注意将上肢外旋后再继续移动直至接近患者同侧耳，以牵伸肩内收肌群（图4-3）。

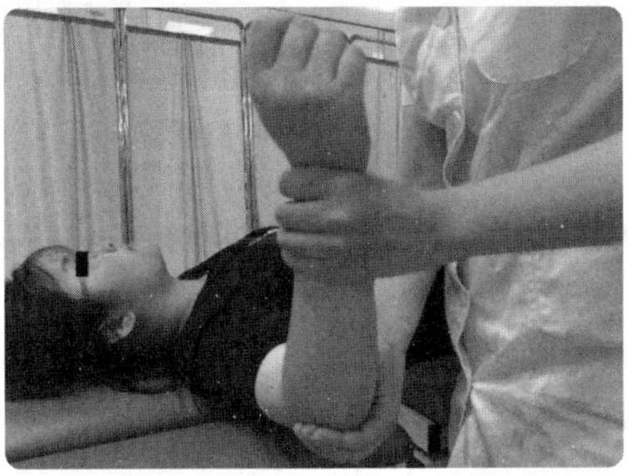

图4-3　牵伸肩内收肌群

4. 增加肩关节外旋（牵伸肩内旋肌群） 患者取仰卧位，外展患者肩关节至一舒服的位置（30°～45°）或肩关节稳定则外展至90°，屈肘90°。

治疗师体位及牵伸手法：治疗师站在牵伸侧，外侧手握住牵伸侧肱骨远端，内侧手握住前臂远端。内侧手移动前臂使肩关节外旋，以肘关节为原点，将前臂向头方向朝床面被动运动至最大范围，充分拉长肩内旋肌群（图4-4）。

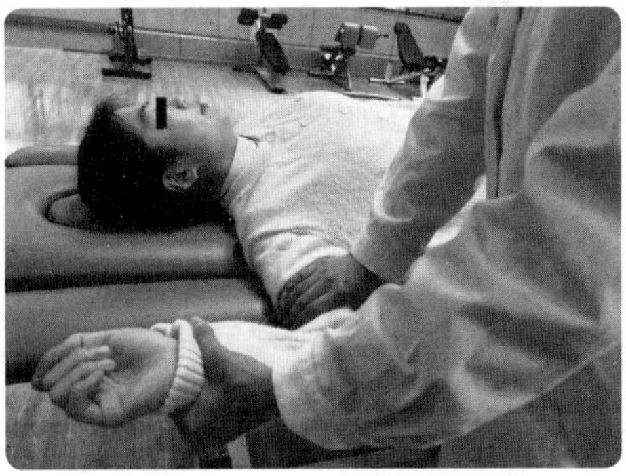

图4-4　牵伸肩内旋肌群

5. 增加肩关节内旋（牵伸肩外旋肌群） 患者取仰卧位，外展患者肩关节至一舒服的位置（30° ～ 45°）或肩关节稳定则外展至90°，屈肘90°。

治疗师体位及牵伸手法：治疗师站在牵伸侧，内侧手握住牵伸侧肱骨远端，外侧手握住前臂远端。外侧手移动前臂使肩关节内旋，以肘关节为原点，将前臂向足方向朝床面被动运动至最大范围，充分拉长肩外旋肌群（图4-5）。

需注意，当牵拉肩内、外旋肌肉时，施加的牵拉力通过肘关节达到肩关节，必须确保肘关节良好固定且无痛。

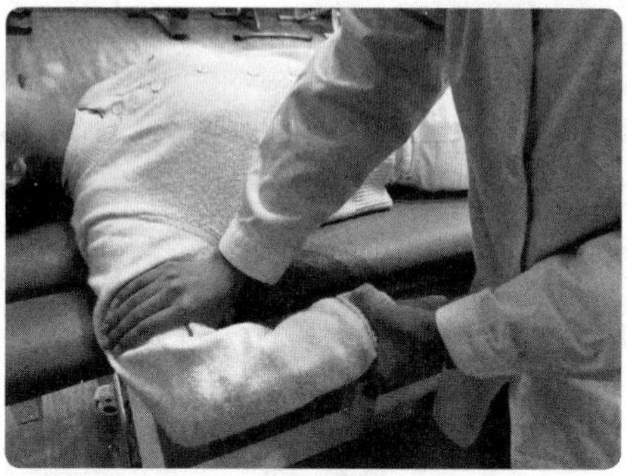

图4-5　牵伸肩外旋肌群

6. 增加肩关节水平外展（牵伸胸肌） 患者取仰卧位，患侧肩部需位于床沿，肩关节外展60° ～ 90°，肘关节可以屈曲。

治疗师体位及牵伸手法：治疗师站在牵伸侧，内侧手固定肩部，外侧手握住牵伸侧肱骨远端。患者肩关节完全水平外展至最大范围，以牵伸水平内收肌－胸肌（图4-6）。胸肌的牵伸也可以在坐位下进行，患者双手5指交叉放在头后部，治疗师位于患者身后，双手分别握住肘关节并被动向后运动（水平外展），同时让患者配合做深吸气后呼气的运动。

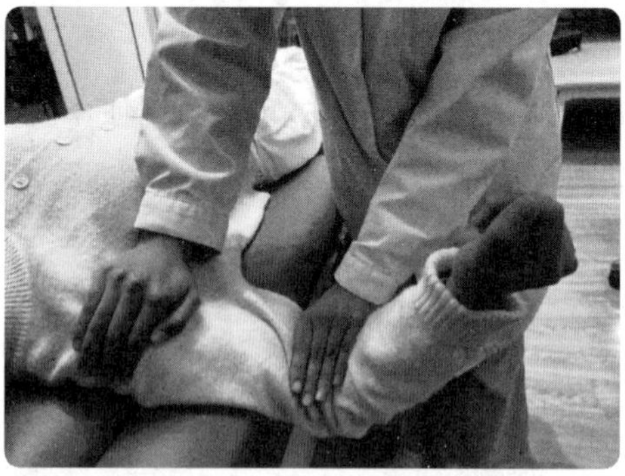

图4-6　牵伸胸肌

7. 增加肩胛骨的活动（牵伸肩胛提肌） 患者坐在椅上，头转向非牵伸侧，稍向前屈，直至颈部后外侧有酸胀感。牵伸侧上肢外展，屈肘，手放在头后部。

治疗师体位及牵伸手法：治疗师站在牵伸侧，外侧手从前面托住上臂远端，内侧手放在牵伸侧颈肩部交界处。外侧手向上抬，内侧手向下压，同时让患者深吸气后深呼气，以牵伸肩胛提肌（图4-7）。

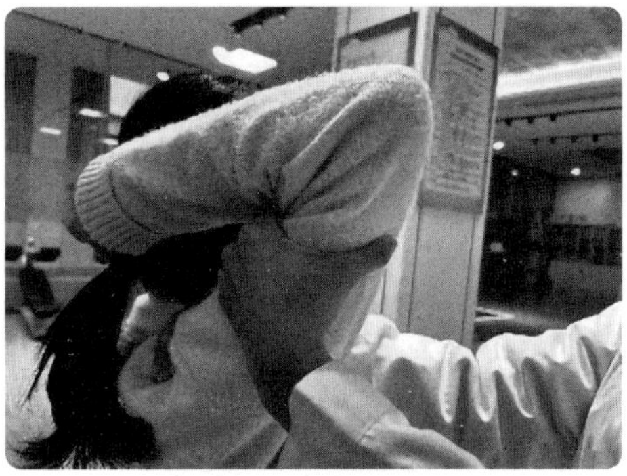

图4-7　牵伸肩胛提肌

（二）肘部肌肉

肘部主要生理活动是屈曲、伸展，保持前臂旋前、旋后和中立位，以牵伸各个不同的屈肘肌（如肱二头肌、肱桡肌）。肘部骨骼较长，杠杆作用明显，此处肌肉相对细小，肌肉的牵伸力量过大，特别是暴力牵伸，很容易引起肌肉创伤，导致骨化性肌炎的发生。因此牵拉肘部需要格外谨慎，尤其是牵伸儿童的肘部肌群，手法应轻柔、缓慢，牵拉时间稍长，或应用主动抑制技术，这样可以避免发生新的损伤。

1. 增加肘关节伸直（牵伸屈肘肌群） 患者取仰卧位，上肢稍外展。

治疗师体位及牵伸手法：治疗师站在牵伸侧，内侧手放在牵伸侧肱骨近端，外侧手握住前臂远端掌侧。固定患者肩胛骨和肱骨近端的前部，外侧手牵伸肘关节至最大范围，以牵拉屈肘肌群（图4-8）。

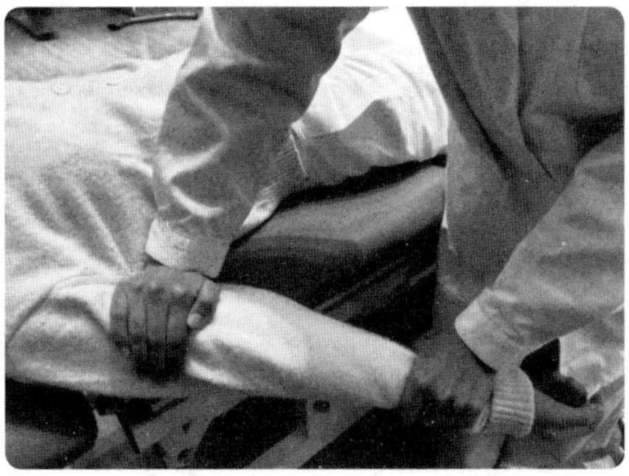

图4-8　牵伸屈肘肌群

2. 增加肘关节屈曲（牵伸伸肘肌群） 患者取仰卧位，上肢稍外展。

治疗师体位及牵伸手法：治疗师站在牵伸侧，上方手握住牵伸侧前臂远端掌侧，下方手托住肘部，注意固定好肱骨。上方手屈曲肘关节至最大范围，以牵伸伸肘肌群（图4-9）。

患者也可取坐位，手放在颈后部。治疗师外侧手握住牵伸侧肘部向上牵伸，内侧手握住腕部向下牵伸。此法对牵伸肱三头肌长头的效果较好。

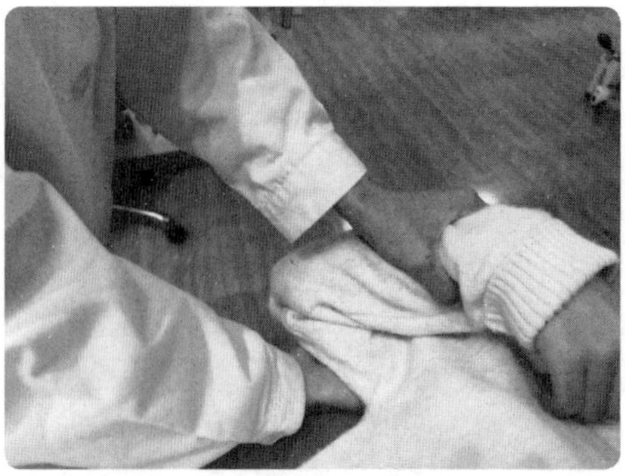

图4-9　牵伸伸肘肌群

3. 增加前臂旋前、旋后（牵伸旋前、旋后肌群） 牵伸旋前肌群可增加旋后活动范围，牵伸旋后肌群可增加旋前活动范围。患者取仰卧位或坐位，肩外展至舒适位置，屈肘90°。

治疗师体位及牵伸手法：治疗师面向患者，上方手握住牵伸侧前臂远端掌侧，下方手握住肘关节以固定肱骨。上方手握住掌侧做旋前或旋后至最大活动范围。牵伸时，不要让手发生扭曲（图4-10）。

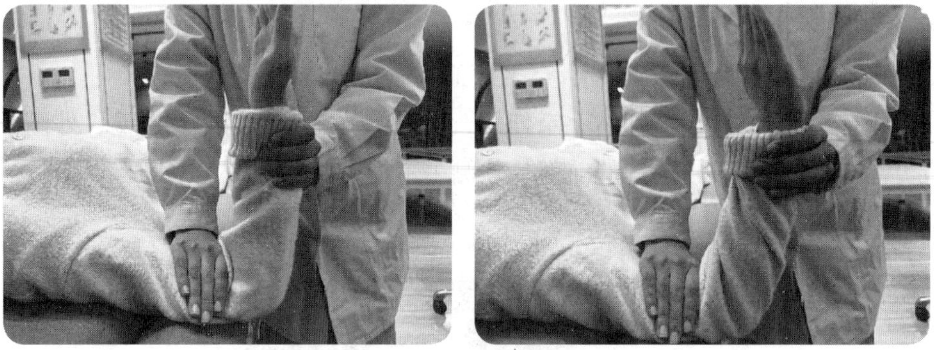

a　　　　b

图4-10　牵伸旋前、旋后肌群

a.牵伸旋前肌群；b.牵伸旋后肌群

（三）腕及手部肌肉

手部肌肉通过腕关节，在牵伸腕部肌肉时，牵伸力应集中在腕掌关节的近端，手指自然放松。治疗时应对腕关节、掌指关节进行充分的伸展和屈曲，并注重拇指外展方向的运动。手指关节挛缩需分别进行牵伸，不能同时牵拉，如果是外部的肌肉限制了运动，在一个关节上牵拉肌肉时需要稳定其他的关节，然后维持被拉长时的位置，越过第2个关节牵伸肌肉，直至被牵拉到正常的长度。牵伸应从最远端的关节开始，以减小对小关节的应力。

1. 增加腕关节伸展（牵伸屈腕肌群） 患者取仰卧位或坐在治疗台旁，前臂旋前使掌心向下，手于床沿或治疗台沿呈垂下的姿势。

治疗师体位及牵伸手法：治疗师站或坐于牵伸侧，一手握住牵伸侧前臂远端固定，另一手握住患者的手掌。牵拉腕屈肌，使患者被动伸腕至最大范围。允许手指被动屈曲（图4-11）。

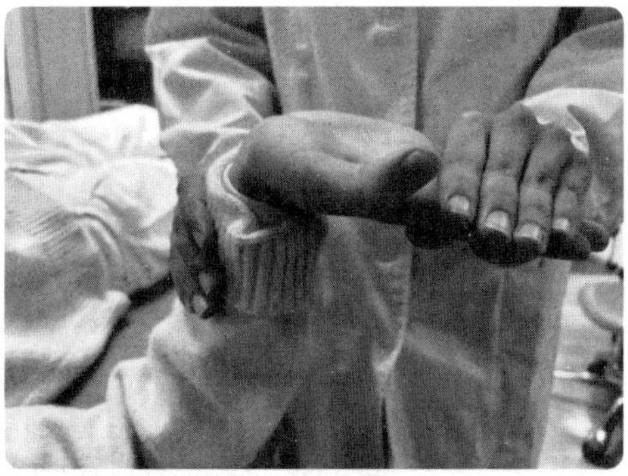

图4-11 牵伸屈腕肌群

2. 增加腕关节屈曲（牵伸伸腕肌群） 患者取仰卧位或坐在治疗床旁。上肢放在治疗床上，屈肘90°，前臂旋后或中立位，手指放松。

治疗师体位及牵伸手法：治疗师站或坐于牵伸侧，一手握住牵伸侧前臂远端固定，另一手握住手掌背面。屈曲患者腕部，并允许手指自然伸直，使患者被动屈腕至最大范围。进一步牵拉腕伸肌，将患者肘关节伸直（图4-12）。

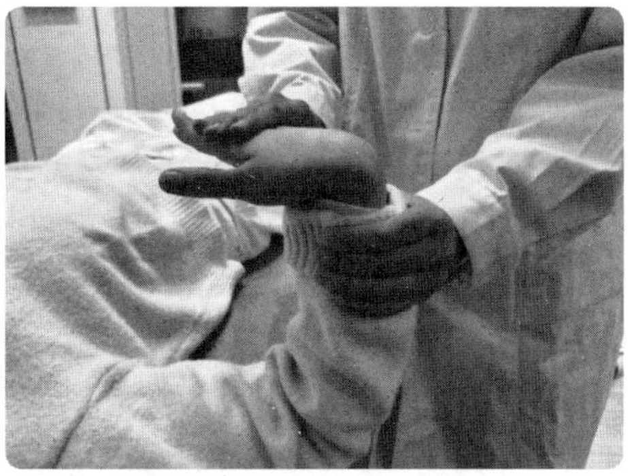

图4-12 牵伸伸腕肌群

3. 增加手腕桡侧偏（牵伸尺侧偏肌群） 患者取仰卧位，上肢放于治疗床上。

治疗师体位及牵伸手法：治疗师取坐位，面向患者，上方手握住牵伸侧前臂的远端，下方手从尺侧握住患者掌骨远端。上方手固定前臂的远端，下方手向桡侧偏，以牵伸尺侧偏肌群（图4-13）。

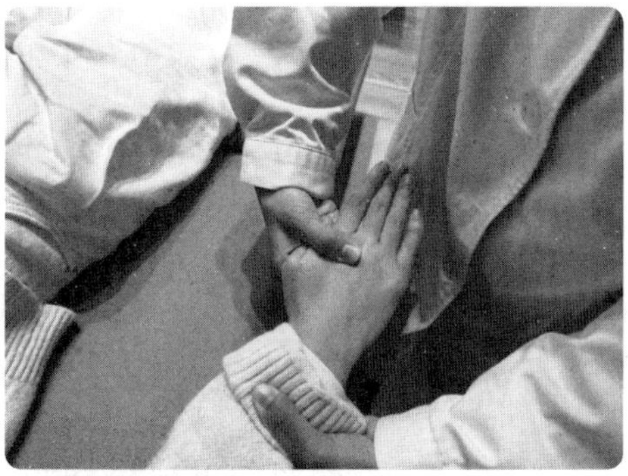

图4-13 牵伸尺侧偏肌群

4. 增加手腕尺侧偏（牵伸桡侧偏肌群） 患者取仰卧位，上肢放于治疗床上。

治疗师体位及牵伸手法：治疗师取坐位，面向患者，上方手握住牵伸侧前臂的远端，下方手从桡侧握住患者掌骨远端。上方手固定前臂的远端，下方手向尺侧偏，以牵伸桡侧偏肌群（图4-14）。

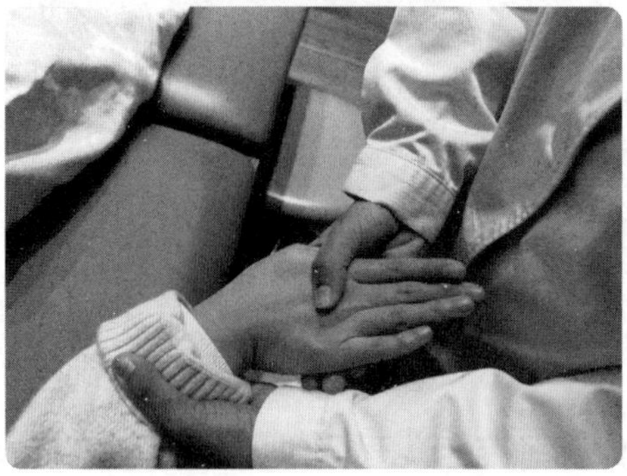

图4-14　牵伸桡侧偏肌群

5. 增加指关节伸展（牵伸屈指肌群） 患者取仰卧位或坐位，牵伸侧上肢稍外展，屈肘90°。

治疗师体位及牵伸手法：治疗师取坐位，面向患者，上方手握住牵伸侧前臂远端，下方手放在手指掌侧5指相接触。下方手使患者被动伸腕至最大范围，再将手指完全伸直（图4-15）。

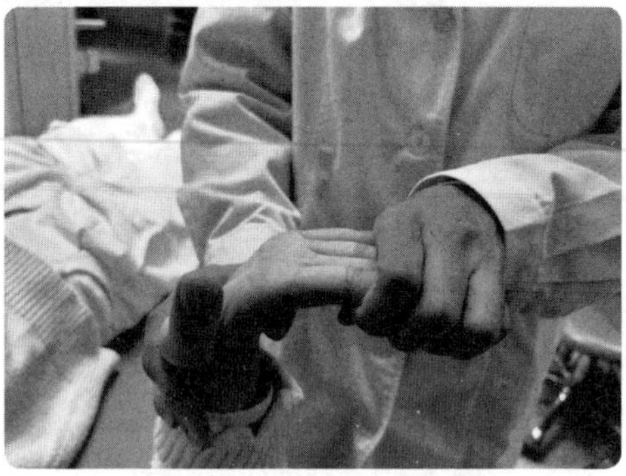

图4-15　牵伸屈指肌群

6. 增加指关节屈曲（牵伸伸指肌群） 患者取仰卧位或坐位，牵伸侧上肢稍外展，屈肘90°。

治疗师体位及牵伸手法：治疗师取坐位，面向患者，上方手握住牵伸侧前臂远端，下方手握住手指。下方手使患者被动屈腕至最大范围，再将手指完全屈曲（图4-16）。

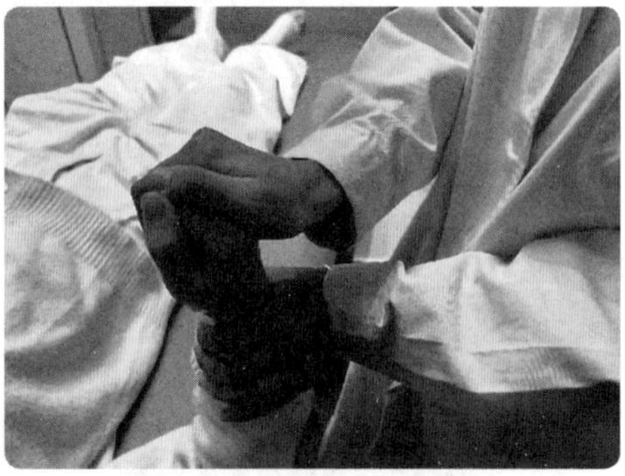

图4-16　牵伸伸指肌群

二、自我牵伸

（一）肩部肌肉

1. 长轴牵伸 患者侧坐在有靠背的椅上，牵伸侧腋窝放在椅背上，牵伸侧上肢自然下垂，可手提一重物，以达到更好的牵伸效果。

2. 增加肩关节前屈 当上肢前屈不到90°时，可让患者坐在桌旁，将牵伸侧上肢放在桌上，伸肘，前臂旋前，非牵伸侧手放在上臂上面，身体向前方及桌子方向倾斜，以牵伸肩后伸肌群（图4-17）。当上肢前屈大于90°时，患者双上肢前举，手握肋木，身体悬空，以牵伸肩后伸肌群。

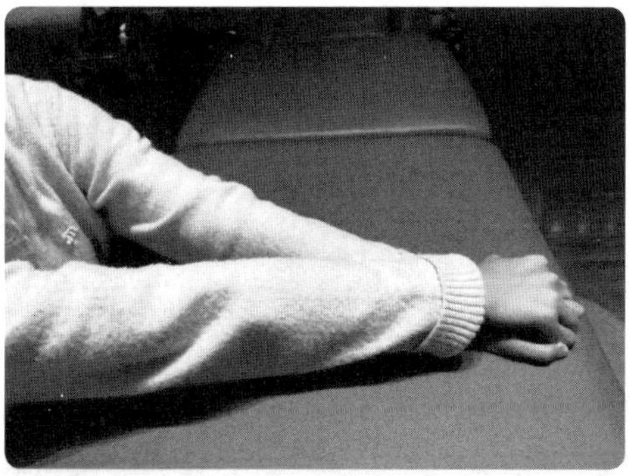

图4-17 牵伸肩后伸肌群（上肢前屈不到90°）

3. 增加肩关节后伸 患者背对肋木而站，双侧上肢后伸，手握肋木，身体向前并向下运动，以牵伸肩前屈肌群。

4. 增加肩关节外展 患者侧坐在桌旁，牵伸侧上肢屈肘，前臂放在桌上，非牵伸侧手放在肱骨近端，身体向下及桌子方向倾斜。

5. 增加肩关节旋转 患者侧坐在桌旁，牵伸侧上肢屈肘90°，平放在桌上，牵伸内旋肌群时，前臂掌面离开桌面；牵伸外旋肌群时，前臂掌面向桌面运动。

（二）肘部肌肉

1. 增加肘关节屈曲 患者坐在床边，牵伸侧上肢屈肘置于桌面。上身前倾，借助上身的重量牵伸伸肘肌群。

2. 增加肘关节伸展 患者背向肋木，双手握住肋木。上身前倾，借助上身的重量牵伸屈肘肌群。

3. 增加前臂旋前和旋后 非牵伸侧手握住牵伸侧前臂的远端，将牵伸侧前臂旋前或旋后至最大范围，以牵伸旋后、旋前肌群。

（三）腕及手部肌肉

1. 增加腕关节屈曲 双手肘关节屈曲、双手手背相贴放于胸前，手指向下，肘关节做向下运动，以牵伸伸腕肌群（图4-18）。

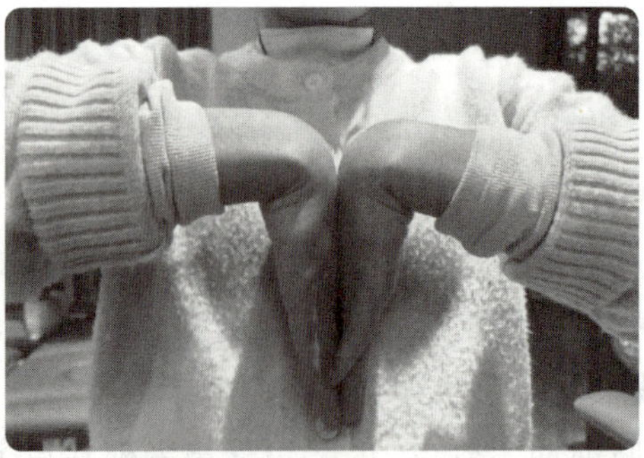

图4-18　牵伸伸腕肌群

2. 增加腕关节伸展　双手肘关节屈曲、双手手掌相贴放于胸前，手指向上，肘关节做向上运动，以牵伸屈腕肌群（图4-19）。

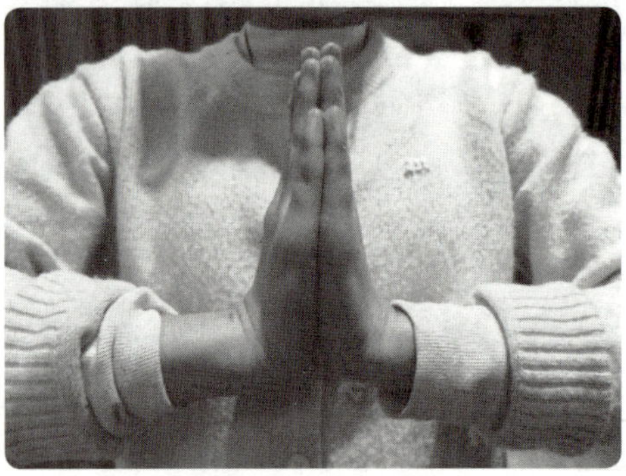

图4-19　牵伸屈腕肌群

3. 增加手腕桡侧偏、尺侧偏　牵伸侧前臂旋前放在床上，手掌向下，非牵伸侧手放在手背上。非牵伸侧手向桡侧偏以牵伸尺侧肌群，增加桡偏活动范围；非牵伸侧手向尺侧偏以牵伸桡侧肌群，增加尺偏活动范围。

4. 增加掌指关节屈曲、伸展　牵伸侧手握拳，非牵伸侧手放在牵伸侧手背上，将近端指骨向手掌方向屈曲，牵伸掌指关节伸肌群，增加掌指关节屈曲（图4-20a）。牵伸侧4指并拢，非牵伸侧拇指放在牵伸侧背侧，4指放在伸牵手掌侧，向背侧伸展，牵伸掌指关节屈肌群，增加掌指关节伸展（图4-20b）。

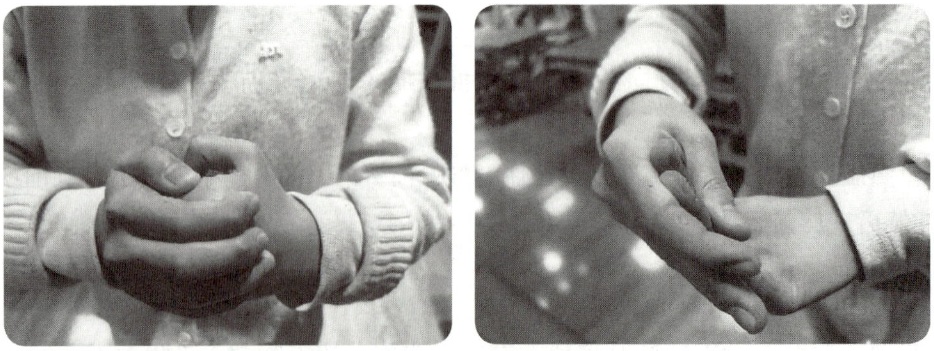

a　　　　b

图4-20　牵伸掌指关节伸、屈肌群

a. 牵伸掌指关节伸肌群；b. 牵伸掌指关节屈肌群

5. 增加指间关节屈曲、伸展　牵伸侧手屈曲近端及远端指间关节，非牵伸侧手握住牵伸侧手指背侧，同时屈曲近端及远端指间关节，以牵伸伸指肌腱（图4-21a）。牵伸侧手指伸直，非牵伸侧拇指放在近端指骨背面，示指放在远端指骨掌面，同时牵伸近端及远端屈指肌腱（图4-21b）。

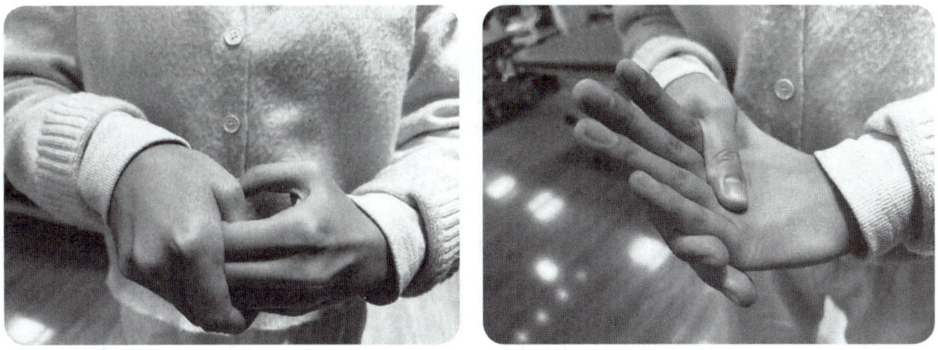

a　　　　b

图4-21　牵伸伸/屈指肌腱

a.牵伸伸指肌腱；b.牵伸屈指肌腱

第三节　下肢肌肉牵伸技术

视频：下肢肌肉徒手被动牵伸

下肢肌肉牵伸主要涉及髋关节、膝关节和踝关节。髋部肌肉附着在骨盆和腰椎椎体上，当牵伸髋部肌肉时，必须固定好骨盆以避免发生代偿运动，使牵伸力量真正作用在腰部。下肢肌肉肥厚，治疗师单纯用上肢力量进行牵伸不仅难度大，耗费体力，而且动作可控制性下降，需要利用一定的力学原理，合理使用躯干的重量，才可以顺利进行治疗。

一、徒手被动牵伸

（一）髋部肌肉

1. 增加屈膝时的屈髋（牵伸臀大肌）　患者取仰卧位，下肢稍屈髋、屈膝。

治疗师体位及牵伸手法：治疗师站在牵伸侧，远端手握住牵伸侧足跟，近端手托住股骨远端。双手托起牵伸侧，同时被动屈曲髋关节和膝关节达最大范围。在牵伸过程中固定非牵伸侧股骨，防止骨盆向后倾斜移动患者的臀部和膝部，使其充分屈曲以充分牵拉臀大肌（图4-22）。

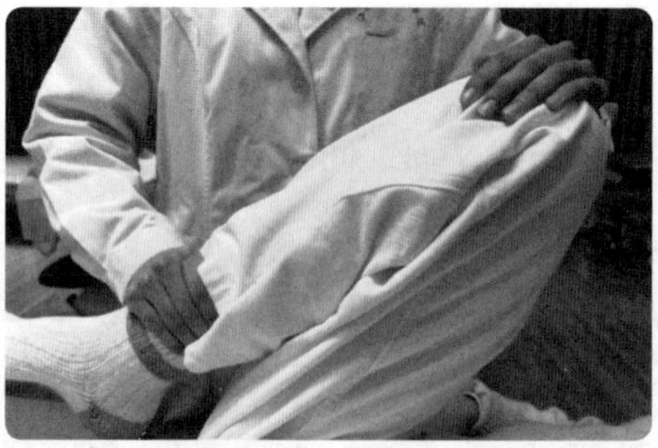

图4-22　牵伸臀大肌

2. 增加伸膝时的屈髋（牵伸腘绳肌） 患者取仰卧位，非牵伸侧下肢伸直，牵伸侧下肢放在治疗师肩上。

治疗师体位及牵伸手法：治疗师站在牵伸侧，上方手放在牵伸侧的股骨远端，下方手置于非牵伸侧肢体的股骨远端，固定非牵伸侧的下肢于伸膝位，髋关节中立位，保持牵伸侧膝关节的充分伸展，治疗师用自身的肩部支撑牵伸侧下肢，尽量屈曲牵伸侧髋关节至最大范围，以牵伸腘绳肌（图4-23）。

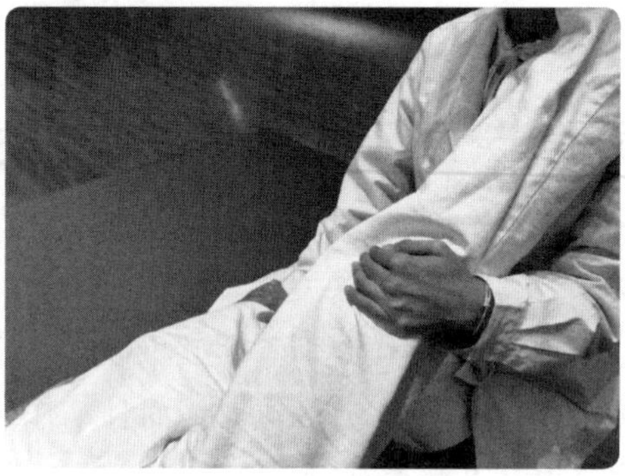

图4-23　牵伸腘绳肌

3. 增加伸膝时的伸髋（牵伸髂腰肌） 患者取俯卧位，牵伸侧下肢微屈膝，非牵伸侧下肢伸膝。

治疗师体位及牵伸手法：治疗师站在牵伸侧，上方手放在牵伸侧臀部固定骨盆，防止骨盆运动；下方手放在股骨远端托住大腿。下方手托起大腿离开治疗床面进行牵拉，后伸髋关节至最大范围（图4-24）。

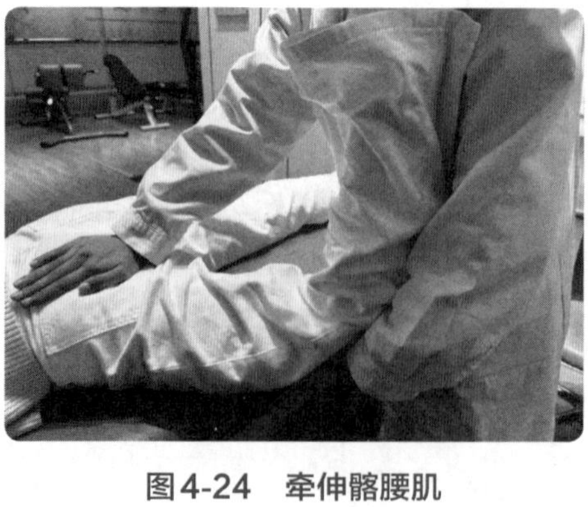

图4-24　牵伸髂腰肌

4. 增加屈膝时的伸髋（牵伸股直肌） 患者取俯卧位，牵伸侧下肢屈膝，非牵伸侧下肢伸膝。

治疗师体位及牵伸手法：治疗师站在牵伸侧，下方手保持髋关节完全伸直，上方手握住胫骨远端并逐渐尽可能多地屈膝，不要使髋关节外展或旋转，使股直肌得到最大的牵伸（图4-25）。

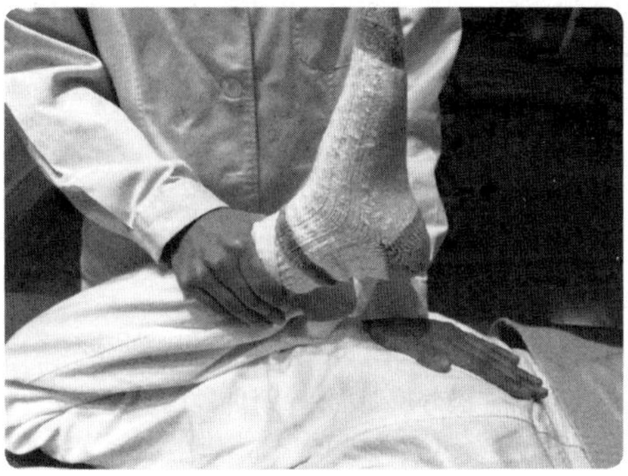

图4-25 牵伸股直肌

5. 增加髋关节外展（牵伸髋内收肌群） 患者取仰卧位，下肢伸直。

治疗师体位及牵伸手法：治疗师站在牵伸侧，上方手放在非牵伸侧大腿内侧，下方手从腘窝下托住牵伸侧大腿。下方手用上臂和前臂支撑患者大腿的远端，上方手按压对侧髂前上棘或保持非牵伸侧下肢轻度外展来固定骨盆。尽可能外展髋关节至最大范围，以牵拉内收肌。如患者有较好的躯干控制力，治疗师双手可分别托持腘窝和足跟处，向外侧牵伸。内收肌群相对薄弱，容易造成肌肉拉伤，需要注意控制牵伸力度和关节角度变化（图4-26）。

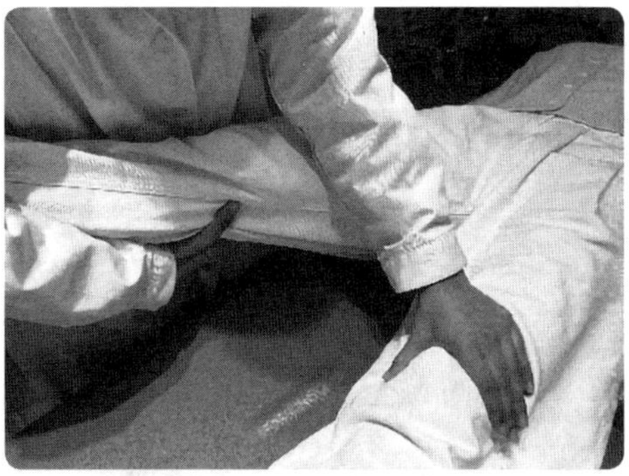

图4-26 牵伸髋内收肌群

6. 增加髋关节内旋、外旋（牵伸髋外旋、内旋肌群） 患者取俯卧位，牵伸侧伸髋屈膝90°，非牵伸侧下肢伸直。

治疗师体位及牵伸手法：治疗师站在牵伸侧，上方手按压于牵伸侧臀部固定骨盆，下方手握住小腿远端外踝处。下方手将小腿向外转、内转，至髋部内旋、外旋最大范围，以牵拉髋外旋、内旋肌群（图4-27）。

上述牵伸也可在坐位下进行，患者臀部坐于床边，屈髋、屈膝90°。治疗师上方手施加压力于髂嵴以固定骨盆，下方手于外踝或小腿外侧施加压力，以外旋髋关节，牵伸髋内旋肌群。

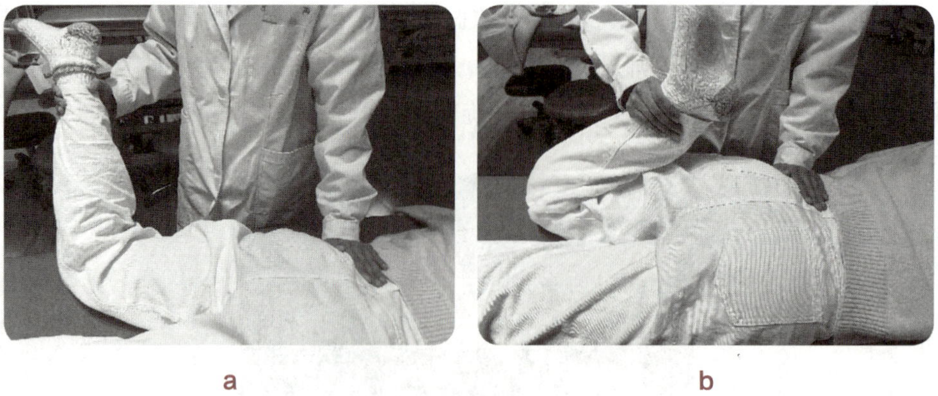

图4-27　牵伸髋外旋、内旋肌群

a.牵伸髋外旋肌群；b.牵伸髋内旋肌群

（二）膝部肌肉

1. 增加膝关节屈曲（牵伸伸膝肌群） 患者取俯卧位。牵伸侧下肢屈膝于床边，在大腿下垫一软枕，防止牵伸时髂前上棘和髌骨被挤压，非牵伸侧下肢伸直。

治疗师体位及牵伸手法：治疗师站在牵伸侧，上方手在牵伸侧臀部固定骨盆，下方手被动屈膝至最大范围，以牵拉伸膝肌群（图4-28）。

牵拉伸膝肌群也可以在坐位下进行，患者坐在床沿，屈髋90°，尽量屈膝于床的边缘。治疗师站在牵伸侧的下肢外侧，上方手放在大腿远端固定，下方手握住内、外踝上方，尽量向后推小腿使膝关节尽量屈曲，牵拉伸膝肌群。

上述两种体位中，坐位对增加屈膝0～90°效果最好，俯卧位对增加屈膝90°～135°效果最佳。值得注意的是，在俯卧位操作时，动作过快或用力过大很容易引起伸膝肌群过度牵拉，导致膝关节损伤和肿胀。

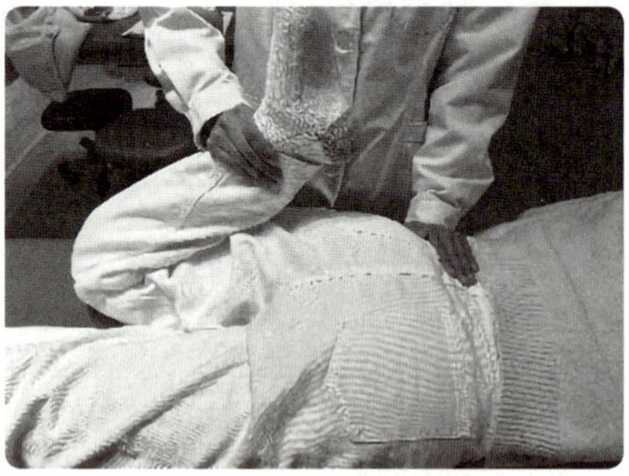

图4-28　牵伸伸膝肌群

2. 增加膝关节伸直（牵伸屈膝肌群） 患者取仰卧位，双下肢伸直到最大限度。

治疗师体位及牵伸手法：治疗师站在牵伸侧，上方手或前臂放在牵伸侧髌骨上方，下方手握住小腿远端踝关节上方。上方手固定大腿和髋部，阻止在牵拉过程中髋关节屈曲，下方手向上抬起小腿。治疗师双手反方向用力，最大限度地伸展膝关节，以牵拉膝关节屈膝肌群（图4-29）。

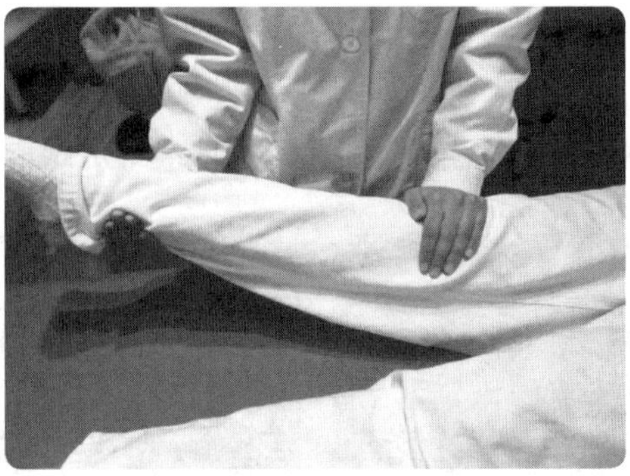

图4-29　牵伸屈膝肌群

（三）踝与足部肌肉

踝关节和足部跨越多关节的肌肉群，当增加踝部和足的关节活动范围时，要考虑到这些关节的生理活动功能。

1．增加踝关节背伸（牵伸踝跖屈肌群） 患者取仰卧位，膝关节伸直。

治疗师体位及牵伸手法：治疗师站在牵伸侧，上方手握住牵伸侧内、外踝处固定小腿，下方手握住患者足跟，前臂掌侧抵住足底，使距腓关节在中立位。下方手一方面用拇指和其他手指向远端牵拉足跟，背屈踝关节中的距踝关节；另一方面用前臂向近端运动，并轻轻加压力于近侧的跖骨，以牵拉腓肠肌，使踝背伸至最大的活动范围。如在屈膝时采用上述手法，主要牵伸的是比目鱼肌（图4-30）。

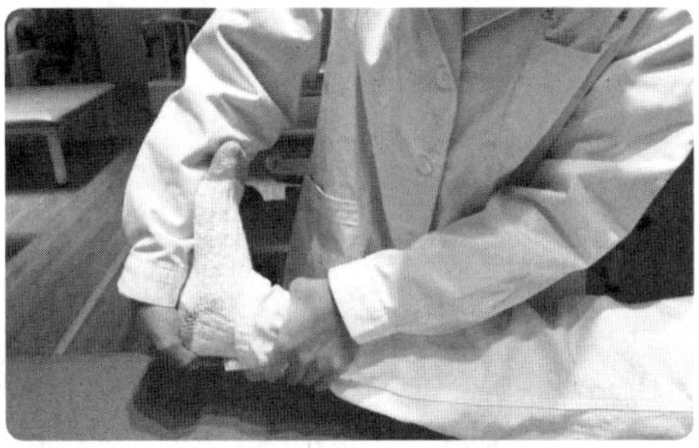

图4-30　牵伸踝跖屈肌群

2．增加踝关节跖屈（牵伸踝背伸肌群） 患者取坐位或者仰卧位。

治疗师体位及牵伸手法：治疗师站在牵伸侧，上方手托住牵伸侧踝关节的后部固定小腿，下方手握住足背牵伸。下方手用力向下活动足至最大跖屈活动范围（图4-31）。

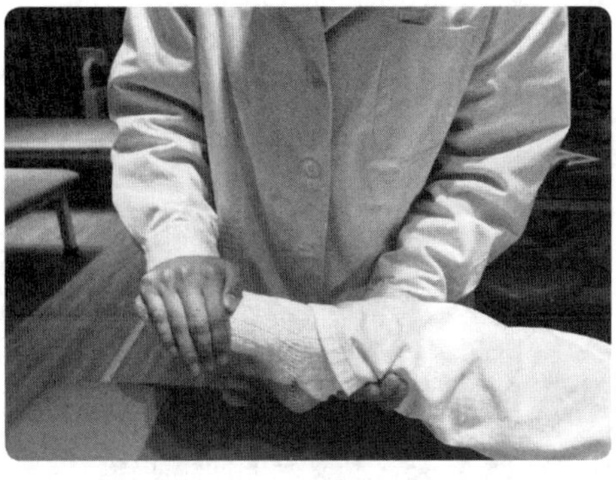

图4-31　牵伸踝背伸肌群

3．增加踝内翻、外翻（牵伸足外翻、足内肌群） 患者取仰卧位，下肢伸直。

治疗师体位及牵伸手法：治疗师站在牵伸侧，上方手固定牵伸侧胫骨远端，下方手握住足掌。牵拉足外翻肌群时，将足跟向内转动；牵拉足内翻肌群时，将足跟向外转动（图4-32）。

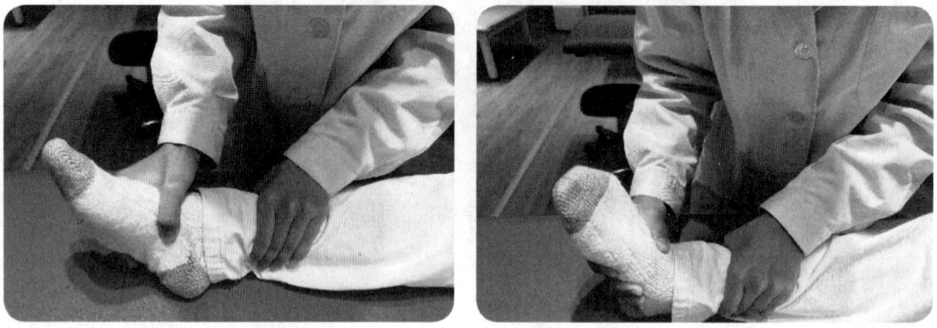

a　　　　　　　　b

图4-32　牵伸足外、足内翻肌群

a.牵伸足外翻肌群；b.牵伸足内翻肌群

4．增加足趾屈曲、伸展（牵伸足趾伸展、屈曲肌群） 患者取仰卧位或坐位。

治疗师体位及牵伸手法：治疗师站在牵伸侧，上方手固定牵伸侧趾骨近端以限制关节代偿活动，下方手（活动指）握住趾骨的远端。朝着需要的方向活动，使足趾的屈曲和伸展达到最大的活动范围。要分别牵拉每一块限制足趾活动的肌肉组织。

二、自我牵伸

（一）髋部肌肉

1．增加屈髋　患者取手膝跪位，腰部保持稳定，臀部向后运动至最大范围，以牵伸伸髋肌群。

2．增加伸髋　患者取俯卧位，双上肢伸直支撑躯干，上身向上抬至最大范围，以牵伸屈髋肌群。

3．增加交叉屈髋　患者前弓箭步，牵伸侧屈髋、屈膝90°，非牵伸侧下肢向后伸直，双手放在弓箭步腿的髌骨上方，挺胸，身体下压。此方法可同时牵伸前侧伸髋肌群和后侧下肢的屈髋肌群（图4-33）。

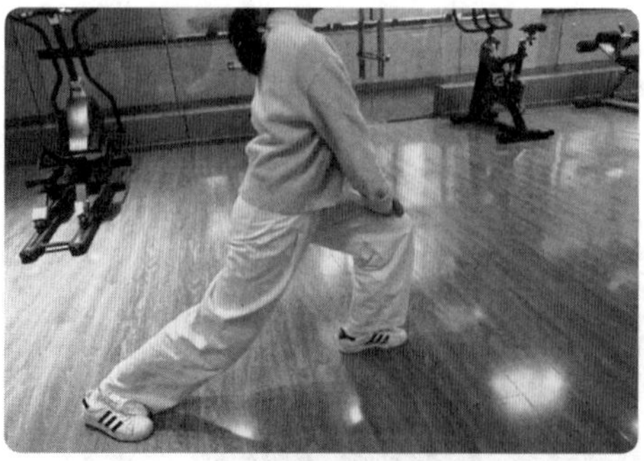

图4-33　交叉牵伸伸髋肌群

4. 增加髋关节内收、外展 患者双足左右分开站立，两手叉腰并做左、右侧屈运动，躯干重心在转移过程中牵伸髋内收和外展肌群。

（二）膝部肌肉

1. 增加伸膝 患者站在床沿，牵伸侧下肢伸膝于床上，非牵伸侧下肢放在地上。上身向前弯曲至最大范围，以牵伸屈膝肌群（图4-34）。

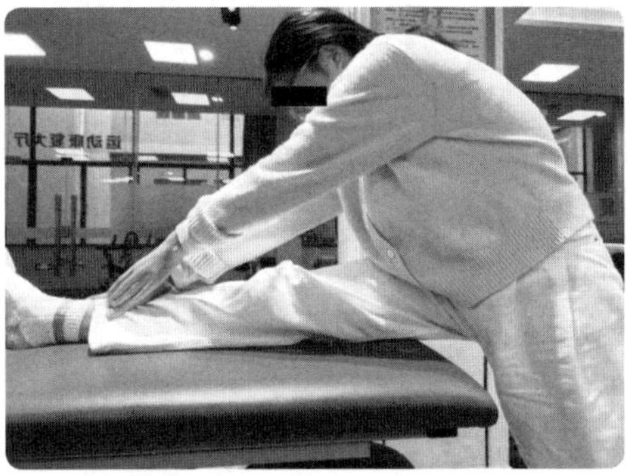

图4-34 牵伸屈膝肌群

2. 增加屈膝 患者站立，非牵伸侧手可扶椅背或墙面以维持平衡，牵伸侧膝关节屈曲，足跟朝向臀部。牵伸侧手抓住踝，将足跟上拉，使足跟最大限度地靠近身体，以牵伸伸膝肌群。

（三）踝与足部肌肉

1. 牵伸胫前肌 患者取站立位，后面放置一张略高于膝关节的床或桌子，牵伸侧下肢屈膝，将足背放在床面上或桌面上，将手放在足跟处，可扶墙或桌子维持身体平衡，用手向前方和下方按压足跟，直至踝前侧出现刺痛感。

2. 牵伸腓肠肌 患者取站立位，牵伸侧足掌踩在台阶上，足跟悬空，下肢伸直，让足跟顺势落下进行腓肠肌牵伸，直至肌肉出现轻微刺痛感（图4-35）。

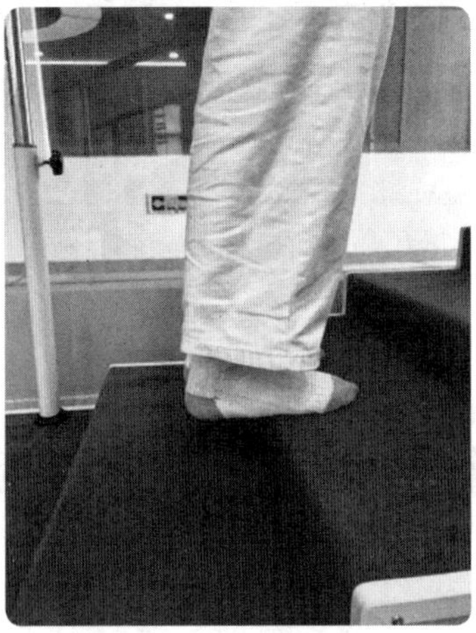

图4-35 牵伸腓肠肌

3. 牵伸比目鱼肌 患者取站立位，牵伸侧足掌抵住墙壁，足跟踩在地面上，膝关节保持屈曲，收紧腹部挺直上身，非牵伸侧下肢在后面保持身体稳定，牵伸侧足部用力踩压墙面，或保持膝关节屈曲，腿部和上身继续向前倾斜，直至肌肉出现轻微刺痛感。

第四节　躯干肌肉牵伸技术

脊柱肌肉主要为颈部肌肉及竖脊肌，附着在头部及整个脊柱，控制人体头部和躯干的活动，一旦出现痉挛或挛缩，可影响头部、躯干的活动范围。脊柱肌肉挛缩同样可通过被动牵伸、自我牵伸来缓解，以维持正常的关节活动范围。

一、徒手被动牵伸

（一）颈部肌肉

1. 增加颈椎屈曲（牵伸颈部伸肌群） 患者取坐位。

治疗师体位及牵伸手法：治疗师站在患者身侧，上方手放于患者顶枕部，下方手放于上段胸椎部位。下方手固定脊柱，上方手轻柔地向下压颈部伸肌群，使颈部屈曲达到最大的活动范围（图4-36）。

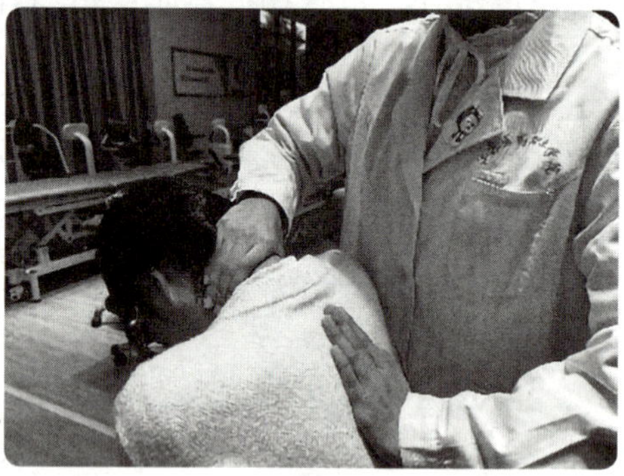

图4-36　牵伸颈部伸肌群

2. 增加颈椎后伸（牵伸颈部屈肌群） 患者取坐位。

治疗师体位及牵伸手法：治疗师站在患者身侧，上方手放于患者前额部，下方手放于上段胸椎部位。下方手固定脊柱，上方手在前额部轻柔地向后推，牵拉颈部屈肌群，使颈部后伸达到最大的活动范围（图4-37）。

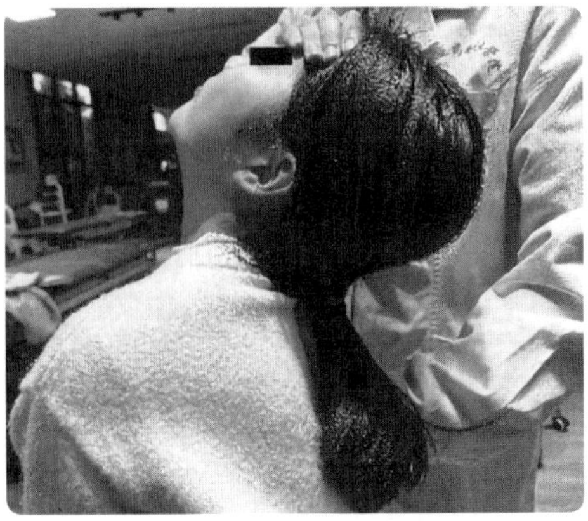

图4-37　牵伸颈部屈肌群

3. 增加颈椎侧屈（牵伸对侧颈侧屈肌群） 患者取坐位。

治疗师体位及牵伸手法：治疗师站在患者身后，上方手放于牵拉侧的颞部，下方手放于同侧的肩部。下方手固定牵拉侧肩部，防止肩关节代偿运动；上方手轻缓地推动患者头部向对侧，以牵拉对侧颈侧屈肌群，使颈部侧屈运动达到最大的活动范围。

（二）腰部肌肉

1. 增加腰椎后伸（牵伸腰部屈肌群） 患者取站立位。

治疗师体位及牵伸手法：治疗师站在患者身侧，下方手固定腰骶部；上方手在胸前轻轻向后推，牵拉腰部屈肌群，使腰椎后伸达到最大的活动范围。注意动作应缓慢，保持人体平衡（图4-38）。

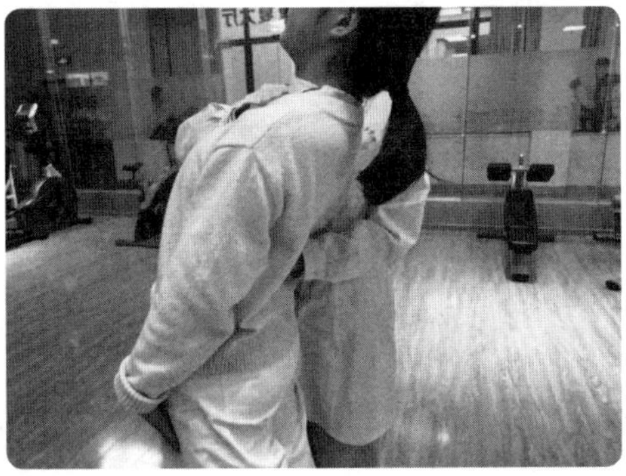

图4-38　牵伸腰部屈肌群

2. 增加腰椎前屈（牵伸腰背部伸肌群） 患者取站立位。

治疗师体位及牵伸手法：治疗师站在患者身侧，上方手放于脊椎上段，下方手放于脊椎下段。下方手固定腰骶部，上方手轻轻向下压，牵拉腰背部伸肌群，使腰椎前屈达到最大的活动范围（图4-39）。

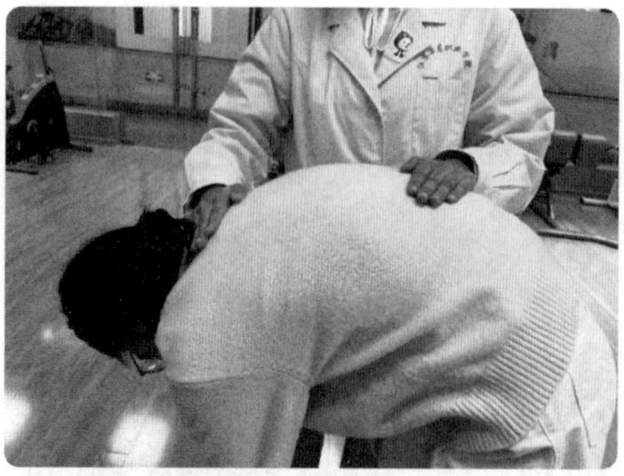

图4-39 牵伸腰背部伸肌群

3. 增加腰椎侧屈（牵伸腰部侧屈肌群） 患者取站立位。

治疗师体位及牵伸手法：治疗师站在患者身后，上方手放于牵伸侧肩膀，下方手放于非牵伸侧髂部。下方手固定腰骶部，上方手在肩部轻轻向对侧推，牵拉对侧腰部侧屈肌群，使腰椎侧屈达到最大的活动范围（图4-40）。

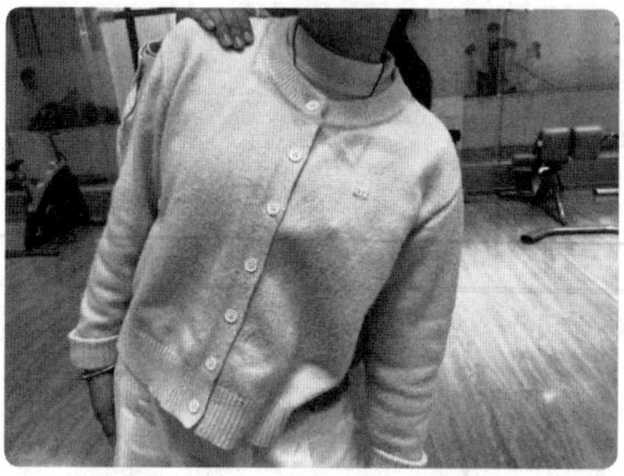

图4-40 牵伸腰部侧屈肌群

二、自我牵伸

（一）颈部肌肉

1. 牵伸颈部后伸肌群 患者坐在靠背椅子上，双上肢放松于躯干的两侧，前屈颈椎，牵伸颈部后伸肌群，增加颈椎前屈活动范围。

2. 牵伸颈部前屈肌群 患者体位同上，后伸颈椎，牵伸颈部前屈肌群，增加颈椎后伸活动范围。

3. 牵伸颈部侧屈肌群 患者体位同上，颈部向一侧做侧屈运动，牵伸对侧颈屈肌群。

（二）腰部肌肉

1. 牵伸腰部后伸肌群 患者取站立位，双上肢放松于躯干的两侧，做腰椎前屈运动至最大的活动范围，牵伸腰部后伸肌群。

2. 牵伸腰部前屈肌群 患者取站立位，双手叉腰，做后伸腰运动至最大的活动范围，牵伸腰部前屈肌群。

3．牵伸腰部侧屈肌群　患者取站立位，双手叉腰，一手上举，向对侧做腰部侧屈运动至最大的活动范围，牵伸腰部侧屈肌群。

考试知识点总结

本章小结

协和云课堂……　拓展练习及参考答案

（闫　艳　陈正平）

第五章　肌力训练技术

教学课件

学习目标

素质目标

（1）树立神经肌肉功能重塑意识。

（2）以运动单位募集时序及力学生物学为基础，具备精准负荷进阶与高危禁忌筛查的临床思维。

（3）掌握肌力训练技术方案设计及功能转化闭环逻辑。

知识目标

（1）掌握：肌力训练技术的基本原理、常用方法等。

（2）熟悉：肌力下降的常见原因、肌力训练技术的基本原则等。

（3）了解：肌力、肌肉耐力的基本概念等。

能力目标

能根据肌力评定结果为各类患者选用适当的方法进行训练，改善患者的肌力。

案例导入

【案例】

患者，男，32岁，汉族。2个月前从高处坠落后出现腰背部疼痛及双下肢无力，感觉障碍，活动障碍，急诊至医院，腰椎CT检查提示：T_{12}椎体爆裂骨折。在全身麻醉下行“胸椎骨折切开复位内固定术”，术后经治疗后转至康复科。查体：髋、膝、踝、趾等多关节活动受限；双上肢肌力5级。双下肢，右屈髋肌力4级，伸膝肌力3级，踝背屈肌力0级，趾伸肌力0级，踝跖屈肌力0级；左屈髋肌力4级，伸膝肌力 3 级，踝背屈肌力0级，趾伸肌力0级，踝跖屈肌力0级。右侧L_1平面以下感觉减退，左侧L_1平面以下感觉减退，肛周感觉丧失，肛门括约肌无自主收缩，二便障碍。坐位平衡2级，立位平衡0级。日常生活活动能力大部分依赖。

【问题】

就此患者情况，该如何进行肌力训练？

·核心知识拆解·

肌力训练技术是利用各种方法来增强肌力、防治肌肉萎缩、促进神经损伤后肌力恢复，以及维持关节稳定的一种运动治疗技术，包括传递神经冲动训练、助力训练、主动训练、抗阻训练等方法，也可以借助康复器械实施肌力训练。

第一节　概　　述

一、基本定义

1. 肌力　是肌肉收缩或紧张过程中产生的力量，是肌肉发挥其生理功能的形式。临床上通过测定肌肉随意收缩时产生的最大力量（又称绝对肌力）来判断肌力大小。

2. 肌肉耐力　是肌肉持续地维持一定强度的收缩，或者多次反复收缩的能力。其大小可以用从肌肉开始收缩到出现疲劳时已收缩了的总次数或者所经历的时间来衡量。

二、影响肌力的主要因素

1. 肌肉的生理横断面　肌肉由肌纤维组成，垂直于肌纤维的横断面的总和称为肌肉的生理横断面，其大小与肌纤维的粗细有关。一般认为肌肉的生理横断面越大，其产生的肌力也越大。

2. 肌肉的初长度　是指肌肉收缩前的长度，即前负荷。肌肉是弹性物质，在生理限度范围内，肌肉在收缩前被牵拉的初长度不同，收缩时产生的肌力也不同。当肌肉被牵拉至静息长度的1.2倍时，肌小节长度为2.0 ～ 2.2μm时，此时肌小节功能最佳，产生的肌力也最大。

3. 肌纤维走向与肌腱长轴的关系　肌肉产生力量变化是因为肌肉长轴方向上肌小节排列的变化和调整，一般肌纤维走向与肌腱长轴相一致，但也有不一致的，如在一些较大的肌肉中，部分肌纤维与肌腱形成一定的角度而呈羽状连接。这种羽状连接纤维越多，成角也较大，肌肉较粗，具有较强的收缩力。

4. 神经系统的功能　神经系统的功能可以影响肌肉力量，通过改变参与肌肉收缩的运动单位数量和支配骨骼肌的运动神经元冲动的释放频率来实现。肌肉收缩时，同时投入收缩的运动单位数量越大，肌力也越大，称为肌肉募集。肌肉募集受中枢神经系统的支配，当运动神经发出的冲动强度大、频率高时，动员的运动单位就越多，则肌肉产生的肌力越大。

5. 肌肉收缩方式及收缩速度　肌肉的收缩方式不同，产生的力也不同，通常离心性收缩所产生的肌力要大于向心性收缩所产生的肌力；收缩速度越慢，肌肉的募集量越多，产生的肌力越大。

6. 不同类型肌纤维的比例　骨骼肌可分为快肌纤维，又称快收缩酵解型纤维（Ⅱ型肌纤维）和慢肌纤维，又称慢收缩氧化型纤维（Ⅰ型肌纤维），快肌纤维收缩快、产生张力高、易疲劳，是高强度运动的主要动力；慢肌纤维收缩较慢、产生张力较低，但持续时间长、不易疲劳，是低强度运动及休息时维持姿势的主要动力。一般一块肌肉中有快肌纤维也有慢肌纤维，比例由基因决定，因人而异。

7. 年龄和性别 男性肌力比女性大，女性肌力一般为男性的2/3，尤其以握力和垂直跳的力量差别最为明显。肌力与年龄也有关系，在20岁之前，肌力是渐增的，女性在20～25岁达到最高水平，男性在25～30岁达到最高水平，之后随着年龄的增长而逐渐衰退，55岁以后衰退速度加快。

8. 心理因素 肌力易受心理的影响。在暗示、大声命令及有积极的训练目的时，训练者所发挥的肌力比自主最大收缩力大20%～30%。

三、肌力下降的常见病因

临床上引起肌力下降的病因有许多，常见的有以下几种。

1. 神经系统疾病 不同的神经损伤，如脑卒中、颅脑外伤、脊髓损伤等中枢神经系统损伤或正中神经损伤、尺神经损伤等周围神经损伤，都会影响到受损神经所支配肌肉的募集，导致其支配肌肉力量下降甚至瘫痪。

2. 失用性肌肉萎缩 是指由于制动及无功能状态导致生理功能衰弱，使肌原纤维产生减少，从而导致肌纤维萎缩和肌肉力量减退，常见于骨关节疾病、骨关节损伤术后和长期卧床患者。

3. 肌源性疾病 肌营养不良、多发性肌炎、缺血性肌病、代谢性肌病、神经肌肉传递障碍如重症肌无力等，均可造成受累肌群肌力下降。

四、肌力训练的基本原则

1. 分级训练原则 肌力训练前必须先对患者进行肌力评定，根据评定结果选择合适的肌力训练方法。当患者肌力为0级时，临床上多采用被动训练、传递神经冲动训练；当患者肌力为1～2级时，临床上多采用传递神经冲动训练、助力训练、等长训练；当患者肌力为3级时，临床上多采用主动训练、等长训练、等张训练、助力训练；当患者肌力为4～5级时，临床上多采用主动训练、抗阻训练、等长训练、等张训练、等速训练。

2. 超量恢复原则 在适当的训练后，肌肉或肌群产生适度的疲劳后，经过疲劳恢复阶段和超量恢复阶段。训练过程中消耗的收缩蛋白、酶蛋白、能源物质等恢复到运动前水平的阶段，称疲劳恢复阶段；这些物质继续上升并超过运动前水平，然后又逐渐恢复到运动前水平的阶段，称为超量恢复阶段。保证下一次训练出现在前一次超量恢复阶段是肌力训练最重要的，因为这样就能以前一次超量恢复阶段的生理生化水平为起点，起到巩固和叠加超量恢复的作用，逐步实现肌肉形态的发展及功能的增强。

3. 渐进阻力原则 抗阻训练是增强肌力的重要方法，阻力可以来自于抵抗肌肉的自重、外加的阻力等。抗阻训练过程中需渐进性增加阻力，使肌肉在适度的超负荷范围内训练才能达到有效增加肌力的目的。

4. 适度疲劳原则 训练时以使肌肉感到疲劳但不过度疲劳为原则，是控制超常负荷不至于过度的一个主观限制指标。训练中一定不能出现过度疲劳，因为过度疲劳对较弱的肌肉是有伤害的。当训练中出现运动幅度下降、运动速度减慢、肢体出现明显的不协调动作或主诉疲乏劳累等情况时，应立即停止训练。如果在肌力增强训练后发现肌力下降的现象，说明前段的训练强度过大，肌肉已经出现了过度疲劳，此时应减少运动强度甚至停止训练一段时间。

▶**知识拓展**

训练强度

（1）一次抗阻力运动的最大值（1 repetition maximum，1RM）：指受试者仅能完成一次全关节活动范围的最大抗阻力重量。训练时以1RM为基准做等长训练，每周测定一次1RM，再逐渐增加运动的负荷量。

（2）10次抗阻力运动的最大值（10 repetition maximum，10RM）：指受试者能连续运动10次时所能对抗的最大阻力，如果超过这个重量就做不了10次，此极限重量可作为基准。每周测定一次10RM，逐渐增加运动的负荷量。

五、肌力训练的临床应用

（一）适应证与禁忌证

1. 适应证　失用性肌肉萎缩、神经性肌肉萎缩、肌源性疾病、关节源性肌肉萎缩、骨关节畸形、脊柱稳定性差、关节周围主动肌和拮抗肌不平衡等。

2. 禁忌证

（1）全身有严重感染和高热患者。

（2）严重的心脏病、高血压患者。

（3）皮炎和肌炎发作期、关节不稳定、严重肌病患者，不宜进行高强度或抗阻训练。

（4）局部有活动性出血、外伤急性期，不宜进行局部肌力训练，以免加重出血。

（5）骨折后只行石膏外固定、骨折断端未形成牢固骨痂时，不宜进行等张或等速肌力训练。

（二）注意事项

1. 选择合适的训练方法　肌力训练是否有效与训练方法是否恰当直接相关，临床上主要根据患者肌力评定的结果选择合适的肌力训练方法，遵循肌力训练基本原则。

2. 进行无痛训练　无痛训练是康复训练非常重要的原则之一。疼痛可反射性抑制肌肉收缩，训练过程中发生疼痛，是出现损伤或加重损伤的信号，应立刻查找原因，予以重视并尽量避免。

3. 避免代偿运动出现　在肌力训练过程中，为避免代偿动作的出现，治疗师可通过徒手或器械固定肌肉附着的近端。

4. 注意掌握正确的阻力　阻力的恰当施加和及时调整是增加肌力的重要因素。阻力通常施加在需要增加肌力的肌肉附着的远端，这样较少的阻力即可产生较大的力矩，如果肌力较弱，也可以把施加阻力的部位放到近端，因此需要根据患者肌力情况来确定加阻力的部位。阻力方向一定与肌肉收缩产生关节运动的方向相反；每次施加阻力的强度应渐进、平稳，不能过大，使患者能够顺利完成全关节活动范围内的活动。当患者不能完成全关节活动范围内的活动时，可降低阻力或改变施加阻力的部位。

5. 注意心血管反应 对抗较大的阻力时，会造成血压明显快速升高，尤其是等长训练时常伴有憋气，必然造成心血管额外负荷。因此，高血压、冠心病或其他心血管疾病患者，在做等长抗阻训练时应禁忌过分用力或憋气。特别是对高危人群、体弱和高龄患者要有专业人员指导，密切观察，严防意外。

6. 鼓励患者和训练讲解 肌力训练效果与患者主观努力程度密切相关。训练前应使患者充分了解肌力练习的目的和方法，使其配合、努力训练，经常给予语言的引导和鼓励，并定期进行肌力评估，提高其信心和长期坚持训练的积极性。应使患者了解肌力增长的规律，监测运动时的自我反应，掌握正确的练习方法和动作要领。

7. 做好详细的训练记录 认真记录患者的训练情况，包括训练时患者对运动强度的耐受能力、训练的时间长短、频次是否适合，训练中患者的呼吸、出汗、疲劳等状况。在训练前后随时测试患者的肌力，并据此及时调整训练的强度和运动时间等，以起到最佳肌力训练效果。

第二节　肌力训练的常用方法

一、根据残存肌力选择训练方法

肌力训练前需了解患者的肌力水平，由治疗师进行徒手肌力测试或使用肌力测定器械进行评定。根据评定结果和治疗目的，进行针对性地肌力训练，常用的肌力训练方法有传递神经冲动训练、助力训练、主动训练、抗阻训练等。

（一）传递神经冲动训练

1. 定义 患者主观努力试图引起瘫痪肌肉的主动收缩，此时大脑皮质运动区发出的神经冲动向周围传递，使瘫痪肌肉诱发主动收缩。

2. 适用范围 适用于肌力0～1级的患者，如脑卒中后软瘫期，脊髓损伤等。

3. 训练方法 通过语言等方式鼓励患者努力配合，引导患者做主观努力，通过意念的方式，尽力引发瘫痪肌肉的主动收缩。但目前对肌力为0～1级的患者的肌力增强训练较多为利用肌电刺激的生物反馈训练方法。

（二）助力训练

1. 定义 助力训练指在外力辅助下，通过患者主动收缩肌肉完成的运动或动作训练，辅助力量由治疗师或者患者的健肢提供，有条件者也可以利用器械、引力或水的浮力协助完成。

2. 适用范围 适用于肌力1～3级的患者。患者的肌力较弱，无法独立抗重力完成自主运动，可在治疗师或康复器具的辅助下开展训练，逐步增强肌力。应随着肌力水平的恢复，不断地调整辅助量。用于中枢神经和周围神经损伤后，也适用于骨折术后早期需行功能训练的患者。

3. 训练方法

（1）徒手助力训练：不需要任何器械帮助，徒手进行训练。当肌力为1级时，治疗师帮助患者进行主动运动。该训练的优点是治疗师提供精准的助力，不受任何条件的限制，不依赖任何设备，效果较好。

（2）悬吊助力训练：是指利用绳、挂钩、滑轮等简单装置，将运动的肢体悬吊起来，以减轻肢体的自身重量，然后在去重力的水平面上进行训练。悬吊助力训练时，可通过变换体位和利用不同位置的滑轮、挂钩等设计出针对不同肌肉和运动的训练方法。

（3）滑面上助力训练：在光滑的板面上利用滑石粉或小滑车等方法，减少肢体与滑板之间的摩擦力，进行滑面上的辅助训练；同时，也可通过垫毛巾或加大滑板的倾斜度等方法，加大摩擦力在滑板上做滑动训练。此训练是在肢体克服一定阻力下进行的，训练难度高于徒手助力训练和悬吊助力训练。

（4）滑车重锤助力训练：是在垂直面上利用滑车、重锤来减轻肢体的自身重量进行的训练。此方法主要适用于髋、肩、膝等大关节的肌力训练；不适用于手指、腕、肘和踝等关节的训练。

（5）浮力助力训练：指在水中进行的一种助力运动，可利用水对肢体的浮力或漂浮物，减轻肢体重力的影响。

（三）主动训练

1. 定义 主动训练指通过患者主动的肌肉收缩来完成运动的训练。

2. 适用范围 适用于肌力达3级以上的患者，需根据患者的实际情况，调整训练的强度和频率。

3. 训练方法 训练中应取正确的体位和姿势，将肢体置于抗重力位，防止代偿运动。

（四）抗阻训练

1. 定义 抗阻训练指患者在肌肉收缩过程中，需克服外来阻力才能完成运动的训练。抗阻训练对增强肌力最为有效。渐进抗阻训练是一种逐渐增加阻力的训练方法，肌力增强时，负荷量也随之增加。

2. 训练方法 与助力训练的形式相同，可利用徒手、重锤、弹簧、滑车、重物、摩擦力、流体阻力等作为阻力。

（1）徒手抗阻力主动训练：治疗师根据运动方向和杠杆原理，选择省力、有效的手法位置。要求固定关节近端，施加阻力的方向与运动的肢体成直角，根据患者当时的实际情况，施加阻力的部位与姿势应适当变化。施加阻力不能过急，要缓慢，使运动中的肌肉收缩时间延长，完成一次动作的时间在2～3秒。对骨折患者，特别要注意施加阻力的部位，保护骨折固定的部位，阻力不可过大，以免影响骨折恢复。

（2）加重物抗阻力主动训练：直接用手持重物或把重物系在身体的某个部位进行练习。如做膝关节伸展运动时，把重物固定在小腿末端进行练习。

（3）重锤与滑车抗阻力主动训练：用重锤作为阻力，用滑车改变牵引的方向，使牵引方向与肢体成直角，使肌肉产生最大力量；无论是向心性还是离心性收缩，每个动作都应在全关节活动范围缓慢进行，以充分传递神经兴奋并尽可能多地募集运动单位。

（4）弹簧抗阻力主动训练：用弹簧的弹性作为阻力进行肌力训练。

（5）水中抗阻力主动训练：水的流动和浮力可作为阻力，对抗水流和浮力进行运动，如水中蹲下、逆流步行等。

二、根据肌肉收缩方式选择训练方法

按照不同肌肉收缩的方式，可分为等长训练、等张训练和等速训练等。

（一）等长训练

1. 定义 等长训练是指肌肉收缩时，肌纤维长度不变，不产生关节活动，但肌肉能产生较大张力的训练。

2. 适用范围 视患者肌力实际情况而定，一般情况患者均可进行等长收缩运动训练。常用于制动患者，如骨折内固定术后早期和骨折石膏外固定后等。

3. 训练方法 在肌肉和骨关节损伤后的训练初期，为了降低制动的不良影响及避免造成损伤进一步加重，常利用等长训练进行肌力训练。最常见的有"站马步"或者半蹲位训练股四头肌、外固定情况下关节周围肌肉的收缩训练等。

（1）"Tens"法：即每次肌肉收缩10秒，然后休息10秒，重复10次为1组，每次训练10组，这种训练方法对肌力恢复较为有效。

（2）多角度等长训练：在全关节活动范围内，每隔20°做一组等长练习。优点是可克服等长训练的角度特异性，扩大练习范围，能在可任意设定关节角度的等速训练器上进行；可在训练时避开"疼痛弧"，选择在非疼痛部位进行训练；可通过等长训练的生理溢流作用，促进对"疼痛弧"处的肌力恢复。多角度等长训练可与"Tens"法相结合，即每间隔20°～30°选择一个角度，每个角度用力收缩10秒，休息10秒；重复用力收缩10次，共训练5～10个角度（依据不同的关节而定）。用力收缩时，尽可能在刚开始的2～3秒迅速达到所需力矩值，然后保持该力矩值收缩5～6秒，最后2秒逐渐放松。

训练的形式：①徒手等长训练：治疗师徒手对患者目标肢体进行固定，令患者做目标肌肉的等长收缩。②肌肉固定训练：适用于骨折术后需要固定的肢体，要求肌肉收缩时不引起关节的任何活动，如股四头肌在伸展位石膏固定的情况下，进行等长收缩训练。③利用康复器具：可利用墙壁、地板、肋木等各种固定不动的器械和物品，保持肢体肌肉长度不变进行等长训练。

（二）等张训练

1. 定义 等张训练是指肌肉收缩时，肌纤维的张力保持不变，而肌纤维长度发生改变，并产生关节活动的训练。

2. 适用范围 根据肌力的恢复程度，3～5级肌力的患者均可进行等张收缩运动训练。动态的肌力和耐力通过此训练得以增加。

3. 训练方法 等张训练以等张抗阻训练为主，通过关节活动范围变化使肌肉伸长或缩短时对抗恒定或变化的阻力。

（1）徒手或器械抗阻训练：要根据患者的能力和需要来选择徒手还是器械抗阻。徒手训练主要克服自身体重，使用器械时克服器械阻力。

（2）向心性收缩训练与离心性收缩训练：当肌肉收缩时，肌肉的起止点彼此靠近，肌长度缩短，称为向心性收缩。向心性收缩是作用于关节并使关节产生运动的主动肌的收缩，其运动学功能是产生加速运动，如屈肘时的肱二头肌收缩、伸膝时的股四头肌收缩。肌肉收缩时，肌肉起止点两端彼此远离，使肌长度增加，称为离心性收缩。离心性收缩是对抗关节运动的拮抗肌所产生的收缩，其作用与运动方向相反，用于稳定关节，控制肢体动作或肢体坠落的速度，如下楼梯时股四头肌的延长收缩。

▶**知识拓展**

等张抗阻训练

等张抗阻训练既可以是离心的、向心的，也可以是两者兼有的，即选择阻力在肌肉伸长或者缩短时施加，或同时施加。在早期训练中，肌力很弱时，建议采用轻度徒手抗阻的离心性收缩训练；当肌力改善时，可以增加徒手肌力抗阻向心性收缩训练；当患者肌力再进步时，可采用器械抗阻的向心性或者离心性收缩训练。应注意的是，由于抗强阻离心性收缩训练时，心血管系统存在潜在的过度压力，因此治疗师要特别注意。此外，离心性收缩训练比向心性收缩训练更容易产生延迟性肌肉疼痛，因为肌肉伸长抗阻比缩短抗阻更容易导致肌纤维和相关组织微损伤。

（三）短暂最大负荷训练

1. 定义　是等张收缩和等长收缩相结合的抗阻训练方式，肌肉抗阻等张收缩后，再持续最大等长收缩5～10秒，然后放松，重复5次，每日只训练一个动作，每次增加负荷0.5kg。

2. 适应证　3～5级肌力的患者均可进行短暂最大负荷训练。

3. 训练方法　这是由罗斯（Rose）提出的一种等长收缩和等张收缩相结合的肌肉训练方法，即在最大负荷下，以等张收缩完成关节运动，并在完成时持续抗阻做等长收缩5～10秒，然后放松。重复上述动作，并每次增加负荷0.5kg。等长收缩不能维持6秒者，则不加大负荷。

（四）等速训练

1. 定义　等速训练是指利用等速测力器，维持恒定的速度并给予与所训练的肌力相匹配的顺应性阻力，运动中肌肉长度和肌张力都改变的训练。

2. 适用范围　可根据患者的肌力水平，选择不同的训练模式：肌力1～3级，可进行持续被动活动的助力运动，防止肌肉萎缩，兴奋神经肌肉；对于肌力在3级以上的患者，可采用等速向心肌力训练或等速离心肌力训练。

3. 训练方法　包括等速向心肌力训练、等速离心肌力训练和短弧等速肌力训练。

（1）等速向心肌力训练：最为常见。由于等速仪器能提供不同的运动速度，因此可结合患者的康复需求，在等速仪器上选择一系列不同的运动速度进行训练，这种训练方法又称为运动速度谱训练。运动速度谱包括慢速（1° ～ 60°/秒）、中速（61° ～ 180°/秒）、快速（181° ～ 300°/秒），以及功能性运动速度（301° ～ 1000°/秒）。

（2）等速离心肌力训练：等速仪器可提供向心收缩－离心收缩、离心收缩－离心收缩两种训练方式。在"向心收缩－离心收缩"训练方式中，主要训练一组肌群，如顺时针方向是肌群的向心收缩，逆时针方向则为同一肌群的离心收缩，从而形成一组肌群向心收缩－离心收缩连续的收缩方式；"离心收缩－离心收缩"训练方式，可同时训练主动肌和拮抗肌两组肌群的离心收缩肌力，提高两组肌群的肌力。在临床中可根据患者具体情况加以选择。

（3）短弧等速肌力训练：是指在限定活动范围内进行等速肌力训练的一种方法，主要适用于关节及周围软组织损伤后关节活动受限且疼痛的患者。运动系统伤病常导致关节及周围软组织的损伤，当关节活动至一定角度时可引起损伤部位的疼痛，在力矩曲线上表现为"疼痛弧"；如在疼痛弧内进行运动有时会加重损伤，甚至引起新的损伤，对关节功能康复不利。短弧等速训练可根据肌肉长度变化、肌力强弱、力臂长短、疼痛疲劳等状况，提供一种顺应性阻力，使肌肉在整个活动范围内始终承受最大阻力，产生最大肌力，从而提高训练效率。顺应性阻力即当肌肉疲劳或肌力较弱时，阻力也随之下降，一旦停止用力，阻力也将停止，不会过度负荷导致肌肉的损伤，因此，短弧等速训练具有较高的效率与安全性。在短弧等速肌力训练中可同时训练主动肌和拮抗肌，使关节稳定性增加；可提供不同速度的训练，适应日常功能的需要。

第三节　主要肌群肌力训练方法

一、上肢肌群肌力训练方法

视频：增加肩部肌群肌力的训练

（一）增加肩部肌群肌力的训练

1. 增加肩前屈肌群肌力训练　主动肌：三角肌前束，喙肱肌。

（1）肌力1 ～ 3级：患者取健侧卧位，患侧上肢放于体侧。

训练方法：治疗师上方手托住患者肘部，下方手托住患者前臂，起到减重作用（图5-1）。鼓励患者尽力做全关节活动范围内的肩前屈动作，然后还原，重复进行。练习时治疗师应根据患者肌力水平提供帮助，肌力1级时，给予助力屈曲肩关节；肌力2 ～ 3级时，只辅助托起上肢，不予肩前屈运动的助力。

（2）肌力4 ～ 5级：患者取仰卧位，训练侧上肢放在体侧，伸肘。

训练方法：治疗师面向患者站立于患侧，上方手放在肱骨近端，下方手握住肘关节处，向下施加阻力，抵抗患者的肩前屈动作。鼓励患者用力前屈肩关节进行抗阻训练，然后回原位，重复进行（图5-2）。

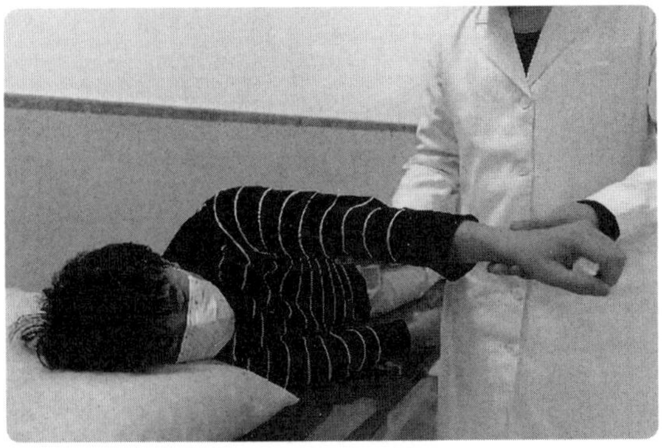

图5-1　肌力1～3级时肩前屈肌群肌力训练

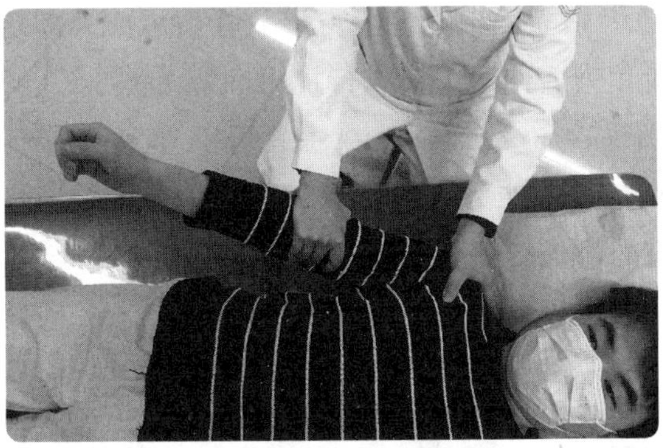

图5-2　肌力4～5级时肩前屈肌群肌力训练（仰卧位）

上述方法也可以在坐位下练习，治疗师站在患者肩部外侧，上方手位于肩部固定，下方手位于肱骨远端向下施加阻力。鼓励患者用力前屈肩关节进行抗阻训练（图5-3）。

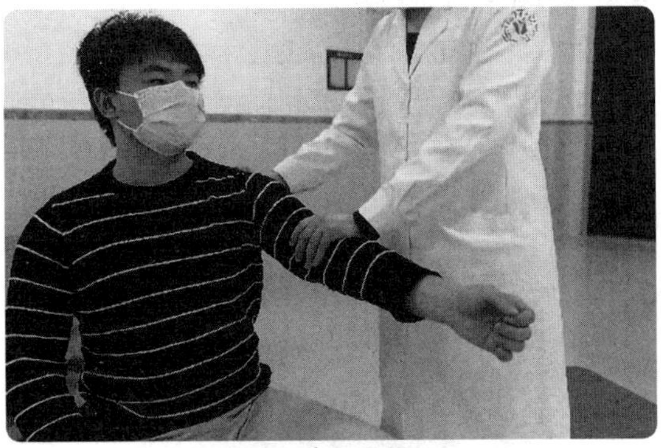

图5-3　肌力4～5级时肩前屈肌群肌力训练（坐位）

2. 增加肩后伸肌群肌力训练　主动肌：三角肌后束、大圆肌、背阔肌。

（1）肌力1～3级：患者取健侧卧位，患侧上肢放于体侧。

训练方法：治疗师上方手托住患者肘部，下方手托住患者前臂，起到减重作用（图5-4）。鼓励患者尽力做全关节活动范围内的肩后伸动作，然后还原，重复进行。练习时治疗师应根据患者肌力水平提供帮助，肌力1级时，治疗师给予助力后伸肩关节；肌力2～3级时，只辅助托起上肢，不予肩后伸运动的助力。

（2）肌力4～5级：患者取俯卧位，上肢放在体侧，伸肘。

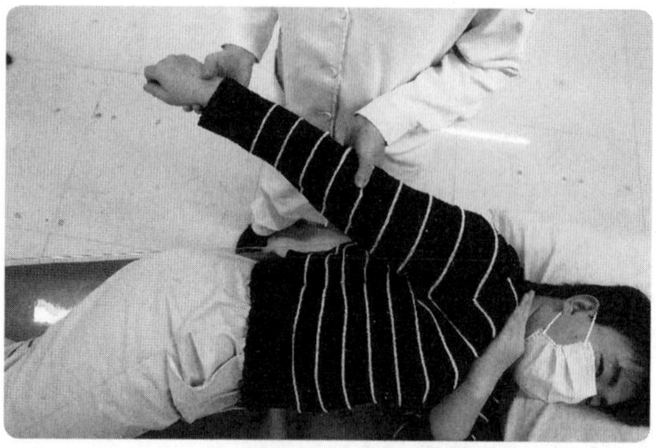

图5-4 肌力1～3级时肩后伸肌群肌力训练

训练方法：治疗师面向患者站立于患侧，上方手放在肩后面，固定肩胛骨，下方手放在肱骨远端并向下施加阻力。鼓励患者用力后伸肩关节进行抗阻训练（图5-5）。

上述方法也可以在坐位下练习。治疗师站在患者肩部外侧，上方手放在患者肩部上方固定肩部，下方手放在肱骨的远端向前施加压力。鼓励患者用力后伸肩关节进行抗阻训练（图5-6）。注意坐位下嘱咐患者保持身体直立，后伸时呼气，恢复时吸气。

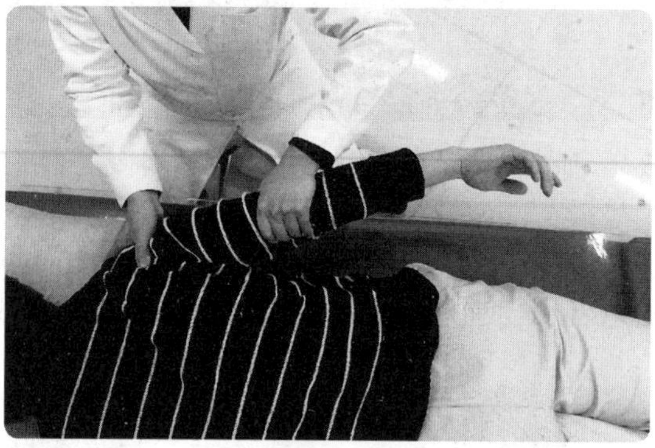

图5-5 肌力4～5级时肩后伸肌群肌力训练（俯卧位）

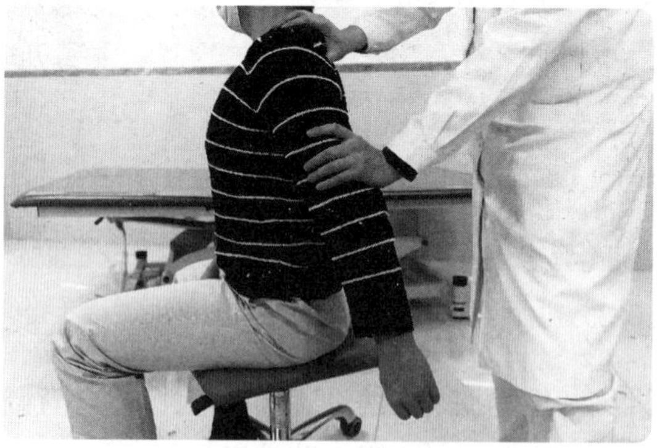

图5-6 肌力4～5级时肩后伸肌群肌力训练（坐位）

上述方法也可以在患者健侧卧位下练习，治疗师上方手放在肱骨远端施加阻力，下方手托住前臂。鼓励患者用力后伸肩关节进行抗阻训练（图5-7）。

3. 增加肩外展肌群肌力训练 主动肌：三角肌中束，冈上肌。

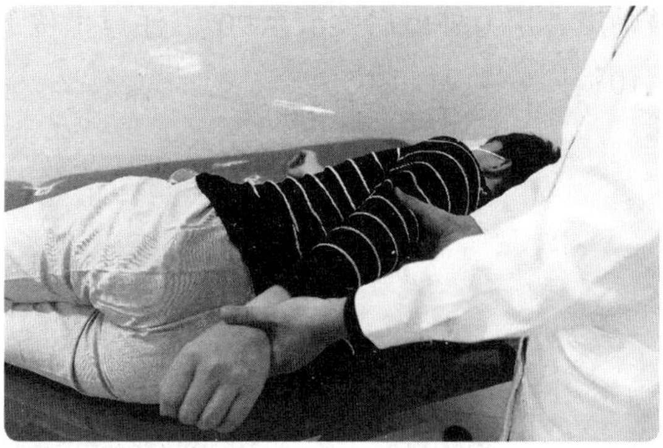

图5-7　肌力4～5级时肩后伸肌群肌力训练（健侧卧位）

（1）肌力1～3级：患者取仰卧位，上肢放在体侧，前臂呈中立位。

训练方法：治疗师上方手托住肘关节，下方手托住前臂（图5-8）。鼓励患者尽力做肩关节全活动范围内的外展动作，如果肩胛肌瘫痪，治疗师应上方手辅助肩胛骨做协同运动，下方手托住前臂。练习时治疗师应根据患者肌力水平提供帮助，肌力1级时，治疗师辅助外展肩关节；肌力2～3级时，只帮助支撑患者上肢，鼓励患者进行全关节活动范围的外展肩关节动作。

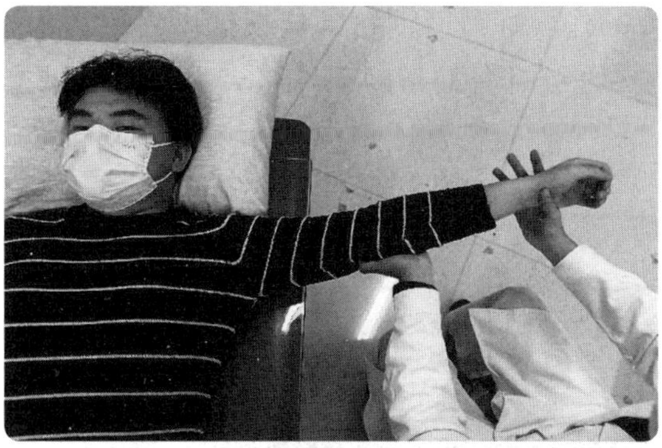

图5-8　肌力1～3级时肩外展肌群肌力训练

（2）肌力4～5级：患者取仰卧位，上肢置于体侧，前臂中立位。

训练方法：治疗师上方手放在肱骨远端外侧向内施加阻力，下方手固定前臂远端。鼓励患者用力外展肩关节进行抗阻训练（图5-9）。

上述方法也可以在患者坐位下练习，治疗师站于患者身后，上方手放在肱骨远端并向下施加阻

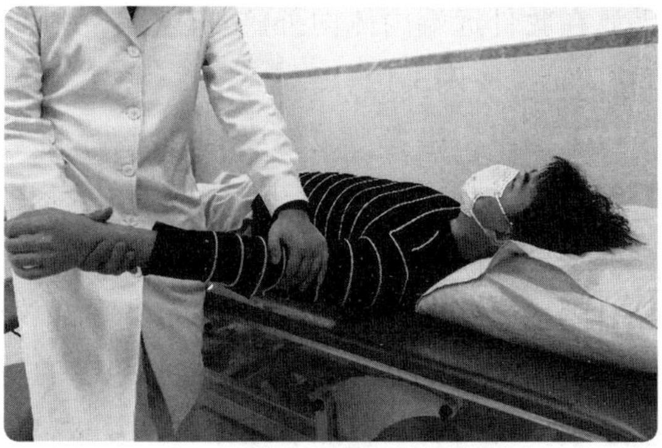

图5-9　肌力4～5级时肩外展肌群肌力训练（仰卧位）

力，下方手握住前臂远端。鼓励患者用力外展肩关节至90°。注意坐位下嘱咐患者保持身体直立，向上时呼气，向下时吸气（图5-10）。

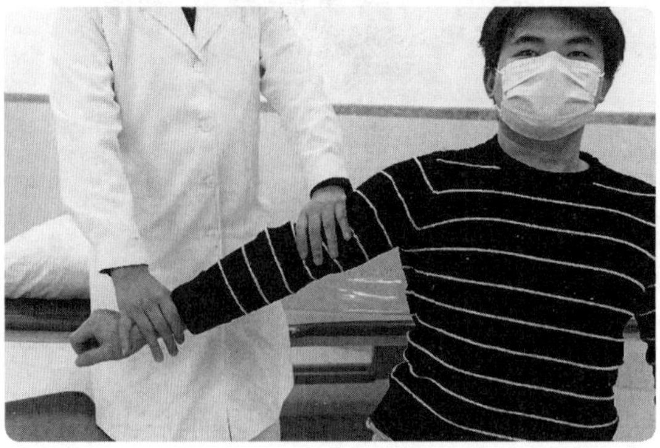

图5-10　肌力4～5级时肩外展肌群肌力训练（坐位）

4．增加肩内收肌群肌力训练　主动肌：胸大肌、背阔肌、小圆肌、冈下肌。

（1）肌力1～3级：患者取仰卧位，上肢放在体侧，肩外展摆放，前臂呈中立位。

训练方法：治疗师上方手托住肘关节，下方手托住前臂，保持稳定（图5-11）。鼓励患者尽力做肩关节全活动范围内的内收动作。练习时治疗师应根据患者肌力水平提供帮助，肌力1级时，治疗师辅助内收肩关节；肌力2～3级时，只帮助支撑患者上肢，鼓励患者进行全活动范围的肩内收动作。

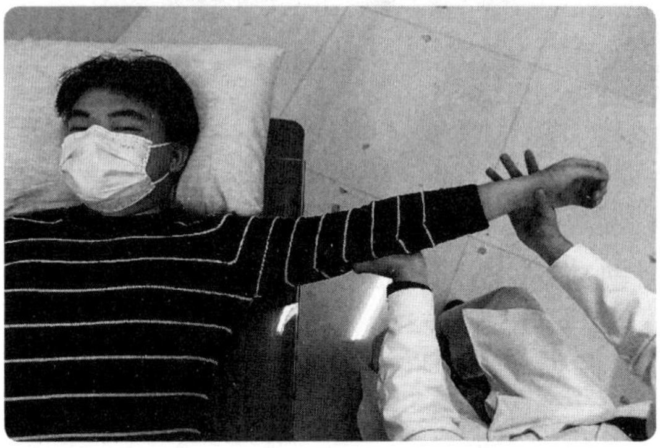

图5-11　肌力1～3级时肩内收肌群肌力训练

（2）肌力4～5级：患者取仰卧位，上肢置于体侧，肩外展摆放，前臂中立位。

训练方法：治疗师上方手放在肱骨远端内侧向外施加阻力，另一手固定前臂远端，保持稳定。鼓励患者用力内收肩关节进行抗阻训练（图5-12）。

上述方法也可以在患者坐位下练习，患者上肢外展90°，治疗师上方手放在肱骨远端内侧向外侧施加阻力，下方手放在前臂远端，保持稳定。鼓励患者用力内收肩关节进行抗阻训练（图5-13）。

5．增加肩内旋肌群肌力训练　主动肌：肩胛下肌、胸大肌、背阔肌、大圆肌。

（1）肌力1～3级：患者取仰卧位，肩外展90°，屈肘90°，肘部放在床沿，前臂垂直床面向上。

训练方法：治疗师上方手握住患者的肘关节，下方手握住患者的前臂使前臂旋前向上。鼓励患者努力做全关节范围内的肩内旋动作（图5-14），然后还原，重复进行。练习时治疗师应根据患者肌力水平提供帮助，肌力1级时，治疗师给予助力于前臂帮助内旋肩关节；肌力2～3级时，只帮助固

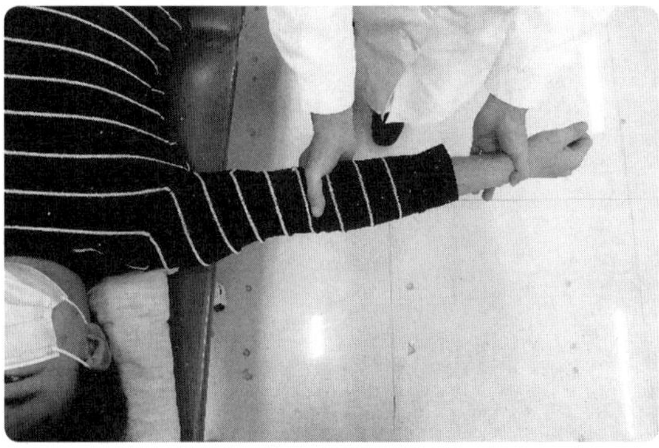

图5-12　肌力4～5级时肩内收肌群肌力训练（仰卧位）

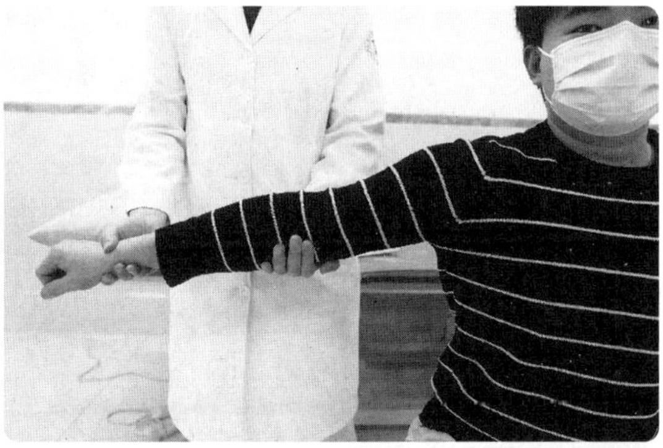

图5-13　肌力4～5级时肩内收肌群肌力训练（坐位）

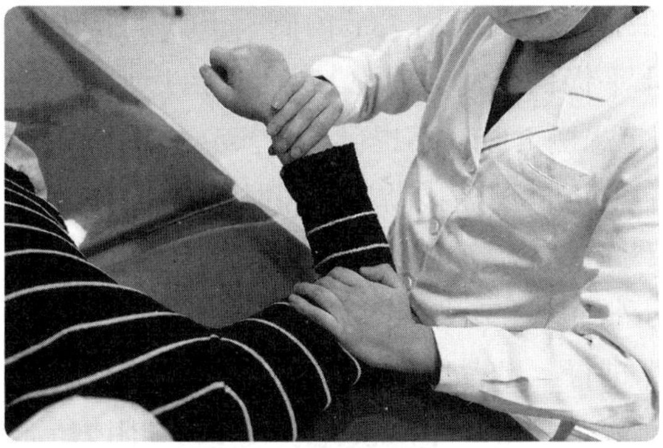

图5-14　肌力1～3级时肩内旋肌群肌力训练

定训练侧上肢，不予内旋肩关节助力。

（2）肌力4～5级：患者取仰卧位，肩外展90°，屈肘90°，并临近床沿，前臂旋前垂直向上。

训练方法：治疗师上方手握住肘关节内侧，下方手握住前臂尺侧远端，并在患者内旋时施加阻力。鼓励患者用力内旋肩关节进行抗阻训练（图5-15）。

上述方法也可在俯卧位下进行。患者肩外展90°，屈肘90°，肘部放在床沿向下。治疗师上方手固定肘关节，下方手握住前臂尺侧远端，并在患者内旋时施加阻力。鼓励患者用力内旋肩关节进行抗阻训练（图5-16）。

6．增加肩外旋肌群肌力训练　主动肌：冈下肌、小圆肌。

（1）肌力1～3级：患者取仰卧位，肩外展90°，肘部屈曲90°，置于床沿，前臂垂直床面向上。

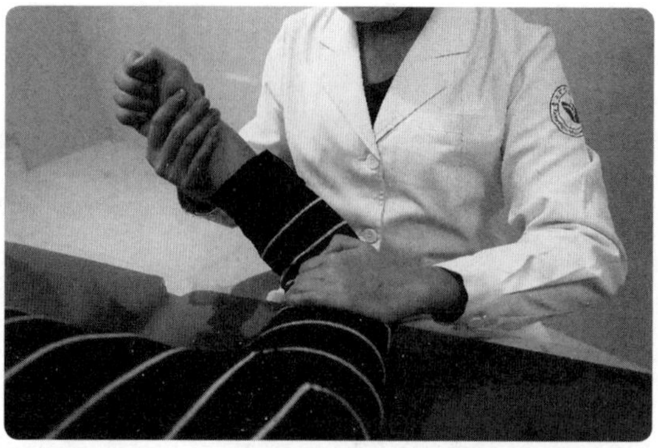

图5-15　肌力4～5级时肩内旋肌群肌力训练（仰卧位）

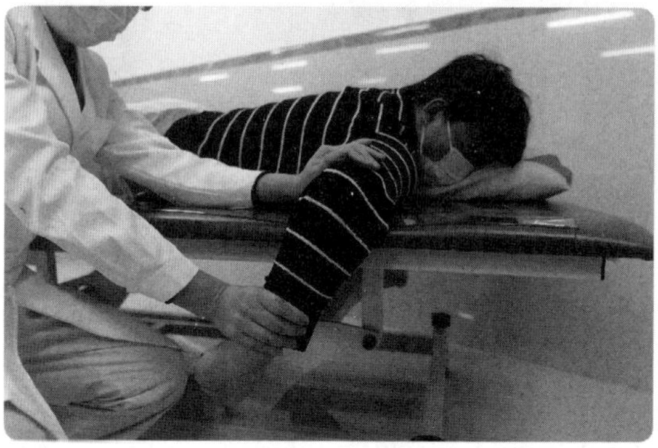

图5-16　肌力4～5级时肩内旋肌群肌力训练（俯卧位）

训练方法：治疗师上方手托住患者的肘关节内侧，下方手握住患者的前臂远端（图5-17）。练习时治疗师应根据患者肌力水平提供帮助，肌力1级时，治疗师给予助力于前臂远端辅助肩关节外旋；肌力2～3级时，辅助固定患侧上肢，不提供助力。

（2）肌力4～5级：患者取仰卧位，肩外展90°，肘部屈曲90°，置于床沿，前臂垂直床面向上。

训练方法：治疗师上方手握住肘关节内侧，保持稳定，下方手握住前臂远端背侧，并在患者外旋时施加阻力。鼓励患者用力外旋肩关节进行抗阻训练（图5-18）。

上述方法也可在俯卧位下进行。患者肩外展90°，屈肘90°，肘部放在床沿向下。治疗师上方手固定肘关节，下方手握住前臂远端背侧，并在患者外旋时施加阻力。鼓励患者用力外旋肩关节进行抗阻训练（图5-19）。

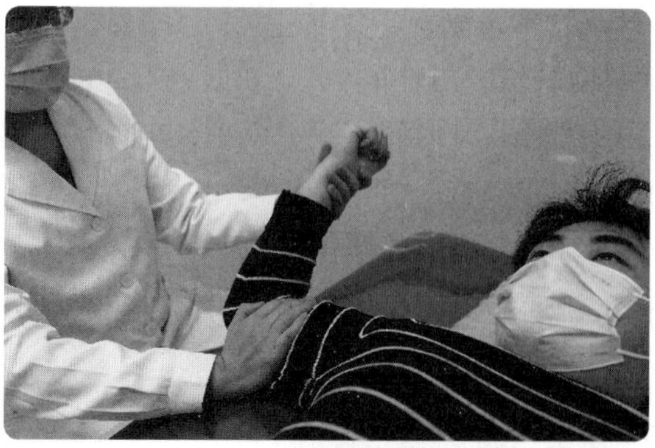

图5-17　肌力1～3级时肩外旋肌群肌力训练

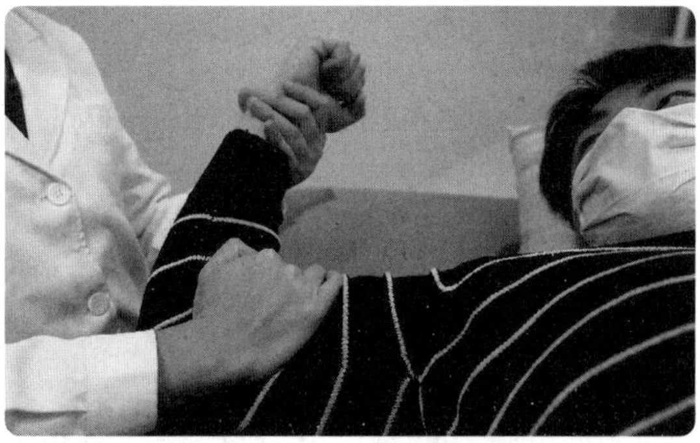

图5-18　肌力4～5级时肩外旋肌群肌力训练（仰卧位）

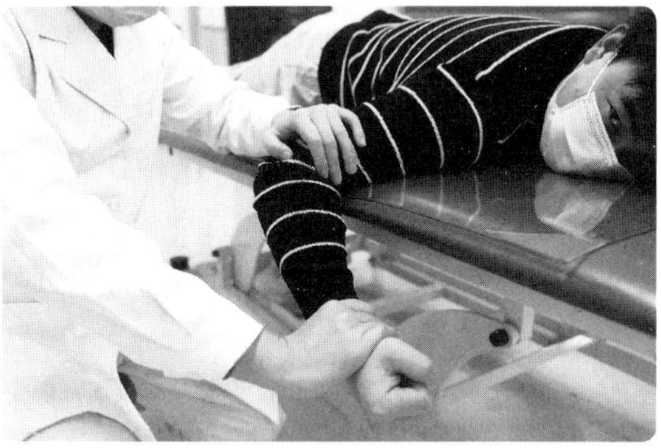

图5-19　肌力4～5级时肩外旋肌群肌力训练（俯卧位）

（二）增加肘部和前臂肌群肌力的训练

视频：增加肘部和前臂肌群肌力的训练

1．增加屈肘肌群肌力训练　主动肌：肱二头肌、肱肌、肱桡肌。

（1）肌力1～3级：患者取仰卧位，肩关节外展90°，肘关节被动伸直位，前臂中立位。

训练方法：治疗师上方手托住患者的上臂远端，下方手握住患者的前臂远端，起到减重作用，肘关节被动伸直位，前臂中立位（图5-20）。嘱患者尽力做全关节活动范围内的肘屈曲动作，然后还原，重复进行。练习时治疗师应根据患者肌力水平提供帮助，肌力1级时，治疗师给予助力于前臂远端帮助屈曲肘关节；肌力2～3级时，只帮助固定上肢，不予助力。

（2）肌力4～5级：患者取仰卧位，上肢置于体侧，稍屈肘，前臂旋后。

训练方法：患者治疗师上方手固定肱骨远端，下方手握住前臂远端并向足的方向施加阻力。鼓励患者用力屈曲进行抗阻训练（图5-21）。

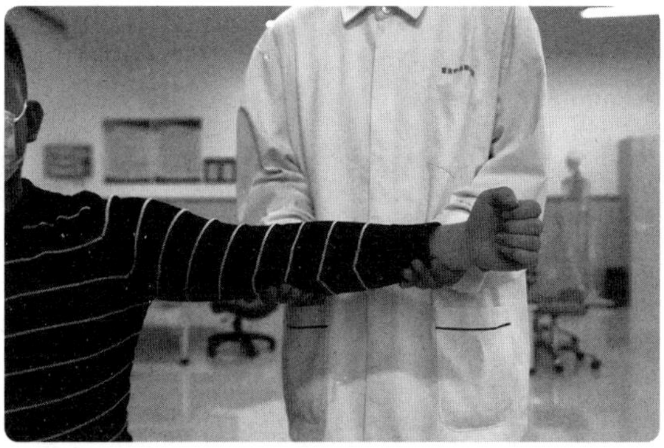

图5-20　肌力1～3级时屈肘肌群肌力训练

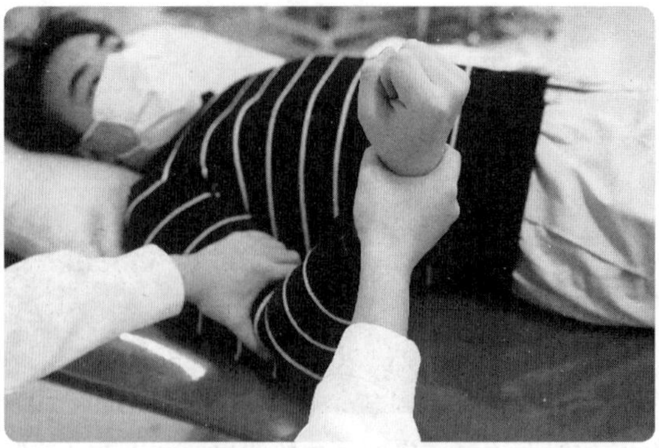

图5-21　肌力4～5级时屈肘肌群肌力训练

2. 增加伸肘肌群肌力训练　主动肌：肱三头肌。

（1）肌力1～3级：患者取坐位，肩关节外展90°，肘关节呈被动屈曲位。

训练方法：治疗师上方手托住患者的上臂远端，下方手握住患者的前臂远端，使肘关节屈曲到最大角度，前臂中立位（图5-22）。嘱患者做全范围肘伸直动作，然后恢复原位，重复进行。练习时治疗师应根据患者肌力水平提供帮助，肌力1级时，治疗师助力伸直肘关节；肌力2～3级时，只帮助固定上肢，不予助力。

（2）肌力4～5级：患者取俯卧位，上肢外展90°，前臂悬吊于床旁，肘下垫一毛巾卷，呈屈肘位。

训练方法：治疗师坐于患侧，治疗师上方手放在肱骨远端背侧，固定肱骨，下方手握住前臂远端背侧并向下施加阻力（图5-23）。鼓励患者用力伸肘进行抗阻训练。

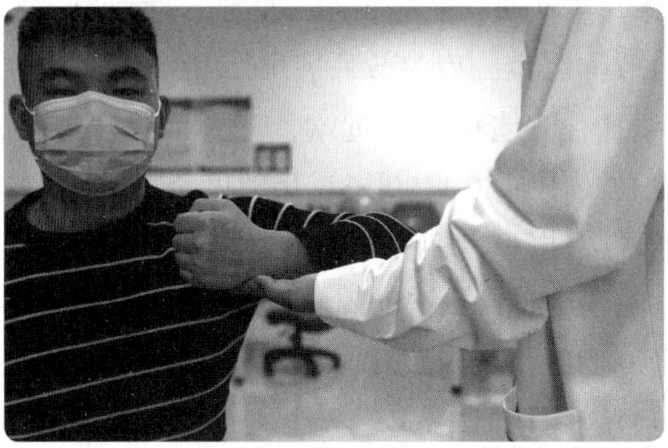

图5-22　肌力1～3级时伸肘肌群肌力训练

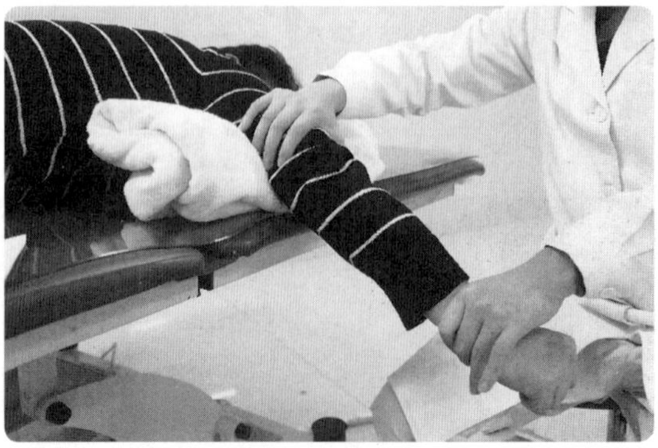

图5-23　肌力4～5级时伸肘肌群肌力训练（俯卧位）

上述方法也可在仰卧位下进行，上肢置于体侧，屈肘。治疗师上方手固定肱骨远端，下方手握住前臂远端并向下施加阻力（图5-24）。鼓励患者用力伸肘进行抗阻训练。

3. 增加前臂旋前、旋后肌群肌力训练 主动肌：旋前包括旋前圆肌、旋前方肌；旋后包括肱二头肌、旋后肌。

（1）肌力1～3级：患者取仰卧位，上肢稍外展，屈肘90°，前臂呈中立位。

训练方法：前臂旋后、旋前，患者手部放松。治疗师上方手固定肘部，下方手握住前臂远端。鼓励患者努力做全范围前臂旋前、旋后动作，然后还原，重复进行（图5-25）。练习时治疗师应根据患者肌力水平提供帮助，肌力1级时，治疗师给予助力于前臂远端帮助前臂旋前、旋后动作；肌力2～3级时，只帮助固定训练侧上肢，不予前臂旋前、旋后助力。

（2）肌力4～5级：患者取坐位，上肢于体侧自然下垂，肘关节屈曲90°，前臂呈旋前位、旋后位，手部放松。

训练方法：治疗师坐于患侧，双手分别固定手和前臂，在前臂远端向掌侧、背侧施加阻力。鼓励患者前臂用力旋后、旋前进行抗阻训练（图5-26）。

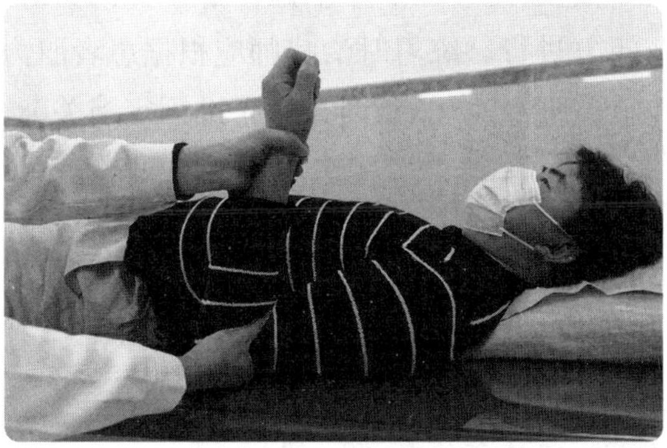

图5-24 肌力4～5级时伸肘肌群肌力训练（仰卧位）

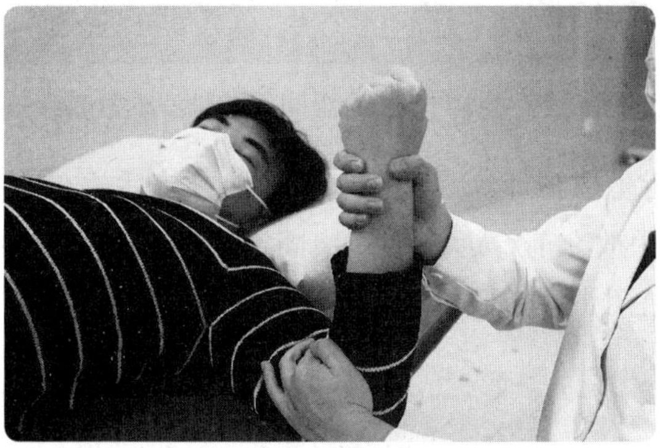

图5-25 肌力1～3级时前臂旋前、旋后肌群肌力训练

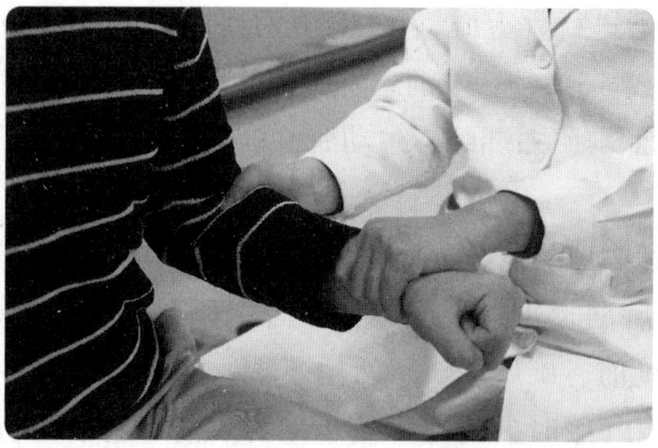

图5-26　肌力4～5级时前臂旋前、旋后肌群肌力训练

视频：增加腕及手部肌群肌力的训练

（三）增加腕及手部肌群肌力的训练

1. 增加屈腕肌群肌力训练　主动肌：桡侧腕屈肌、尺侧腕屈肌。

（1）肌力1～3级：患者取坐位，前臂呈中立位置于桌上，手指放松。

训练方法：治疗师上方手固定腕关节，下方手握住手掌（图5-27）。鼓励患者努力做全范围屈腕关节动作，然后恢复原位，重复进行。练习时治疗师应根据患者肌力水平提供帮助，肌力1级时，治疗师给予助力帮忙屈曲腕关节；肌力2～3级时，只帮助固定腕关节，不予助力。

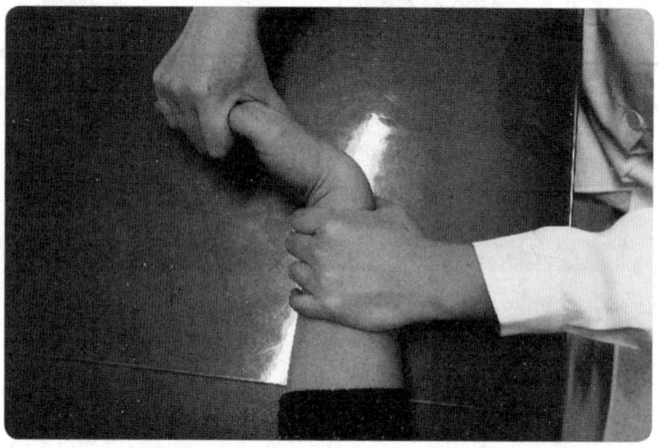

图5-27　肌力1～3级时屈腕肌群肌力训练

（2）肌力4～5级：患者坐在物理治疗训练床旁，前臂旋后放在床上。

训练方法：治疗师上方手放在前臂远端掌侧，固定前臂，下方手握住手掌并向下施加阻力。鼓励患者用力屈曲腕关节进行抗阻训练（图5-28）。

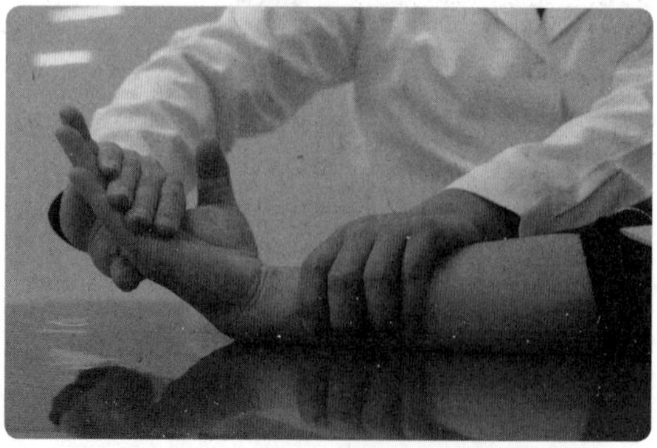

图5-28　肌力4～5级时屈腕肌群肌力训练

2. 增加伸腕肌群肌力训练 主动肌：桡侧腕长伸肌、桡侧腕短伸肌、尺侧腕伸肌。

（1）肌力1～3级：患者取坐位，前臂呈中立位置于床上，手放松。

训练方法：治疗师上方手固定腕关节，下方手握住手掌。鼓励患者努力做全范围伸腕关节动作，然后恢复原位，重复进行（图5-29）。练习时治疗师应根据患者肌力水平提供帮助，肌力1级时，治疗师给予助力帮忙伸展腕关节；肌力2～3级时，只帮助固定，不予助力。

（2）肌力4～5级：患者坐在物理治疗训练床旁，前臂旋前放在床上，手放松。

训练方法：治疗师上方手固定腕关节，下方手握住手背并向床面施加阻力。鼓励患者用力伸展腕关节进行抗阻训练（图5-30）。

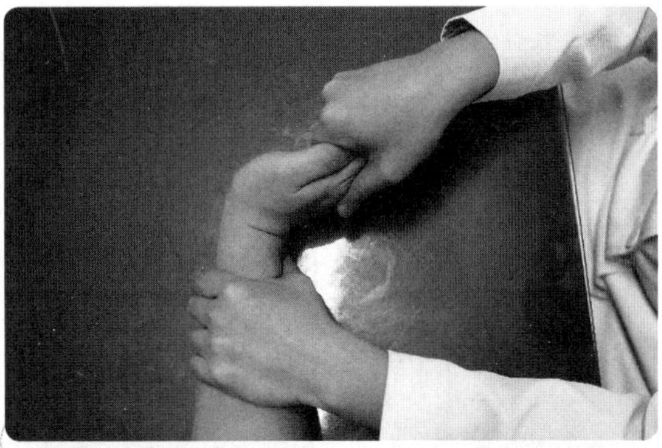

图5-29 肌力1～3级时伸腕肌群肌力训练

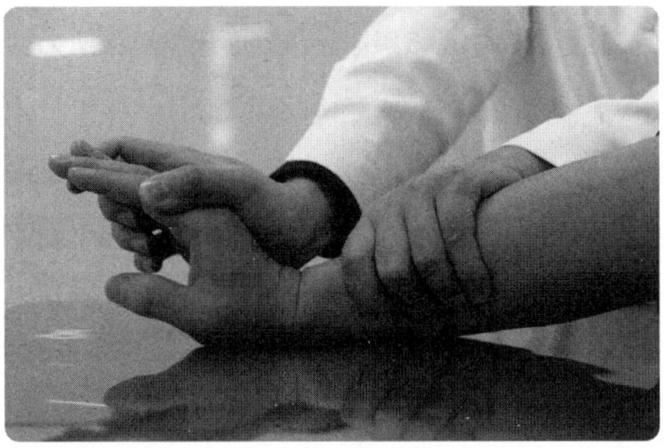

图5-30 肌力4～5级时伸腕肌群肌力训练

3. 增加腕桡偏、尺偏肌群肌力训练 主动肌：桡偏肌群包括桡侧腕长伸肌、桡侧腕短伸肌和桡侧腕屈肌；尺偏肌群包括尺侧腕屈肌和尺侧腕伸肌。

（1）肌力1～3级：患者坐在物理治疗训练床旁，前臂呈旋前位放在床上，手放松。

训练方法：治疗师上方手固定腕部，下方手握住手掌。鼓励患者努力做全范围的桡偏、尺偏运动（图5-31）。练习时治疗师应根据患者肌力水平提供帮助，肌力1级时，治疗师助力腕关节桡偏、尺偏运动；肌力2～3级时，只帮助减重，不予助力。

（2）肌力4～5级：患者取坐在物理治疗训练床旁，前臂呈旋前位放在床上，手放松。

训练方法：治疗师立于患侧，上方手放在前臂远端背侧，固定前臂，增加桡偏肌力时，下方手放在第1掌骨桡侧向尺侧施加阻力；增加尺偏肌力时，下方手放在第5掌骨尺侧并向桡侧施加阻力（图5-32）。鼓励患者用力桡偏、尺偏腕关节进行抗阻训练。

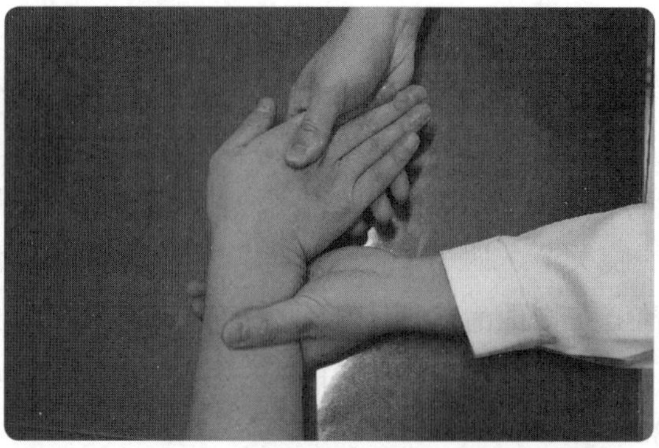

图5-31　肌力1～3级时腕桡偏、尺偏肌群肌力训练

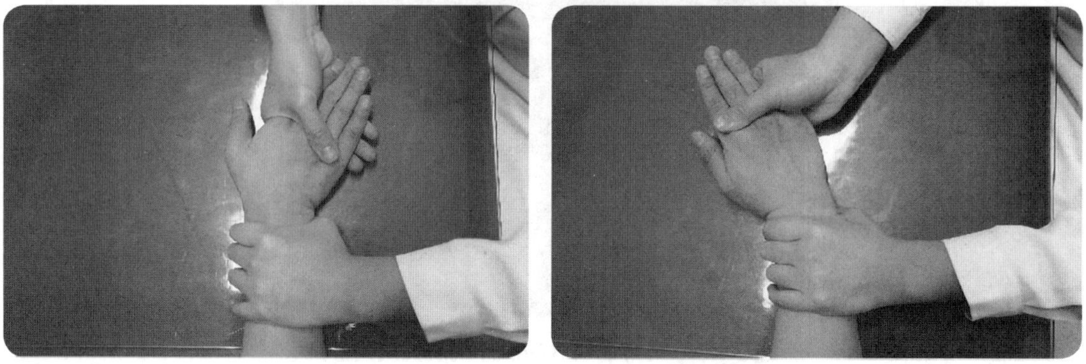

a　　　　　　　　　　　　　　b

图5-32　肌力4～5级时腕桡偏、尺偏肌群肌力训练

a.腕尺偏；b.腕桡偏

4．增加屈曲、伸展掌指关节肌群肌力训练　主动肌：蚓状肌、骨间背侧肌、骨间掌侧肌。

（1）肌力1～3级：患者坐在物理治疗训练床旁，前臂呈中立位放在床上。

训练方法：治疗师上方手握住掌骨，下方手握住近节指骨。鼓励患者努力全范围屈曲、伸展掌指关节（图5-33）。练习时治疗师应根据患者肌力水平提供帮助，肌力1级时，治疗师给予助力于近指间关节的远端帮助屈曲、伸展掌指关节；肌力2～3级时，只帮助固定，不予助力。

（2）肌力4～5级：患者坐在物理治疗训练床旁，前臂旋后位或旋前位放在床上。

训练方法：治疗师上方手握住掌骨，下方手放在近节指骨，增加屈曲掌指关节肌群肌力训练时，前臂旋后位放在床上，对掌侧施加阻力；增加伸展掌指关节肌群肌力训练时，前臂旋前位放在

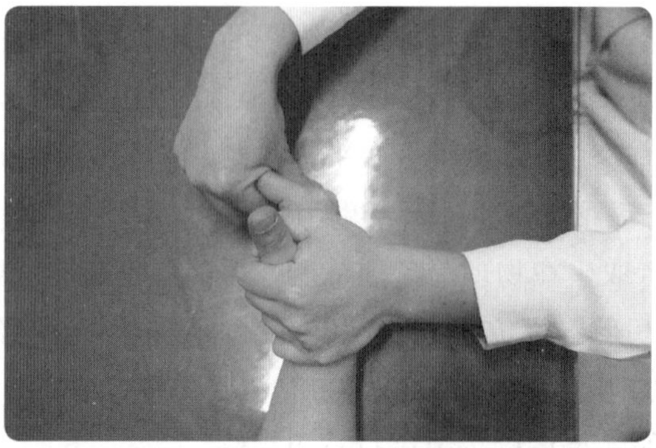

图5-33　肌力1～3级时屈曲、伸展掌指关节肌群肌力训练

床上，对背侧施加阻力。鼓励患者用力屈曲、伸展掌指关节进行抗阻训练（图5-34）。

5. 增加对掌肌群肌力训练

（1）肌力1～3级：患者坐在桌旁，前臂旋后放于桌上。

训练方法：治疗师上方手握住腕关节，下方手握住患者的拇指或小指掌骨。鼓励患者努力全关节活动范围对掌（图5-35）。练习时治疗师应根据患者肌力水平提供帮助，肌力1级时，治疗师给予助力帮助对掌；肌力2～3级时，只帮助固定，不予助力。

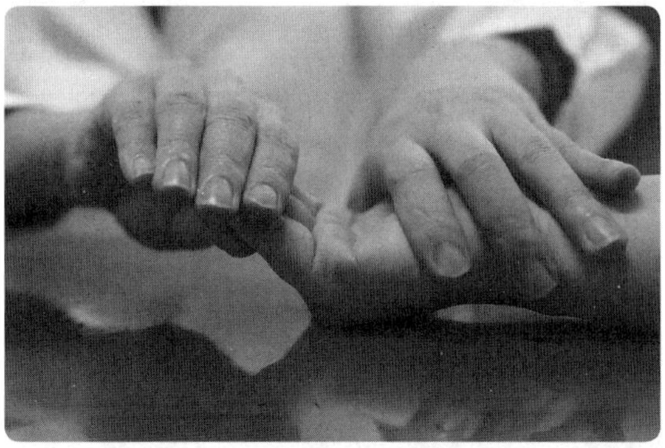

图5-34 肌力4～5级时屈曲、伸展掌指关节肌群肌力训练

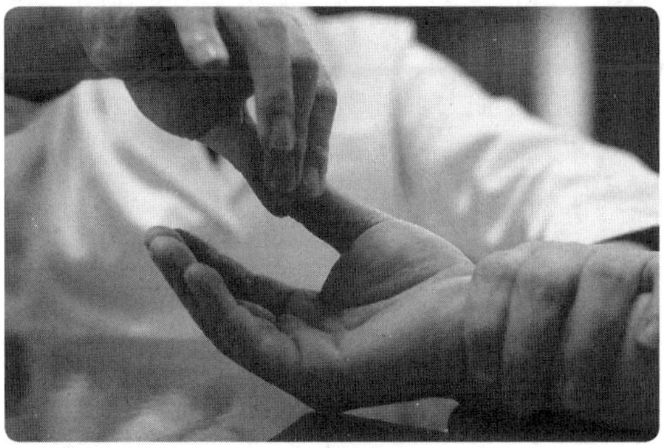

图5-35 肌力1～3级时对掌肌群肌力训练

（2）肌力4～5级：患者坐在桌旁，前臂旋后放于桌上。

训练方法：治疗师双手分别握住拇指和小指掌侧并向外侧施加阻力（图5-36）。

6. 增加屈指肌群肌力训练

（1）肌力1～3级：患者坐在桌旁，前臂旋后位，肘关节前臂置于治疗床上，手指自然放松。

训练方法：治疗师上方手握住指间关节近端，下方手握住远节指骨。鼓励患者全范围屈曲指间关节（图5-37）。

（2）肌力4～5级：患者坐在桌旁，前臂呈中立位，腕呈中立位。

训练方法：治疗师上方手固定近节指骨，下方手握住指间关节的远端并向下施加阻力。鼓励患者全范围屈曲指间关节（图5-38）。

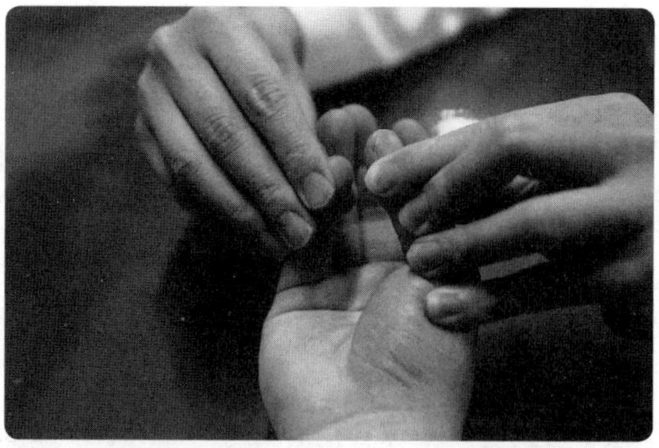

图5-36　肌力4～5级时对掌肌群肌力训练

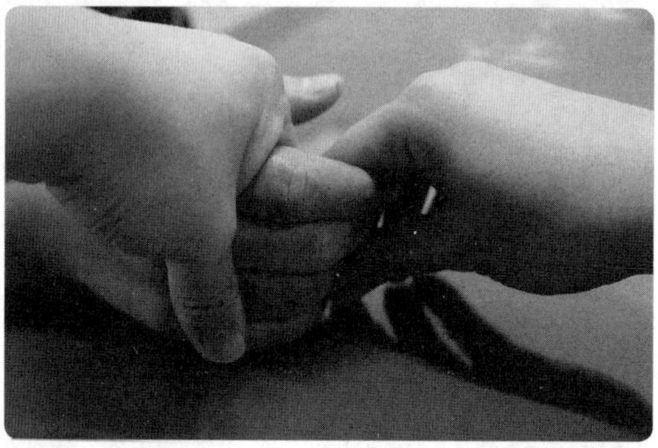

图5-37　肌力1～3级时屈指肌群肌力训练

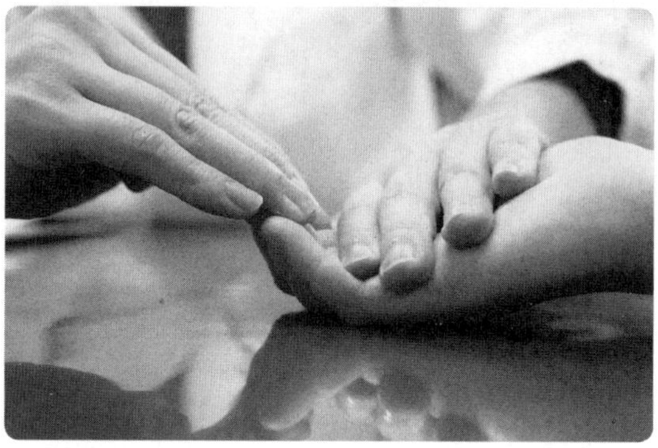

图5-38　肌力4～5级时屈指肌群肌力训练

二、下肢肌群肌力训练方法

视频：增加髋部肌群肌力的训练

（一）增加髋部肌群肌力的训练

1．增加屈髋肌群肌力训练　主动肌：髂腰肌、股直肌。

（1）肌力1～3级：患者取健侧卧位，患侧伸髋，屈膝90°。

训练方法：治疗师上方手放在髂前上棘处固定骨盆，下方手托住膝关节。鼓励患者努力做全关节活动范围屈髋（图5-39）。练习时治疗师应根据患者肌力水平提供帮助，肌力1级时，治疗师协助患者做屈髋动作，肌力2～3级时，只帮助托起下肢，不予助力。

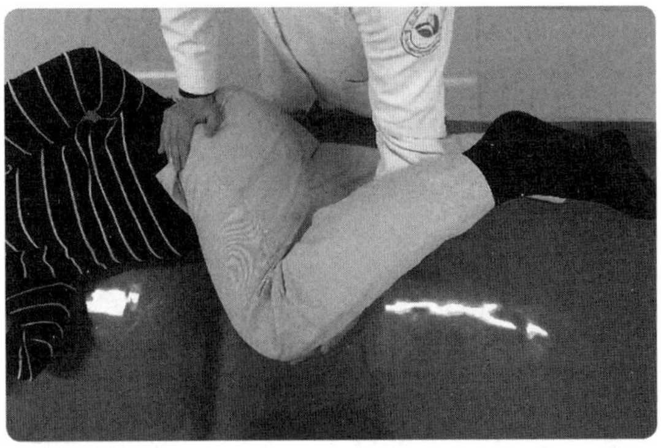

图5-39　肌力1～3级时屈髋肌群肌力训练

（2）肌力4～5级：患者取仰卧位，下肢屈髋、屈膝。

训练方法：治疗师立于患侧，双手将下肢扶起，屈髋90°，膝关节自然屈曲，上方手放在大腿远端，向足的方向施加阻力，下方手托住足跟及踝关节，鼓励患者抗阻力做全关节活动范围屈髋（图5-40）。

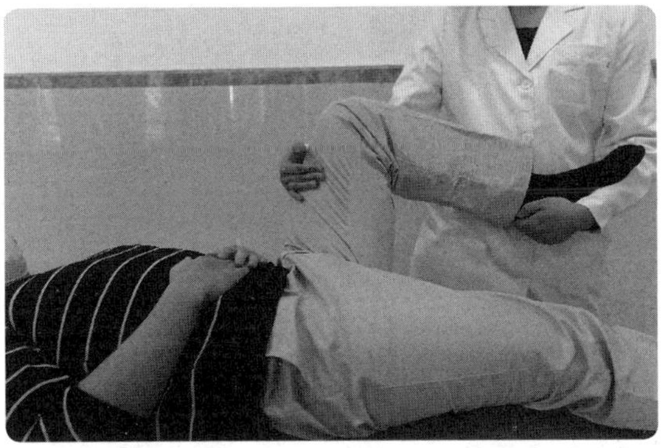

图5-40　肌力4～5级时屈髋肌群肌力训练（仰卧位）

上述方法也可以在坐位下进行，治疗师上方手放在髂前上棘处固定骨盆，下方手放在股骨远端并向下施加阻力。鼓励患者抗阻力做全关节活动范围屈髋（图5-41）。

2. 增加髋后伸肌群肌力训练　主动肌：臂大肌、半腱肌、半膜肌、股二头肌长头。

（1）肌力1～3级：患者取健侧卧位，健侧下肢稍微屈髋、屈膝，患侧下肢处伸展位。

训练方法：治疗师下方手托住足踝，上方手托住膝关节。鼓励患者努力做全关节活动范围伸髋

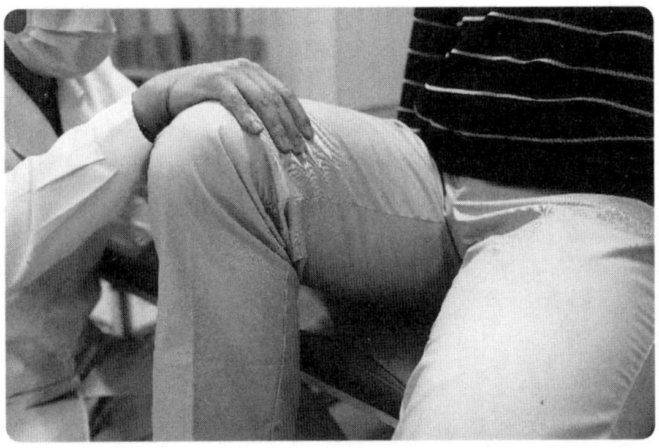

图5-41　肌力4～5级时屈髋肌群肌力训练（坐位）

（图5-42）。练习时治疗师应根据患者肌力水平提供帮助，肌力1级时，治疗师给予助力后伸髋关节；肌力2～3级时，只帮助托起训练侧下肢，不予伸髋关节助力。

（2）肌力4～5级：患者取俯卧位，下肢伸直。

训练方法：治疗师上方手放在臀部，固定骨盆，下方手放在膝关节上部并向下施加阻力（图5-43）。

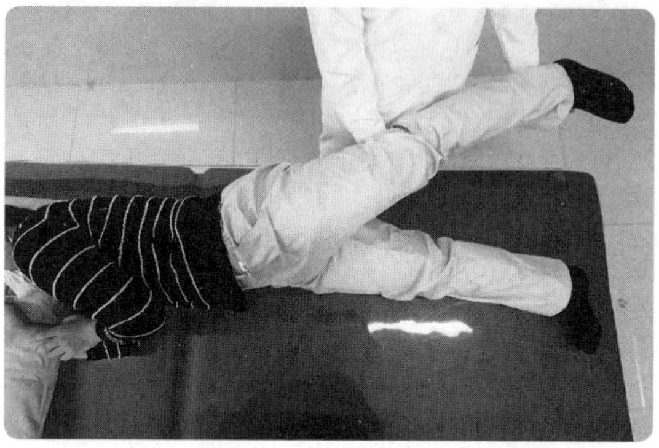

图5-42　肌力1～3级时伸髋肌群肌力训练

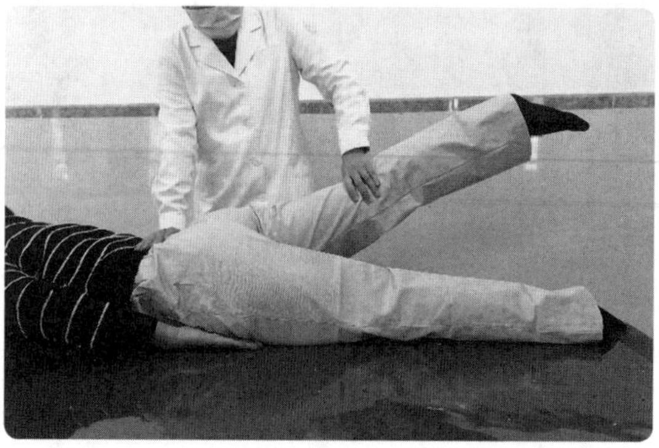

图5-43　肌力4～5级时伸髋肌群肌力训练

3. 增加髋外展肌群肌力训练　主动肌：臀中肌。

（1）肌力1～3级：患者取仰卧位，下肢伸直，呈中立位。

训练方法：治疗师上方手托在腘窝，下方手托在足踝处。鼓励患者努力做髋外展（图5-44）。练习时治疗师应根据患者肌力水平提供帮助，肌力1级时，治疗师给予助力帮助外展髋关节；肌力

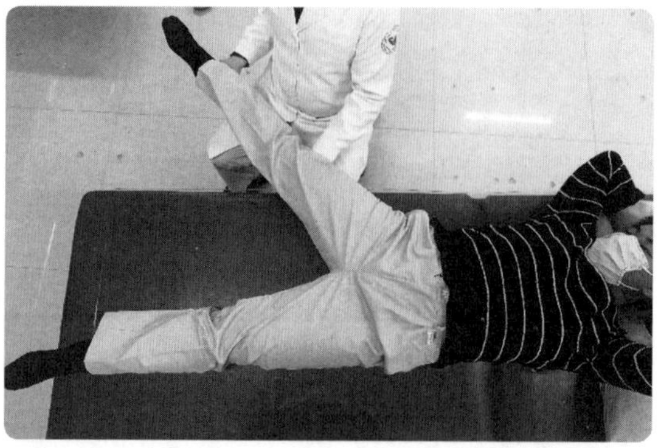

图5-44　肌力1～3级时髋外展肌群肌力训练

2～3级时，只帮助托起训练侧下肢，不予外展髋关节助力。

（2）肌力4～5级：患者取仰卧位，下肢伸直，中立位。

训练方法：治疗师下方手放在足踝上方，上方手放在大腿远端内侧并向外侧施加阻力，如果膝关节无疼痛，下方手也可以放在外踝处并向内侧施加阻力（图5-45）。鼓励患者抗阻力全关节活动范围外展髋关节。

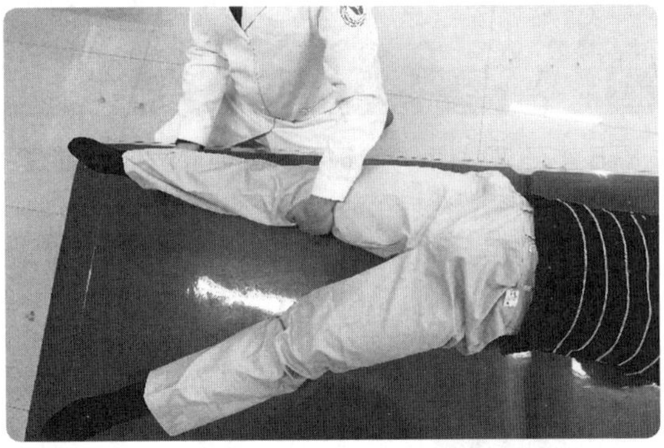

图5-45 肌力4～5级时髋外展肌群肌力训练（仰卧位）

上述方法也可以在侧卧位进行，训练侧下肢在上，治疗师上方手放在髂骨上缘固定骨盆，下方手放在股骨远端外侧并向下施加阻力。鼓励患者抗阻力全关节活动范围外展髋关节（图5-46）。

4．增加髋内收肌群肌力训练 主动肌：大收肌、短收肌、长收肌、耻骨肌、股薄肌。

（1）肌力1～3级：患者取仰卧位，正常侧下肢髋关节外展25°，训练侧下肢外展约30°。

训练方法：治疗师上方手托在腘窝处，下方手托在足跟。鼓励患者努力内收髋关节（图5-47）。练习时治疗师应根据患者肌力水平提供帮助，肌力1级时，治疗师给予助力帮助内收髋关节；肌力2～3级时，只帮助托起训练侧下肢，不予内收髋关节助力。

（2）肌力4～5级：患者取仰卧位，正常侧下肢髋关节外展25°，训练侧下肢外展约30°。

训练方法：治疗师上方手放在髂前上棘固定骨盆，下方手放在大腿远端并向外施加阻力（图5-48），如果膝关节无疼痛，下方手也可以放在外踝处并向内侧施加阻力。鼓励患者抗阻力全关节活动范围内收髋关节。

上述方法也可以在患侧卧位进行，健侧下肢在上，治疗师一手托起健侧下肢，另一手放在患侧膝关节内侧并向下施加阻力。鼓励患者抗阻力全关节活动范围内收髋关节（图5-49）。

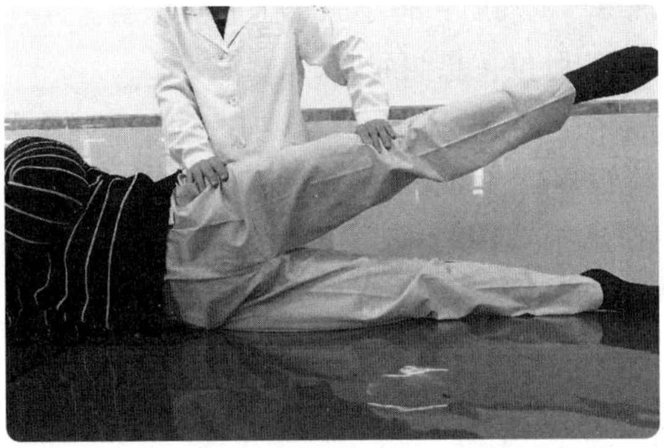

图5-46 肌力4～5级时髋外展肌群肌力训练（侧卧位）

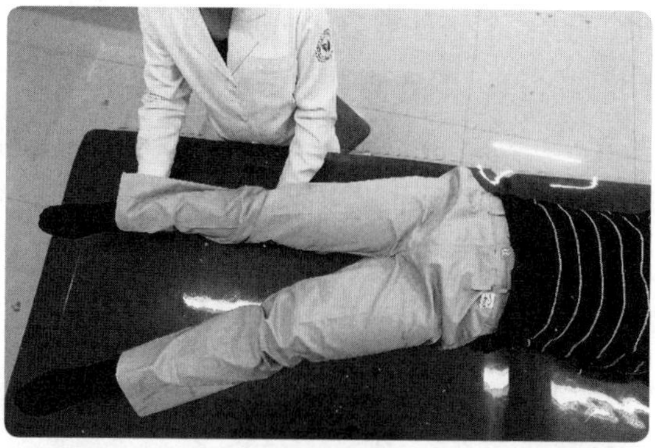

图5-47　肌力1～3级时髋内收肌群肌力训练

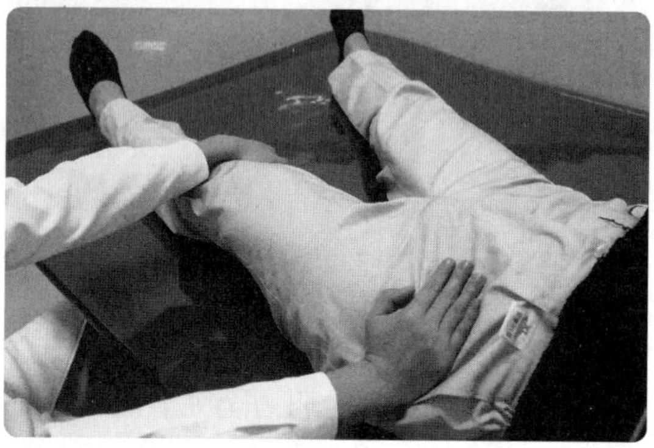

图5-48　肌力4～5级时髋内收肌群肌力训练（仰卧位）

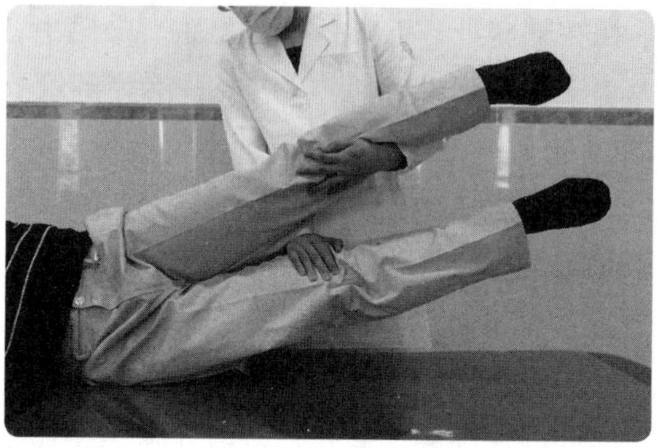

图5-49　肌力4～5级时髋内收肌群肌力训练（侧卧位）

5. 增加髋内旋肌群肌力训练　主动肌：臀小肌、阔筋膜张肌。

（1）肌力1～3级：患者取仰卧位，患侧屈髋、屈膝90°。

训练方法：治疗师立于患侧，上方手放在膝关节外，下方手握住踝部。鼓励患者努力内旋髋关节（图5-50）。练习时治疗师应根据患者肌力水平提供帮助，肌力1级时，治疗师给予助力帮助内旋髋关节；肌力2～3级时，只帮助托起下肢，不予助力。

（2）肌力4～5级：患者取仰卧位，患侧屈髋、屈膝90°。

训练方法：治疗师立于患侧，增强髋内旋肌群肌力时，下方手握住踝部外侧并向内施加阻力，上方手放在膝关节外。鼓励患者抗阻力全范围内旋髋关节（图5-51）。

6. 增加髋外旋肌群肌力训练　主动肌：闭孔外肌、闭孔内肌、股方肌、梨状肌、臀大肌。

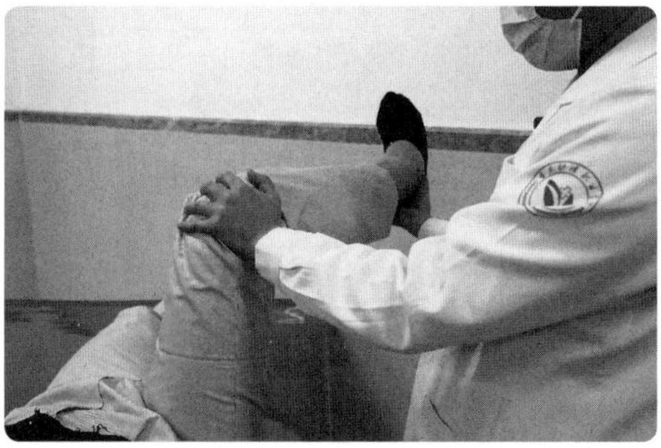

图5-50 肌力1～3级时髋内旋肌群肌力训练

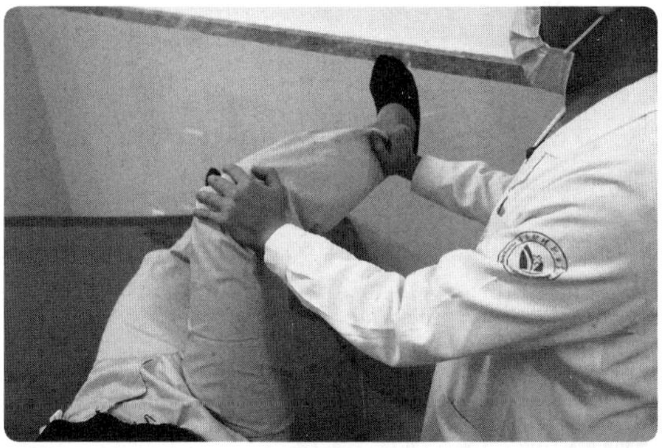

图5-51 肌力4～5级时髋内旋肌群肌力训练

（1）肌力1～3级：患者取仰卧位，患侧屈髋、屈膝90°。

训练方法：治疗师立于患侧，上方手放在大腿远端外侧，下方手握住踝部。鼓励患者努力外旋髋关节（图5-52）。练习时治疗师应根据患者肌力水平提供帮助，肌力1级时，治疗师给予助力帮助外旋髋关节；肌力2～3级时，只帮助托起下肢，不予助力。

（2）肌力4～5级：患者取仰卧位，患侧屈髋、屈膝90°。

训练方法：治疗师立于患侧，增强髋外旋肌群肌力时，下方手握住踝部，上方手放在膝关节内侧并向内施加阻力。鼓励患者抗阻力全范围外旋髋关节（图5-53）。

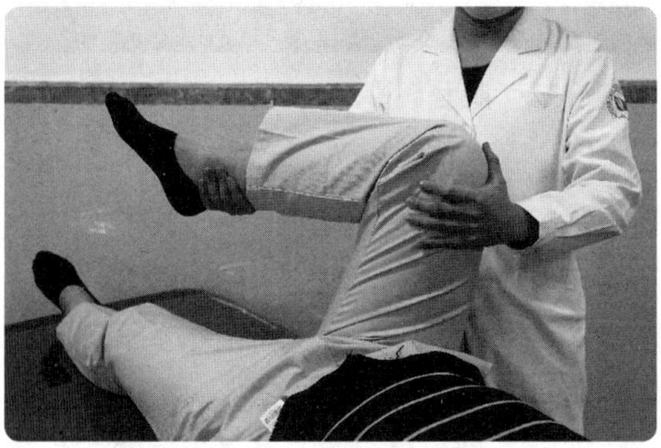

图5-52 肌力1～3级时髋外旋肌群肌力训练

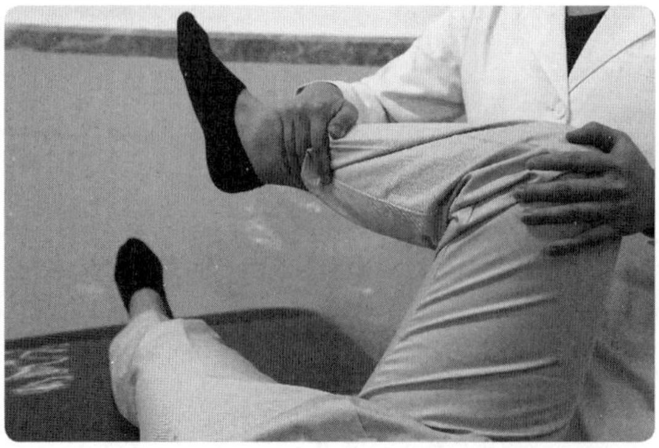

图5-53　肌力4～5级时髋外旋肌群肌力训练

视频：增加膝部肌群肌力的训练

（二）增加膝部肌群肌力的训练

1．增加屈膝肌群肌力训练　主动肌：股二头肌、半腱肌、半膜肌。

（1）肌力1～3级：患者取健侧卧位，双下肢伸直。

训练方法：治疗师上方手固定患侧膝关节，下方手托住患侧小腿远端。鼓励患者努力做屈膝动作（图5-54）。练习时治疗师应根据患者肌力水平提供帮助，肌力1级时，治疗师给予助力帮助屈曲膝关节；肌力2～3级时，只帮助托起小腿，不予助力。

（2）肌力4～5级：患者取俯卧位，下肢伸直。

训练方法：治疗师上方手放在腘窝上方固定大腿，下方手放在小腿远端并施加阻力。鼓励患者抗阻力全关节活动范围屈曲膝关节（图5-55）。

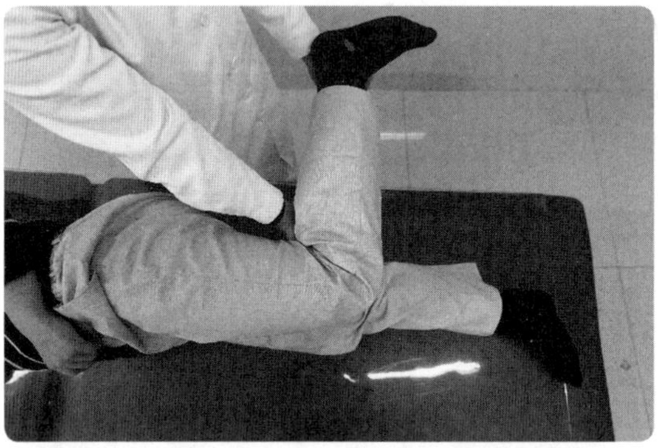

图5-54　肌力1～3级时屈膝肌群肌力训练

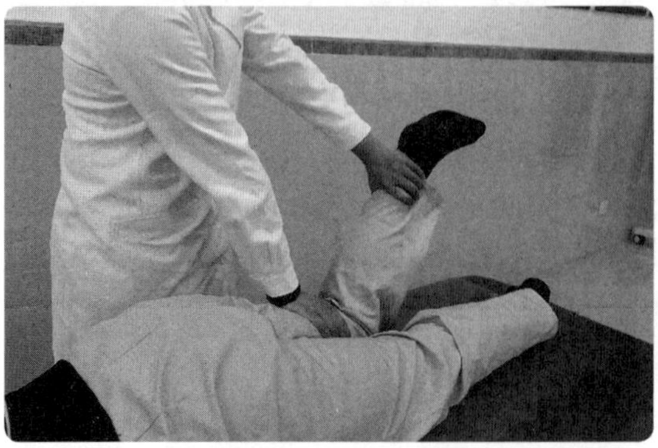

图5-55　肌力4～5级时屈膝肌群肌力训练

2. 增加伸膝肌群肌力训练　主动肌：股四头肌（股直肌、股中间肌、股内侧肌、股外侧肌）。

（1）肌力1～3级：患者取健侧卧位，患侧下肢稍屈髋、屈膝90°。

训练方法：治疗师上方手托住膝关节，下方手托住小腿远端，鼓励患者努力做伸膝动作（图5-56）。练习时治疗师应根据患者肌力水平提供帮助，肌力1级时，治疗师给予助力帮助伸膝关节；肌力2～3级时，只辅助托起小腿，不予助力。

（2）肌力4～5级：患者取坐位，双下肢垂于床边，训练侧大腿下方放一毛巾卷。

训练方法：治疗师位于患侧，上方手放在膝关节上方，固定股骨，下方手握住小腿远端并向后施加阻力。鼓励患者抗阻力全关节活动范围伸膝（图5-57）。

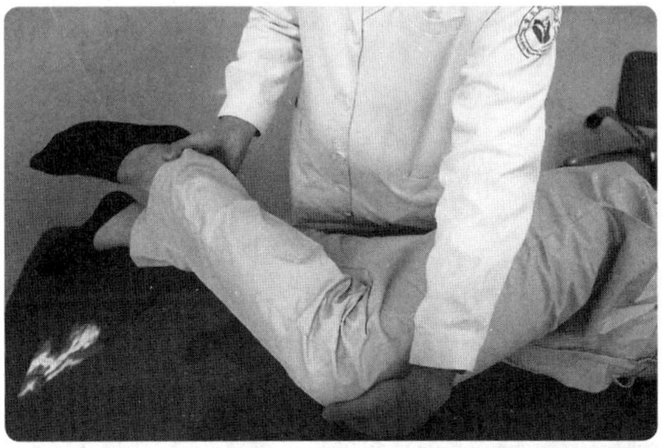

图5-56　肌力1～3级时伸膝肌群肌力训练

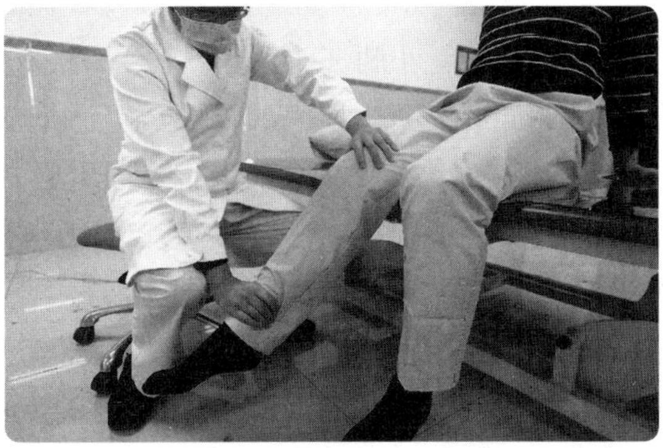

图5-57　肌力4～5级时伸膝肌群肌力训练

（三）增加踝部肌群肌力的训练

视频：增加踝部肌群肌力的训练

1. 增加踝背屈肌群肌力训练　主动肌：胫骨前肌。

（1）肌力1～3级：患者取健侧卧位，患侧下肢伸直。

训练方法：治疗师立于患侧，上方手放在小腿远端，固定胫骨，下方手握住足背。鼓励患者努力做踝背屈（图5-58）。练习时治疗师应根据患者肌力水平提供帮助，肌力1级时，治疗师给予助力帮助背屈踝关节；肌力2～3级时，只固定小腿远端，不予助力。

（2）肌力4～5级：患者取仰卧位，膝下垫枕微屈，踝呈中立位。

训练方法：治疗师立于患侧，上方手放在小腿远端，固定胫骨，下方手握住足背，并向足底方向施加阻力。鼓励患者抗阻力全范围背屈踝关节（图5-59）。

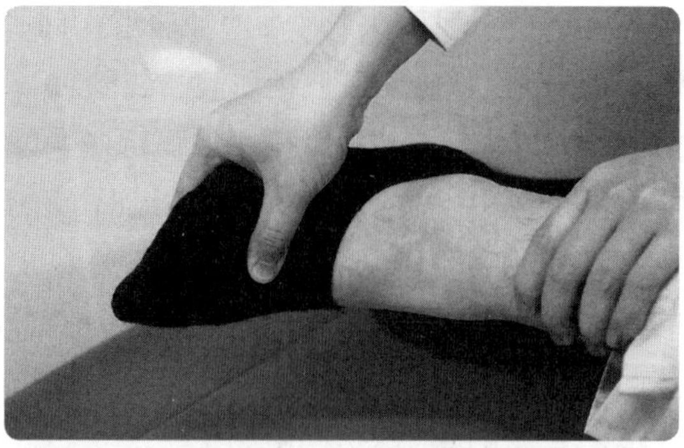

图5-58　肌力1～3级时踝背屈肌群肌力训练

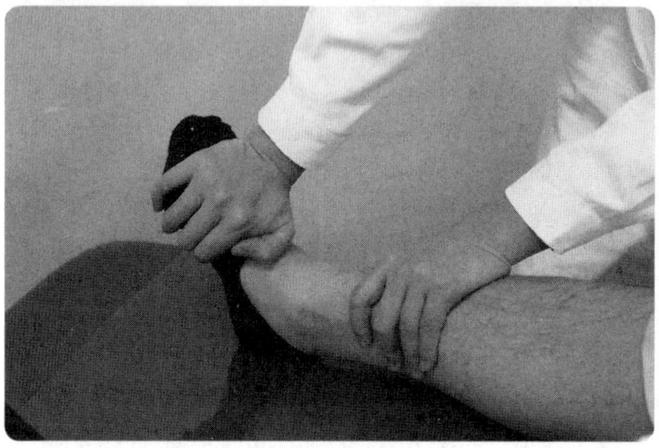

图5-59　肌力4～5级时踝背屈肌群肌力训练

2. 增加踝跖屈肌群肌力训练　主动肌：小腿三头肌。

（1）肌力1～3级：患者取侧卧位，膝下垫枕微屈，踝关节呈中立位。

训练方法：治疗师立于患者前方，上方手放在小腿远端，固定胫骨，下方手握住足背。鼓励患者努力全范围跖屈踝关节（图5-60）。练习时治疗师应根据患者肌力水平提供帮助，肌力1级时，治疗师给予助力帮助跖屈踝关节；肌力2～3级时，只固定小腿远端，不予助力。

（2）肌力4～5级：患者取仰卧位或坐位，膝下垫枕微屈，踝关节呈中立位。

训练方法：治疗师立于患侧，上方手放在小腿远端，固定胫骨，下方手握住足跟施加阻力。鼓励患者抗阻力全范围跖屈踝关节（图5-61）。

上述方法也可站立位练习，患者单足站立，足跟抬起，踝关节跖屈并保持（图5-62）。

3. 增强足内翻、外翻肌群肌力训练　主动肌：足内翻包括胫骨前肌、胫骨后肌；足外翻包括腓

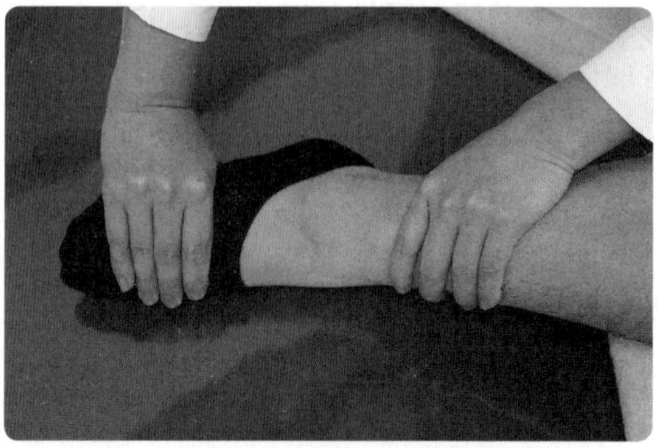

图5-60　肌力1～3级时踝跖屈肌群肌力训练

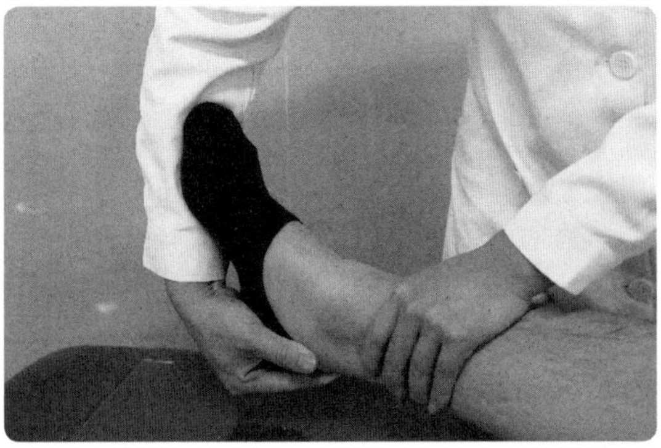

图5-61　肌力4～5级时踝跖屈肌群肌力训练（仰卧位）

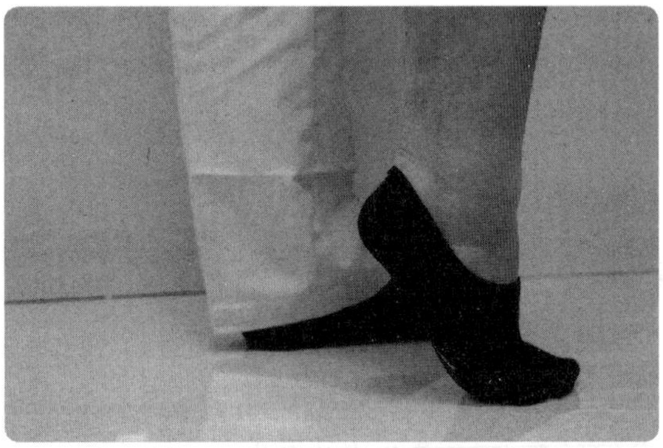

图5-62　肌力4～5级时踝跖屈肌群肌力训练（站立位）

骨长肌、腓骨短肌。

（1）肌力1～3级时：患者取仰卧位，踝关节呈中立位（内翻）或轻度跖屈（外翻）。

训练方法：治疗师立于患侧，上方手放在小腿远端，固定胫骨，下方手握住足底。鼓励患者努力做全范围足内翻、外翻动作（图5-63）。练习时治疗师应根据患者肌力水平提供帮助，肌力1级时，治疗师给予助力帮助足内翻、外翻；肌力2～3级时，只固定小腿远端，不予助力。

（2）肌力4～5级：患者取床边坐位，小腿自然下垂。

训练方法：治疗师上方手放在小腿远端，固定胫骨。当增加足内翻肌群肌力时，下方手握住足的内侧缘施加阻力；当增加足外翻肌群肌力时，下方手握住足的外侧缘施加阻力（图5-64）。

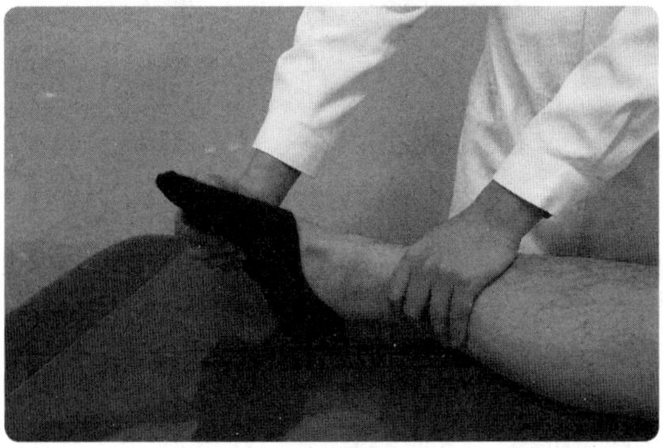

图5-63　肌力1～3级时足内翻、外翻肌群肌力训练

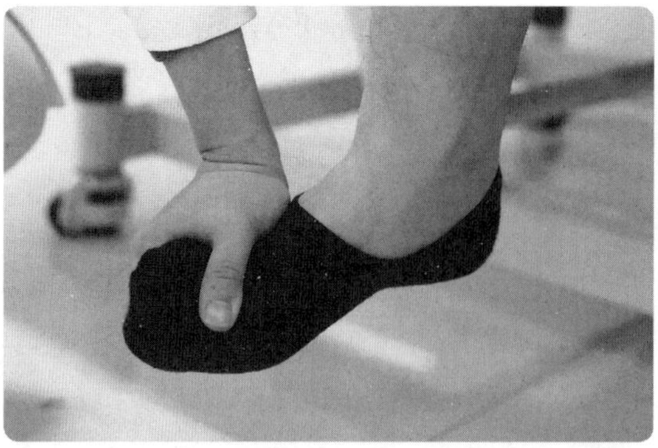

图5-64 肌力4～5级时足内翻、外翻肌群肌力训练

三、颈部、躯干肌群肌力训练方法

视频：增加颈部肌群肌力的训练

（一）增加颈部肌群肌力的训练

增加颈前屈肌群肌力训练 主动肌：胸锁乳突肌、斜角肌、颈长肌、头长肌。

（1）肌力1～3级：患者呈侧卧位，头下垫枕使头颈部保持水平，肩部放松。

训练方法：治疗师上方手托住患者头部，下方手固定患者肩部。鼓励患者努力做全范围的颈前屈动作（图5-65）。练习时治疗师应根据患者肌力水平提供帮助，肌力1级时，治疗师助力颈前屈动作；肌力2～3级时，只固定肩部、托起头部，不予帮助。

（2）肌力4～5级：患者取仰卧位，头下垫枕使头颈部保持水平，肩部放松。

训练方法：治疗师下方手固定患者肩部，上方手置于患者头前额部，向下施加阻力。鼓励患者用力颈前屈进行抗阻训练（图5-66）。

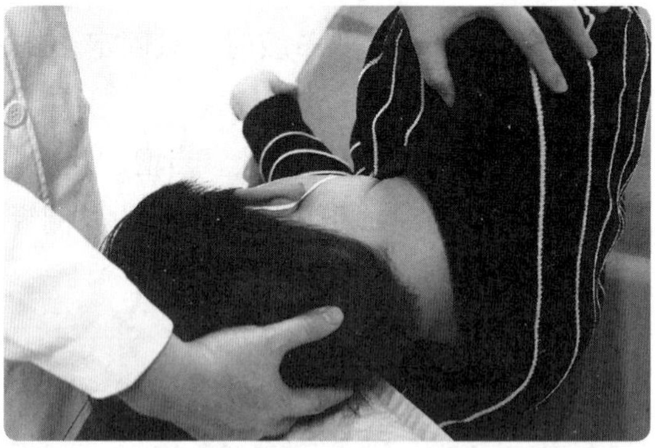

图5-65 肌力1～3级时颈前屈肌群肌力训练

视频：增加躯干肌群肌力的训练

（二）增加躯干肌群肌力的训练

1. 增加躯干前屈肌群肌力训练 主动肌：腹直肌。

（1）肌力1～3级：患者取仰卧位，下肢被固定，双上肢置于体侧。

训练方法：治疗师立于患者一侧，上方手托住患者头部，下方手固定患者骨盆。鼓励患者注意力集中，努力做全范围的头、肩抬离床面动作（图5-67）。练习时治疗师应根据患者肌力水平提供帮

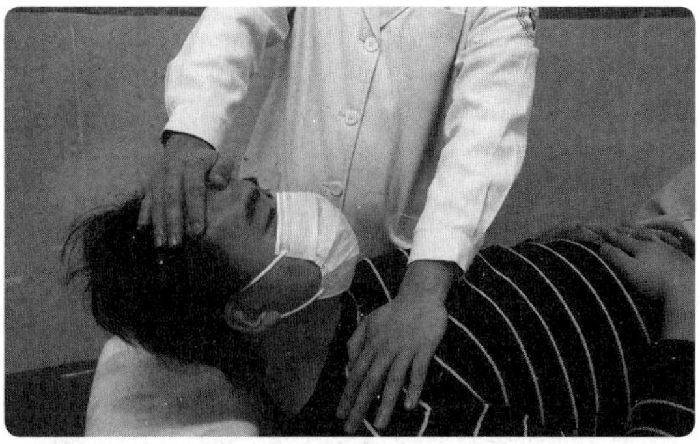

图5-66　肌力4～5级时颈前屈肌群肌力训练

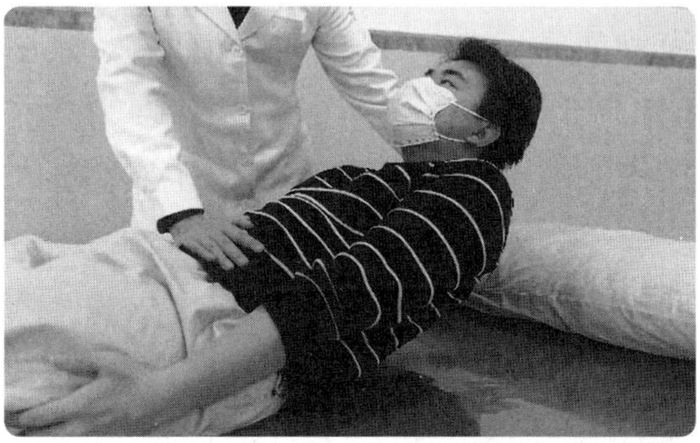

图5-67　肌力1～3级时躯干前屈肌群肌力训练

助，肌力1级时，治疗师给予适当的帮助缓慢匀速做头、肩抬离床面动作；肌力大于1级时，治疗师给予抬离床面动作的助力；肌力3级时，只帮助固定骨盆，不予助力。

（2）肌力4～5级：患者取仰卧位，肩部放松。

训练方法：治疗师立于患者一侧，双手固定患者双侧大腿。鼓励患者努力做双手向前平举能坐起和双手抱头能坐起训练（图5-68）。

2. 增加躯干后伸肌群肌力训练　主动肌：胸髂肋肌、腰髂肋肌、胸最长肌、胸棘肌、胸半棘肌、多裂肌、胸旋转肌、腰旋转肌。

（1）肌力1～3级：患者取俯卧位，双上肢置于体侧，下肢伸直固定。

训练方法：治疗师立于患者一侧，下方手固定患者臀部，上方手托在患者的上胸部。鼓励患者努力做全范围的头、胸抬离床面动作（图5-69）。练习时治疗师应根据患者肌力水平提供帮助，肌力

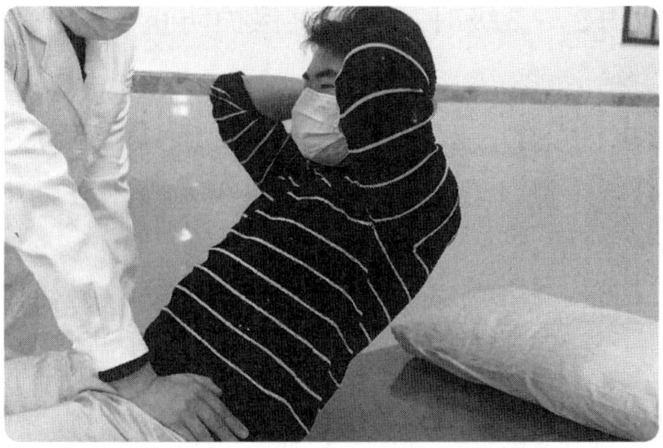

图5-68　肌力4～5级时躯干前屈肌群肌力训练

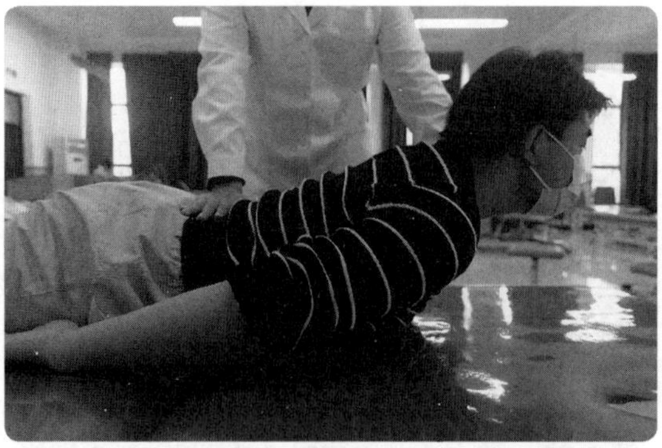

图5-69　肌力1～3级时躯干后伸肌群肌力训练

1～2级时，治疗师给予适当的帮助缓慢做头、胸抬离床面动作；肌力3级时，只帮助压住臀部，不给予头、胸抬离床面动作的助力。

（2）肌力4～5级：患者取俯卧位，下肢伸直固定，双上肢置于体侧，胸部以上在床沿外悬空。

训练方法：治疗师立于患者一侧，下方手压在臀部固定，上方手放在患者的上背部施加不同大小的阻力。鼓励患者用力后伸躯干进行抗阻训练（图5-70）。

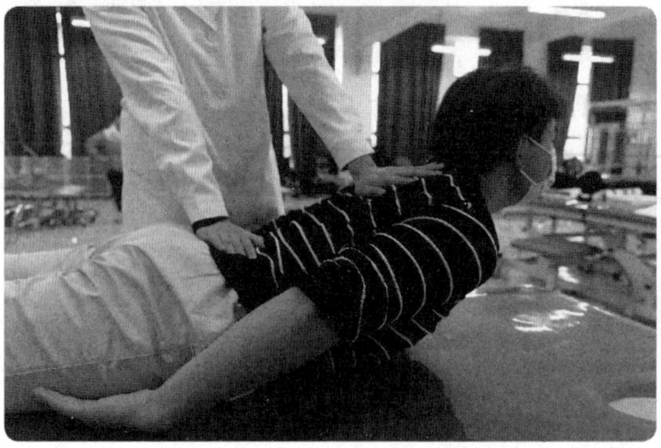

图5-70　肌力4～5级时躯干后伸肌群肌力训练

3. 增加躯干旋转肌群肌力训练　主动肌：腹内斜肌、腹外斜肌。

（1）肌力1～3级：患者取坐位，固定骨盆，下肢放松。

训练方法：治疗师立于患者身后，双手扶在患者的双肩上。鼓励患者努力将上身向左、右两侧旋转（图5-71）。练习时治疗师应根据患者肌力水平提供帮助，肌力1级时，治疗师给予助力帮助患者做上身向左、右旋转；肌力2～3级时，只提供保护防止失去平衡，不予上身向左、右旋转的助力。

（2）肌力4～5级：患者取仰卧位，双上肢放置于体侧，固定下肢。

训练方法：治疗师立于患者一侧，双手固定患者的双下肢。鼓励患者努力双手抱头坐起，并向一侧转体，重复进行（图5-72）。

4. 增强躯干侧屈肌群肌力训练　主动肌：腰方肌、腹内斜肌、腹外斜肌、腹直肌、背阔肌；固定肌：髋关节外展肌。

（1）肌力1～3级：患者取侧卧位，固定骨盆，双上肢自然放松于身体前侧。

训练方法：治疗师立于患者身后，上方手托住头颈部，下方手固定骨盆。鼓励患者努力做侧屈

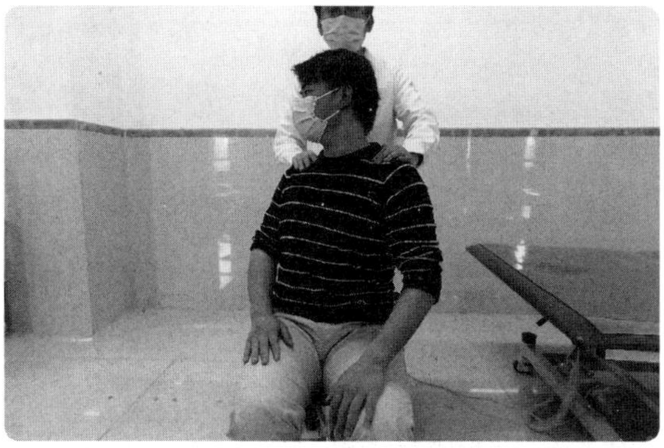

图5-71　肌力1～3级时躯干旋转肌群肌力训练

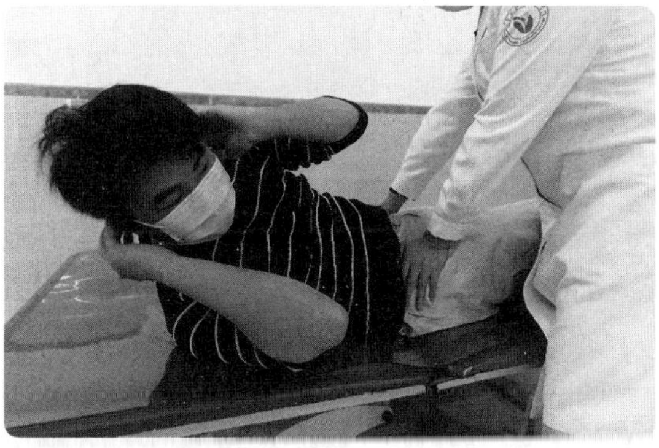

图5-72　肌力4～5级时躯干旋转肌群肌力训练

动作（图5-73）。练习时治疗师应根据患者肌力水平提供帮助，肌力1级时，治疗师给予适当缓慢的助力帮助患者向一侧侧屈；肌力2～3级时，只固定下肢和骨盆，不给予侧屈的助力。

（2）肌力4～5级：患者取侧卧位，固定骨盆，双上肢抱头。

训练方法：治疗师立于患者身后，双手只固定骨盆和下肢。鼓励患者努力抱头侧屈使上身抬离床面（图5-74）。

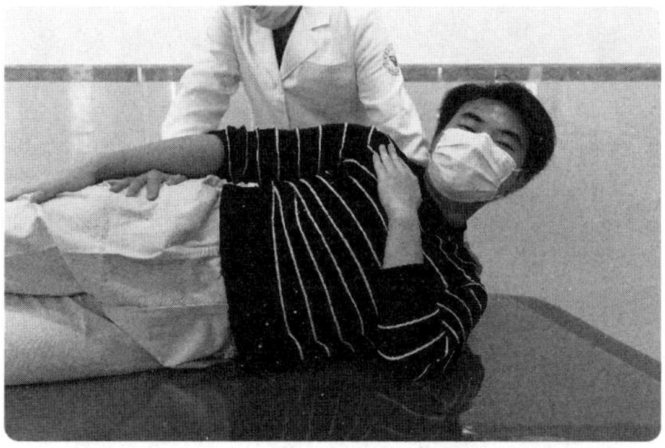

图5-73　肌力1～3级时躯干侧屈肌群肌力训练

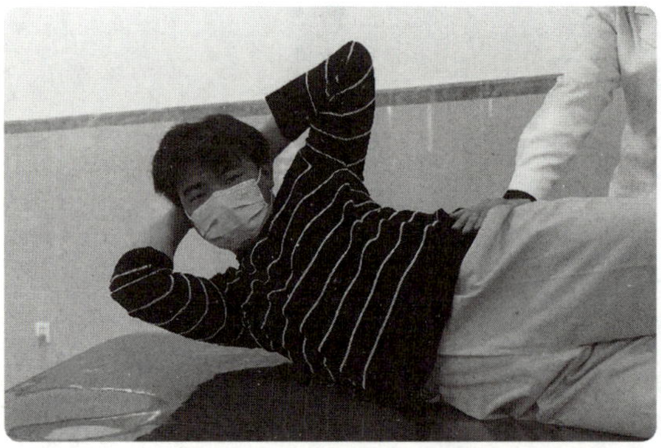

图5-74　肌力4～5级时躯干侧屈肌群肌力训练

—• 考试知识点总结 •—

—• 本章小结 •—

—• 协和云课堂……　拓展练习及参考答案 •—

（张林林）

第六章　平衡与协调训练技术

教学课件

学习目标

素质目标

（1）树立感觉-运动整合意识。

（2）具备动态评估与阶梯训练的临床思维，深化平衡协调训练技术应用及跌倒风险防控的理解，重建生活功能。

知识目标

（1）掌握：平衡和协调的定义、训练原则及训练方法。

（2）熟悉：影响平衡和协调功能的因素。

（3）了解：平衡和协调的维持机制等。

能力目标

有一定的临床康复综合思维能力，能为平衡及协调障碍的患者选用适当的方法进行训练。

案例导入

【案例】

患者，男，59岁，汉族。21天前无明显诱因出现言语不能，四肢活动不利，后就诊于某院急诊，测血压155/103mmHg，查头颅CT提示：脑干出血，收入神经内科，行保守治疗（具体不详）。现患者神清，言语欠清晰，四肢活动不利，收入康复科。功能评估：神清，精神差，言语欠流利、欠清晰，计算力减退、定向力可。布氏分期：双上肢Ⅳ期，双手Ⅴ期，双下肢Ⅳ，双侧腱反射对称，巴宾斯基（Babinski）征左（＋）右（＋）。双侧深浅感觉对称。双侧跟膝胫试验、指鼻试验欠稳准。坐位平衡0级，立位平衡0级。穿衣、洗漱、行走等日常生活活动能力受限。

【问题】

就此患者情况，该如何进行运动治疗？

·核心知识拆解·

平衡和协调都属于运动功能的范畴，脑卒中、脑外伤、脑瘫、脊髓损伤，帕金森病、骨科疾病、周围神经系统疾病等均可导致平衡与协调功能障碍，影响患者运动和生命安全。上述疾病患者，除接受针对病因的药物或手术等治疗外，还要积极地进行平衡功能训练和协调功能训练，以改善运动和生活质量。

第一节 平衡概述

一、基本定义及分类

视频：平衡的定义和分类

（一）平衡的定义

平衡是指物体受到各个方向的作用力与反作用力大小相等，使物体处于一种稳定的状态。在临床上，平衡是指身体所处的一种姿势状态，身体无论在休息时还是在持续运动中，皆能达到稳定的状态，即身体重心维持在支撑平面内。平衡反应是指当平衡状态改变时，机体恢复原有平衡或建立新平衡的过程。平衡反应是一种身体自动反应，若经过有意识的训练，可以显著提高身体平衡能力。

▶知识拓展

平衡反应

反应时间和运动时间可以表现平衡反应的能力。反应时间是指从平衡状态的改变到出现身体运动的时间；运动时间是指从出现身体运动到动作完成、建立新平衡的时间。

1. 保护性伸展反应　是指当身体受到外力作用而偏离支撑平面时，身体所发生的一种平衡反应，表现为上肢和/或下肢伸展支持身体，防止摔倒。

2. 跨步及跳跃反应　外力使身体偏离支撑面或在意外情况下，为了避免摔倒或受到损伤，身体顺着外力的方向快速跨出一步，建立新平衡的反应。

（二）平衡的分类

平衡功能一般分为静态平衡和动态平衡两大类。

1. 静态平衡（Ⅰ级平衡） 指的是人体或人体某一部位处于某种特定的姿势，如坐或站等姿势时保持稳定的状态。

2. 动态平衡 包括自动态平衡和他动态平衡两个方面。

（1）自动态平衡（Ⅱ级平衡）：指的是人体在进行各种自主运动，如由坐到站或由站到坐等各种姿势转换时，能重新获得稳定状态的能力。

（2）他动态平衡（Ⅲ级平衡）：指的是人体对外界干扰（如推、拉）产生反应，恢复稳定状态的能力。

二、平衡的维持机制

人体平衡能力依赖于感觉输入、神经中枢对感觉输入信息的整合及对运动效应器的控制来维持与调节。

1. 感觉输入 正常情况下，人体通过视觉、躯体觉、前庭觉的传入来感知身体各部位所处的位置及支撑面的情况。因此，适当的感觉输入，特别是躯体、前庭和视觉信息对平衡的维持和调节具有前馈和反馈的作用。

2. 中枢整合 视觉、躯体觉、前庭觉3种感觉输入信息，在小脑及大脑皮质等多级平衡觉神经中枢中进行整合加工，并形成运动的方案。躯体感觉信息比视觉及前庭觉输入信息能更快地被中枢神经系统处理。当某一项输入信息因环境因素或受伤出现问题，中枢神经系统会抑制不正确的信息输入，并结合其他两项感觉输入维持平衡，这种适应过程称为感觉统合。

3. 运动控制 中枢神经系统在对多种感觉信息进行分析整合后下达运动指令，促使身体不断调整位置，将身体重心调整到支撑面内或重新建立新的平衡。包括踝调节（踝对策）、髋调节（髋对策）及跨步调节（迈步对策）。

（1）踝调节：是指人体站在一个比较坚实和较大的支撑面上，受到一个较小且慢速的外界干扰时，身体重心以踝关节为轴进行前后转动或摆动，以调整重心位置，让身体达到稳定的状态（图6-1a）。

（2）髋调节：当身体受到快速、较大的外部干扰时，或是在运动过程中身体重心接近稳定极限时，人体会使用髋调节来维持平衡，即快速启动髋关节屈曲或伸直，使重心回到支撑面中，保持身体稳定（图6-1b）。

（3）跨步调节：当外力干扰过大，进一步增加身体的摆动，重心超出其稳定极限，髋调节不能应答平衡的变化时，人体启动跨步调节机制，向用力方向快速跨出或跳跃一步，来增加支撑面积或重新建立新的平衡，避免摔倒（图6-1c）。在不平坦的路面被绊后不协调的跨步，就是跨步调节的例子。

对于健康人群来说，当失去平衡时，身体会结合多种策略以维持平衡，平衡控制的需求会根据任务和环境发生相应的变化。

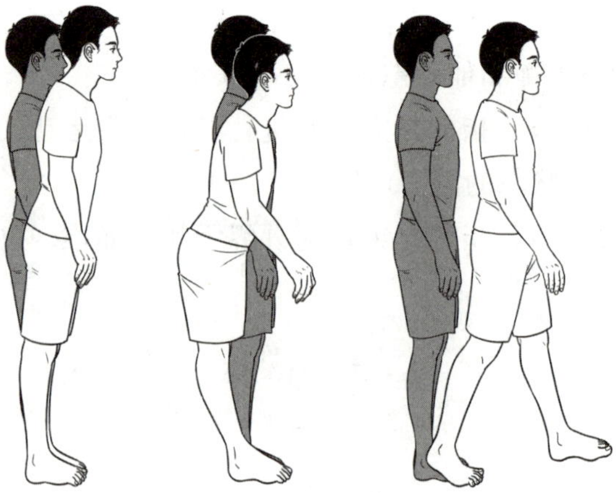

图6-1　平衡的运动控制

a：踝调节；b：髋调节；c：跨步调节

三、影响平衡的因素

1. 支撑面　人体在各种体位时，身体和支持表面间的接触范围周界，为支撑面。坐位时与接触面之间的面积或站立时两足之间的面积为支撑面。支撑面大、硬、平整时利于保持平衡，小、软、不平整时则不容易保持平衡。支撑面是否稳定也能影响平衡功能。

2. 重心　经过人体重心所作的垂线，落在支撑面的范围内才有可能保持平衡。重心越低，越容易保持平衡；重心越高，越难保持平衡。重心垂直投影线和重心与支撑面边缘相应点连线的夹角为平衡角，此夹角越大，身体越稳定。

3. 与平衡有关的感觉　视觉、本体感觉、前庭觉与平衡有重要关系。睁眼时控制平衡以本体感觉和视觉为主，闭目时则需依靠前庭觉，但反应不如躯体感觉、视觉灵敏。

4. 与平衡有关的运动控制系统　主要有牵张反射、不随意运动和随意运动3个系统，运动控制系统功能下降，则平衡功能下降。

四、平衡功能的评定

平衡功能的评定包括主观评定和客观评定两方面。主观评定以观察和量表为主，客观评定主要是指应用平衡测试仪进行评定。详见本系列教材中《康复评定技术》中的相关章节。

五、平衡训练的原则

视频：平衡训练的原则

1. 注意安全　平衡训练的原则是在监护下，从前面、后面、侧面或在对角线的方向上推或拉患者，将患者被动地向各个方向移动到失衡或接近失衡的点上，然后让其自行返回平衡的位置。在训练过程中要密切监控以防出现意外，让患者有安全感。但在训练时，过度扶持患者会限制其身体作出应有的反应，失去效果。

2．循序渐进

（1）支撑面由大到小：训练时支撑面积由大逐渐变小，即从最稳定的体位逐步过渡到最不稳定的体位。开始时可以在支撑面积较大或使用辅助器具较多的体位进行训练，在患者的稳定性提高后，则减小支撑面积或减少辅助器具的使用。训练体位可以从仰卧位、前臂支撑下的俯卧位、肘或手膝跪位、双膝跪位、半跪位、坐位过渡到双足站立位、单足站立位，逐渐增加平衡训练的难度。

（2）从静态平衡到动态平衡：首先训练患者保持静态平衡的能力，即能独自坐或独自站。在患者具有良好的静态平衡能力之后，再训练动态平衡。在动态平衡的训练过程中，应先进行自动态平衡训练，再进行他动态平衡训练。患者在动态平衡训练中要掌握好力度，注意安全，以防出现意外。

（3）从睁眼到闭眼：视觉对平衡功能有补偿作用，开始训练时可在睁眼状态下进行，平衡功能改善后可进一步增加训练难度，在闭眼状态下进行。

（4）逐渐增加训练的复杂性：平衡训练可在床、椅、地面等稳定的支撑面上，也可在摇板、软垫、训练球等活动的支撑面上。一般先在稳定的支撑面上训练，后在活动的支撑面上训练。为增加难度，可在训练中增加上肢、下肢和躯干的活动。

3．综合训练　存在平衡功能障碍的患者往往同时具有肌力、肌张力、关节活动范围或步态等异常，如果是中枢神经系统损伤的患者还可能存在认知、言语等功能障碍。因此，在平衡训练的同时，也要进行肌力、步态、言语、认知等综合性训练，促进患者各项功能的恢复，综合提升平衡功能的水平。

六、适应证和禁忌证

1．适应证　平衡训练主要适用于因中枢神经系统或前庭器官病变、骨科疾病、周围神经系统疾病等引起的平衡功能障碍患者。

2．禁忌证　中枢神经系统病变伴有重度痉挛者，精神紧张导致痉挛加重者，严重骨质疏松者，下肢骨折未愈合者，严重高血压、冠心病患者，需在治疗师的监督下进行训练。

第二节　平衡训练的方法

平衡训练可以在不同的体位下进行，一般从最稳定的卧位开始，逐步过渡到站位。根据平衡功能的情况，可分为静态平衡训练、自动态平衡训练和他动态平衡训练。对于不同疾病的患者，其训练顺序具有个体化差异，但是无论在什么体位下训练，首先需要控制头部的稳定，其次是颈部和躯干肌肉的协同收缩，来保持躯干的稳定性。平衡训练还需要借助部分器械来进行，如平衡板、训练球或平衡仪等。在患者睁眼时能保持平衡后，可在保证安全的前提下闭眼进行训练。

在进行平衡训练时，要注意以下事项：①平衡训练适用于具有平衡功能障碍的患者，也适用于正常人。②当患者具有严重的心律失常、心力衰竭、严重感染或重度痉挛等时，不宜进行平衡训练。③训练时，治疗师要在患者旁边密切监护，以免发生跌倒等意外。④治疗师在训练中要给患者口令，以提示、指导或鼓励患者完成相应的动作或任务。⑤要让患者面对镜子进行姿势矫正。⑥训练前、训练中和训练疗程结束后，要注意平衡功能评定，以了解存在的问题，及时修改训练方案。⑦要注意综合训练，平衡训练不是单独进行的，要保持平衡还需要患者有适当的肌力、肌张力和关节活动范围等，因此在进行平衡训练的同时，还要进行相关的肌力等其他方面训练。

视频：仰卧位平衡训练方法

一、仰卧位平衡训练

本训练主要适用于偏瘫患者，所采用的训练方法是桥式运动。偏瘫患者病情稳定后尽早进行桥式运动，可以强化腰背肌和提高骨盆的控制能力，诱发下肢分离运动，缓解躯干及下肢的痉挛，提高躯干的肌力和平衡能力。

1. 双桥运动 患者取仰卧位，双手放于体侧，或采用博巴斯（Bobath）技术握手胸前上举，屈髋、屈膝，足平放在床面上。治疗师位于患者足侧，嘱患者将臀部抬离床面，尽量抬高，即完成伸髋、屈膝、足平踏于床面的动作（图6-2）。在进行双桥运动时，患者两足间的距离越大，伸髋时保持屈膝所需的分离性运动成分就越多。患者保持稳定后，治疗师可在骨盆处给予外力干扰，强化平衡能力。

当患者不能主动完成抬臀动作时，可给予适当的帮助。治疗师可将一只手放在患者的患膝上，然后向前下方拉压膝关节，另一只手拍打患侧臀部，刺激臀大肌收缩，帮助患髋伸展。

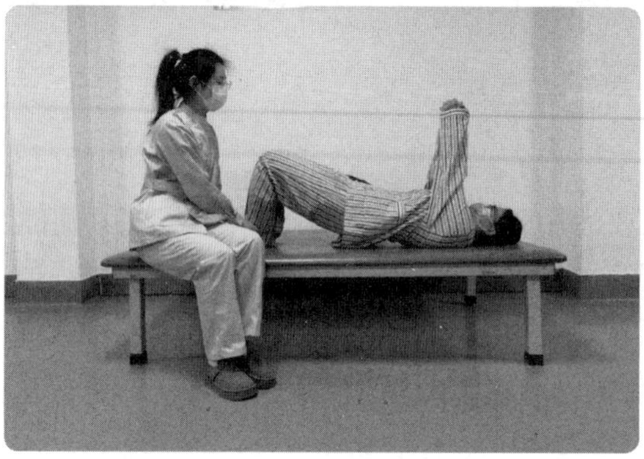

图6-2　双桥运动

2. 单桥运动 随着患者控制能力的改善，可逐渐调整桥式运动的难度，如由双桥运动过渡到单桥运动。患者取仰卧位，屈髋、屈膝，足平放在床面上。采用Bobath技术握手上举过头，治疗师位于患者足侧，嘱患者将健侧下肢伸展抬起（或将健侧下肢搭在患侧膝关节上），抬起臀部并保持（图6-3）。

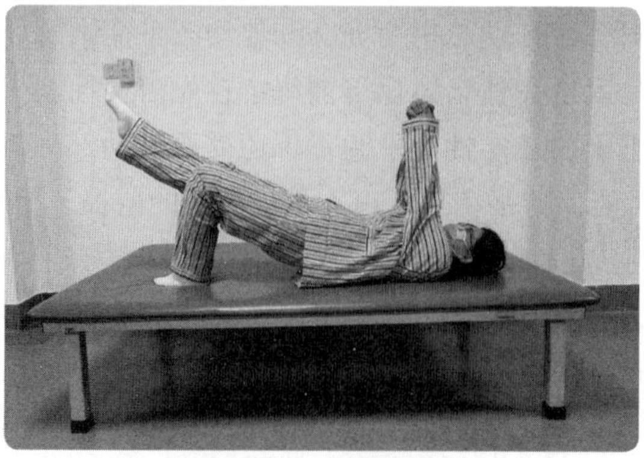

图6-3　单桥运动

二、前臂支撑下的俯卧位平衡训练

本训练主要适用于截瘫患者，强化上肢和肩部力量，为使用助行器步行做准备。

1. 静态平衡训练　患者取俯卧位，前臂支撑上身体重，保持静态平衡。开始时保持的时间较短，随着平衡功能的逐渐改善，保持时间达到30分钟后，再进行动态平衡训练（图6-4）。

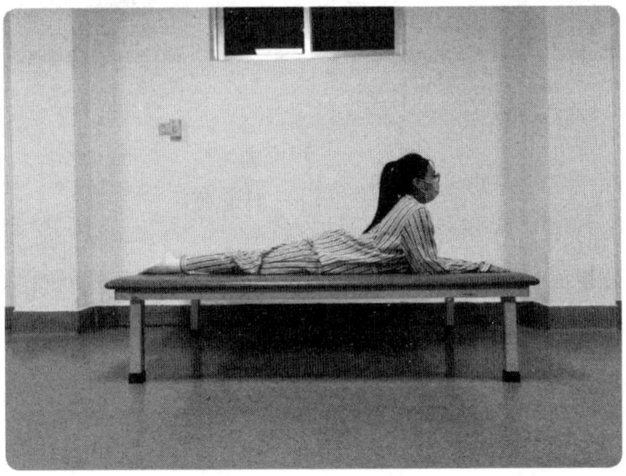

图6-4　前臂支撑下的俯卧位静态平衡训练

2. 自动态平衡训练　患者取俯卧位，前臂支撑上身体重，自己向各个方向活动并保持平衡。

3. 他动态平衡训练　患者取俯卧位，前臂支撑上身体重，治疗师在患者肩部给予外力干扰，开始时推动的力要小，使患者既能失去静态平衡的状态，又能够在干扰后恢复到平衡的状态，然后逐渐增加推动的力度和范围（图6-5）。

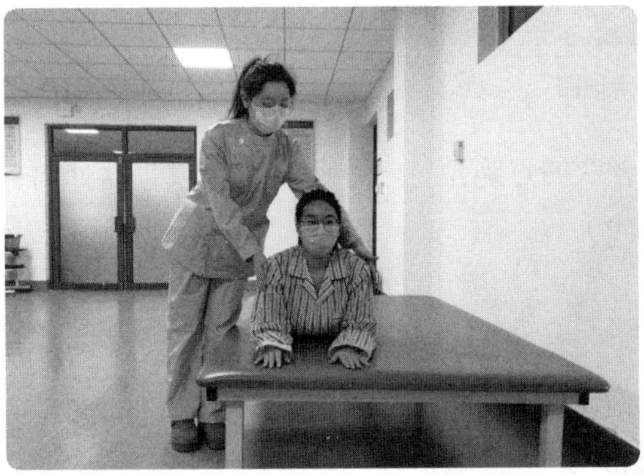

图6-5　前臂支撑下的俯卧位他动态平衡训练
（在肩部给予外力干扰）

三、四点跪位平衡训练

本训练主要适用于偏瘫、帕金森病等具有运动功能障碍的患者。

1. 静态平衡训练　患者取四点跪位，由手或肘和膝部作为体重支撑点，在此体位下保持平衡。保持时间如果达到30分钟，再进行动态平衡训练（图6-6）。

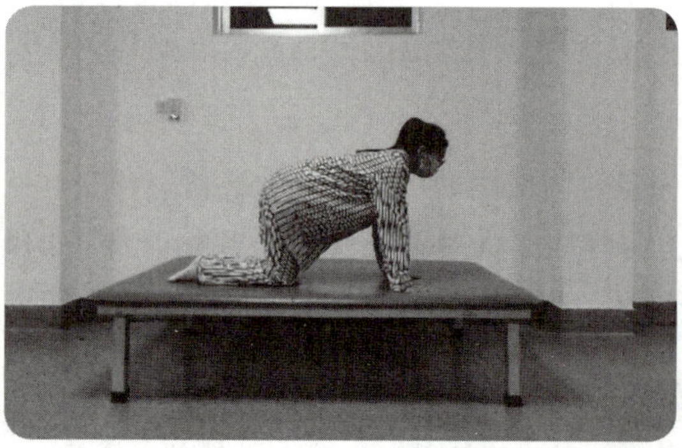

a

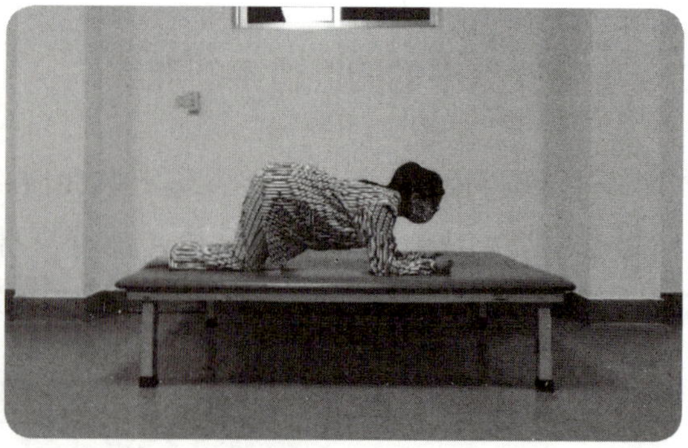

b

图6-6　四点跪位

a：手膝跪位；b：肘膝跪位

2. 自动态平衡训练　患者取四点跪位，自己向前、后、左、右各个方向活动身体并保持平衡。治疗师可指示患者将一侧上肢或下肢抬起并保持平衡，做三点支撑（图6-7）。随着稳定性的增强，再将一侧上肢和另一侧下肢同时抬起并保持平衡，做两点支撑（图6-8），如此逐渐增加训练的难度和复杂性。

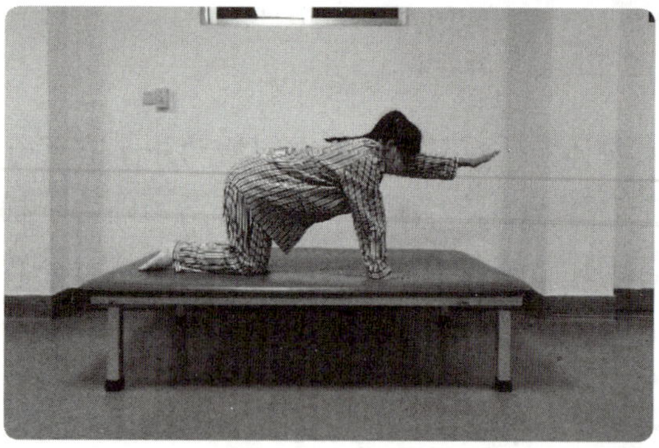

图6-7　三点支撑

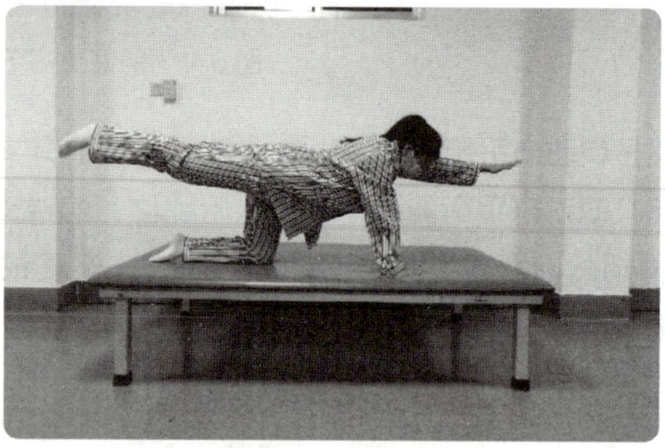

图6-8　两点支撑

3. 他动态平衡训练　患者取四点跪位，治疗师在肩部或骨盆处向各个方向推动患者，推动的力度和幅度由小逐渐到大（图6-9）。

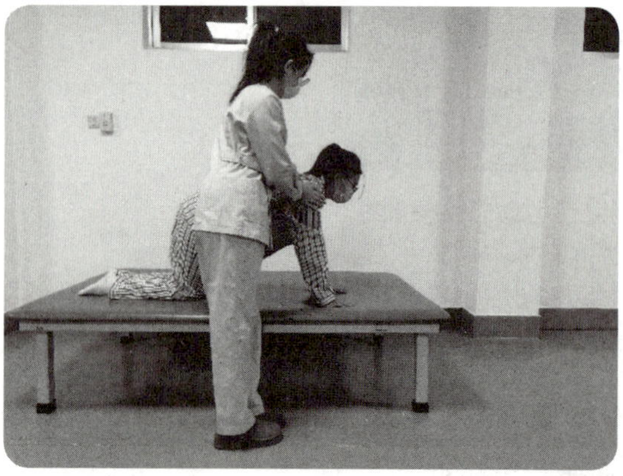

a

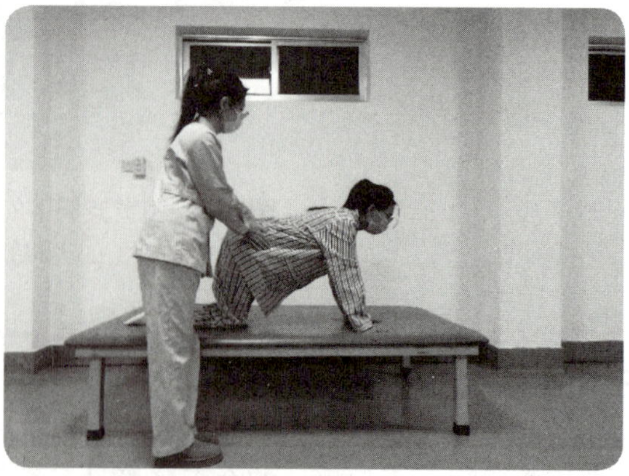

b

图6-9　四点跪位他动态平衡训练

a：在肩部给予外力；b：在骨盆处给予外力

四、双膝跪位和半跪位平衡训练

本训练主要适用于截瘫患者，患者掌握双膝跪位平衡后，再进行半跪位平衡训练。

1. 静态平衡训练　患者取双膝跪位或半跪位，然后保持平衡。静态平衡保持达到30分钟后，可进行动态平衡训练。

2. 自动态平衡训练

（1）向各个方向活动：患者向各个方向移动身体，然后保持平衡。

（2）抛接球训练：治疗师从各个方向向患者抛球，患者接到球后，再抛给治疗师，如此反复。抛球的距离和力度可逐渐加大，以增加训练难度（图6-10）。

无论是患者自己活动还是抛接球训练，都可以先在治疗床上进行，然后在平衡板上进行，逐渐增加训练的复杂性。

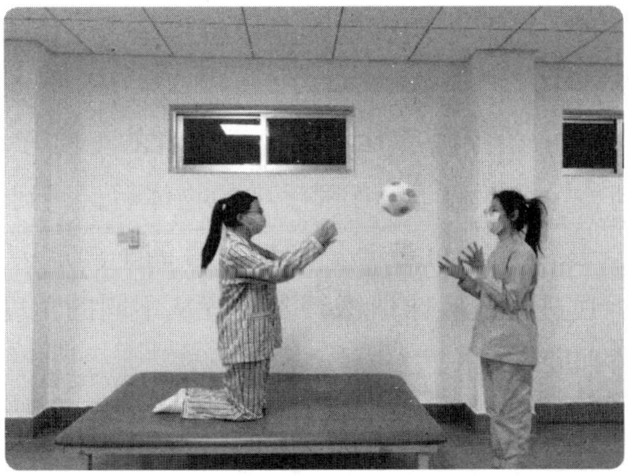

图6-10　跪位抛接球训练

3. 他动态平衡训练

（1）治疗床上训练：患者跪于治疗床上，治疗师向各个方向推动患者，让患者保持平衡。

（2）平衡板上训练：患者跪于平衡板上，治疗师向各个方向推动患者，让患者保持平衡。平衡板会随着患者身体的倾斜而出现摆动，提供了一个活动的支撑面，增加了训练的难度。

五、坐位平衡训练

视频：坐位平衡训练方法

本训练主要包括长坐位平衡训练和端坐位平衡训练，前者多适用于截瘫患者，后者多适用于偏瘫患者。

（一）长坐位平衡训练

1. 静态平衡训练　患者取长坐位，前方放一面镜子，治疗师位于患者的后方，开始时辅助患者保持静态平衡，后逐渐减少辅助力量。患者能够独立保持静态平衡30分钟后，再进行动态平衡训练（图6-11）。

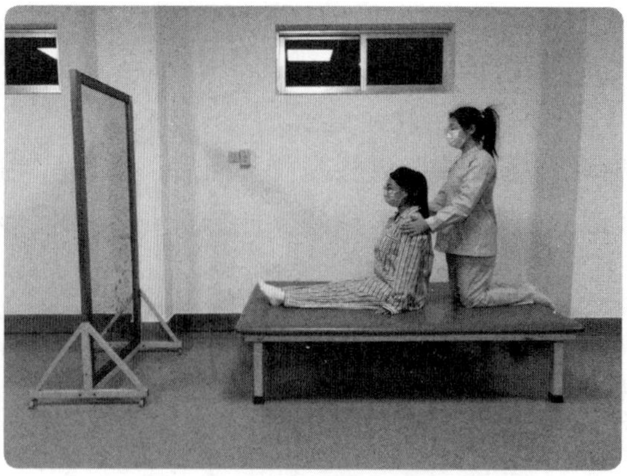

图6-11　长坐位静态平衡训练

2. 自动态平衡训练

（1）向各个方向活动：治疗师指示患者向前、后、左、右等各个方向倾斜，躯干向左、右侧屈或旋转，或者双上肢从前方或侧方抬起不同高度，并保持长坐位平衡。当患者能够保持一定时间的平衡，就可以进行下面的训练。

（2）触碰治疗师手中的物体：治疗师手拿物体放于患者的正前方、侧前方、正上方、侧上方、正下方、侧下方等不同的方向，让患者触碰治疗师手中的物体后，回到原位，保持平衡（图6-12a）。

（3）抛接球训练：抛球、接球训练可进一步增加患者的平衡能力，也可增加患者双上肢和腹部、背部肌肉的肌力与耐力。在进行抛接球训练时要注意从不同的角度向患者抛球，可逐渐增加抛球的距离和力度以提升训练的难度（图6-12b）。

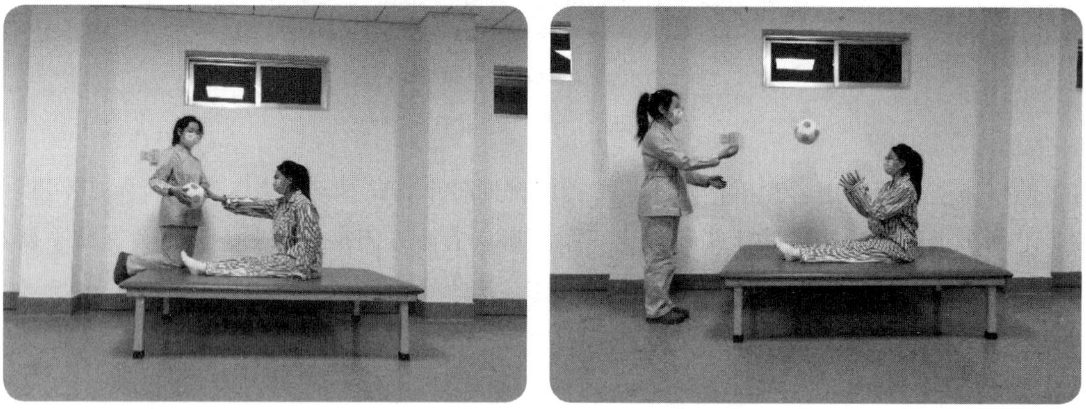

a　　　　　　　　b

图6-12　长坐位自动态平衡训练

a：触碰物体；b：抛接球训练

3. 他动态平衡训练

（1）治疗床上训练：患者坐于治疗床上，治疗师向侧方或前、后方推动患者，使患者离开起始位，患者身体作出动作反应维持平衡。开始时推动的幅度要小，待患者能够适应，再加大推动的幅度。

（2）平衡板上训练：患者坐于平衡板上，治疗师向各个方向推动患者，使患者维持平衡。

（二）端坐位平衡训练

偏瘫患者多采用端坐位平衡训练。当患者能保持端坐位平衡时，才能进行站立位的平衡训练，为步行做好准备。

由于脑卒中患者长时间卧床，突然从卧位坐起，很容易发生体位性低血压，出现头晕、恶心、血压下降、面色苍白、出冷汗、心动过速、脉搏变弱等，严重者甚至发生休克。为预防突然的体位变化造成的反应，可先进行坐起适应性训练。先将床头摇起30°，开始坐起训练，并维持15 ～ 30分钟，观察患者的反应，2 ～ 3天未有明显异常反应者即可增加摇起的角度，一般每次增加15°，如此反复，逐渐将床摇至90°。对一般情况良好的患者，可直接利用直立床，调整起立的角度，帮助患者达到站立状态。在患者经过上述训练并能适应后，则可以进行下面的训练。

1. 静态平衡训练 患者取端坐位，开始时治疗师可辅助患者保持静态平衡。患者能够独立保持静态平衡一定时间后，再进行动态平衡训练。

2. 自动态平衡训练

（1）向各个方向活动：治疗师指示患者向各个方向活动，侧屈或旋转躯干或活动上肢的同时保持端坐位平衡。

（2）触碰治疗师手中的物体：治疗师手拿物体放于患者对面的各个方向，让患者来触碰治疗师手中的物体，并维持自身平衡。

（3）抛接球训练：治疗师要注意从不同的角度向患者抛球，逐渐增加抛球的距离和力度。

以上训练可先在治疗床上进行，患者平衡功能改善后，再坐在平衡板或治疗球等活动的支撑面上训练，增加训练难度，这样有利于进一步改善平衡功能。

3. 他动态平衡训练

（1）治疗床上训练：患者坐于治疗床上，治疗师向各个方向推动患者，推动的力度逐渐加大，患者能够恢复平衡和维持端坐位。

（2）平衡板或治疗球上训练：患者坐于平衡板或者治疗球等活动的支撑面上，增加训练难度，治疗师向各个方向推动患者，让患者维持平衡。

六、站立位平衡训练

患者的坐位平衡改善后，就可以进行站立位平衡训练。无论是偏瘫、截瘫还是其他情况引起的平衡功能障碍，进行站立位的平衡训练都是为步行做好准备，并最终达到步行的目的。在进行站立位平衡训练时，要注意随时纠正患者的站立姿势，防止患侧膝关节过伸、躯干过度扭转等异常姿势。

（一）静态平衡训练

1. 辅助站立训练 在患者尚不能独立站立时，需首先进行辅助站立训练。可以由治疗师扶助患者站立，或者患者站于平行杠内，也可以由患者自己扶肋木、助行架、手杖或腋杖等站立。患者的静态平衡稍微改善后，则可以减少辅助的程度，如由两位治疗师扶助减少为一位治疗师扶助，或由扶住助行架改为扶住四脚拐，由四脚拐改为三脚拐，再改为单脚拐。在平衡功能进一步改善，不需要辅助站立后，开始进行独立站立平衡训练。

2. 独立站立训练 患者面对镜子保持独立站立位，这样在训练时可以提供视觉反馈，协助调整不正确的姿势。当患者独立站立并可保持平衡达到一定的时间，就可以进行自动态站立平衡训练。

（二）自动态平衡训练

患者仍需要面对镜子站立，治疗师站于患者旁边进行保护及指导。

1. 向各个方向活动 站立时足部保持不动，身体交替向前方、后方、侧方倾斜并维持平衡；身体交替向左、右转动并保持平衡。

2. 左、右侧下肢交替负重 左、右侧下肢交替支撑体重，并保持5～10秒，注意矫正不正确的姿势。治疗师须注意保护患者，以免发生跌倒。

3. 触碰物体 将物体放于患者的正前方、侧前方、正上方、侧上方、正下方、侧下方等各个方向，让患者来触碰物体并维持平衡。

4. 抛接球训练 在进行抛接球训练时可以从不同的角度向患者抛球，同时可逐渐增加抛球的距离和力度来增加训练难度。

5. 太极拳云手式训练 云手式是身体重心一个连续的前、后、左、右转移过程，同时又伴随上肢的运动，因而是一个训练平衡功能的实用方法。

6. 平衡测试仪训练 平衡测试仪除了可以用来客观地评定平衡功能，还可以用于平衡功能的训练。训练时，患者双足放在测试仪的测力平台上，在仪器的显示屏上可以显示双足所承担的体重。正常人每侧足承受体重的50%，患者通过有意识地将体重转移到患侧下肢，可以提高自动态平衡能力。

（三）他动态平衡训练

1. 硬而大的支撑面上训练 患者站在平地上，双足分开较大的距离，有较大的支撑面，利于保持平衡。治疗师站于患者旁边，向不同方向推动患者，可以逐渐增加推动的力度和幅度，增加训练难度。

2. 软而小的支撑面上训练 随着平衡功能的改善，可以由硬的支撑面改为小而软的支撑面，如站在气垫上或软的床垫上等，也可以缩小支撑面，并足站立或单足站立。然后治疗师向各个方向推动患者，使其失衡后再恢复平衡。

3. 活动的支撑面上训练 可以提供活动的支撑面（如平衡板等）让患者站立，进一步增加训练的难度，然后治疗师向各个方向推动患者（图6-13）。

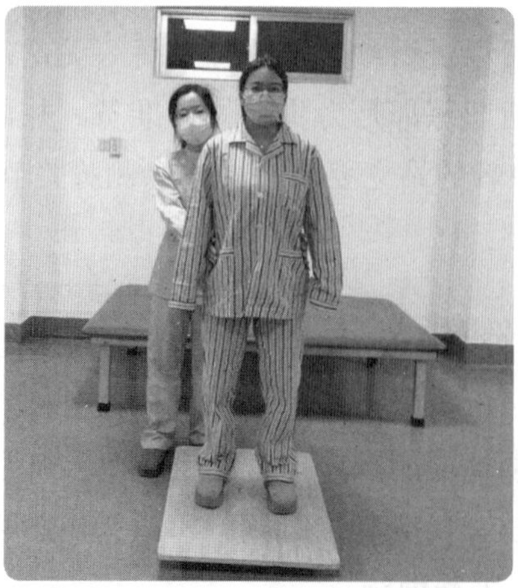

图6-13 站立位活动的支撑面上他动态平衡训练

七、特殊平衡训练

（一）本体感觉训练

本体感觉又称深感觉，是指肌肉、肌腱、关节等运动器官本身在不同状态（运动或静止）时产生的感觉。在运动中，当身体的平衡遭到破坏时，本体感受器能及时将刺激信号传向神经中枢，通过调节相关骨骼肌的张力来维持平衡。因此，本体感觉训练可以提升平衡功能，具体训练方法如下。

1. 下肢开链运动　不能站立的患者，可在卧位进行双下肢交替屈曲、伸展、内收、外展练习等。

2. 下肢闭链运动　患者背部靠墙而立，双足与肩等宽，上半身保持不动，进行下蹲、站起训练，速度可由慢逐渐加快。

3. 平衡板上训练　平衡板为活动的支撑面。患者站立于平衡板上，进行重心转移训练，速度快、慢交替。

4. 棉垫上训练　棉垫是软的支撑面，在棉垫上进行平衡训练，有助于改善本体感觉。患者可在棉垫上进行重心转移、外力干扰训练、抛接球训练和行走等。

5. 复杂行走　患者练习前进、后退、侧向走，“8”字走及“S”形走，绕过障碍物行走，上、下楼梯等，练习时动作速度需快、慢交替。

6. 复杂地面上行走　在行走的路线上放置高矮不同的台阶，或硬度不同的小棉垫，或台阶和棉垫交替放置，让患者在上面行走，强化本体感觉。

（二）奥塔戈运动锻炼项目（Otago exercise programme，OEP）

随着年龄增长，老年人运动功能衰退，平衡能力下降，极易出现跌倒，导致骨折、失能甚至死亡。奥塔戈运动是新西兰跌倒预防研究小组专门为预防老年人跌倒设计的训练运动，通过1000余位65～97岁的老年人的临床试验结果证明，这些参与者平衡能力显著提高，跌倒率普遍减少。奥塔戈运动简单实用、针对性强，练习内容包含姿势调整、脊柱活动、髋部和核心稳定性训练、下肢强化和平衡训练等项目。特别是对于80岁以上的老年人，练习的效果更为显著，具体训练如下。

1. 颈椎旋转　患者取坐位，慢慢把头转向一侧，在终点位置保持3秒，回正，把头转向另一边，保持3秒。重复练习5次。

2. 颈椎伸缩　患者取坐位，正视前方，不要抬起下颌。一手置于下颌前，引导头部向前伸，保持3秒，下颌回正后向后缩，保持3秒。重复练习5次。

3. 站立位腰椎伸展　患者双足分开与肩同宽站立，将双手放在腰部两侧，慢慢向后弯曲，在终点位置保持3秒，重新回到直立状态。重复练习5次。此项运动可以站在床前进行，这样在失去平衡的时候，可以找一个安全的位置快速坐下以保证安全（图6-14）。

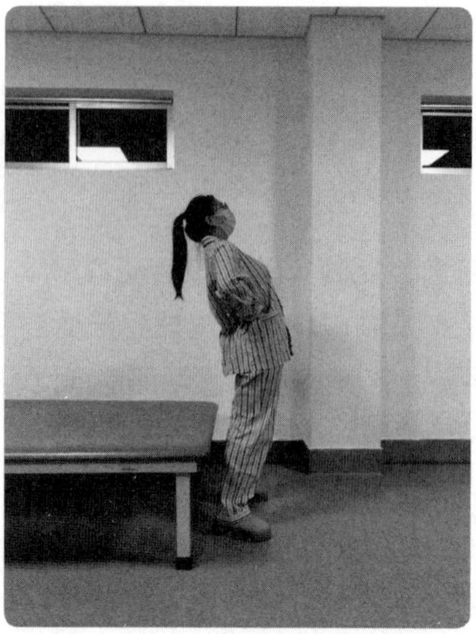

图6-14 站立位腰椎伸展

4. 站立位躯干旋转 患者双足分开与肩同宽站立，身体向一侧转动，在终点位置保持3秒，回正，身体向另一侧转动保持3秒。重复练习5次。

5. 坐位伸腿 患者在椅子上坐直，向前伸出一条腿，尽可能伸直膝盖与地面平行，拉紧股四头肌（紧绷膝盖），保持3秒，放下。换另一条脚，重复上面动作。重复练习10次。可在踝关节处放置沙袋，增加训练难度（图6-15）。

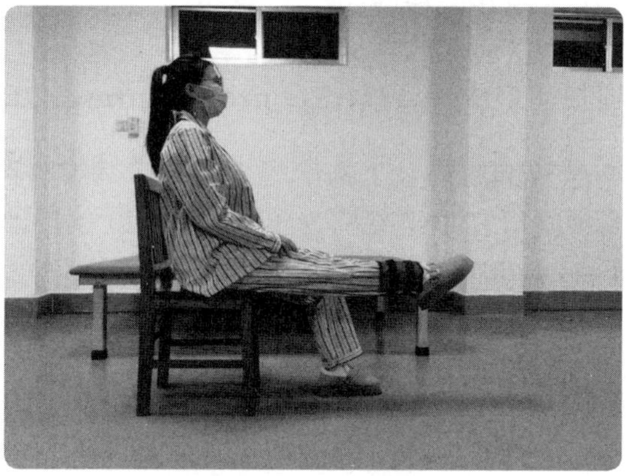

图6-15 坐位伸腿

6. 站立位髋关节外展 患者取站立位，一只手扶支撑物（凳子、桌子等），向身体一侧方向抬起一条腿做髋关节外展，在终点位置保持3秒，回正，换另一条腿，重复上面动作。重复练习10次（图6-16）。

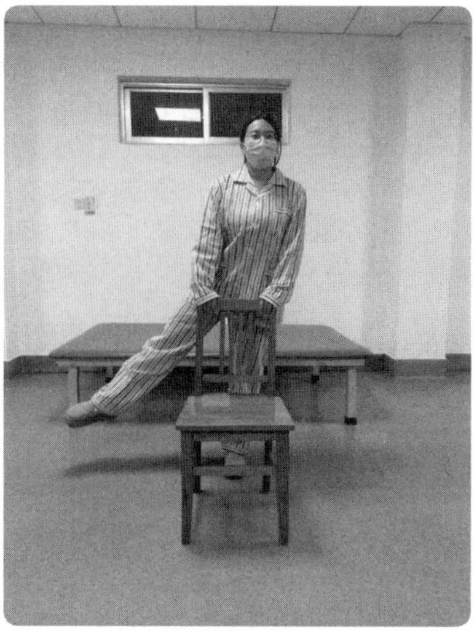

图6-16 站立位髋关节外展

7. 起坐训练 患者坐在椅子上，站起来，保持3秒，慢慢坐下。重复练习10次。开始训练时可能需要使用手，可以从用两只手支撑站起来，到用一只手支撑，再到不需要用上肢支撑站起来。在身体条件许可的情况下，可以双手胸前交叉，做上面的动作。

8. 站立位踮足 患者取站立位，手扶支撑物，踮足，将足跟抬离在终点位置保持2秒，缓慢放下。重复练习10次（图6-17）。此项动作在进行中，可从双手扶住支撑物，逐渐过渡到单手支撑、无支撑站立。

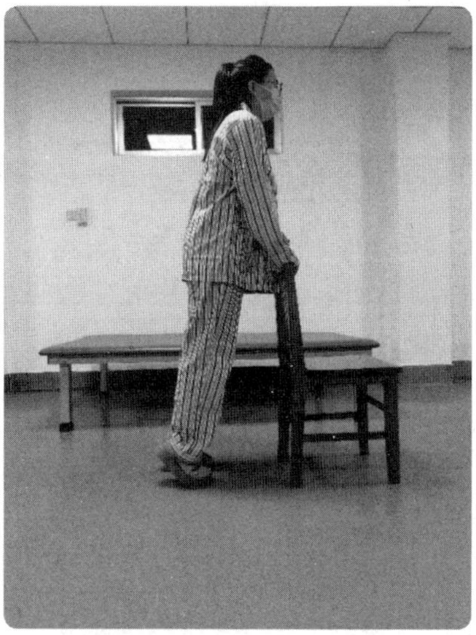

图6-17 站立位踮脚

9. 站立位抬足尖 患者取站立位，手扶支撑物，保持膝盖伸直，抬起足尖，在终点位置保持2秒，缓慢放下。重复练习10次（图6-18）。进行此项训练时，可从双手扶住支撑物，逐渐过渡到单手支撑、无支撑站立。

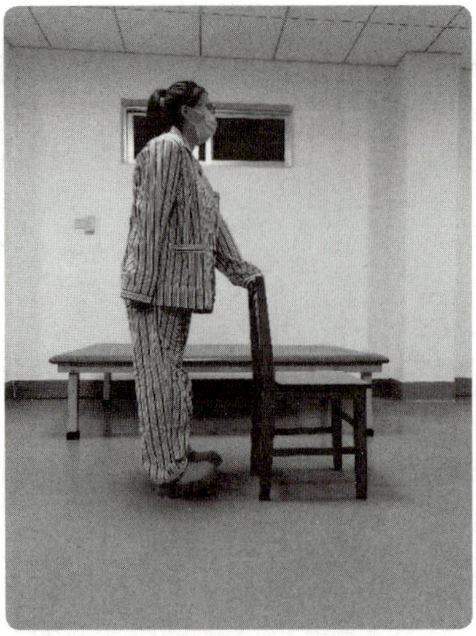

图6-18　站立位抬脚尖

10. 站立位“迷你”深蹲　患者取站立位，双足分开与肩同宽，手扶支撑物，慢慢弯曲膝盖稍下蹲，当感觉膝关节负重时保持2秒，缓慢返回起始位置。重复练习10次（图6-19）。进行此项训练时，可双手扶住支撑物，逐渐过渡到单手支撑、无支撑站立。

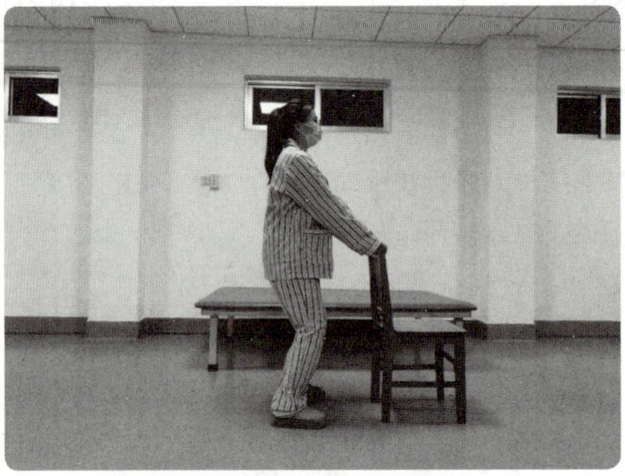

图6-19　站立位“迷你”深蹲

11. “8”字行走　按数字“8”的轨迹行走，保持足步平稳，头部向前，眼向前看。重复练习10次。

12. 倒步走　患者一只手扶墙，向后倒着行走。当后方空间不足时，转身向另一个方向后退行走。重复练习10次。

13. 爬楼梯　患者紧扶楼梯栏杆，上、下楼梯10次。

14. 串联站立　患者取站立位，手可扶住支撑物，一只足放在另一只足的前面，保持10秒，交换双足位置，保持10秒。重复练习3次（图6-20）。

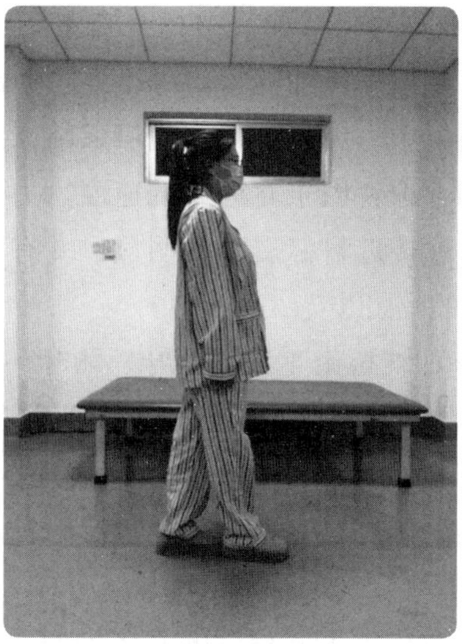

图6-20 串联站立

15. 串联行走 患者取站立位，手可扶住支撑物，用一只足跟贴在另一只足尖的方式行走，行走一段距离后，转身串联走回去。在没有上肢支撑的情况下，串联行走更具挑战性。如果向前行走容易，可以试着前、后交替，即先向前走，然后倒退走。

16. 单腿站立 患者取站立位，手扶支撑物，将一只足抬离地板，保持10～15秒，放下，换另一足抬离地板，保持同样时间。双侧轮流3次。如果可以比较轻松地一只足站立15秒，则可以闭眼尝试；增加难度的另一种方法是站在小枕头或折叠的毛巾上，但要确保安全。

第三节 协调概述

一、基本定义及分类

（一）协调的定义

协调是人体的组肌群共同参与并相互配合，进行平稳、准确、有控制的运动的能力。协调的运动应包含以下几个因素。①按照一定的方向，具有一定的动作节奏。②采用适当的力量和速度。③能达到准确的目标。协调能力是指在运动时，机体各个器官系统、运动部位相互配合，准确、快速完成既定动作的能力。

（二）协调障碍的分类

协调与平衡密切相关，协调的运动靠小脑、脊髓和锥体外系的共同参与，协调障碍又称共济失调，根据中枢神经系统的病变部位不同将共济失调分为以下3种类型：小脑性共济失调、大脑性共济失调和感觉性共济失调。

1. 小脑性共济失调 小脑是重要的运动调节中枢，其主要功能是维持身体的平衡、调节肌张力和随意运动，因此小脑的损伤除导致平衡功能障碍外，还可引起共济失调。共济失调是小脑病变的主要症状，急性小脑病变（如脑卒中、炎症）因无代偿，临床症状较慢性病变更为明显。小脑半球损害可导致同侧肢体的共济失调。患者由于对运动的速度、力量和距离的控制障碍而产生辨距不良和意向性震颤，上肢较重，动作愈接近目标震颤愈明显，并有快速及轮替运动异常，字愈写愈大（大写症），在下肢则表现为行走时的酩酊步态。

2. 大脑性共济失调 额桥束和颞枕桥束是大脑额叶、颞叶、枕叶与小脑半球的联系纤维，其病变可引起共济失调，但较小脑病变的症状轻，可包括以下几种类型。

（1）额叶性共济失调：见于额叶或额桥小脑束病变。表现类似小脑性共济失调，如平衡障碍、步态不稳、对侧肢体共济失调，还可伴有肌张力增高、腱反射亢进和出现病理征，伴额叶症状如精神症状、强握反射等。

（2）顶叶性共济失调：对侧肢体出现不同程度的共济失调，闭眼时明显，本体感觉障碍不明显或呈一过性。

（3）颞叶性共济失调：较轻，表现为一过性平衡障碍，早期不易发现。

3. 感觉性共济失调 后索的病变会造成本体感觉障碍，从而引起感觉性共济失调。此类患者的共济失调主要表现为站立不稳，行走时迈步不知远近，落脚不知深浅，踩棉花感，并需要视觉补偿，常目视地面行走，在黑暗处则难以行走。检查时会发现振动觉、关节位置觉缺失，闭目难立征阳性。

二、协调的维持机制

人体协调功能的维持也需要3个环节的参与：感觉输入、中枢整合、运动控制。

1. 感觉输入 协调的感觉输入主要包括视觉和本体感觉，前庭觉所起的作用不大。

2. 中枢整合 中枢整合作用依靠大脑反射调节和小脑共济协调系统，其中小脑的协调系统起更为重要的作用。

3. 运动控制 运动控制要依靠合适的肌肉力量、肌张力及关节活动范围。

以上3个环节共同作用，无论哪一环节出现问题，都会导致共济失调的产生。

三、影响协调的因素

1. 与协调有关的感觉 视觉、本体感觉与协调有重要关系。视觉对协调功能有补偿作用，本体感觉同样有益于协调的维持。

2. 与协调有关的运动控制系统 中枢神经系统和肌肉骨骼系统的功能越接近正常，协调功能越好。

3. 动作的频率 动作的频率越低，越易保持协调；反之，动作的频率越高，则动作越容易变形失去协调性。

4. 其他因素 如精神、心理、认知和患者的主动性等。患者有抑郁或焦虑情绪会影响协调训练的效果，主动性差也会影响训练效果，认知功能差则训练效果可能不明显。

四、协调功能的评定

主要是观察被测试对象，是否能准确、有控制地完成指定的动作。主要包括指鼻试验、指-指试验、跟-膝-胫试验等。这些试验主要观察动作的完成是否直接、精确，时间是否正常，在动作的完成过程中是否存在辨距不良、震颤或僵硬的现象，增加速度或闭眼时动作有无异常。评定时还需要注意共济失调是一侧性或双侧性，什么部位最明显（头、躯干、上肢、下肢），睁眼、闭眼有无差别。协调功能的具体评定方法详见本系列教材中《康复评定技术》中的有关内容。

五、协调训练的原则

协调训练的目的是改善动作的质量，即对动作的方向和节奏、力量和速度、准确程度进行训练，其训练的基本原则如下。

1. 由易到难，循序渐进　先进行简单动作的练习，可选择节奏比较慢、动作构成较少的内容进行练习，患者熟练掌握后，再完成复杂的动作，逐步增加训练的难度和复杂性。

2. 重复性训练　每个动作都需重复练习，才能被大脑记忆，起到强化的效果，从而促进大脑的功能重组，进一步改善动作的协调性，提升协调功能。

3. 针对性训练　针对具体的协调障碍进行针对性的训练，这样更具有目的性。如感觉性共济失调患者，须加强对患者的本体感觉训练，提高患者协调功能。

4. 综合性训练　协调训练不是孤立进行的，在进行协调训练的同时，也需要进行相关的其他训练，如改善肌力的训练、改善肌张力的训练、改善平衡的训练等，增强患者整体的运动功能。

第四节　协调训练的方法

协调训练强调动作的完成质量，需要掌握一定的方法，才能针对性地训练协调功能障碍的患者。在进行协调训练时，要注意以下事项：①协调训练适用于具有协调功能障碍的患者，也可用于肢体动作不协调的正常人。②当患者具有严重的心律失常、心力衰竭、严重感染或严重的痉挛等，不宜进行训练。③训练前、训练后要注意协调功能评定，了解问题，及时修改训练方案。④协调训练不是孤立进行的，要同时进行相应的肌力训练、牵伸训练、平衡训练等其他训练。⑤协调训练开始时均在睁眼的状态下进行，功能改善后，可根据具体情况，将有些训练项目改为闭眼状态下进行，以增加训练的难度，如指鼻试验、对指试验等。

一、上肢协调训练

视频：上肢协调的训练方法

上肢协调训练包括轮替动作训练、定位方向性动作训练、节律性动作训练和手眼协调训练。

1. 轮替动作训练　主要根据关节的活动方向而进行。

（1）双上肢交替上举：患者左、右侧上肢交替举过头顶高度，手臂尽量保持伸直，并逐渐加快训练的速度。

（2）双上肢交替摸肩上举：患者左、右侧上肢交替屈肘、摸同侧肩，然后上举。

（3）双上肢交替前伸：患者上肢交替前伸至水平位，并逐渐加快速度。

（4）交替屈肘：患者双上肢起始位为解剖位，然后左、右侧交替屈肘，手拍同侧肩部，逐渐加快速度。

（5）前臂旋前、旋后：患者肩关节前屈90°，肘伸直，左、右侧同时进行前臂旋前、旋后的训练；或一侧训练一定时间，再换另一侧训练。

（6）腕屈伸：患者双侧同时进行腕屈伸训练，或一侧训练一定时间，再换另一侧训练。

（7）双手交替掌心拍掌背：患者双手放于胸前，左手掌心拍右手掌背，然后右手掌心拍左手掌背，如此交替进行，逐渐加快速度。

2. 定位方向性动作训练

（1）指鼻训练：患者左、右侧交替以示指指鼻，或一侧以示指指鼻，反复训练一定时间，再换另一侧训练。

（2）对指训练：患者双手相应的手指互相触碰，由拇指到小指交替进行，或左手的拇指分别与其余4个手指进行对指，训练一定时间，再换右手，或双手同时训练。以上训练同样要逐渐加快速度。

（3）指敲桌面：患者双手同时以5个手指交替敲击桌面，或一侧训练一定时间，再换另一侧训练。

（4）其他训练：练习画画、下跳棋等。

3. 节律性动作训练 以上的轮替动作和定位方向性动作训练过程中，每一个动作训练都需注意节律性，先慢后快、反复多次训练，逐步改善协调能力。

4. 手眼协调训练

（1）插木棒拔木棒：患者从大到小依次将木棒插入孔中，然后再将木棒拔出，反复多次训练。

（2）抓物训练：如将小球放在桌子上，让患者抓起，然后放在指定的位置，或者将花生、黄豆等排放在桌子上，让患者抓起放入小碗中。

（3）画画或写字：开始可以让患者在已有的画上或字上描写，然后在白纸上画或写。

（4）下跳棋、拼图或堆积木等：这些作业训练均有助于提高手眼协调能力。

二、下肢协调训练

视频：下肢协调的训练方法

下肢协调训练包括轮替动作训练、整体动作训练和节律性动作训练。

（一）轮替动作训练

1. 交替屈髋 患者仰卧于床上，膝关节伸直，左、右侧交替屈髋至90°，逐渐加快速度。

2. 交替伸膝 患者坐于床边，小腿自然下垂，左、右侧交替伸膝。

3. 坐位交替踏步 患者坐位时左、右侧交替踏步，并逐渐加快速度。

4. 拍地练习 患者足跟触地，足尖抬起做拍地动作，可以双足同时或分别进行。

（二）整体动作训练

1. 原地踏步走　患者踏步的同时双上肢交替摆臂，逐渐加快速度。

2. 原地高抬腿跑　患者高抬腿跑的同时双臂交替摆动，逐渐加快速度。

3. 其他　如跳绳、踢毽子等。

（三）节律性动作训练

同上肢协调训练一样，下肢的轮替动作和整体动作训练过程中，也需注意节律性，先慢后快，反复多次训练，逐步改善协调能力。

考试知识点总结　　**本章小结**

协和云课堂……　拓展练习及参考答案

（叶仲秋）

第七章　体位摆放与转移技术

教学课件

学习目标

素质目标

（1）树立体位力学治疗意识。

（2）以压力性损伤机制与生物力学省力原则为基础，具备高危并发症防控与自主能力重建的临床思维。

（3）掌握科学摆位及转移技术的规范化流程与人文关怀逻辑。

知识目标

（1）掌握：体位摆放与转移技术的基本原则、目的、主要方法。

（2）熟悉：体位转移技术的生物力学基础；转移前的训练准备。

（3）了解：机械转移方法。

能力目标

（1）有一定的临床康复综合思维能力，能针对常见的活动受限患者，应用体位摆放与转移技术完成康复目标。

（2）能根据患者病情，有针对性地指导偏瘫患者和脊髓损伤患者主动完成转移活动，当主动转移活动不能完成时，能够教会患者和家属进行辅助转移活动。

案例导入

【案例】

患者，男，45岁，汉族。2个月前因一次意外事故，不慎从五楼阳台坠落，导致T_8、T_9椎体爆裂性骨折，伴随严重的脊髓损伤。患者随即被送往当地三甲医院接受了紧急的手术治疗，包括骨折复位、内固定及脊髓减压等操作。术后，患者经历了数周的重症监护病房（ICU）监护和初步康复，鉴于其康复需求，转入了康复科。根据美国脊髓损伤协会分级标准，患者被诊断为不完全性脊髓损伤（C级），存在明显的运动与感觉功能障碍。具体表现为损伤平面以下的关键肌群力量显著减弱，但仍能观察到微弱的肌肉收缩；感觉方面，关键感觉点存在触觉、痛觉减退的现象。

【问题】

1. 就此患者情况，该如何进行体位摆放与转移？
2. 应期待患者达到何种康复目标？

· 核心知识拆解 ·

体位是指人的身体的位置，临床所指的体位一般是根据治疗、护理和康复的需要而采取的能保持的身体姿势和位置。体位摆放是指在康复治疗中，应根据患者不同疾病和功能障碍的特点，采用不同体位，以利于功能的恢复。体位转移是指人体从一种姿势转移到另一种姿势的过程。应用体位摆放与转移的目的是使瘫痪患者能够独立地完成各项日常生活活动。

第一节　体位摆放技术

一、体位摆放的目的

（一）预防或减轻挛缩和畸形

1. 保持关节稳定性　正确的体位摆放可使患者的关节处于相对稳定的状态，有助于减少关节的异常活动和摩擦，从而降低关节受损的风险，预防挛缩和畸形的发生。

2. 肌肉放松与平衡　正确的体位摆放能够减轻肌肉的紧张程度，使肌肉得到充分的放松和休息。这有助于减少肌肉痉挛的发生，从而预防因肌肉紧张而导致的关节挛缩和畸形。体位摆放还能促进肌肉之间的平衡发展。通过合理的姿势调整，可以避免某些肌肉过度使用或长时间处于紧张状态，从而保持肌肉力量的均衡，减少因肌肉力量不平衡而导致的关节畸形。

（二）保持躯干和肢体功能状态

1. 促进本体感觉输入和神经恢复　合理的体位摆放，可以刺激患者的皮肤和肌肉，增强其对自身位置和运动的感知能力。这种感知能力的增强有助于促进神经的恢复和再生，从而加速患者的康复进程。

2. 改善血液循环和淋巴回流　合理的体位摆放，可以促进血液和淋巴液在体内的流动，减少血液淤积和淋巴液滞留的情况。良好的血液循环和淋巴回流能够为躯干和肢体提供充足的营养和氧气，有助于维持其正常功能，并促进康复进程。

3. 维持身体平衡和稳定性　合理的体位摆放，可以确保患者的重心得到合理分布，避免身体倾斜或失去平衡。这对于防止跌倒、减少骨折等意外事件的发生具有重要意义。

4. 预防肌肉痉挛 良肢位摆放能够使偏瘫后的关节稳定，有效预防上肢屈肌痉挛、下肢伸肌痉挛的模式出现。同时，可以增强空间意识，保护较弱的一侧。

（三）预防并发症及继发性损害的发生

1. 预防压疮 合理的体位摆放能够分散身体重量对特定部位的压力，减少压力点的形成，从而预防压疮的发生。

2. 预防肺部感染 合理的体位摆放能够改善患者的呼吸功能，促进痰液排出，降低肺部感染的风险。

3. 预防下肢深静脉血栓形成 合理的体位摆放能够促进下肢血液循环，减少静脉血液淤积，预防下肢深静脉血栓形成。

4. 预防外周神经损伤 合理的体位摆放能够避免关节和肌肉受到过度牵拉或挤压，保护外周神经不受损伤。

5. 预防肩手综合征 合理的体位摆放能够保持上肢的良好位置，避免肩手综合征的发生。实施体位摆放技术应动作轻柔，避免过度牵拉患肩患手及长时间下垂，且避免患肢输液。

6. 预防足下垂 应保持踝关节中立位，可进行踝关节的主、被动活动，仰卧位时，足避免受压，以预防足下垂。

二、体位摆放的方法

对于卧床患者，特别是偏瘫、脊髓损伤或手术后需要长时间卧床的患者，应定期翻身，以避免压疮等并发症的发生。一般来说，每隔1～2个小时翻身一次。

视频：偏瘫患者的良肢位摆放

（一）偏瘫患者的体位摆放

偏瘫患者应进行抗痉挛体位摆放。抗痉挛体位摆放，又称良肢位摆放应在患者生命体征平稳、症状不再进展48小时后进行。抗痉挛体位是以Bobath技术理论为框架而设计的一种治疗体位。正确的抗痉挛体位摆放，对运动神经元修复有益，能改善肌痉挛，助力患者肌力恢复，为正确运动模式的建立提供条件，对抗上肢屈肌、下肢伸肌的典型痉挛模式，有利于患者恢复正常的运动。抗痉挛体位摆放以对抗痉挛为前提，以治疗偏瘫为出发点。

在进行偏瘫患者的抗痉挛体位摆放时，要注意以下几点：要防止被子过重压迫偏瘫侧肢体，特别是足尖部位，以防止足尖外旋的情况发生；仰卧位的时间应控制在1小时以内，以避免发生压力性损伤和躯干四肢的紧张性迷路反射；枕头需要选择柔软度、大小和厚薄都适宜的，必须充分考虑患者的舒适度；若患者感到任何不适或疼痛，应立即调整摆放方式或向医护人员求助；抗痉挛体位摆放方式需要根据患者的个性化需求进行定时调整。

1. 仰卧位（图7-1） 偏瘫患者仰卧位会受到紧张性颈反射和迷路反射的影响，异常反射活动最强，容易出现压疮，要减少仰卧时间。头部居中放在高度合适枕头上，靠近肩部的位置垫枕，防止肩胛骨后缩。

2. 患侧卧位（图7-2）

（1）头下放置薄枕，并在后背放置长枕，维持身体平衡。

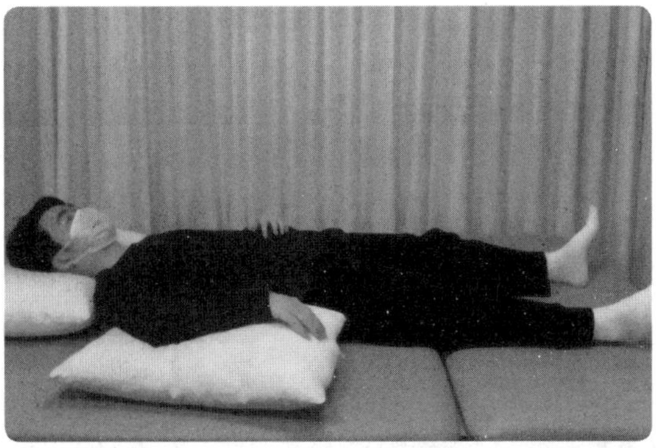

图7-1　偏瘫患者体位摆放——仰卧位（右侧为患侧）

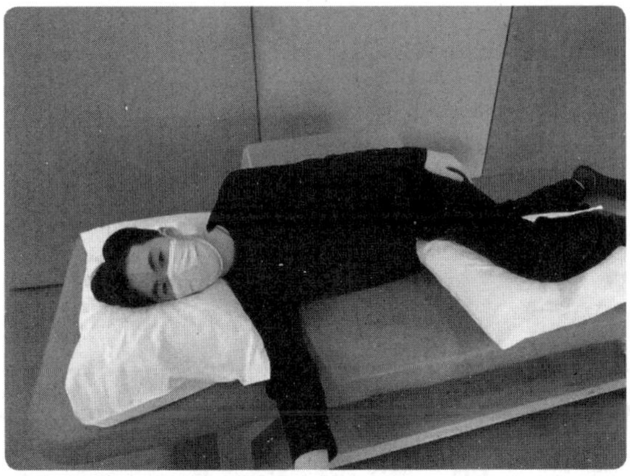

图7-2　偏瘫患者体位摆放——患侧卧位（右侧为患侧）

（2）患肩前伸，前伸的上肢与躯干的夹角不小于90°，肘关节伸直，前臂旋后，掌心向上，腕背伸，手指伸展散开。

（3）身体的重量应该被分摊于肩胛骨平坦处，而非集中于一点。

（4）患侧下肢髋关节伸展，膝关节微屈，踝背伸，足面与小腿尽量保持垂直。

（5）健侧上肢自然放于身上，健侧屈髋、屈膝呈迈步状，置于体前支撑良好的枕垫上，以避免压迫患侧。

患侧卧位是最重要的体位，因其可以加强对于患肢的感觉输入，并使患侧被动拉长，有助于抑制痉挛，健侧手可以自由活动。

3．健侧卧位（图7-3）

（1）头下放置薄枕，躯干与床面保持90°。

（2）患侧上肢伸展置于胸前软枕上，肩关节充分前伸，前臂旋前，手指伸展，掌心向下，避免手部悬空。

（3）患侧下肢完全由枕头垫起，髋、膝自然屈曲，踝保持中立位、略背伸，足不能内翻。

（4）健侧肢体可采取舒服的姿势。

健侧卧位是患者较为舒适的姿势，有利于患侧血液循环，减轻肢体的痉挛和水肿，同时还能缓解患侧的压疮，利于患侧呼吸。

4．床上坐位（图7-4）

（1）患者取背部支撑约90°坐位，使患者保持躯干伸直。

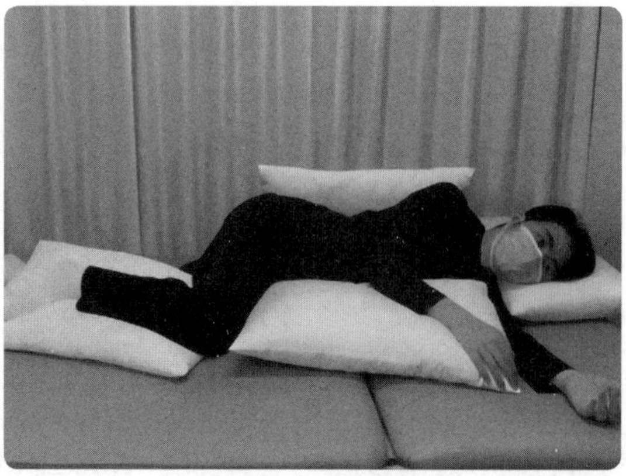

图7-3　偏瘫患者体位摆放——健侧卧位（右侧为患侧）

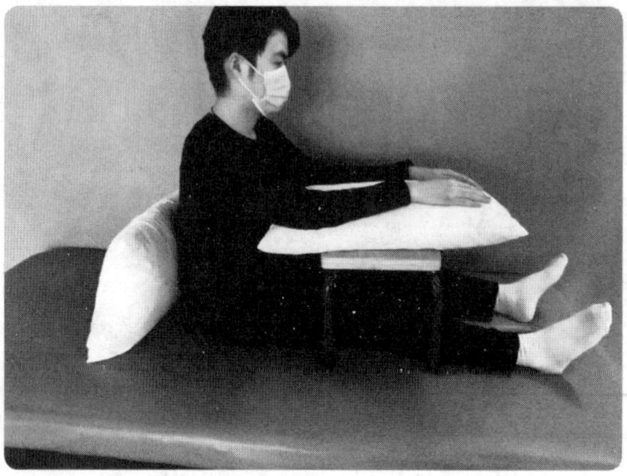

图7-4　偏瘫患者体位摆放——床上坐位（右侧为患侧）

（2）双侧上肢伸展放于桌面或软枕上，保持双肩对称，手指伸展，肘关节及手避免悬空。

（3）双侧下肢髋关节屈曲，双膝微屈，保持踝关节中立位。

床上坐位训练最好用于患者在被允许下床前的时期。

5. 轮椅坐位（图7-5）

（1）选择适合患者体型的轮椅，保持躯干伸直。

（2）双上肢放置在轮椅板上，健侧上肢自然放置，患侧上肢前伸，手指伸展，肘关节及手避免悬空。

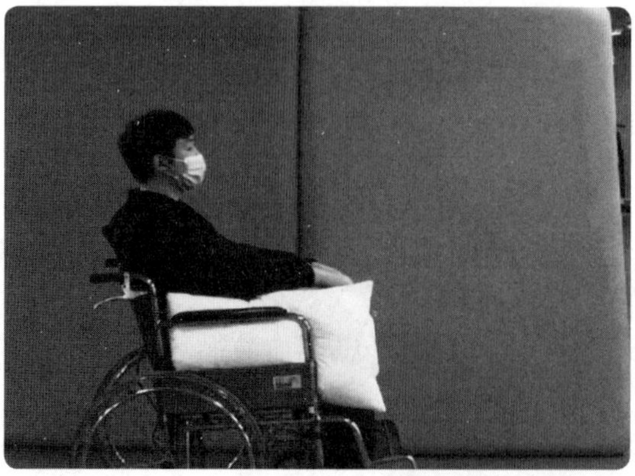

图7-5　偏瘫患者体位摆放——轮椅坐位（右侧为患侧）

（3）双侧下肢髋、膝、踝关节均屈曲90°，患侧髋、膝关节外侧置软枕，双足平放脚踏板上与肩同宽，足尖向前呈对称性，系好安全带。

轮椅坐位训练能够增强耐力，提供感觉刺激，并给予患者一种处于正常状态的感觉，轮椅坐位时应每15～30分钟进行一次臀部减压。

（二）脊髓损伤患者的体位摆放

视频：脊髓损伤患者的良肢位摆放

脊髓损伤患者经急救入院，外科医生处理后送入病房，生命体征稳定即标志急性期康复开始。此时，体位摆放和翻身是首要且关键的康复训练。因患者需卧床，无法主动活动，易引发疼痛、肌肉萎缩、关节挛缩、压疮等并发症，良好的体位摆放和定时翻身能有效预防这些并发症，为后续功能恢复奠定坚实基础。

脊髓损伤患者的关节活动受限和关节挛缩会显著影响其功能，尤其是肩关节的问题可能导致功能受限、残疾，并影响个人的健康感知。四肢瘫痪患者常见的上肢痉挛是脊髓损伤后最复杂的并发症之一，可以使用夹板进行长时间的拉伸，上斜方肌、胸大肌、肱二头肌长头是在体位摆放中主要考虑拉伸的肌肉。

1. 仰卧位（图7-6）

（1）头下放置薄枕，将头两侧固定。

（2）肩胛、上肢、膝、踝下垫枕，用毛巾卷将腕关节保持在40°背伸位。

（3）躯干需自然放平，与头部呈直线，骨盆摆正。

（4）双侧上肢外展、外旋，最好呈“一”字形展开（特别是颈部损伤患者，易发生肩关节内收挛缩），用软枕支撑，远端稍高于心脏，但要避免肘关节过伸，腕关节保持中立，手指处于自然状态。

（5）体型偏瘦的患者，骶尾部需放置压疮垫（圈），以防骶尾部磨损引发压疮。

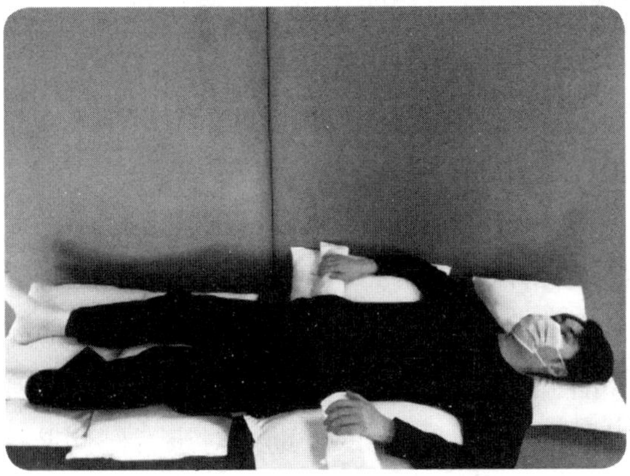

图7-6　脊髓损伤患者体位摆放仰卧位

2. 侧卧位（图7-7）

（1）上侧的上肢保持伸展位、下肢屈曲位，肢体下均垫长枕。

（2）躯干后方用枕头支撑，以维持侧卧位（颈髓损伤患者，手需维持功能位）。

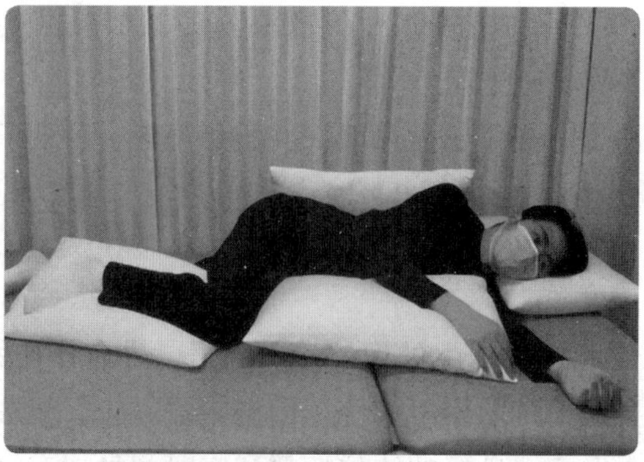

图7-7 脊髓损伤患者体位摆放——侧卧位

第二节 体位转移技术

一、概述

体位转移技术是指通过各种动作和技巧，帮助患者从一种姿势转移到另一种姿势的方法。其中，从坐位转移到站位，再转移回坐位的能力是最重要的。

（一）体位转移的目的

1. 提高患者的独立性 通过掌握体位转移技术，患者可以自主完成日常生活中的基本活动，提高独立生活的能力。

2. 预防并发症 正确的体位转移可以预防压疮、肺部感染等并发症的发生，提高患者的舒适度和生活质量。

3. 降低医疗成本 患者掌握体位转移技术后可以减少对护理人员的依赖，减轻护理负担。

（二）体位转移的原则

1. 安全评估 在转移前，对患者的病情、认知情况进行全面评估，确保安全转移。同时，要选择合适的转移时机，太早容易失败，使患者失去信心，太晚则因患者依赖，减少了患者转移的主观能动性。评估时要准备好必要的设施和空间，根据患者的功能障碍选择合适的辅助转移技术。随着患者康复的进展，要在转移时逐渐减少对患者的帮助。对患者健侧肢体的肌力、肌张力、关节活动范围、坐位平衡功能、疲劳程度、焦虑程度、智力状态及认知功能缺损程度选择性地进行评估，在规避转移风险的同时，也能根据患者肌肉功能的恢复及时改变转移策略。在完成与轮椅相关的转移时，也要评估患者对于轮椅的使用技巧，防止患者使用不当。

2. 选用合适的转移工具 根据患者的具体情况，选择合适的转移工具，如轮椅、升降床等。同时，也需要根据患者自身要求，因人而异的改变转移技术。转移时使用的床垫和椅面应该有一定硬度，相互转移的两个平面之间的高度要尽可能相等、靠近且稳定。利用机械进行搬运时，要定期对机械进行检查、维修。

3. 选择合适的体位　在转移过程中，根据患者的需求和舒适度，选择合适的体位进行转移。应该避免被家具或轮椅、脚踏板等碰伤肢体。搬运时不能增加患者的痛苦，不能加重病情。为防止压力性损伤，应减少压力、摩擦力、剪切力，并根据风险程度进行动态评估，及时给予预防措施。

4. 给予正确的转移命令　治疗师的口令应该简单、明确，使患者能够轻易地理解接受。同时需要相当的技巧，而不是单纯依靠体力，不要在没有把握时单独对患者进行转移，也要在转移时及时和患者沟通，使患者明晰转移的位置，防止患者突然出现意料外的动作，发生意外。应对患者明确强调，不能在转移中自己随便改变体位、姿势。在两位或两位以上治疗师一起搬运患者时，应有一位负责喊口号，如“一、二、三”，确保动作的一致性。

5. 提供适宜的医疗环境　医疗机构为确保患者在体位转移和轮椅使用过程中的安全，应采取一系列全面而细致的安全管理措施。这包括组建一个由护理、医疗、药剂、康复、后勤和心理等多学科专业人员构成的康复训练团队，需熟练掌握患者肢体功能训练的安全防范知识，并对患者及其照顾者进行定期的健康教育和指导。同时，医疗机构应致力于营造一个安全、便捷的住院环境，通过安装扶手、设置无障碍通道、铺设防滑地垫及配备呼叫器等设施，来降低潜在的安全风险。此外，医务人员还应教会患者在进行体位转移和使用轮椅时的自我保护措施，以提升患者的整体安全性。

（三）体位转移的生物力学基础

体位转移必须具备良好的平衡能力，同时转移者和被转移者要较好地运用各种生物力学原理。

1. 重力与重心　在体位转移时，重力通常指需要克服的被转移者的身体重量。重心即是重力的作用点，人体各组成部分所受重力的合作用点就是人体重心，人自然站立的时候，重心的位置一般在两髋关节连线中点，身体正中面上，第3骶椎上缘前方7cm处。而脑卒中患者髋关节内收外展角度、踝关节背伸角度、骨盆旋转度、身体侧方运动及垂直运动范围等均与正常人有显著差异，因此会对重心产生影响。

2. 基底面　基底面是人体的支撑点在支撑面上所围成的面积，人体支撑点通常指足掌与地面接触的点，也包括拐杖、助行器等。

3. 稳定性　稳定性是物体在受到外力作用时，能保持其平衡的能力。人体平衡的条件是所受的合外力及合外力的力矩为零，人体稳定性是指人体能维持平衡的能力。

4. 重力线　是指重力的作用线，是通过重心垂直于地面的线，也可以理解为由身体重心垂直指向地面的作用线。这是一条想象的线，用于表示重力作用于人体或物体的方向。在人体解剖学、人体运动学等领域，重力线是一个重要的概念，它对于理解物体的平衡、稳定性，以及人体的姿态和运动等方面具有重要意义。

（四）体位转移前的准备训练

主动转移需要有良好的肌力和平衡能力，所以在转移前要对患者进行完整、系统的评估，并对所需的肌肉进行针对性的训练；辅助转移时也对患者的肌力和平衡能力有一定要求。同时，转移前需要排空大小便，防止在转移过程中发生大小便失禁。在转移前应和患者充分解释、说明，消解患者的抵触、对抗心理，使患者心情放松，积极配合转移。同时应向患者提前解释转移时需要的技巧，如利用摆动惯性、向量、倾向力，以及改变支撑面大小、移动重心等，并在床上消除重力时充分练习。

1. 翻身的准备训练　需要练习患者上肢肩胛带肌群及核心肌群，如三角肌、肩袖肌群，前锯肌等。需要训练腹直肌、腹外斜肌、腹内斜肌、腹横肌，用于旋转时控制身体的稳定，同时也要训练竖脊肌、腰方肌等。教会患者利用摆动惯性、翻滚力等转移技巧。

2. 由卧位坐起的准备训练 除上述肌肉外，还应该训练肱三头肌。肱三头肌不仅能够伸直手臂，还能保持肩关节的稳定，在坐起时起到重要的作用。同时，需要对患者的平衡能力进行训练。

3. 由坐位站起的准备训练 应进行腹部肌群、髂腰肌、臀部肌群、股四头肌、小腿肌群肌力训练及平衡训练。

4. 床椅转移的准备训练 床椅转移时，需要有上肢支撑、下肢负重及保持动态平衡的能力，对于肌肉力量的需求更加全面，对于背阔肌、股四头肌等大肌群的肌肉力量均有所要求。尤其对患者的平衡能力有进一步的要求。

（五）体位转移的注意事项

1. 治疗师要向患者的方向靠近，双足按照需要，朝舒适的方向分开，屈髋、屈膝，上身前倾，腰背伸直，头抬起，维持重力线于基底面范围内。

2. 转移时，双手固定在患者的腰部或者臀部，注意不要对脊柱形成扭转力矩，造成脊柱损伤，用力上抬，伸膝、伸髋。注意运用下肢伸髋肌群，减少对于腰背肌群的使用。旋转身体时，用足的旋转代替腰椎的旋转，一方面减少对治疗师自身腰部肌肉的劳损，另一方面能够提高转移的稳定性。

（六）体位转移融合Bobath技术理念

Bobath技术是20世纪40年代由英国物理治疗师Bobath夫妇创立的一种神经发育疗法（neurodevelopmental therapy，NDT），主要应用于脑瘫和脑卒中患者运动功能康复训练，针对中枢神经系统损伤引起的功能、运动和姿势控制障碍的患者进行评价与治疗。在中枢神经系统损伤的患者身上，往往会出现异常运动和异常姿势反射，患者对刺激的反应呈现异常的模式。Bobath技术鼓励偏瘫侧参与身体活动，促进其正常张力、姿势和运动，锻炼正常功能，强调在休息和活动中建立正常的躺、坐、站姿。将Bobath理念融入体位转移时可遵循如下两个理念：患者能够独立转移时，尽量提供最少量帮助或者不提供帮助；被动转移是最后选择的转移方法，随着患者功能的恢复，辅助者提供的帮助应减少。

二、偏瘫患者转移技术

（一）偏瘫患者翻身及平移技术

翻身训练是极具意义的治疗活动，可以有效减轻局部压力，预防压疮的发生；有助于改善肺部通气，预防肺部感染等并发症；能刺激身体反应，促进血液循环，从而预防泌尿系感染，利于强化肾功能。

在进行翻身训练时，需要注意采取预防措施。例如，在肘关节前屈时，肘关节过度的摩擦可能导致皮肤破裂，可通过穿戴防护肘垫避免。对压疮易发部位，即骨突处皮肤，需经常调整压疮垫位置，减轻局部皮肤受压。每次为患者翻身，要仔细检查易生压疮部位皮肤状况，一旦发现皮肤有受压迹象，无论程度如何，都应立即关注，指压后皮肤发红、青紫不褪，或出现皮肤感染、肿胀、硬化、损伤等情况，均为压疮先兆，此时必须确保皮肤不再受压，直至完全恢复。

在偏瘫的弛缓期，由于患者尚未恢复主动活动能力，家属需要帮助患者进行被动翻身，以诱导四肢运动。家属应避免翻身速度过快、次数过多，逐步增加强度。在痉挛期，患者肌张力增加，可以进行部分主动翻身。在改善期，患者可进行更多的主动翻身，家属应鼓励其运动，以促进功能恢复并减少痉挛。诱发主动运动与早期翻身训练需建立在良肢位摆放的基础之上。这种训练旨在鼓励患者主动或在部分辅助下进行运动，不仅能防止或对抗痉挛姿势，还能有效诱发偏瘫侧肢体的主动运动，为中期康复奠定坚实基础。在翻身过程中，健侧带动患侧肢体和关节活动，这既有助于防止关节活动范围受限，又能促进患肢的血液循环，并加强健侧对患侧肢体的积极影响。

此外，通过反复进行翻身训练，可以输入正确的运动模式。这些训练通过传入和传出冲动的反复刺激，在病灶周围形成新的神经通路，充分发挥中枢神经的代偿作用。这一过程有助于建立由高级中枢控制的肢体运动模式，从而促进神经功能的重塑。

1．向患侧翻身（图7-8）

（1）患者的健侧手握住患侧手，患侧拇指在上（Bobath握手），以保护患侧手臂的正确位置。

（2）健侧屈髋、屈膝，确保下肢稳定。

（3）健侧上肢带动患侧上肢摆动，在摆动时应伸肘并上举至90°以上，使其借助惯性带动患侧上肢。

（4）与此同时，患者屈颈，将头部向患侧转动，进一步利用躯干旋转带动肩胛带和骨盆的运

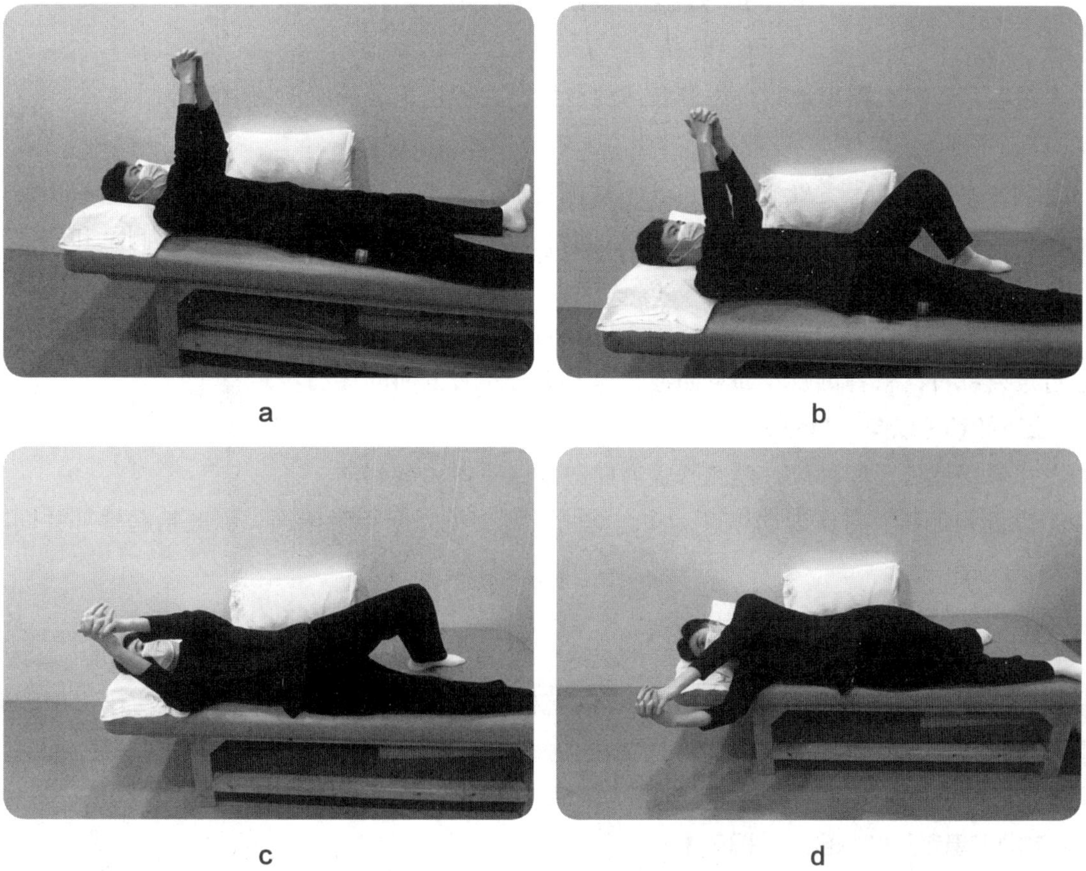

图7-8　偏瘫患者向患侧翻身训练（右侧为患侧）

a．Babath握手；b．健侧屈髋、屈膝；c．健侧上肢带动患侧上肢摆动；d．头部向患侧移动

动，健侧下肢用力蹬床，从而顺利完成翻身。

这种方法既能保护患侧肢体不受过度压力，也能刺激健侧肌肉的参与，帮助实现更好的功能恢复。

2. 向健侧翻身（图7-9）

（1）患者采用Bobath握手方式，在确保上肢姿势正确的情况下，伸肘并上举90°以上，防止手臂的过度拉伸。

（2）患者屈曲健侧下肢，从腘窝处插入患侧腿下方，并用健侧手带动患侧上肢摆动。在摆动时，注意患者屈颈并将头部转向健侧，利用头部和上肢的摆动带动躯干的旋转，从而使骨盆跟随运动。利用健侧的伸膝动作帮助带动患侧肢体，完成向健侧的翻身动作。

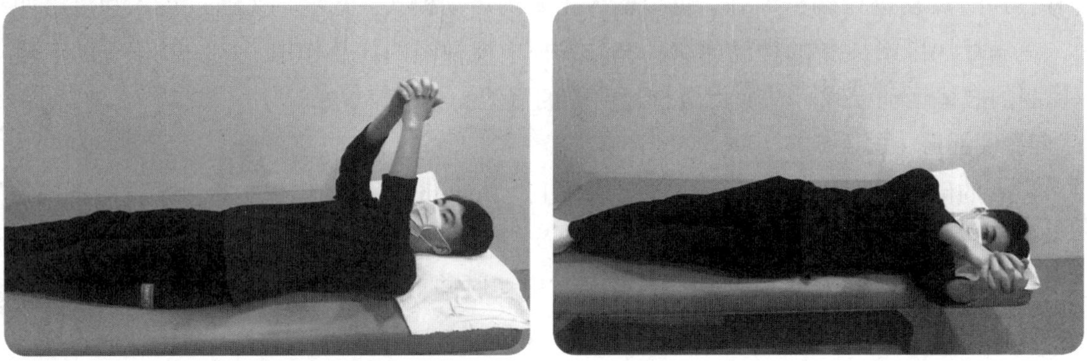

a　　　　　　　　　　b

图7-9　偏瘫患者向健侧翻身训练（右侧为患侧）

a. 步骤（1）；b. 步骤（2）

这个过程可以最大限度地减少患侧肢体的负担，并促进患者的肌肉协调和控制。

3. 左右平移

（1）向左平移：①患者处于仰卧位，将健侧足放在患侧足的下方。②双手采用Bobath握手方式置于胸前。③利用健侧下肢的力量，将患侧下肢抬起并向左移动。④同时，用健侧足和肩部支撑起臀部，并将下半身整体向左移动。在臀部左移完成后，再将头部缓慢地向左侧移动。

（2）向右平移：动作与向左平移相同，但方向相反。

通过反复练习，患者可以较为自如地在床上进行左右方向的移动。

4. 上下平移（以向上为例）

（1）患者仍然处于仰卧位，健侧膝盖屈曲，健侧手肘稍微屈曲。

（2）以健侧足和手肘作为支撑点，注意健侧足要避免完全接触床面，以此抬起臀部并同时向上移动身体。

（二）偏瘫患者坐起及坐位转移

主要目的是帮助患者恢复从卧位到坐位的转换能力，这是日常生活的基本动作之一。通过训练，患者可以逐渐掌握正确的坐姿和转换技巧，为日后的站立、行走等训练打下基础。同时，坐起训练也有增强呼吸能力、预防并发症、改善肌肉关节功能等作用。

1. 辅助下患者从健侧坐起（图7-10）

（1）患者的健侧腿从膝关节下方插入患侧腿下，提供支撑。

（2）辅助者双手扶住患者双肩，并轻轻提起患侧肩部。患者用健侧肘支撑床面，帮助抬起上身。

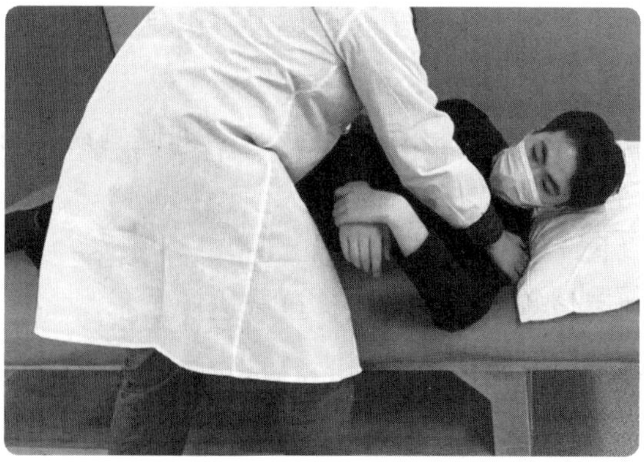

图7-10 偏瘫患者辅助下从健侧坐起（右侧为患侧）

（3）患者将双腿移动至床边，注意双腿同步移动，防止忽略患侧。

（4）患者伸展肘关节，支撑身体，坐起至床边。

此方法需缓慢进行，以防止压力过度施加在患侧。

2. 患者独立从健侧坐起（图7-11）

（1）患者健手握住患手，双腿交叉。

（2）利用健侧腿将患侧腿移至床边，同时颈部前屈，帮助上身前倾。患者身体转向健侧，双腿放至床下。

视频：偏瘫患者转移技术

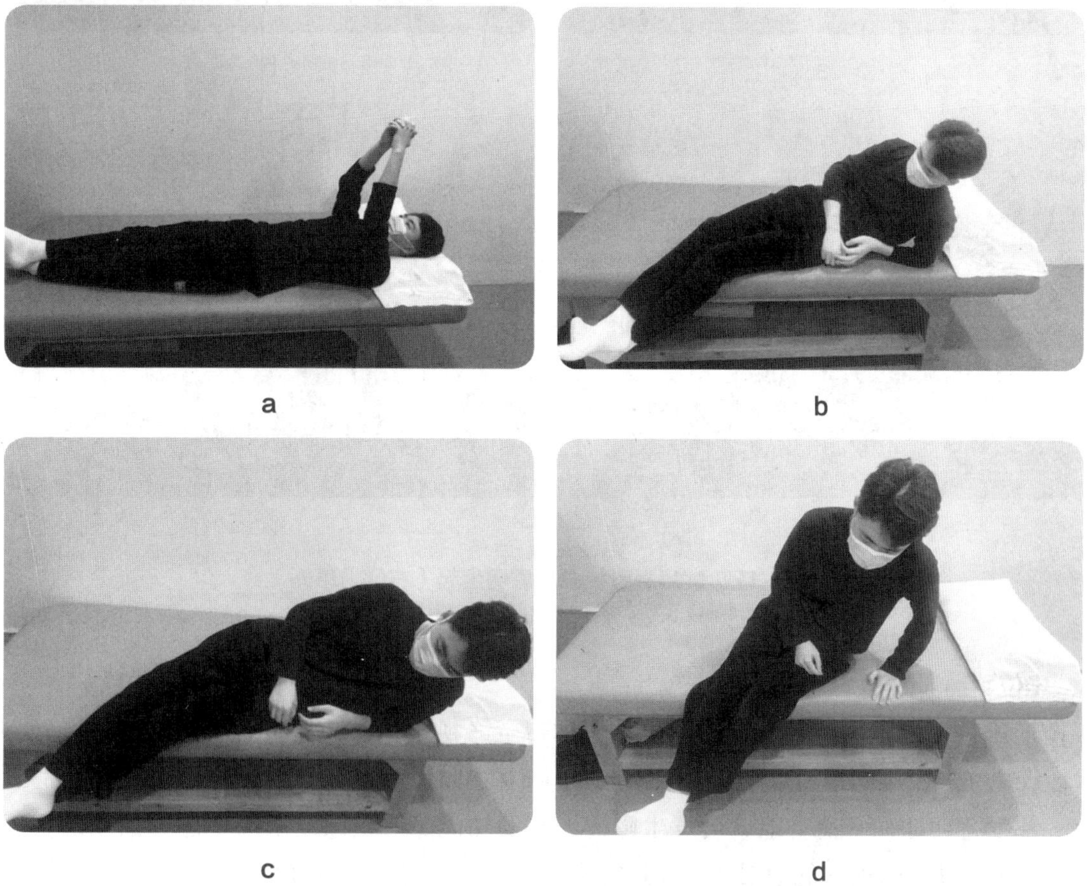

图7-11 偏瘫患者独立从健侧坐起（右侧为患侧）

a. 步骤（1）；b. 步骤（2）；c. 步骤（3）；d. 步骤（4）

（3）注意健手松开患手时，确保患手处于安全位置，避免忽略患侧肢体。

（4）健侧肘支撑床面，抬头并伸直肘关节，坐起至床边。

这种方法虽然容易完成，但需要防止诱发联合反应，即健侧动作引发患侧不自主运动，应减少忽略患侧的风险。

3. 患者独立从患侧坐起（图7-12）

（1）患者取患侧卧位，利用健侧腿将患侧腿移至床边。

（2）双腿远端垂于床边，健侧上肢横于身前。

（3）健手在患侧撑床，旋转躯干。

（4）并摆动双腿，完成坐位。

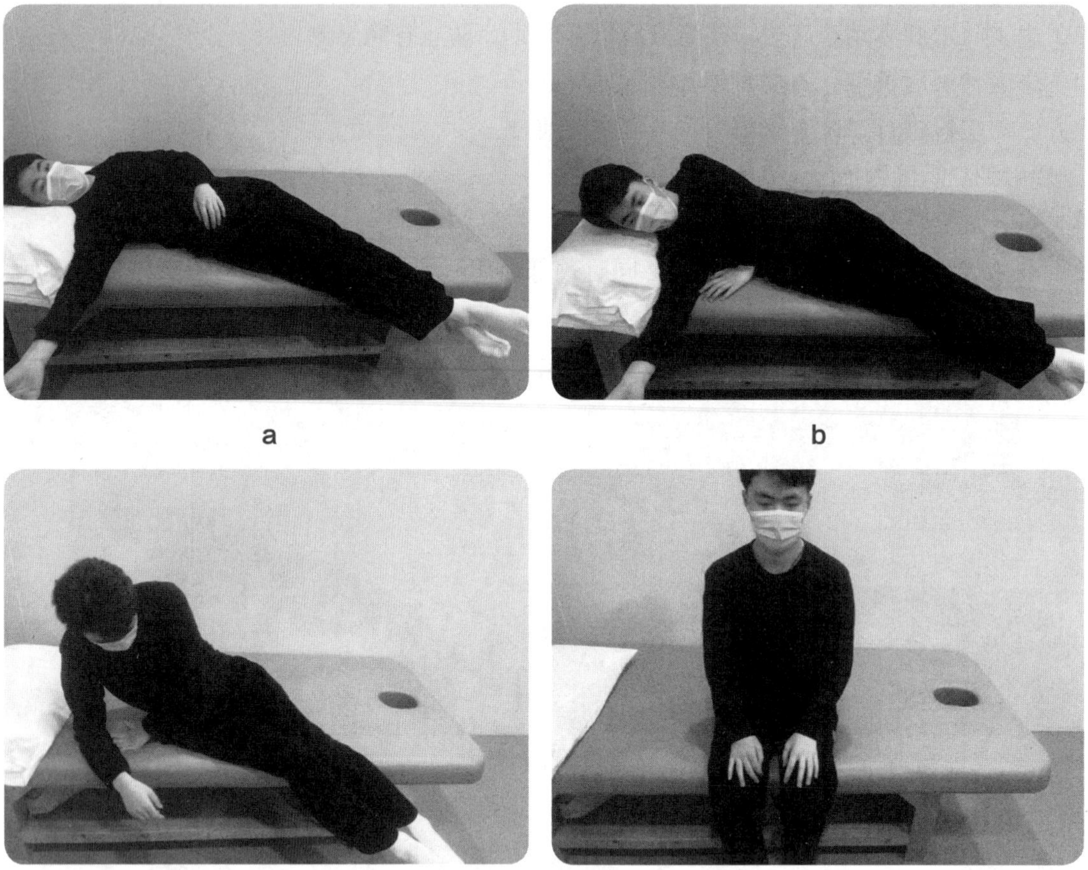

a　　b　　c　　d

图7-12　偏瘫患者独立从患侧坐起（右侧为患侧）

a. 步骤（1）；b. 步骤（2）；c. 步骤（3）；d. 步骤（4）

4. 坐位平衡训练

平衡的维持要有正常的感觉输入（包括本体感觉、视觉、前庭觉）、正常的中枢神经协调、正常的运动反应（包括姿势反应、肌肉和关节活动）。在患者发生脑卒中后，脑损伤导致上述3个环节的任何一环发生问题，平衡功能就会发生障碍，平衡功能障碍是限制脑卒中患者活动的主要因素，也是脑卒中患者跌倒的独立危险因素。在进行坐位平衡训练时，可以按照以下流程。

（1）静态平衡（Ⅰ级平衡）：患者首先进行静态平衡训练，双手放在双膝上，在没有任何外力和身体移动的情况下，努力保持坐姿稳定。为了辅助稳定头部，患者可以注视正前方的钟表或其他物品。当患者能够不依赖床铺坐稳时，治疗师可以轻轻推或拉患者，使重心轻微移动，以此激发患者的自动态平衡反应。

（2）自动态平衡（Ⅱ级平衡）：接下来，患者进行自动态平衡训练，独立完成身体重心的转移，包括躯干的屈曲、伸展、左右倾斜及旋转运动，同时保持坐位平衡。当上肢可以自由活动时，可以练习上肢在不同空间位置进行定位、交替轻拍等动作，如捡拾小物品、伸手取物等，有助于患者对肩胛带的控制。

（3）他动态平衡（Ⅲ级平衡）：最后，患者进行他动态平衡练习，即在抵抗外力的情况下保持身体平衡。例如，患者双手胸前抱肘，治疗师从不同方向轻轻推患者的肩关节，以此练习患者的腰部力量和控制能力，并诱发头部及躯干向正中线的调正反应。

在患者可以独立或在少量辅助下完成坐起动作后，即可开始坐位平衡训练。训练初期，患者需端坐于床边，用健侧手扶住床头栏杆或床沿以保持平衡。随着患者能力的增强，他们可尝试使用健侧手持辅助器具来维持坐位平衡，同时需注意躯干两侧平均负重，避免重心偏离。

当辅助坐位平衡变得较为轻松时，患者可进一步尝试无辅助地独自坐于床上，此时双上肢应抱于胸前，健侧手拖住患侧肘关节，保持两肩水平，以防肩部半脱位，同时躯干保持正直，以脊柱为轴进行上半身旋转转动，以增强平衡感。

随着训练的深入，患者可尝试端坐于床边，双腿略分开，双手Bobath握手，上身躯干前倾，两肩关节略前屈，肘关节伸直，尝试让相握的双手分别触摸两足足面。若因年龄或柔韧性原因无法触及足面，患者只需做到动作的最大幅度即可。

此外，还可通过诱发翻正反应来进一步提升坐位平衡能力。翻正反应是动物在异常体位时自动恢复正常体位的本能反应，患者可在治疗师的指导下，通过特定动作来锻炼和利用这一反应，从而加强对坐姿状态下身体的控制能力，提升坐位平衡能力。

（三）偏瘫患者坐站转移

偏瘫患者常伴有肩关节不稳定或半脱位的风险，因此在进行转移时，必须避免牵拉或过度用力拉拽患侧上肢。

1. 辅助下患者从坐位站起（图7-13）

（1）患者双足平放在地面，患侧足放置在前方。治疗师用膝盖轻轻抵住患者的膝部，双手稳住患者的腰部。

（2）患者躯干前倾，重心逐步前移。在治疗师的帮助下，患者通过髋关节和膝关节的伸展，缓慢站起。治疗师要进行正确的辅助和引导，确保站立时的重心稳定，防止患者失衡。

2. 患者独立从坐位站起（图7-14）

（1）患者坐在床边，双足分开至与肩同宽，双足后跟稍微放在膝盖后方，患侧足稍靠后，以促进患侧负重并防止健侧过度代偿。

（2）患者双手采用Bobath握手法，双臂向前伸展。

（3）患者躯干前倾，将重心逐渐前移，使患侧下肢能够有效负重。

（4）当臀部离开床面时，双膝同时向前移动，双腿逐步用力，缓慢站起。站立时，确保双腿均匀负重，避免健侧代偿的情况。

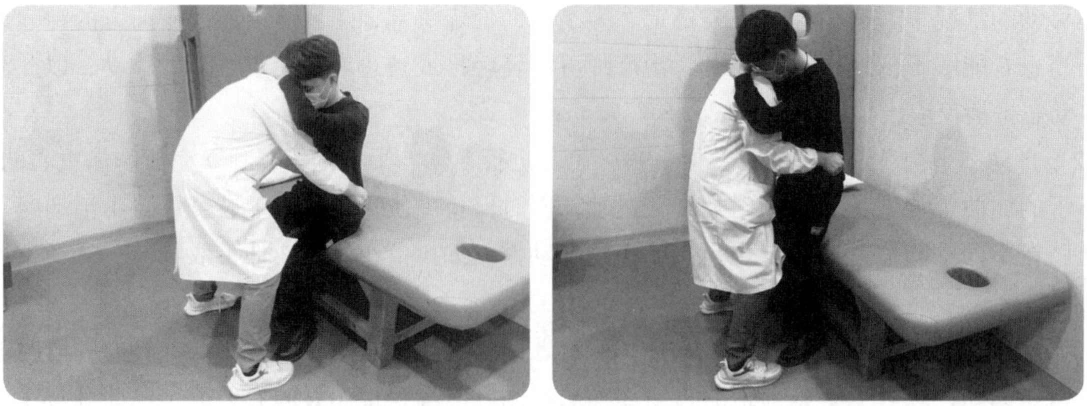

a　　　　　　　　b

图7-13　偏瘫患者辅助下从坐位站起（右侧为患侧）

a．步骤（1）；b．步骤（2）

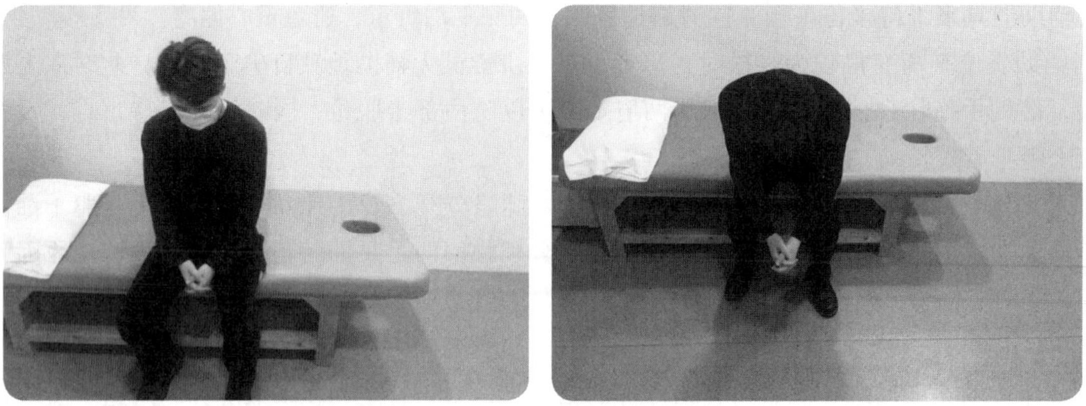

a　　　　　　　　b

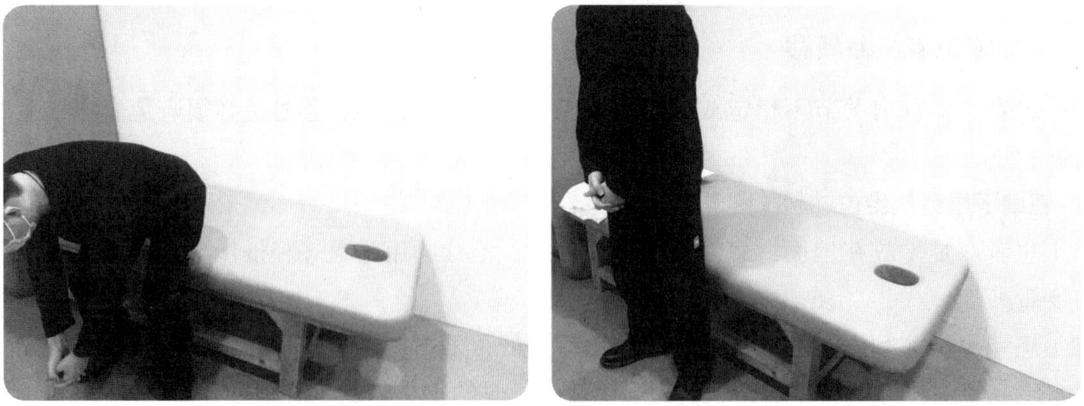

c　　　　　　　　d

图7-14　偏瘫患者独立从坐位站起（右侧为患侧）

a．步骤（1）；b．步骤（2）；c．步骤（3）；d．步骤（4）

3．患者从跪立位站起（图7-15）

偏瘫患者由坐位站起训练可按照坐位—跪立位—单膝跪—站起的步骤进行，大多数患者肌力足以支持跳过跪立位和单膝跪两个步骤，直接从坐位站起，但是对于部分躯干肌和臀肌肌力较差的患者，依旧需要通过中间两个过渡姿势完成转移。

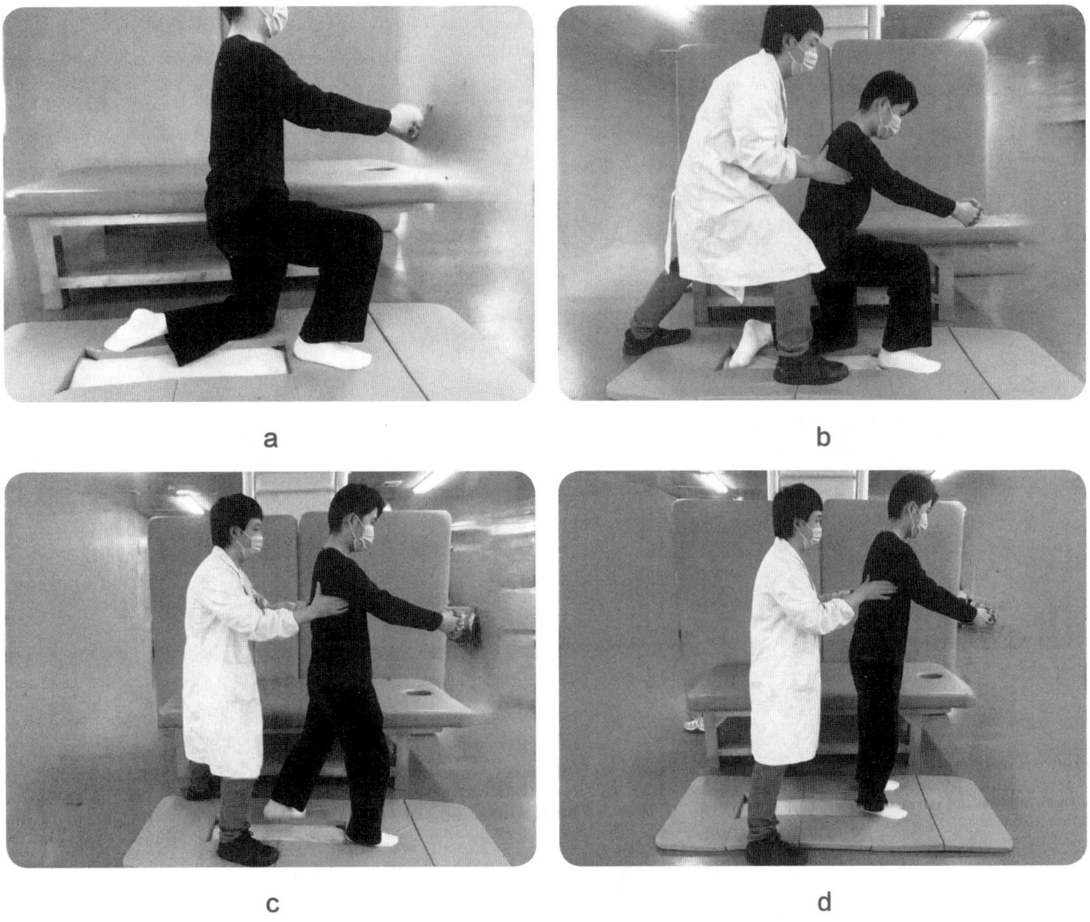

图7-15　偏瘫患者从跪立位站起（左侧为患侧）

a. 步骤（1）；b. 步骤（2）；c. 步骤（3）；d. 步骤（4）

（1）患者处于跪立姿态，执行Bobath握手动作，确保躯干挺直且头部抬起。

（2）治疗师则站在患者的后方，双手分别轻置于患者的腋下，并在必要时为患者提供辅助。治疗师会指示患者将身体重心转移至患侧，同时健侧腿部进行屈髋、屈膝动作，向前迈出一步，确保足底平稳接触床面。

（3）患者需将重心再次转移至健侧，双臂向前伸展，躯干适度前倾，确保重心充分前移，最终顺利站起。

（4）站起后，患侧腿前移至与健侧腿平齐，完成站起。

（四）偏瘫患者床椅转移

床椅转移训练是偏瘫患者康复过程中的重要环节，有助于恢复患者的体位转移和身体移动能力，为后续的步行训练和日常生活能力恢复打下基础。转移时，要确认患者体位稳定，固定腰部以确保患者转移时肢体不弯曲，防止受到过多外力而造成疼痛和关节脱位。要着重保护腰椎，避免突然的扭转动作。

1. 轮椅向床被动转移（图7-16）

（1）轮椅停靠时患者的健侧靠近床，收起脚踏板，将患者的双足放在地上。

（2）患者的双足位置应在双膝下方，与肩同宽，足尖不超过膝盖。

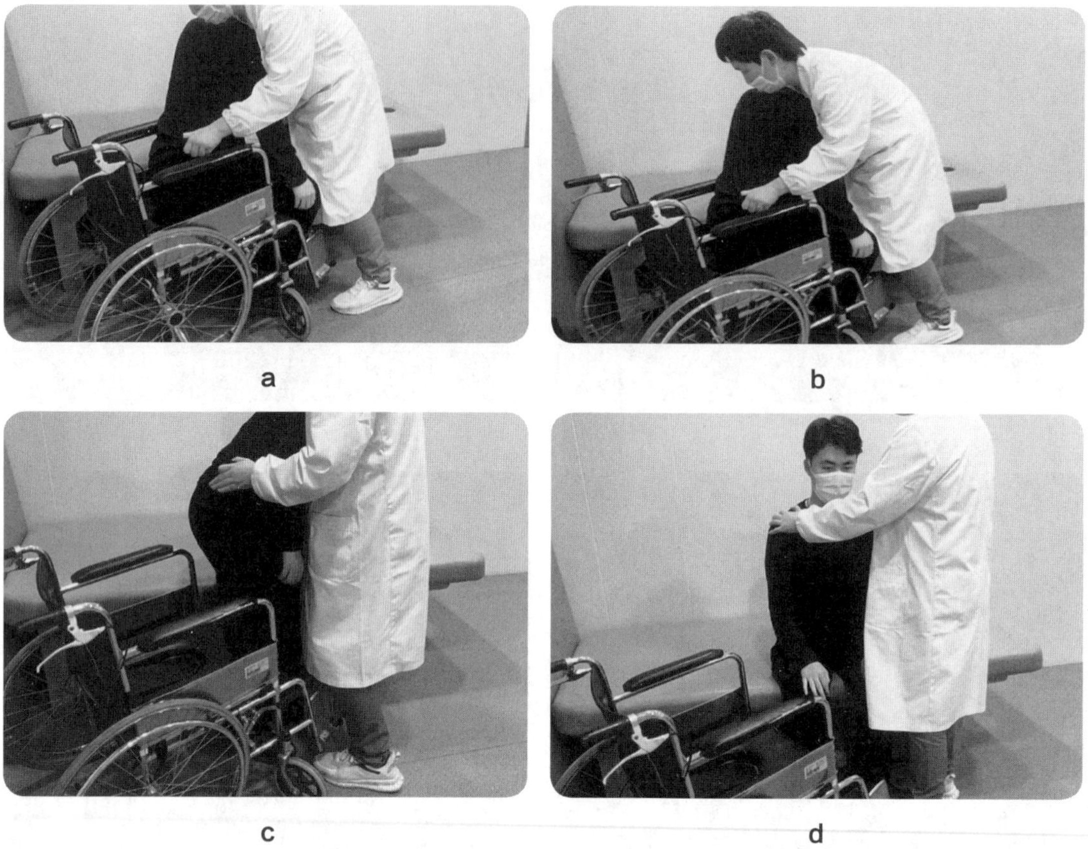

图7-16　偏瘫患者轮椅向床被动转移（右侧为患侧）

a. 步骤（1）；b. 步骤（2）；c. 步骤（3）；d. 步骤（4）

（3）重心靠前，轻轻将患者从轮椅抬起，治疗师应用自己的足和膝固定住患者患侧的足和膝，让患者躯干前倾，抓住并上提患者后腰带，患者健侧手支撑床面。

（4）屈髋、屈膝坐下并调整坐姿。

2. 床向轮椅被动转移

（1）将患者扶起坐稳，轮椅停留在健侧，与床的夹角为30°～45°，夹角过大则转移距离加大，抱转时比较费力；夹角太小则转身时易受限、行动不便。

（2）治疗师双手穿过腋下，双膝夹住患者，防止膝外翻。轻轻将患者从床面抬起，放到轮椅上。

3. 床椅主动转移（图7-17）

（1）床向轮椅主动转移：①推动轮椅向患者健侧斜对着床。关闭轮椅手闸，收起脚踏板。②健手支撑站起后用健手扶轮椅远端扶手。③以健足为轴，身体旋转。④边转身边坐下。

（2）轮椅向床主动转移：以相反动作坐回床上。

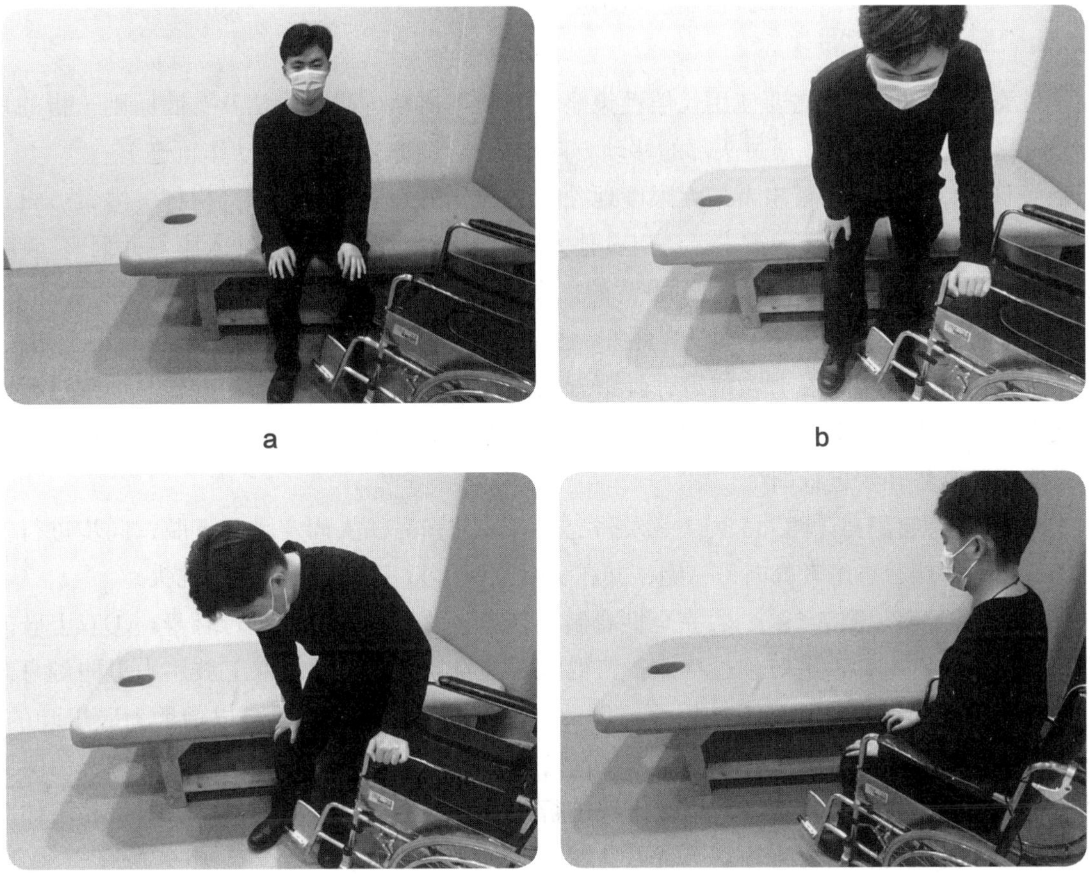

a　b　c　d

图7-17　偏瘫患者床向轮椅主动转移（右侧为患侧）

a．步骤（1）；b．步骤（2）；c．步骤（3）；d．步骤（4）

三、脊髓损伤患者转移技术

视频：脊髓损伤患者转移技术

（一）脊髓损伤平面与体位转移

脊髓损伤平面与损伤程度决定了脊髓损伤患者体位转移的能力。

1．C_4及C_4以上完全性脊髓损伤患者失去呼吸能力、运动能力、手功能等多数功能，躯干肌肉几乎瘫痪，只能依靠被动转移技术完成体位转移。

2．C_5完全性脊髓损伤患者不能独立完成体位转移，但可以在辅助下完成，上肢三角肌、肱二头肌保留功能，但其他肌肉瘫痪，躯干和下肢肌肉瘫痪。

3．C_6完全性脊髓损伤患者，上肢具备伸腕、屈肘能力，难以屈腕、屈指、抓握，手功能丧失。因此可以使用吊环等辅助设备。

4．C_7完全性脊髓损伤患者，生活基本能自理，能独立翻身、坐起、移动轮椅。手部精细活动困难。由于手的内在肌部分瘫痪，抓握释放和灵巧度受限，不能进行捏的动作。

5．C_8～T_2以下脊髓损伤患者腕手功能完好。此类患者生活基本上能自理，在轮椅上能独立活动，能在床上活动和进行各种转移活动，如利用滑板完成轮椅与床之间的转移。

6．T_3以下脊髓损伤患者，生活能自理，能独立完成各种翻身、转移活动。

（二）脊髓损伤患者翻身

完全性脊髓损伤的患者需要使用代偿性策略，如利用惯性、肌肉代偿及头髋原则（指的是在患者移动、转移或处理过程中，通过头部的移动方向影响髋部和整个身体的动作轨迹）。

在翻身训练中，为了保证患者最大限度地独立参与，最好避免使用床、栏杆、绳索、帆布、梯子或空中秋千装置等。但当患者需求无法以其他方式满足时，如上装置应纳入康复计划。

从仰卧位转为俯卧位时，可以利用手臂的摆动产生钟摆效应，带动躯干和臀部的摆动。同时，增加腕部重量可以增强动觉意识和动量。此外，交叉患者的足踝或弯曲上肢关节也有助于初次翻身。为了进一步促进翻身，可以在骨盆或肩胛骨下方放置枕头，帮助产生初始的旋转。训练过程中，可以逐渐减少枕头的数量和高度，最终能够不使用枕头进行翻身训练。如果患者在翻身过程中遇到困难，建议从侧卧姿势开始进行训练。

1. 全辅助下患者翻身（图7-18） 一人固定患者头部，另一人固定腰和下肢，同步进行。将患者移向床的一侧，然后将患者翻向另一侧，并在背后、头、双上肢、下肢放置枕头。

2. 患者独立翻身（图7-19） C_6完全性脊髓损伤患者可利用此方法进行翻身。①双上肢向身体两侧用力摆动，向右甩动左上肢越过身体，获得向左翻身动力。②同时双上肢用力甩向翻身侧，带动躯干旋转而翻身，位于上方的上肢用力前伸，完成翻身动作。③同时可以借助上肢甩动的惯性，带动下肢和躯干旋转，翻成俯卧位。④将右侧前臂支撑于床上承重，另一侧肩膀后拉，使两侧负重相等。C_7、C_8完全性脊髓损伤患者利用此方法进行翻身时，由于具备伸肘功能，故可利用伸肘动作支撑身体重量，较C_6完全性脊髓损伤患者更易翻身。

3. 利用布带翻身（图7-20） 将布带系于床栏或床架上，C_6完全性脊髓损伤患者用腕部钩住带子，用力屈肘带动身体旋转，同时将另一侧上肢摆向翻身侧。松开带子，位于上方的上肢前伸，完成翻身。C_6平面以下脊髓损伤的患者，可使用肘和手的支撑进行翻身。

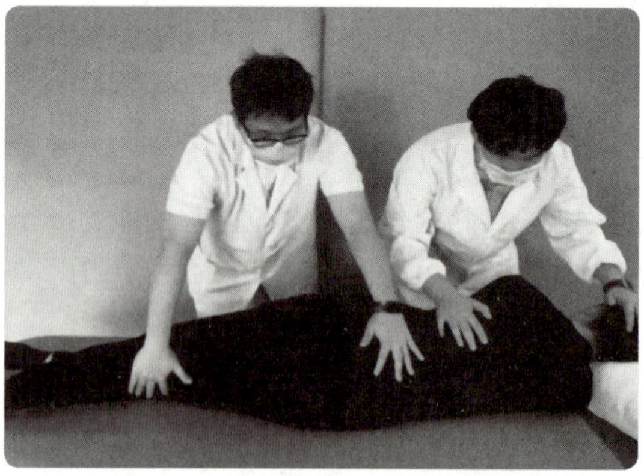

图7-18 脊髓损伤患者全辅助下翻身

（三）脊髓损伤患者坐位转移

长坐位是脊髓损伤患者在床上完成各项功能性活动的基础。截瘫患者双上肢功能正常，较易完成床上长坐位移动，而C_6完全性脊髓损伤患者，虽然上肢具备伸腕、屈肘能力，但伸肘功能不良，长坐位转移较为困难。

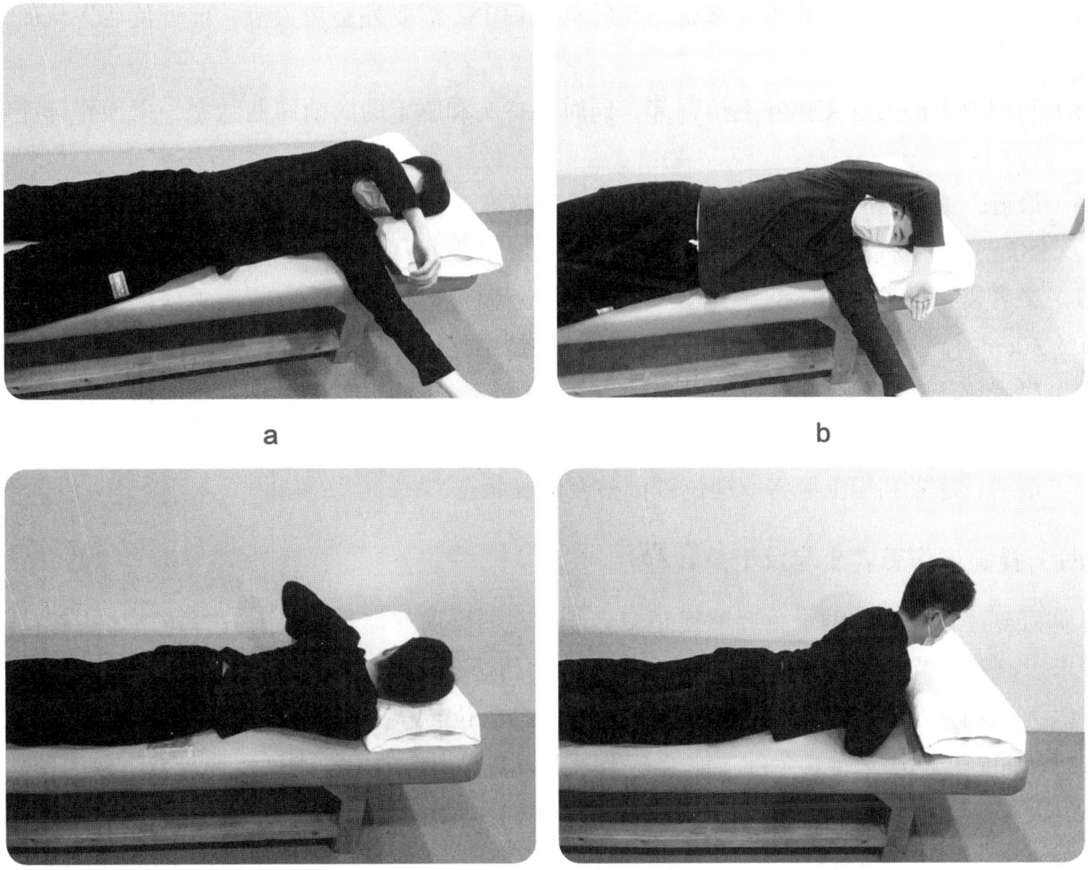

a　b　c　d

图7-19　脊髓损伤患者独立翻身

a．步骤（1）；b．步骤（2）；c．步骤（3）；d．步骤（4）

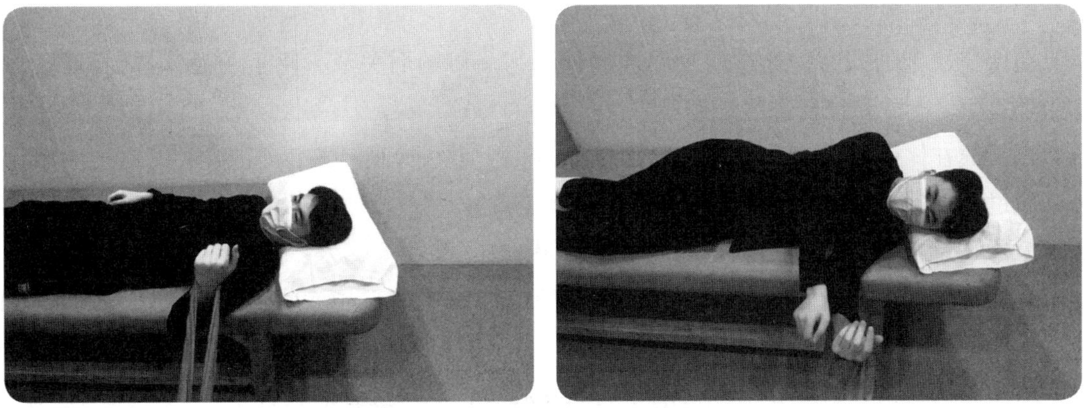

a　b

图7-20　脊髓损伤患者利用布带翻身

a．患者用腕部钩住带子；b．用力屈肘带动身体旋转

1．坐位向前转移

（1）进行坐位前方转移时，患者首先采取长坐位，放松膝关节并让双下肢外旋。

（2）为了维持身体平衡，让躯干前倾，使头部超过膝关节，并确保重力线落在髋关节前方。

（3）将双手放在髋关节稍前的位置以提供支撑。

（4）对于完全性脊髓损伤患者来说，在转移过程中，需要外旋肩关节，前臂旋后，从而保持肘关节的稳定伸展。

（5）利用双手的力量支撑并上抬臀部，同时保持头和躯干的向前屈曲状态，以便臀部能够向前移动。

（6）最后，通过屈肘的动作坐下。反复练习以熟练掌握整个转移动作。

2. 坐位侧方转移（右侧移动）

（1）患者需采取长坐位，双手置于床面，位置近髋关节处。右手应与左手保持同一水平，距离髋关节约30cm，同时确保肘部伸展，前臂旋后或保持中立位。

（2）患者躯干前倾，使头部超过膝部，并上抬臀部。在此过程中，头部和肩部需转向左侧，带动右肩前移，左肩后移。由于背阔肌受到神经支配，因此可以拉动骨盆向另一侧方向移动。

（3）最后，患者利用上肢将双腿位置调整至正确状态。

（四）脊髓损伤患者坐起及坐位转移

从仰卧到坐位转移的两个重要前提是患者能够在俯卧肘支撑和仰卧肘支撑位下进行移动。长坐姿势要求双侧髋关节屈曲至少90°，如果患者不能达到这个要求，可以通过髋关节外旋并稍微屈膝来代替。C_6完全性脊髓损伤患者独立坐起时，需先从仰卧位转移为侧卧位，C_6以下平面损伤的患者则可以直接从仰卧位利用手臂剩余的功能直接坐起。而胸段损伤的患者则可以通过双上肢的摆动坐起。

1. C_6完全性脊髓损伤患者从侧卧位坐起（图7-21）

C_6完全性脊髓损伤的患者可以通过侧卧位转身后坐起，该动作依赖患者的上肢力量，尤其是肘部的屈伸功能。

（1）翻身至侧卧位后。

（2）逐步移动上身靠近下肢，以缩短上半身与下肢之间的距离。

（3）用上侧的上肢环绕并固定住膝关节。

（4）在保持稳定的同时，通过反复屈曲和伸展另一侧的肘关节，将上身逐渐靠近双腿。这一过程利用肘部的反复支撑和推动来带动躯干。

（5）双手放在体侧，依靠手臂的力量支撑身体。

（6）通过伸展肘关节将自己抬起至坐位。

2. C_7及C_8完全性脊髓损伤患者从仰卧位坐起（图7-22） C_7及C_8完全性脊髓损伤患者，尤其是在肱三头肌功能存在的情况下，可以借助肘关节的伸展支撑起身。此动作特别依赖患者的上肢力量和肘关节的控制。

（1）从仰卧位开始，头部和上半身同时向一侧旋转，依靠重心的转移带动上身。

（2）通过反复的旋转，逐渐将双肘支撑在身体后方，上肢和肩膀稳定地支撑起上身。继续转动头部和上身的同时，伸直双肘并推起上身，进入长坐位。

3. 胸、腰段脊髓损伤患者从仰卧位左侧坐起（图7-23）

（1）患者取仰卧位，双上肢同时用力向左侧摆动。

（2）躯干转向左侧，右手和左侧肘关节支撑床面。

（3）伸展肘关节，移动支撑手至长坐位。

（4）完成坐起。

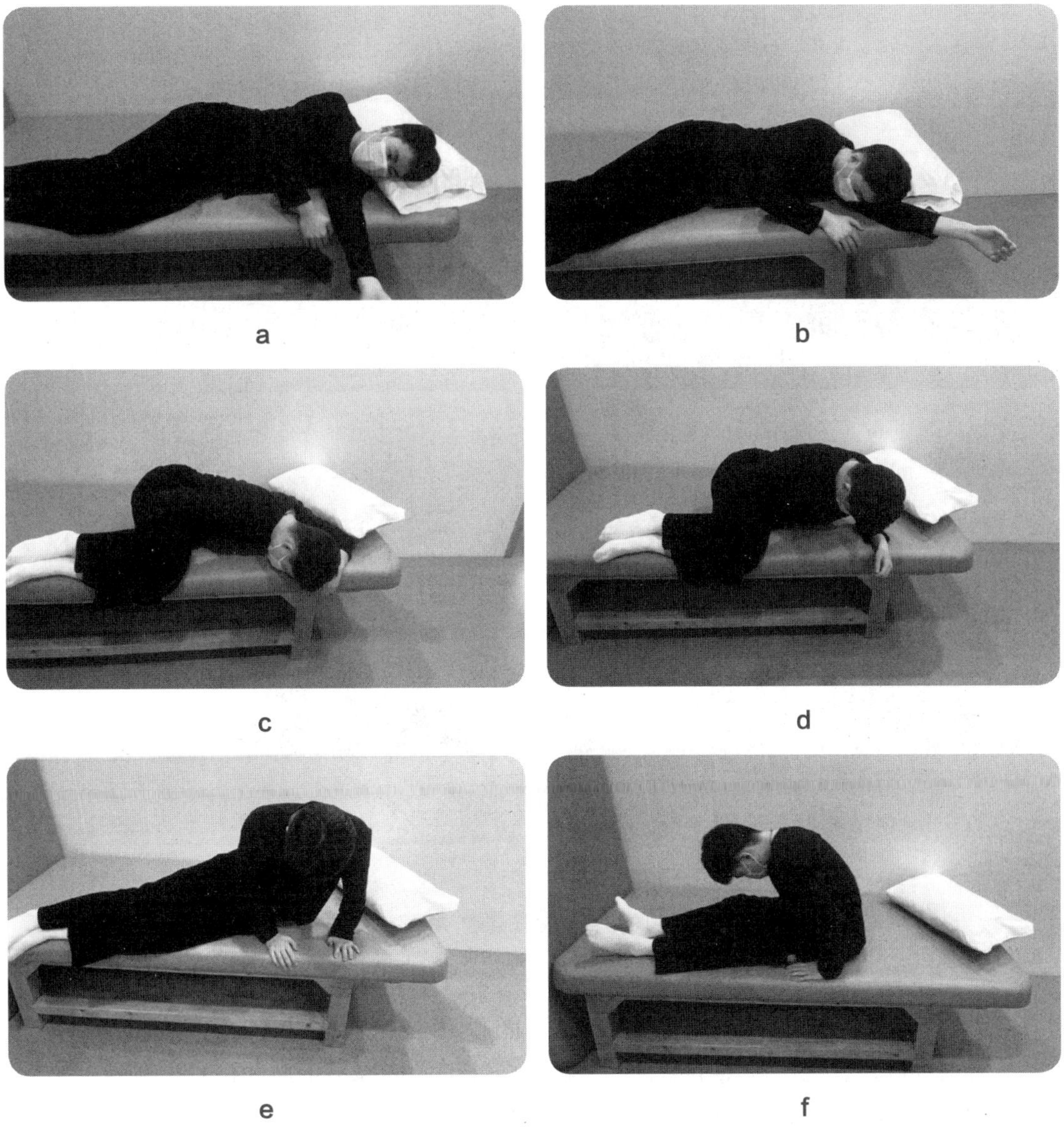

图7-21　脊髓损伤患者从侧卧位坐起

a. 步骤（1）；b. 步骤（2）；c. 步骤（3）；d. 步骤（4）；e. 步骤（5）；f. 步骤（6）

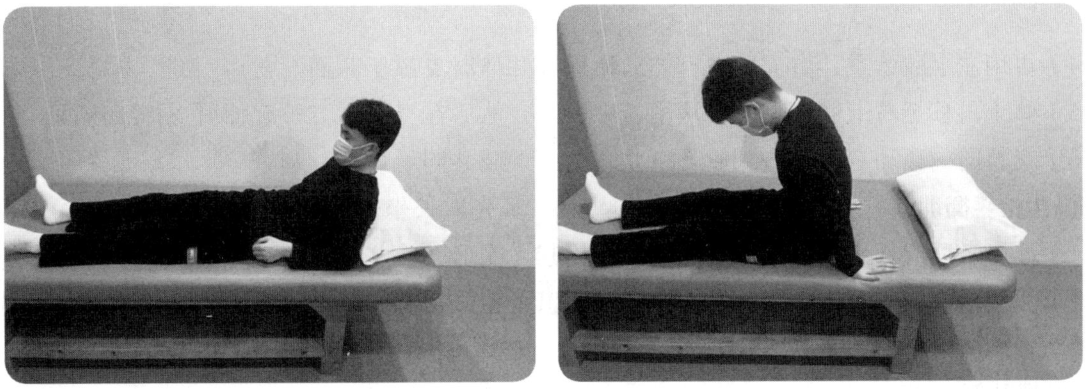

图7-22　脊髓损伤患者从仰卧位坐起

a. 步骤（1）；b. 步骤（2）

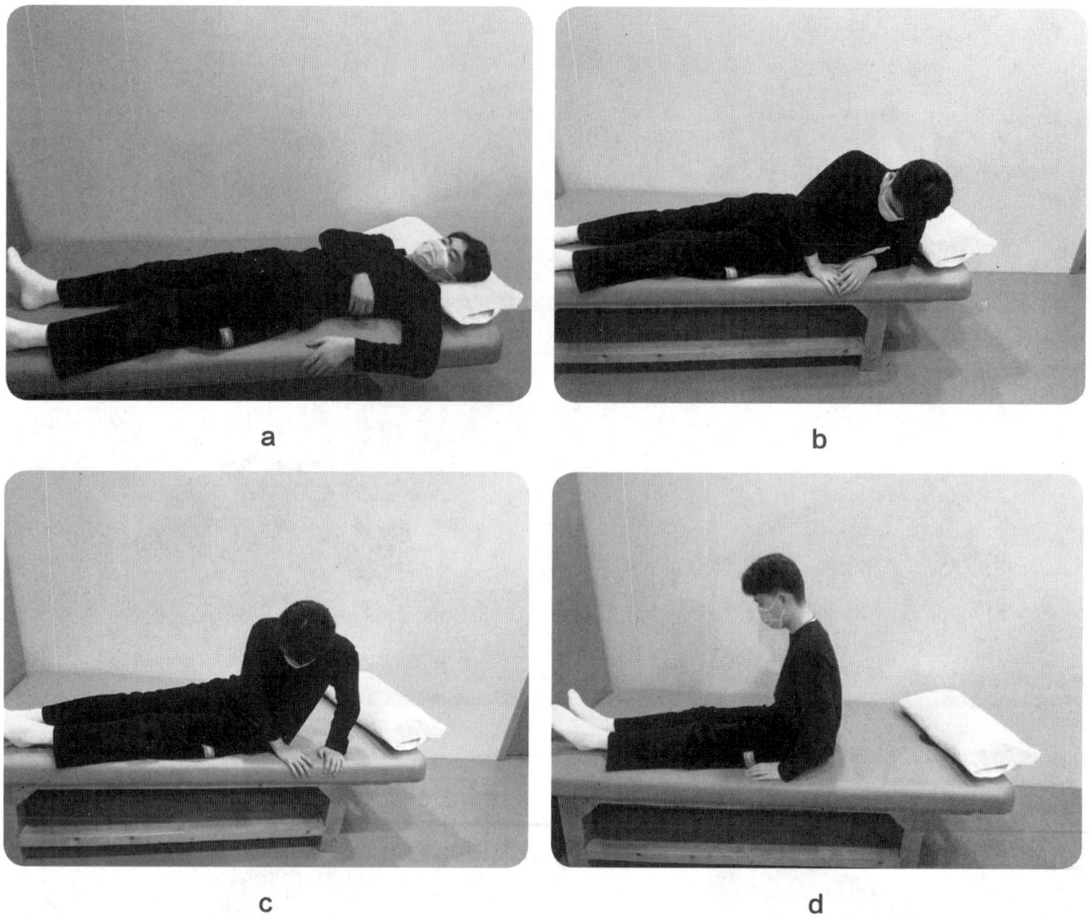

图7-23　胸、腰段脊髓损伤患者从仰卧位左侧坐起

a. 步骤（1）; b. 步骤（2）; c. 步骤（3）; d. 步骤（4）

4. C_6完全性脊髓损伤患者利用辅助设施坐起（图7-24）

（1）患者取仰卧位，治疗师将吊带悬吊于稍过中线偏向支撑侧上肢的位置，或悬吊于身体中线上方、接近剑突的位置。吊带的高度应确保患者在伸展腕部时能够轻松勾住。

（2）左上肢屈肘、伸腕，用腕部勾住吊带。用力拉起上半身，同时依靠右肘支撑体重。

（3）在拉起上半身的过程中，左上肢保持在外旋上举位并屈曲，左肘继续抵住吊带以提供支撑。

（4）再用左上肢承重，右上肢在身体后侧外旋并伸肘支撑于床面。

（5）体重再移至右上肢，左上肢从吊带中取下，然后在身体后方外旋伸肘支撑于床面。

（6）交替向前移动双手，直到躯干直立，上、下肢共同承重。

5. 坐位平衡训练　无论任何平面损伤的患者，都先取长坐位。

（1）让患者适应长坐位的平衡感觉，之后抬起一侧上肢，并保持上半身稳定。

（2）慢慢抬起两侧上肢，在患者适应后，让患者轮流抬起、放下。

（3）在患者适应后，可在身后给予患者外力，破坏患者的静态平衡。力一定从小到大给予，防止患者出现跌倒等意外。

6. 由坐位转移到仰卧位

（1）C_6完全性脊髓损伤患者由坐位转移为仰卧位时，头、颈向前屈曲，双手在髋后支撑。

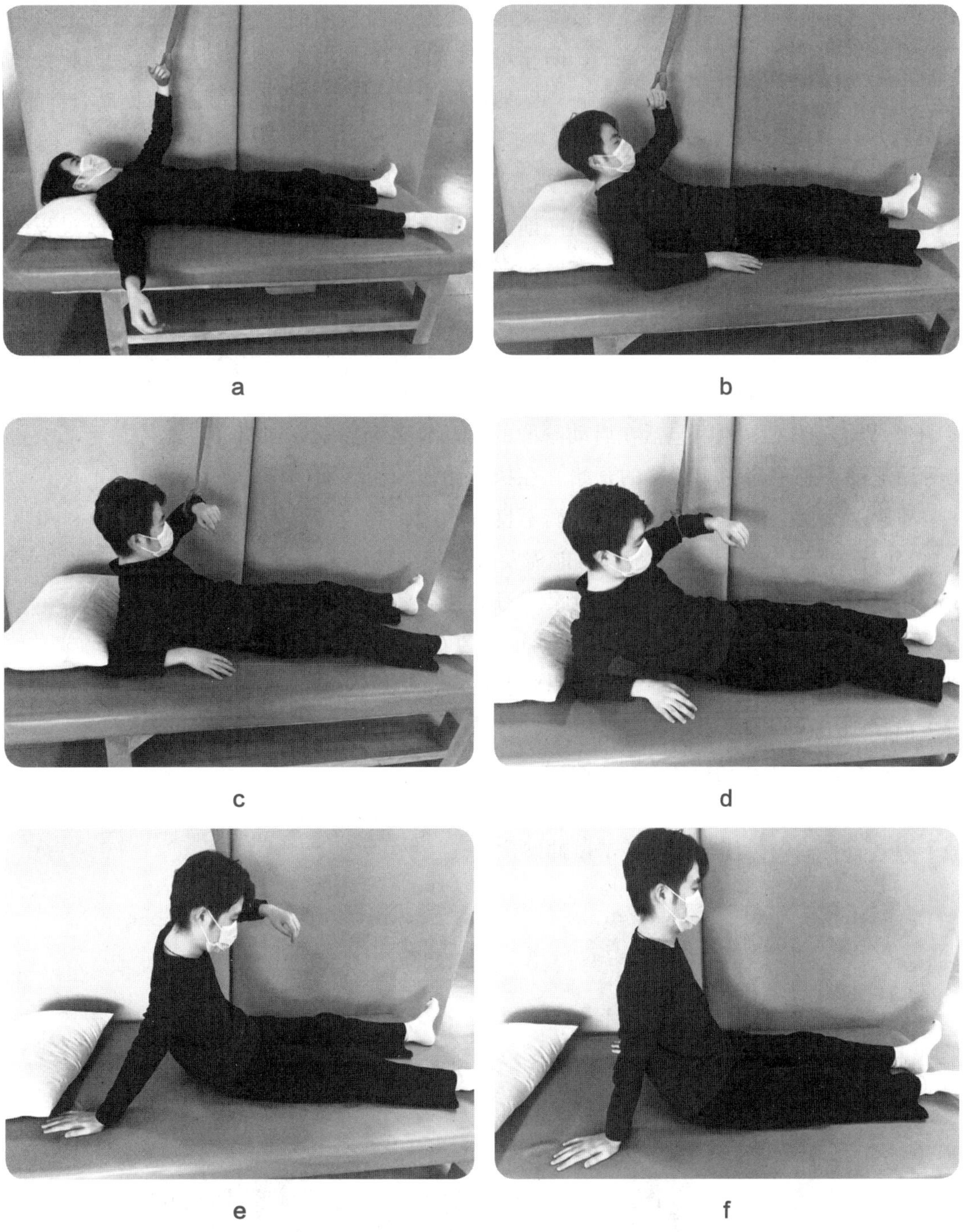

图7-24 C_6完全性脊髓损伤患者利用辅助设施坐起

a. 步骤（1）；b. 步骤（2）；c. 步骤（3）；d. 步骤（4）；e. 步骤（5）；f. 步骤（6）

（2）单侧肘承重，通过逐渐交替伸展上肢，使躯干躺平。

（五）脊髓损伤患者坐站转移

坐站转移训练可以练习患肢负重，让患者体会正确站起动作模式，为行走做充分的准备。评估患者执行坐站转移的方式时，可以识别导致活动受限的潜在因素。通常，坐到站的过程分为两个阶段，前移阶段和伸展阶段。①前移阶段：在这一阶段，躯干向前倾斜，使重心从身体的中心向足部方向水平移动。此时，髂腰肌和胫骨前肌被激活，以推动身体向前。当躯干从髋部向前倾斜时，躯干伸肌和腹肌等长收缩，帮助稳定躯干，防止过度弯曲。②伸展阶段：在这一阶段，臀大肌、股四头肌（包括股直肌、股外侧肌和股内侧肌）及踝部的腓肠肌和比目鱼肌被激活，推动身体垂直抬起，完成站立。

患者在执行坐站转移时，通常采用两种策略，动量转移策略和零动量策略。①动量转移策略：通过躯干和头部的前倾（髋部弯曲）产生向前的动量，推动重心向足部移动。在这一过程中，躯干伸肌通过离心收缩控制水平运动，随后下肢的强烈向心收缩将身体垂直抬起。②零动量策略：要求患者躯干前倾，直到重心位于支持面上方。此时，通过下肢的力量将身体垂直抬起到站立位置。虽然零动量策略更为稳定，但它需要更多的肌肉力量才能完成。对于下肢无力的患者，可能需要借助上肢推扶手来辅助完成站立。

影响坐站转移的主要原因包括在启动阶段的运动延迟和启动方向错误。此外，足部位置不当和踝关节活动范围不足也会影响转移的开始。在执行阶段，由于肌肉虚弱、体重前移不足、动作顺序错误、运动速度减慢、重心分布不均和平衡不良等问题，导致转移失败。在结束阶段，患者可能无法在正确的位置停止动作或保持平衡，可能需要迈步来维持稳定。在足下放置滑板，拉伸小腿肌肉，使用Bobath球帮助患者转移重量，用托盘桌练习上肢的平展等方法能够解决上述问题。

1. 四肢瘫患者辅助下坐站转移（图7-25）

（1）治疗师用手托住患者臀部，患者用双上肢勾住治疗师颈部。

（2）治疗师用双膝固定患者双膝，重心后移站起，并将患者向前上方托起。

2. 截瘫患者辅助下坐站转移（图7-26）

（1）患者坐于轮椅上，身体前倾，双手握住辅助杠将身体拉起。

（2）患者臀部向前，使髋关节处于过伸展位。

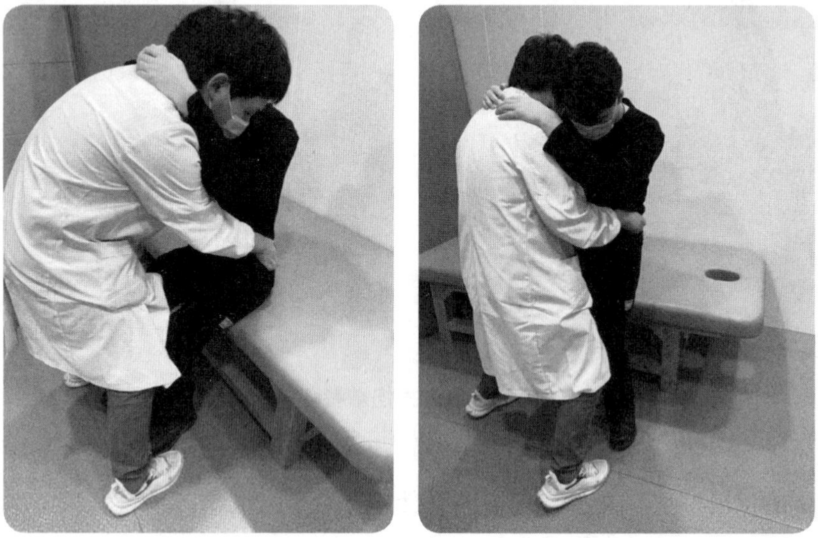

a　　b

图7-25　四肢瘫患者辅助下坐站转移

a. 步骤（1）；b. 步骤（2）

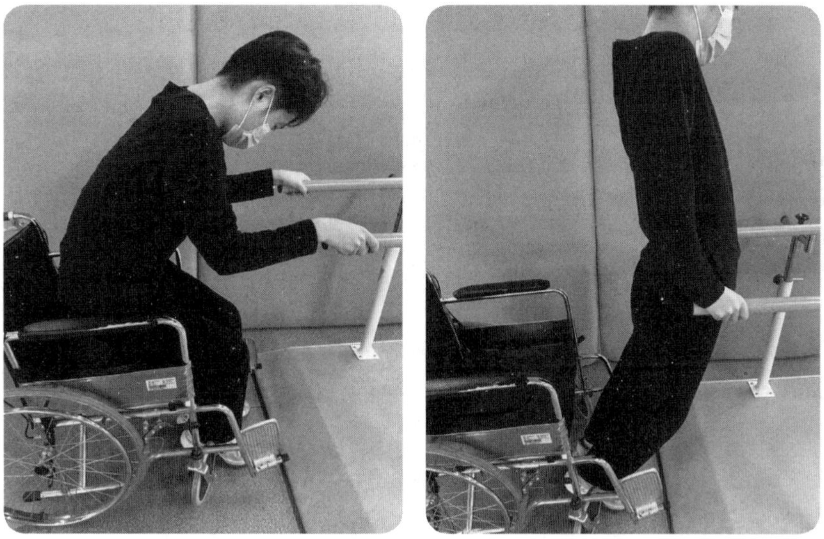

a　　　　　　　　b

图7-26　截瘫患者辅助下坐站转移

a. 步骤（1）；b. 步骤（2）

（六）C_6以下完全性脊髓损伤患者床椅转移

对于完全性脊髓损伤患者，损伤程度通常决定了转移的能力。损伤的程度越低，越容易和更多样化地转移。除运动功能保留水平等因素外，其他因素也会影响独立执行床椅转移的能力，包括体重、痉挛状态、疼痛等。肱三头肌的功能是独立转移的关键因素，可使用哑铃撑在床面上锻炼手臂伸肌肌力。应该指导患者抬升身体而不是沿表面滑动，但避免脊柱不稳定导致骨折部位的过度应力。

1. 前方床椅转移（图7-27）

（1）轮椅向床转移：①轮椅在靠近床的地方停住。②将双下肢放于床上后将轮椅推向床。③双手支撑身体移到床上。④保持头和躯干屈曲，并用上肢帮忙摆正下肢的位置。

（2）床向轮椅转移：使用相反动作。

2. 侧方平行床椅转移

（1）将轮椅平行靠近床边，刹住车闸，卸下靠近床的轮椅扶手。

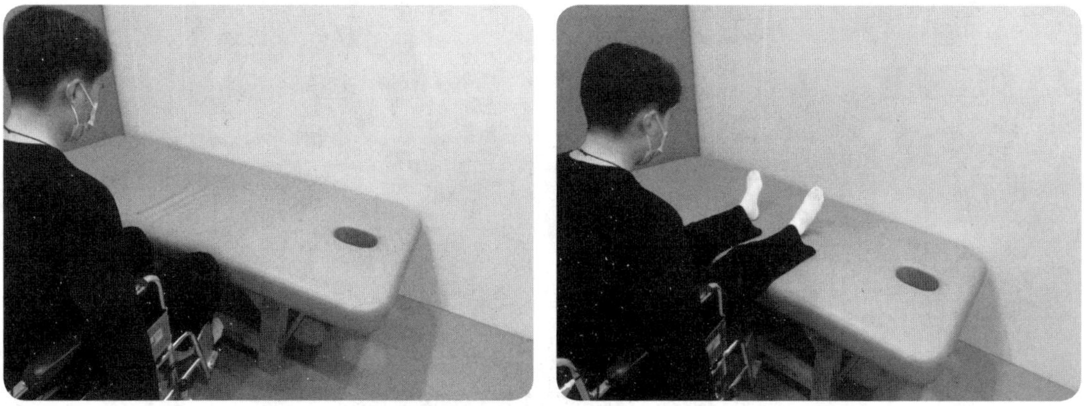

a　　　　　　　　b

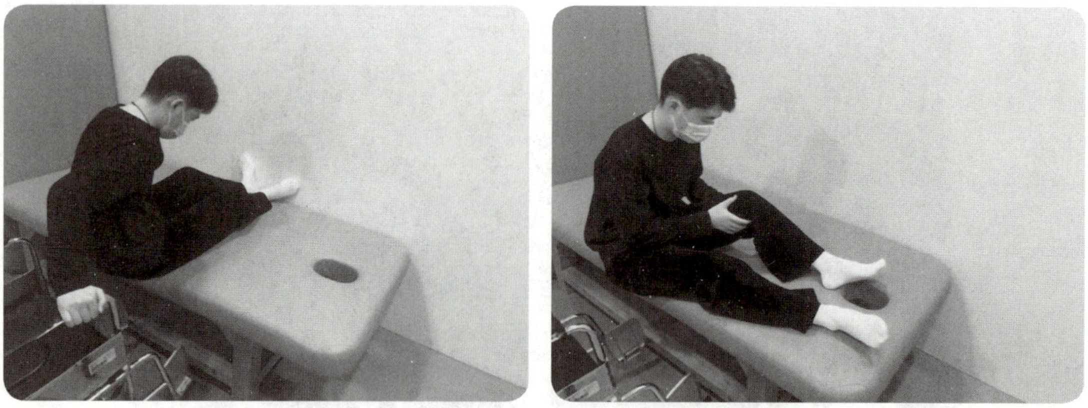

c　　d

图7-27　脊髓损伤患者前方轮椅向床转移

a. 步骤①；b. 步骤②；c. 步骤③；d. 步骤④

（2）将双腿放在床上，身体向床的方向前倾，一只手支撑于床上，另一只手支撑于扶手，头和躯干前屈，双手支撑抬起臀部并向床移动。

3. 斜向床椅转移（图7-28）

（1）将轮椅斜向30°左右靠近床，刹住车闸。

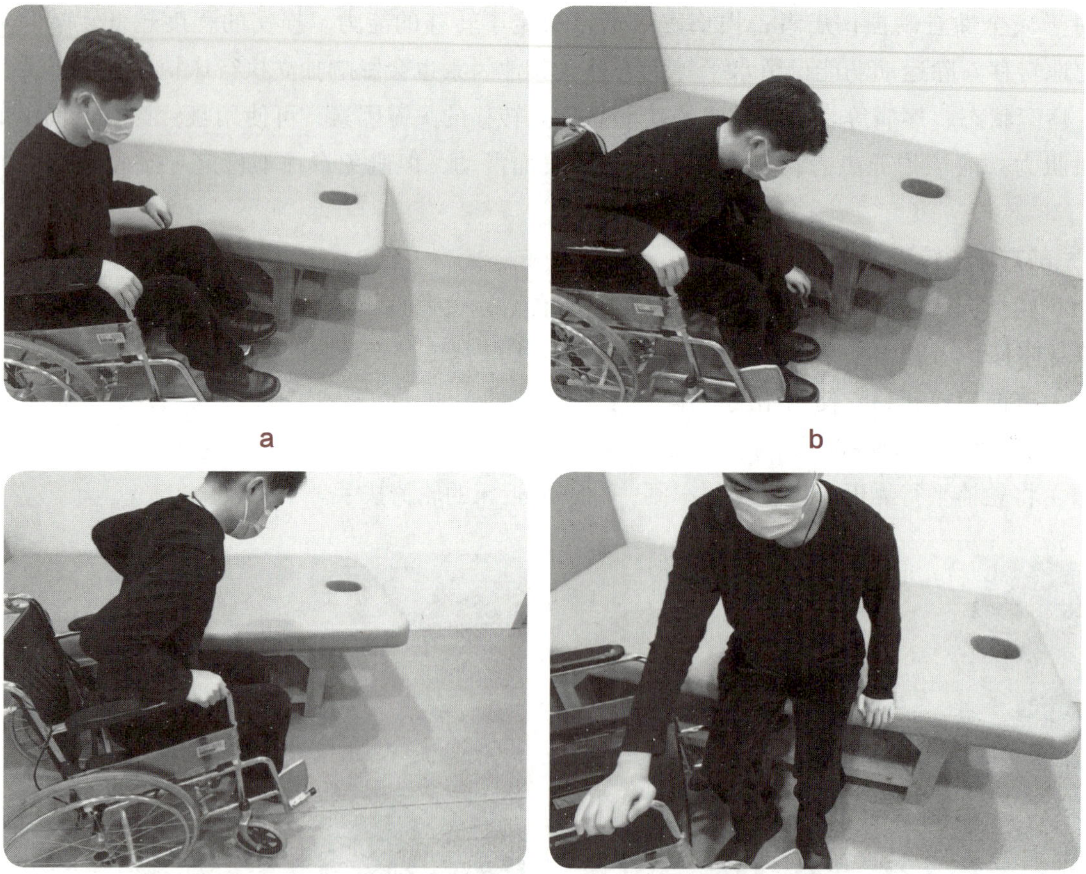

a　　b

c　　d

图7-28　脊髓损伤患者斜向床椅转移

a. 步骤（1）；b. 步骤（2）；c. 步骤（3）；d. 步骤（4）

（2）将双足平放于地面上。

（3）先将臀部向前方移动。

（4）一只手支撑于床上，另一只手支撑于扶手，头和躯干前屈，双手支撑抬起臀部并向床移动。

4. 辅助下由轮椅向床转移（图7-29）

对于四肢瘫的患者，从轮椅向床的转移通常需要治疗师的协助。而对于截瘫的患者，则通常可以自己转移。在转移过程中，确保患者坐在轮椅上，双足平稳地放在地面上，并且脚踏板已被移除。

（1）治疗师面向患者，用双足和双膝抵住患者的双足和双膝外侧，同时挺直腰部和背部，双手稳稳地扶住患者的臀部。

（2）引导患者身体微微前倾，并将下颌轻轻靠在治疗师的一侧肩膀上。患者可以选择将双臂环绕在治疗师的颈部以增加稳定性，或者将双臂自然垂放在膝盖前方。如果患者无法将下颌抵住治疗师的肩膀，或者体重较重，治疗师会抓住患者的腰带以提供额外的支撑。

（3）治疗师用力将患者向上抬起，并轻轻转动，使其双腿弯曲，最终缓缓坐到床上。

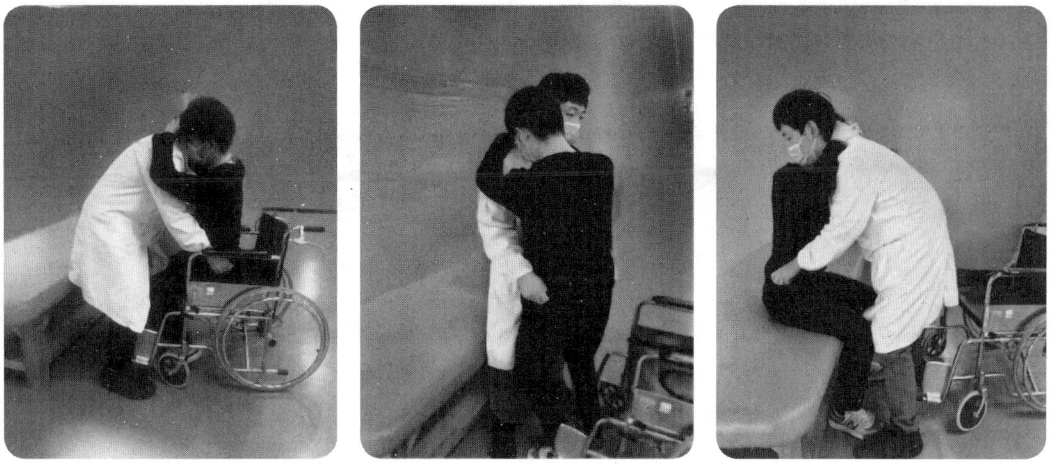

a　　　　b　　　　c

图7-29　脊髓损伤患者辅助下由轮椅向床转移

a. 步骤（1）；b. 步骤（2）；c. 步骤（3）

四、被动转移技术

被动转移即搬运，是指患者因瘫痪程度较重而不能对抗重力完成独立转移及辅助转移时，完全由外力将患者整个抬起从一个地方转移到另一个地方。

1. 标准被动转移　此法适用于胸部和上肢疼痛的患者，搬运者握腕法分为单腕握、双腕握、指握、双手握等（图7-30）。

（1）患者尽量坐直，双臂向前外侧伸展。

（2）两位搬运者面向患者背侧，面对面站立，尽可能靠近患者，双足前后分开，前足向着预定方向移动，髋、膝微屈，头与腰背伸直，靠近患者侧的肩降低，抵住患者侧胸壁。

（3）患者上肢落在搬运者后背上或绕着搬运者的肩部，两位搬运者的一手通过患者颈后部互相

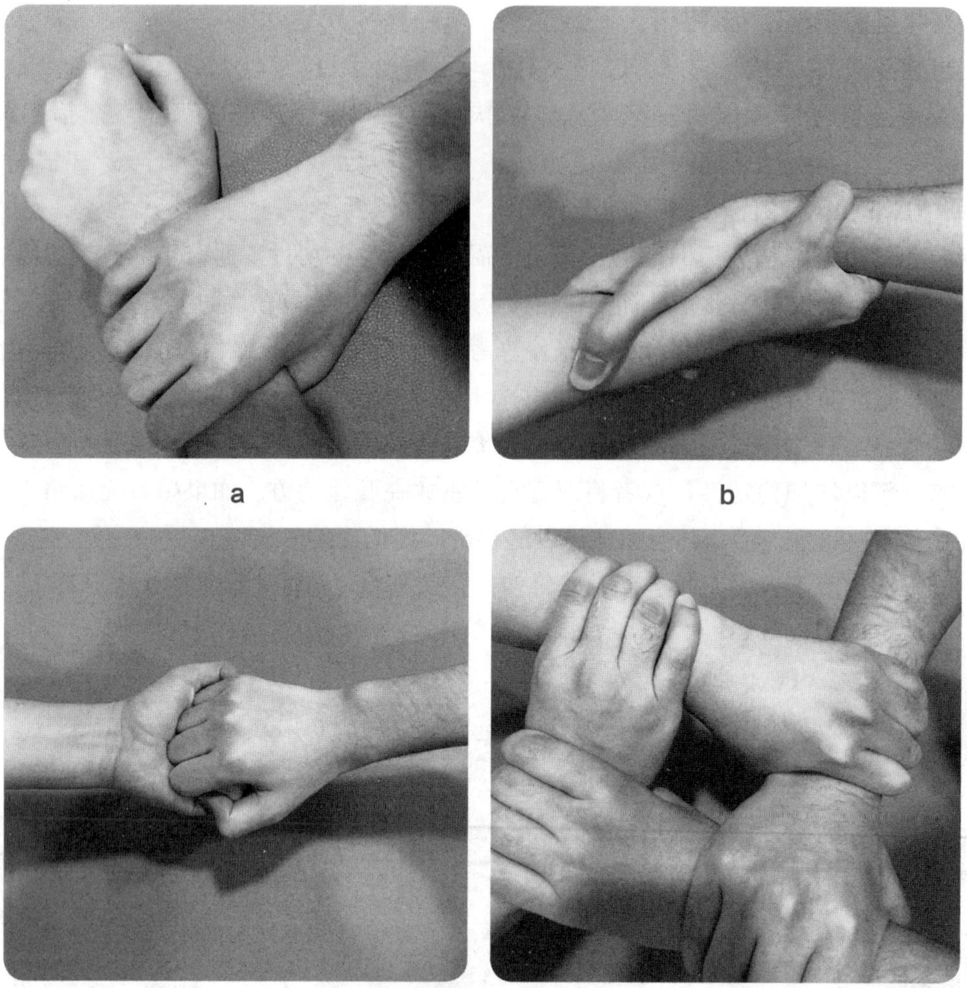

a b c d

图7-30 标准被动转移

a.单腕握；b.双腕握；c.指握；d.双手握

握腕，承托着大腿靠近臀部部分。

（4）另一手放于患者背部，搬运时保持患者的躯干正直。搬运者同时用下肢的力量站起将患者抬起。

（5）循着预定的方向把患者的重量由后足移至前足，到达目的地后缓缓放下。

2. 穿臂被动转移（图7-31） 此方法需要患者至少一侧手臂或手掌较为强壮，适用于偏瘫、脑瘫、截瘫患者。

（1）患者坐直，双前臂在前方互握（利用自身力量）。

（2）一名搬运者站在患者身后，尽量靠向患者，双手伸过腋窝，固定在患者身前，握住患者双前臂。另一名搬运者位于患者的侧面，双手放在患者的大腿、小腿下，同时将患者搬起，搬向患者需要的位置。

使用穿臂被动转移一人就可完成床上转移，两人可完成床椅、床厕等转移。

3. 利用固定式升降机完成椅厕转移 这种升降机需要在房屋安装滑轨，因此需要谨慎的评估，调查是否能承受患者和转移装置的重量。上方固定式升降机的轨道固定于卫生间坐厕上方。

（1）搬运者将轮椅从侧面接近坐厕，刹闸，移开脚踏板，卸下近坐厕轮椅扶手。

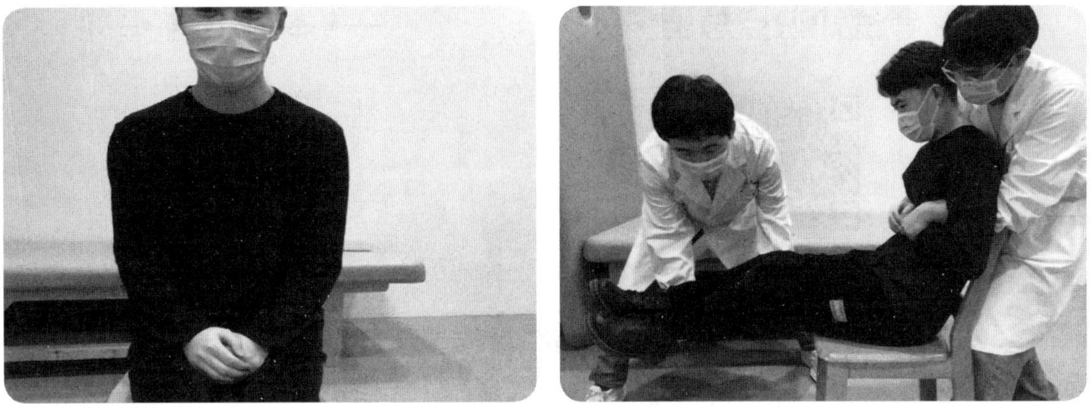

a　　　　　　　　　　b

图7-31　穿臂被动转移

a. 步骤（1）；b. 步骤（2）

（2）搬运者帮助患者脱下裤子，将坐套套于患者大腿下方，将吊带固定于升降机。

（3）操纵升降机，升起患者，移动至坐厕正上方。

▶**知识拓展**

防止卧床并发症的常用方法

一、防压疮床垫

1. 内置多个气囊　定期自动充气和放气，以改变床垫的压力分布，避免长时间压迫患者骨突部位（如骶骨、髋部和足跟），从而预防压疮。

2. 智能压力监测　某些床垫配备压力传感器，能够实时监测身体与床垫的接触压力，并根据数据调整气囊压力，确保压力分布均匀。

二、体位调整床

体位调整床可以自动调整床面角度，使患者的上半身、腿部等部位可以随意调节，方便进行体位转换，并预防因长时间卧床导致的循环不良。一些高级电动床具备自动侧翻功能，每隔一段时间帮助患者自动翻身，减少护理人员的体力负担，同时避免患者由于无法自主翻身而产生压疮。

三、间歇性充气加压装置

间歇性充气加压装置通过周期性加压和放松，模拟肌肉收缩的效果，促进下肢静脉血液回流，防止深静脉血栓的形成。

在国务院办公厅2024年1月15日发布的《国务院办公厅关于发展银发经济增进老年人福祉的意见》一文中明确提出："大力发展康复辅助器具产业。推动助听器、矫形器、拐杖、假肢等传统功能代偿类康复辅助器具升级，发展智能轮椅、移位机、康复护理床等生活照护产品。扩大认知障碍评估训练、失禁康复训练、用药和护理提醒、睡眠障碍干预等设备产品供给。"这一政策为上述康复辅具市场化的应用提供了有力保障，也表明针对卧床老年患者康复和护理的重要性与日俱增。

—• 考试知识点总结 •—

—• 本章小结 •—

—• 协和云课堂……　拓展练习及参考答案 •—

（杨述鸣）

第八章　步行训练技术

教学课件

学习目标

素质目标

（1）树立步行周期优化意识。

（2）以步态生物力学与能量代谢为基础，具备动态跌倒风险评估与任务导向训练的临床思维。

（3）掌握减重/助行器技术进阶及社区步行功能重建逻辑。

知识目标

（1）掌握：步行训练的基本定义、训练原则及临床应用。

（2）熟悉：步态的基本要素；步行周期及肌肉活动、骨盆和下肢运动情况。

（3）了解：步行功能评估的内容及方法。

能力目标

具备分析引起常见异常步态的原因的能力，能够运用步行训练技术进行矫治。

案例导入

【案例】

患者，男，50岁，因“左侧肢体无力15天”入院。患者于15天前晨起时突然出现恶心、呕吐，后出现左侧肢体无力，当地医院急诊行头颅CT检查显示：右侧基底节区脑出血。4天后转入神经内科行药物治疗的同时开始床边康复，左侧肢体逐渐恢复活动。为进一步康复治疗，转入康复科。患者高血压病史3年，平时血压维持在160/90mmHg左右。查体：神志清楚，语言流利，对答基本切题，可理解所问问题，定向力可。左侧轻微周围性面瘫。左侧肢体Brunnstrom分期：上肢Ⅱ期，手Ⅱ期，下肢Ⅳ期。借助手杖可独立步行，但步行时划圈步态明显。

【问题】

假如你是治疗师，如何纠正患者的划圈步态？

· 核心知识拆解 ·

步行是指通过双足交替移动来安全、有效地转移人体的一种活动，是上肢、躯干、骨盆、下肢各关节及肌群的一种规律、协调的周期性运动。步态是步行的行为特征，是一个人行走时的表现形式，又称行走模式。正常人的步态会因习惯、性格等因素各有特点，一般不需要特别关注。步行的控制包括中枢神经系统控制、身体平衡和协调控制，还涉及下肢各关节和肌肉的协同运动，也与上肢和躯干的姿态有关，任何环节的失调都可能影响步态。中枢神经系统或运动系统疾病导致的异常步态会困扰患者的生活和工作，需要康复治疗介入，治疗师可以通过步行训练技术促使患者改善异常步态。

第一节　概　　述

一、自然步态

视频：步行训练概述

自然步态是指人在自然的条件下移动身体，交替迈出足步的定型姿态。人在初学步行时，是在父母或其他人的保护下完成的，经过不断强化学习，最后形成动力定型。动力定型一旦形成一种固定的模式时，就很难再改变。因此，在步态训练时，发现患者出现错误动作，一定要及时纠正，防止动力定型的形成。

1. 基本要素　合理的步行周期、步长、步宽、步频、足偏角；躯干平衡稳定；降低能量消耗及省力等。

2. 生物力学因素　具有控制人体向前运动的肌力或机械能；当足触地时能缓冲对下肢各关节的撞击力；充分的廓清；髋、膝、踝关节合理的关节运动等。

二、步行周期

步行周期是指完成一个完整步行过程所需要的时间，即指一侧下肢向前迈步其足跟着地时起，至该足跟再次着地时止所用的时间，这是一个步行周期。在每个步行周期中，每一侧下肢都要经历一个与地面由接触到负重，再离地腾空向前挪动的过程，因此，根据下肢在步行时的位置又可分为支撑相和摆动相（图8-1）。

1. 支撑相　指下肢接触地面和承受重力的时间，即指从足跟着地到足趾离地的时间，占整个步行周期的60%。支撑相大部分时间是单足支撑，即单支撑相；小部分时间是双足支撑，即双支撑相。双支撑相的时间与步行速度成反比。步行障碍时往往首先表现为双支撑相时间延长，以增加步行的稳定性。

2. 摆动相　指从足趾离开地面腾空向前迈步到该足再次落地的时间，占整个步行周期的40%。

<table>
<tr><td colspan="8">右足</td></tr>
<tr><td colspan="5">支撑相</td><td colspan="3">摆动相</td></tr>
<tr><td>早期</td><td colspan="3">中期</td><td>末期</td><td>早期</td><td>中期</td><td>末期</td></tr>
<tr><td>双支撑</td><td colspan="3"></td><td>双支撑</td><td colspan="3"></td></tr>
<tr><td colspan="8">左足</td></tr>
<tr><td>支撑相</td><td colspan="3">摆动相</td><td colspan="4">支撑相</td></tr>
<tr><td>末期</td><td>早期</td><td>中期</td><td>末期</td><td>早期</td><td colspan="3">中期</td></tr>
<tr><td>双支撑</td><td colspan="3"></td><td>双支撑</td><td colspan="3"></td></tr>
</table>

0% 50% 100%

图8-1 正常步行周期示意图

三、步行的条件

人类正常、自然的步行，需要满足如下条件。

1. 足够的肌力 肌力是完成关节运动的基础，包括核心稳定肌和整体运动肌。为了保证步行周期的支撑相稳定，单侧下肢必须有足够的肌力与负重能力，保证能够支撑体重的3/4以上。以60kg体重的正常成年人为例，单腿必须能支撑45kg以上的体重；或者双下肢的伸肌（主要是指股四头肌、臀大肌等）肌力应达3级以上，这样才能保证另一下肢能够从容完成向前摆动的动作。

2. 一定的平衡能力 步行时人的身体重心随着步行的速度不同，进行着复杂的加速与减速运动，为了保持平衡，人体重心必须垂直地落在支撑面的范围内，所以一定的平衡能力是步行得以完成的基本保证。不同的步行环境对平衡有不同的要求，在室内的步行，平衡能力只需Ⅰ级；在室外步行，则平衡能力必须达到Ⅲ级。

3. 良好的协调能力及均衡的肌张力 协调是人体多组肌群共同参与并相互配合，进行平稳、准确、有控制的运动的能力。人在步行中为了保证双下肢各关节在步行周期的不同时期发挥正常作用，双侧上、下肢肌肉，特别是主动肌与拮抗肌之间的肌张力和肌力的协调需匹配；下肢各关节在步行时要有足够的活动范围，能够正常运动，才能形成自然步态。

4. 良好的感觉功能及空间认知功能 任何运动都是在感觉反馈的基础上进行的，因此，感觉是运动的基础，尤其是本体感觉直接影响步行的完成。此外，步行中上、下肢各关节所处的位置、落步时的步幅及深浅高低等会直接影响步行完成的质量。

5. 良好的运动控制功能 运动控制是指人体调节或者管理动作的能力，包括肢体精确完成特定功能活动的能力。任何原因导致步行调控系统损伤，都会造成步态异常，甚至造成步行障碍。

四、影响步行的因素

在临床工作中，影响步行的因素主要如下。

1. 骨关节因素 由于运动损伤、骨关节疾病、先天畸形、截肢、手术等造成的躯干、骨盆、髋、膝、踝、足静态畸形和两下肢长度不一致，韧带和肌腱异常、疼痛，以及关节松弛等都会对步态产生明显影响。

2. 神经肌肉因素 中枢神经系统损伤，包括脑卒中、脑外伤、脊髓损伤、脑瘫、帕金森病等，可造成痉挛步态、偏瘫步态、剪刀步态、共济失调步态、蹒跚步态等。原发性原因主要是肌张力失衡和肌痉挛；继发性因素包括关节和肌腱挛缩畸形、肌肉萎缩、代偿性步态改变等。外周神经系统损伤包括神经丛损伤、神经干损伤、外周神经病变等，可导致特定肌肉无力性步态等。儿童患者可伴有激发性骨骼发育异常。

3. 感觉和认知功能因素 感觉障碍、认知障碍等都会影响患者安全步行。

第二节　常用训练方法

步行训练技术是针对患者疾病导致的功能障碍特点，通过各种康复治疗手段，最大限度地帮助患者提高步行能力，矫治异常步态，促进其步行转移能力，提高生活质量，早日回归家庭和社会的训练方法。异常步态的矫治需要通过全面的步态分析（详见本系列教材中《康复评定技术》中的相关内容）找出步态异常的原因和机制，才能制订有针对性的方案改善步态。

一、综合措施

视频：综合措施与基础训练

主要采取综合性措施，包括步行训练、辅助具使用、手术治疗、药物、物理因子治疗。

1. 基础训练 主要针对关节挛缩、肌无力、关节活动范围受限、平衡与协调功能障碍等进行训练。而对于中枢性损伤引起的偏瘫步态、共济失调步态等，则应以步态矫治即矫治异常步行模式为主。

2. 辅助具使用 对两腿长度不一，可用垫高鞋矫正；而对于关节挛缩畸形或肌无力，造成下肢支撑障碍的患者，可配以适当的矫形器或辅助具如踝足矫形器、膝踝足矫形器KAFO、截瘫步行矫形器等及各种拐杖、助行推车等。

3. 手术治疗 对严重的关节挛缩、关节畸形的患者，可进行关节松解、肌腱延长、截骨矫形等手术；对某些肌性异常还可以行肌肉移位术或重建术，对某些严重的内收肌痉挛者，可行选择性脊神经根切断等手术。

4. 药物使用 主要是对症用药，针对患者存在的痉挛、疼痛、认知功能障碍，配合给予中枢性解痉药、镇痛药和改善认知类药物等；对疼痛步态、帕金森步态，应先控制基础病，再结合步行训练才能起到效果。

5. 物理因子治疗 针对各种软弱肌肉或痉挛肌可选择功能性电刺激，通过刺激达到解痉挛和提高肌力的目的。如腓总神经麻痹导致的足下垂步态可通过足下垂治疗仪进行矫治。

二、临床步行训练

（一）基础训练

基础训练包括体位适应性训练、肌力训练、平衡协调性训练、步态训练、过障碍步行训练、辅助具步行训练等。在进行训练前，要充分了解患者的病情，并通过必要的评估，掌握患者的详细功能状况，再进行有针对性的步行训练。

1. 体位适应性训练　有较长卧床期的患者容易出现体位性低血压。体位适应性训练能够有效预防体位性低血压。开始先将床头摇起30°，进行靠坐训练，并维持15～30分钟，观察患者的反应，2～3天没有出现明显异常反应者即可增加摇起的角度，一般每次增加15°左右，如此反复，逐渐将床摇至90°。如患者在坐起时感觉头晕、心率加快、面色苍白等应立即将床摇平，以防止体位性低血压。对一般情况良好的患者，可直接利用直立床，调整起立的角度，帮助患者达到站立状态。

2. 肌力训练　因病长期卧床，患者身体会软弱无力。有研究表明，完全休息时，肌力每日下降1%～3%，每周下降10%～15%，完全卧床休息3周后肌力可下降一半。因此，在下床活动进行步行训练之前，首先要对上肢、躯干、下肢的肌肉力量及关节活动范围进行评定，在此基础上进行肌力训练。

（1）桥式运动和垫上训练：患者在病情稳定后尽早进行桥式运动。该运动能够训练患者腰背肌，提高骨盆的控制能力，改善其卧床时的生活自理能力。当患者能较轻松地完成，特别是患侧单腿桥式运动时，就能有效地促进患者在行走中保持躯干和膝关节的稳定性，为步行训练打下良好的基础。垫上训练包括床上翻身、床上移动及独立坐起。治疗师应根据患者功能情况鼓励并指导其主动变换体位和进行床上移动。

（2）上肢主要肌群力量训练：主要用于截瘫等需用拐杖或轮椅转移的患者，重点是肩带肌、肘伸肌、腕伸肌的肌力训练，可借助沙袋、哑铃、弹力带、上肢支撑器等训练。

（3）下肢主要肌群力量训练：下肢伸肌、髋外展肌和膝伸展肌群是训练的重点，跪位起立、侧踢腿、后踢腿、屈伸膝训练等都能强化这些肌群力量。若患者下肢截肢，则可指导其进行残端肌群和腹部肌肉力量的训练。

（4）局部稳定肌训练：躯干的核心稳定对步行尤其重要。局部稳定肌包括颈长肌、头长肌、半棘肌、多裂肌、腹横肌、肩袖、股内侧肌、臀中肌的后部等，其主要作用是控制与稳定关节。在训练稳定肌时，强调使用低负荷的等长收缩（肌肉最大力量的20%～40%），强调在闭链运动模式下保持无疼痛的状态进行训练。一般情况下，每个训练动作进行3组，每组5～10次，具体应根据患者的身体情况调整训练强度。

（5）俯卧核心稳定悬吊训练（图8-2）：治疗师用手托患者腹部向上，把腰椎由腰前凸顶到轻度后凸位置让患者尽量维持，此位置椎管变宽。治疗师在给患者进行俯卧核心稳定悬吊训练时应注意观察患者的情况，用积极、简洁的语言指导并鼓励患者，给予患者足够的安全感，缓解患者的紧张情绪。遇到某些慢性腰痛患者主要表现为竖脊肌持续紧张时，可用3对弹性吊带将患者完全吊起来，此时，由于所有可借力的吊带都是晃动的，外层肌肉（长、纵行跨越多个关节、力量大、远离关节）无从发力，只能由内层肌肉和腹肌发力，所以也是一个很好的训练方法。

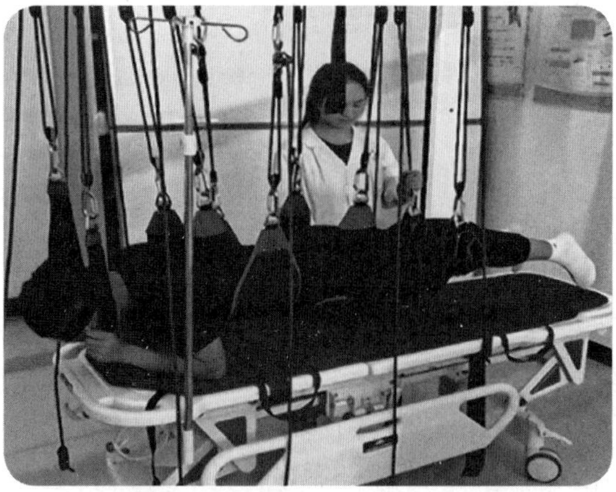

图8-2　俯卧核心稳定悬吊训练

3. 关节活动范围训练　主要训练目的是预防关节挛缩和肌肉萎缩。对病情稳定、神志清醒、能够进行主动运动的患者，鼓励其在床上进行各种运动，如健侧手带患侧手进行助力上举运动、呼吸练习、下肢屈伸训练等。对不能主动完成运动的患者，适当给予被动运动，包括肩、肘、腕、指关节，髋、膝、踝关节与足趾关节等，各关节所有轴位均应在无痛前提下进行全关节活动范围被动活动，每个动作重复3～5次为宜。对中枢性损伤造成的肢体痉挛，在关节活动范围训练中，应结合神经发育疗法，抑制痉挛，重点对下肢的内收肌、腘绳肌和小腿三头肌等进行牵伸训练。

4. 平衡训练　通过平衡训练帮助患者重新找回重心位置，保持身体稳定。一般情况下，平衡训练是在患者躯干控制训练的基础上进行的。在进行平衡训练前应对患者进行平衡功能评定，并与患者及患者家属进行充分沟通，做好安全保障措施（详见本书第六章）。

（1）Ⅰ级站位平衡训练：指不受外力和无身体动作的前提下患者保持独立站立姿势的训练，患者用下肢支撑体重保持站立位，必要时治疗师可用双膝控制患者下肢，或使用支架帮助其固定膝关节。开始时可通过增大两足间距以扩大支撑面来提高稳定性；在能够独立站立后逐步缩小两足间距，以减小支撑面，增加难度。

（2）Ⅱ级站位平衡训练：指患者在站立姿势下，独立完成身体重心转移，躯干屈曲、伸展、左右倾斜及旋转运动，并保持平衡的训练。开始时由治疗师双手固定患者髋部，协助其完成重心转移和躯体活动，逐步过渡到由患者独立完成在平行杠内保持站立姿势和双下肢的重心转移训练。平衡板上的自动态平衡训练：患者可借助肋木或双杠立于平衡板上，治疗师双手置于患者的骨盆上，调整患者的站立姿势，然后用双足缓慢地摇动平衡板以破坏身体的平衡，诱发患者头部及躯干的调整反应。

（3）Ⅲ级站位平衡训练：指在站立姿势下患者抵抗外力保持身体平衡的训练。临床可以采用抛接球、踢球、突然向不同方向推患者的训练等。训练过程中需要做好保护措施，防止摔倒。

5. 协调训练　协调训练是恢复平稳、准确、高效的运动能力的锻炼方法，即利用残存部分的感觉系统，如视觉、听觉和触觉来促进随意运动的控制能力。该训练应从卧位训练开始，待患者熟练后再过渡到坐位、站立位、步行中进行训练。上肢和手的协调训练应从动作的正确性、反应速度快慢、动作节律性等方面进行；下肢协调训练主要采用下肢各方向的运动和各种正确的行走步态训练（详见本书第六章）。

6. 感觉训练　感觉功能直接影响步行功能的恢复，应重视感觉功能的训练。临床上常通过各种皮肤感觉的刺激，如用足踏踩不同质地的物品（踏踩鹅卵石地面、踩各种豆子、泡沫塑料垫、橡胶充气垫等）、冷热水交替浸泡、垂直叩击足底、足底振动等增加本体感觉等。

7. 疼痛的处理 疼痛不仅影响功能，同时也影响患者的情绪，因此，对疼痛的处理显得尤为重要。治疗师可根据患者的疼痛情况给予电疗法、温热疗法、冷疗法等物理因子疗法或各种手法治疗，必要时配合药物控制，有明确痛点者亦可考虑局部封闭治疗。

（二）分解训练

视频：分解训练

1. 单腿负重 负重是指肢体承受身体的重量而受力的状态。当患者的下肢关节、骨骼及肌肉能够承受身体的重量时，即可进行负重训练。负重程度分为以下3种：①零负重，即患肢不承受任何身体的重量，呈完全不受力状态。②部分负重，即患肢仅承受身体部分的重量，呈部分受力状态，通常遵医嘱，确定体重的百分比加诸于患肢。③全负重，是指肢体能完全承受身体全部的重量，此为行走训练必备的功能状态。单腿负重主要是提高下肢的支撑能力，促进机体平衡稳定。方法：嘱患者立于肋木前或台阶前，一腿置于肋木上或台阶上，另一腿站立负重，并根据患者情况，选择负重程度（图8-3）。一般单腿站立可从持续1分钟开始，逐渐延长单腿站立的时间，且站立时最好不要用手扶持。

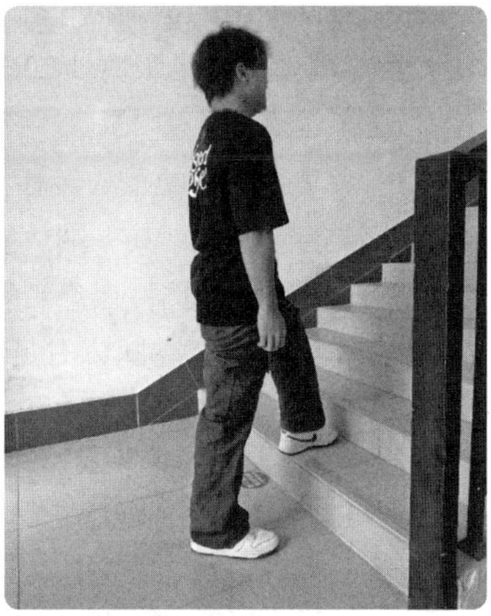

图8-3 单腿负重

2. 靠墙伸髋-离墙站立 主要是提高伸髋肌力，促进髋部和躯干控制，打破下肢步行时的连带运动，建立随意控制的步行模式。方法：令患者背靠墙站立，足跟离开墙20cm以上，然后向前挺髋（图8-4），使背及臀部离开墙，仅以头肩撑墙，保持10秒，最后头肩用力向前，使身体全部离开墙而站稳。一般重复10次。

3. 患腿上下台阶 主要目的是强化下肢肌力，促进下肢拮抗肌协调收缩，利于摆动相顺利完成屈髋、屈膝、迈步。方法：主要目的是强化下肢肌力，促进下肢拮抗肌协调收缩，利于摆动相顺利完成屈髋、屈膝、迈步。方法：健腿先上楼梯，患腿先下楼梯，或将健腿直接置于台阶上，让患腿连续上下台阶。一般10～20次/组，重复3～5组。

4. 患腿支撑伸髋站立，健腿跨越障碍 主要目的是强化髋部和膝部控制，提高下肢支撑能力、抑制痉挛，打破协同运动模式，促使患者建立正确的步行模式。方法：背靠墙站立，足跟离墙20cm，使髋向前挺出，同时健腿跨越障碍。一般10～20次/组，重复3～5组。注意健腿跨越障碍

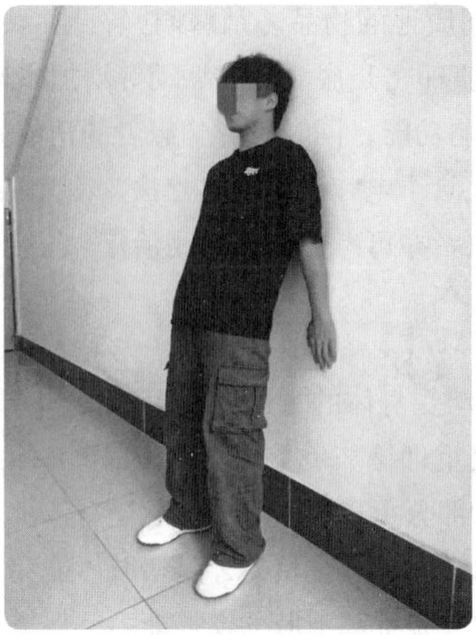

图8-4　靠墙伸髋

时，患髋必须保持充分伸展状态，不可后缩。

5. 靠墙伸髋踏步　主要目的是在强化髋部控制的基础上，强化双下肢的协调运动，促进下肢精细运动的分离，提高步行能力。方法：背靠墙站立，足跟离墙20cm，向前挺髋，同时做交替踏步的动作（图8-5）。

6. 侧方迈步、原地迈步　目的是使患者学会正确的重心转移，建立正常的步行模式，为独立步行做好准备。方法：选择在平行杠内或靠墙进行训练，其一端放置一面矫正镜，使患者能够看到自己的姿势、步态，以便及时矫正。以左侧步行训练为例，令患者背靠墙或肋木，先将身体重心移至右腿，左足提起向左侧方迈一步，再将身体重心移至左腿，右足跟上放置于左足内侧。如此往复，左、右侧向交替进行重心转移和迈步训练（图8-6）。患者能够顺利完成左、右重心转移后，即可进行前后原地迈步训练。

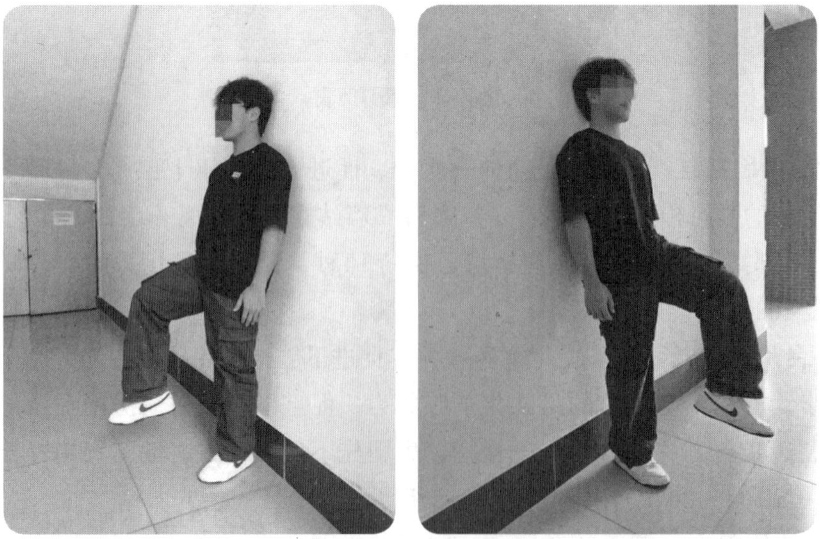

a　　　　b

图8-5　靠墙伸髋踏步

a.靠墙伸髋右踏步；b.靠墙伸髋左踏步

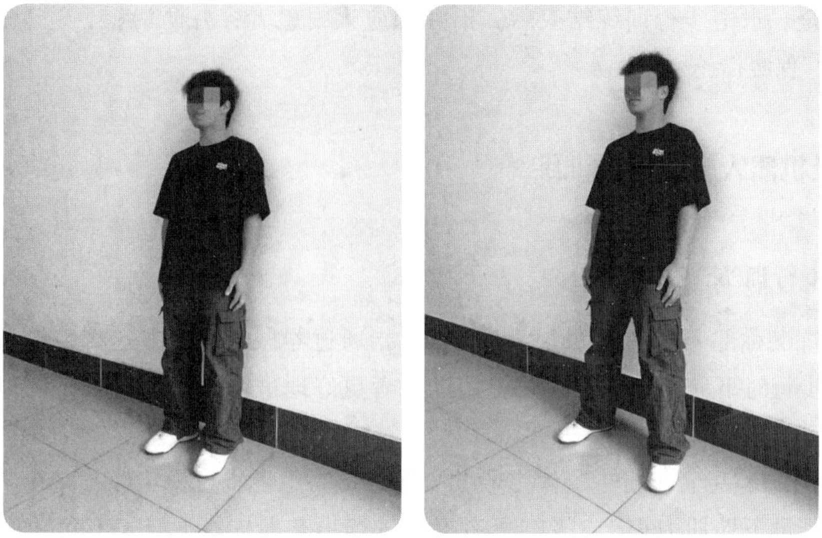

a　　　　　　　　　　b

图8-6　左侧方迈步

a.身体重心移至右腿；b.左腿提起向左侧方迈步

（三）水中步行训练

水中步行训练是利用水的物理特性来帮助患者进行步行训练。水中步行训练的设备包括水中步行训练跑台浴槽（图8-7）、水中运动池、步行训练用双杠、颈圈、泳圈、带子、漂浮背心等。在水的浮力与减重作用下，水中步行训练能够帮助患者提高平衡能力、纠正异常步态。临床中常用的水中步行训练设备为水中步行训练跑台浴槽和水中运动池。治疗师可根据患者功能情况及设备配备情况选择合适的水中步行训练方式。

在水中步行训练前，治疗师应充分评估患者的功能情况，并与患者及其家属充分沟通，在获得其同意的前提下方可开始训练前的准备。水中步行训练前准备包括物品准备、设备预热、放水或对水进行消毒、训练前热身等。在水中步行训练过程中应时刻关注患者的状态，预防意外发生，确保

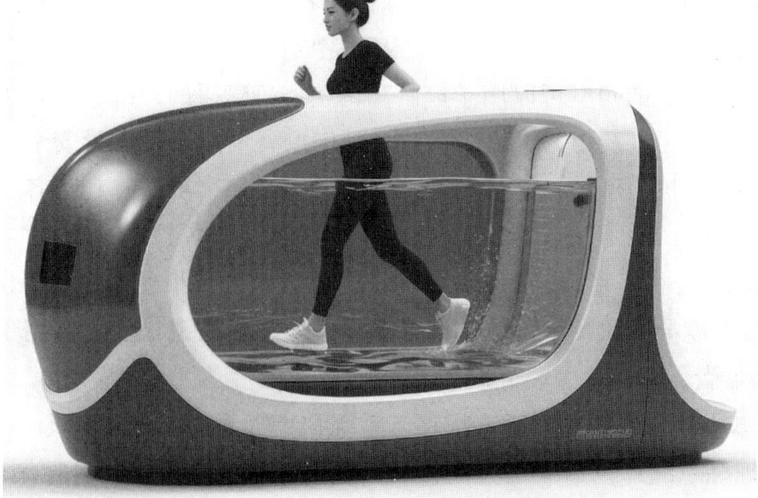

图8-7　水中步行训练跑台浴槽

患者在水中的安全。水中步行训练结束后，治疗师应嘱咐患者穿好防滑鞋，注意避开有水的地面，防止摔倒，并做好保暖措施。

三、减重及机器人辅助步行训练

（一）减重步行训练

减重步行训练又称部分重量支撑步行训练，是指通过器械悬吊的方式将患者身体的重量部分向上吊起，使患者步行时下肢负担得以减轻，协助患者更好地进行步行训练、平衡训练。在减重步行训练中，可配合运动平板以提升训练效果。

1. 治疗作用 调整患者步行中身体重心的分布，提高患者步行稳定性；减少步行中下肢相关肌群的收缩负荷，帮助下肢肌力小于3级的患者提早进行步态训练；下肢关节负荷的减轻可以改善和加大下肢关节的活动范围；减重状态下可以调节下肢的肌张力，避免和缓解由于早期负重行走带来的不必要的下肢伸肌协同运动和由这种异常模式导致的足下垂、内翻等病理性步态；尽早开始减重步行训练符合正常人的生理步行模式，促进正常步态恢复，提高步行能力；患者在减重支撑装置的保护下，增加了平衡稳定性，安全性提高，消除患者步行中的紧张和恐惧心理，更好地配合治疗师的治疗，治疗师也可以把精力主要放在对下肢异常步态的矫治上。

2. 适应证

（1）神经系统疾病：脑血管意外、脑外伤、脑肿瘤、脑部炎症引起的肢体瘫痪，脑瘫，帕金森综合征，各种原因致脊髓损伤引起的截瘫，多发性硬化症、周围神经损伤引起下肢肌无力等。

（2）骨关节疾病和运动创伤恢复期：常用于下肢关节置换术后早期下肢负重训练，骨关节病变手术后功能恢复训练，骨关节病变缓解疼痛促进功能恢复的训练，肌腱、韧带断裂等运动创伤的早期恢复训练。

（3）脊柱及腰椎间盘病变：常用于腰椎间盘突出症、体重过重、严重关节退行性病变患者的有氧训练，腰腿痛患者恢复步行的训练。

（4）假肢、矫形器穿戴前后的下肢步行训练：患者穿戴假肢、矫形器后，需要进行适应性训练，使患者的躯干、患肢及矫形器能协调工作，从而完成步行。

（5）其他：从功能训练的角度可以用于控制和调整姿势障碍的训练、步行训练、直立位作业训练、平衡训练、转移训练，以及年老、体弱、久病卧床患者早期小运动量安全性有氧训练等。由于患者身体有减重吊带的保护，可以降低患者对跌倒的恐惧心理，从而有利于各种直立训练活动的早期进行。

3. 禁忌证 禁用于脊柱不稳定；下肢骨折未充分愈合或关节损伤处于不稳定阶段；患者不能主动配合；运动时诱发过度导致肌痉挛；体位性低血压；严重骨质疏松症。慎用于下肢主动收缩肌力小于2级、配置矫形器者，以免发生关节损伤。

4. 组成 减重步行训练系统由减重支撑训练系统和步行系统两部分组成。

（1）减重支撑训练系统：包括减重控制台和固定带。通过减重控制台控制电动升降杆的升降，以达到减重的目的。减重范围为体重的0（完全负重）～100%（完全不负重），以调整下肢负重的情况。固定带的两端对称固定在悬吊支撑架上，紧缚于患者腰部。

（2）步行系统：主要是指电动活动平板，即步行器系统，可帮助患者进行步行及耐力训练。训练时可以根据患者的需要，采用地面行走或活动平板行走。悬吊带通常固定在患者的腰部和大腿部，着力点一般在腰部和大腿，不宜在腋下或会阴部。

5. 操作程序

（1）常规操作

1）与患者充分沟通，说明悬吊减重训练的目的、过程，获得患者配合。

2）检查悬吊减重机电动或手动升降装置，确认处于正常状态，如果使用活动平板训练，在患者尚未准备妥当时必须使平板处于静止状态。

3）确定悬吊带各个连接部件无松动或损坏，为患者固定悬吊带，注意所有部位连接牢靠。

4）将患者送到减重悬臂下，连接悬吊带，采用电动或手动方式，通过减重悬臂将患者的悬吊带上拉。

5）根据患者能够主动或在协助下向前迈步的情况，确定减重程度。

6）让患者站在训练场地或活动平板上，保持身体稳定2～3分钟，使患者适应直立体位。

7）开启平板活动开关或从患者站立的地面，由患者主动或辅助的方式向前迈步，活动平板的速度逐步加快到患者可以适应的最快节奏，达到训练时间后逐步减速，最后停止。

8）准备好坐椅或轮椅，逐步降低悬吊带，让患者坐下。

9）解除悬吊带。

10）关机，让患者休息3～5分钟，完成治疗过程。

（2）常用治疗参数

1）减重程度：一般为体重的0～30%。这是因为这时的步态参数最接近于完全负重下的步态参数，如果减重过大，患者就将失去足够的地面反作用力，不利于推进他们的步行。每次步行所减的重量可根据患者情况调节。

2）减重步行速度：因平板的起始速度不同，目前没有统一的规定，可根据患者的具体情况设定。近年的一些研究建议，只有以接近正常的步速训练中枢性损伤患者，才能最大限度地增加活动能力。

3）训练时间：30～60分钟/次，可分为3～4节，每节时间不超过15分钟，各节之间适当休息。严重患者每节时间可以缩短到3～5分钟，休息5分钟，对每次减重较多的患者，训练的时间可＜15分钟。

4）训练频率：门诊治疗不低于3～5次/周，住院3～5次/周。

5）疗程：8～12周。

减重作业活动训练、减重坐位平衡训练、减重站位平衡训练、减重转移训练等的基本方式同上。

6. 注意事项

（1）悬吊固定带要适当，不能诱发患者痉挛。也要注意避免局部压力过大而导致压疮。男性患者特别注意吊带不能压迫睾丸。悬吊重量不能落在腋下，以免造成臂丛神经损伤。吊带一般也不宜固定在大腿，以免影响步态。

（2）减重程度要适当，一般减重不超过体重的30%。过分减重将导致身体摆动幅度增大，下肢本体感觉反馈传入减少；而减重不足将导致患者步行困难。但对于腰段以上脊髓损伤的患者，在早期步行训练时，可根据患者的身体状况，适当增加减重量，以降低难度，提升患者步行的安全感，提高患者参与步行的积极性。

（3）悬吊装置必须可靠，避免吊带松动或滑脱而导致患者跌倒。

（4）训练过程中必须有医务人员在场进行指导和保护。

（5）避免活动平板起始速度过快或加速过快，造成危险。

（6）步行时患者可以使用矫形器。

（二）机器人步行训练

康复机器人是目前国际上研究的一大热点。目的旨在利用机器人辅助或者替代患者的功能运动，或者进行远程康复训练。可穿戴式机器人和模拟生物反馈环境在脑卒中、脊髓损伤患者的康复中已进入临床使用（图8-8）。

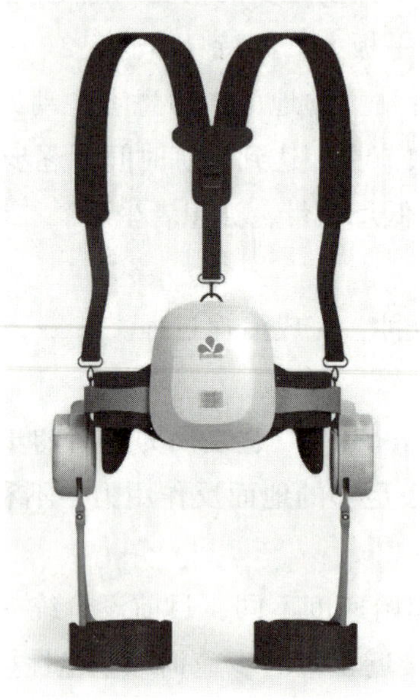

图8-8　智能助行机器人

▶**知识拓展**

下肢外骨骼机器人

在2024年巴黎奥运会上，截瘫网球运动员凯文·皮耶特（Kevin Piette）戴着外骨骼机器人，传递了奥运圣火。下肢外骨骼机器人是一种可穿戴的仿生设备，基于“神经可塑性”原理，针对下肢运动障碍的人群，通过外部带动下肢进行科学、高效、准确的步行训练，刺激神经系统重塑，提升下肢自主行走能力，继而加速康复进程。设备利用髋、膝关节角度设置来模拟维持步行时的关节角度，从而充分训练患者伸髋伸膝、屈髋屈膝功能，以及髋、膝关节运动的同步性，重建患者伸髋、屈膝能力及髋、膝分离运动能力。与传统康复手段相比，该技术既可以提高可控的高强度、个性化的康复训练，减轻临床工作人员的负担，又能客观准确地量化评估患者的运动功能改善情况。该技术的应用是“科技造福人类 创新引领未来”的充分体现。

四、室内步行训练

视频：室内步行训练

室内步行训练包括治疗性步行训练和家庭性步行训练。在完成基础步行训练，特别是髋、膝、踝关节控制能力训练后，对以上关节控制肌的肌力仍然达不到3级以上水平者，为了保证步行的稳定、安全，可使用适当的支具，患者首先在平行杠内练习站立和行走，包括二点步、三点步、四点步，并逐渐过渡到助行架或拐杖行走。在室内步行训练过程中应注意耐力训练，待耐力增强以后可以练习跨越障碍、上下台阶、摔倒及摔倒后起立训练等。

1. 平行杠内训练 平行杠结构稳固，扶手的高度和平行杠的宽窄度均可调整，能给患者带来安全感，很适合患者进行站立训练、平衡训练及负重训练等。因此，步行训练一般从平行杠内训练开始。平行杠内训练可从站立训练开始，一般从每次10～20分钟开始，根据患者体能状况改善而逐渐增加。而平行杠内进行平衡训练能够帮助患者在较安全的环境下重新找回身体保持稳定的重心位置。

2. 助行架步行训练 助行架（图8-9）是一种可移动、携带、稳定性较高的助行器，适合在医院和家中使用。助行架适用于初期的步行训练，为准备使用拐杖或手杖前的训练；也适用于下肢无力但无双腿瘫痪者、股骨颈骨折或股骨头无菌性坏死者、一侧偏瘫或截肢患者；对于行动迟缓的老年人或有平衡问题的患者，助行架亦可作为永久性的依靠。助行架最适宜在光滑平地使用，缺点是灵活性最差，腕关节肌力不足者不适用，不平坦的地面稳定性欠佳。在使用助行架步行训练前应检查助行架是否坚固，嘱患者穿防滑鞋子；训练开始时应先在平坦防滑地面开始练习，逐步过渡到复杂地面步行训练；在整个训练过程中应注意做好安全保障措施。助行架辅助行走的操作方法为，用双手分别握住助行架两侧的扶手，提起助行架使之向前移动20～30cm后，迈出患侧下肢，再移动健侧下肢跟进，如此反复前进。

3. 腋拐步行训练 腋拐是一种利用腋下和手共同支撑操作以支撑体重、增加步行稳定性的助行器。腋拐的适用对象是双下肢支撑能力＞50%体重，或一侧下肢支撑力正常，另一侧可能没有支撑力的患者。使用腋拐步行主要包括拖地步行摆至步、摆过步、四点步、两点步、三点步。

（1）拖地步行：又称蹭步或触地式步行，将左拐向前方伸出，再伸右拐，或双拐同时向前方伸

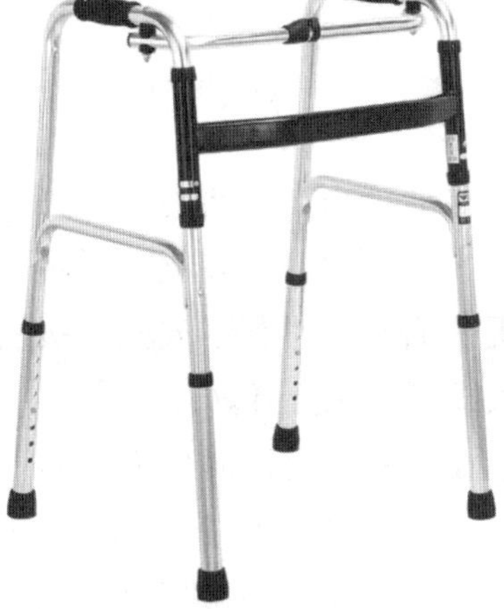

图8-9 助行架

出，身体前倾，重量由腋拐支撑，双足同时向前拖移至拐脚附近。

（2）摆至步（图8-10）：双侧拐杖同时向前方伸出，患者身体重心前移，利用上肢支撑力使双足离地，下肢同时摆动，双足在拐脚附近着地。该步行方法移动速度较快，可减少腰部及髋部肌群的用力，适用于双下肢完全瘫痪而使下肢无法交替移动的患者。

（3）摆过步（图8-11）：双侧拐同时向前方伸出，患者用手支撑，使身体重心前移，利用上肢支撑力使双足离地，下肢向前摆动，双足落在拐着地点连线的前方位置。该步行方法是腋拐步行中最快速的移动方式。开始训练时容易出现膝关节屈曲、躯干前屈而跌倒，应加强保护。适用于路面宽阔，行人较少的场合，也适用于双下肢完全瘫痪，上肢肌力强壮的患者。

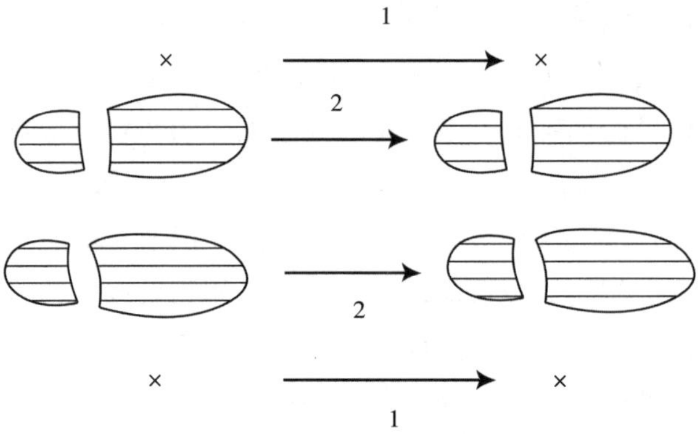

图8-10 摆至步步行步骤

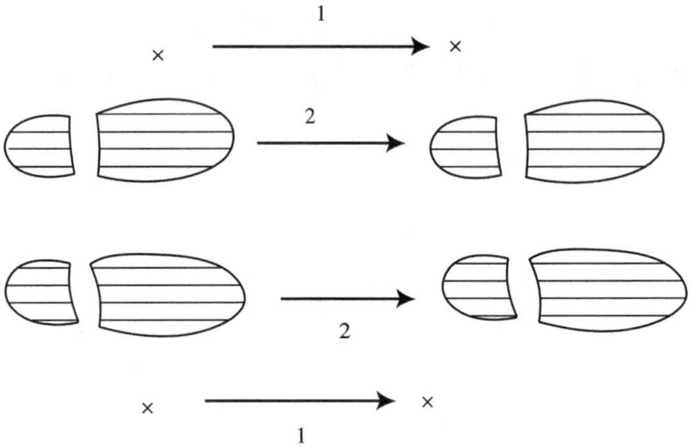

图8-11 摆过步步行步骤

（4）四点步（图8-12）：每次仅移动一个点，始终保持四个点在地面，先伸出其中一拐，然后伸出对侧足，再伸出另一拐，最后伸出另一足，即左拐→右足→右拐→左足，如此反复进行。该步行方式的步行环境与摆至步相同，是一种稳定性好、安全而缓慢的步行方式，适用于骨盆上提肌肌力较好的双下肢运动障碍者、老年人或下肢无力者。

（5）两点步（图8-13）：一侧拐杖与对侧足同时伸出为第一着地点，然后另一侧拐杖与相对的另一侧足再向前伸出作为第二着地点。该步行方式的步行环境与摆过步相同，与正常步态基本接近、步行速度较快，适用于一侧下肢疼痛需要借助拐杖减轻其负重，以减少疼痛的刺激，或是在掌握四点步后练习者。

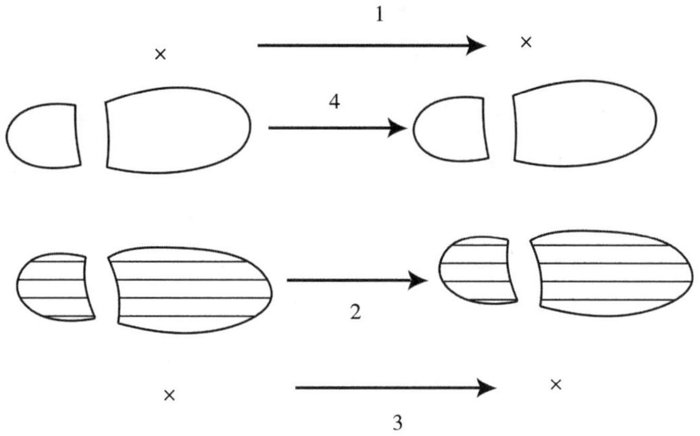

图8-12　四点步步行步骤

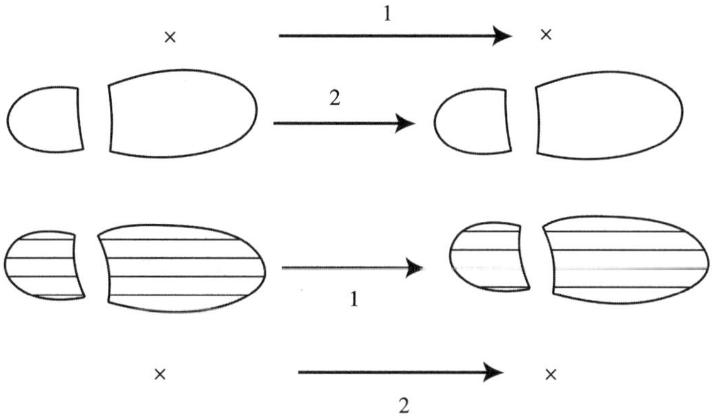

图8-13　两点步步行步骤

（6）三点步（图8-14）：双拐同时伸出，然后迈出患侧下肢，健侧待三个点支撑后再向前迈出。该步行方式是一种快速移动、稳定性良好的步态，适用于一侧下肢功能正常，能够负重，另一侧不能负重的患者，如一侧下肢骨折、小儿麻痹症一侧下肢麻痹等患者。

4. 手杖步行训练　手杖是一种以单臂操作以达到增加步行的稳定性和安全性为目的的助行器。适用对象为下肢支撑力超过95%的体重，可独立步行，但稳定度不够者。优点是轻便，缺点是拐杖远端接地面较小，稳定性较差。因此，为了增加稳定性，可以选用四脚拐（或三脚拐），其适用于下

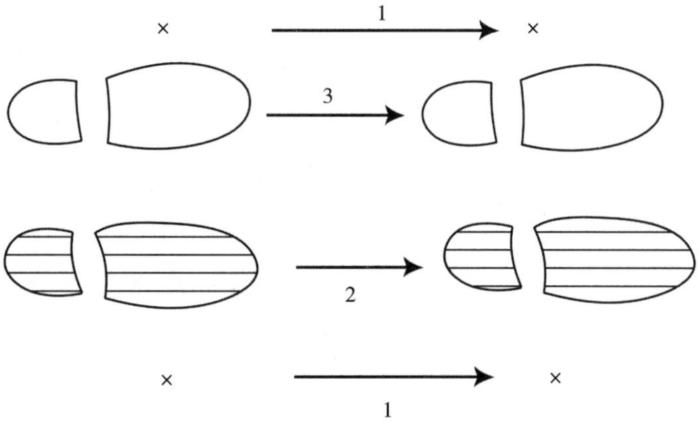

图8-14　三点步步行步骤

肢支撑力在80%～95%的体重但稳定性差、不用拐无法步行者，缺点是灵活性差，不平坦的路面或上下楼梯使用困难。手拐步行训练包括三点步、二点步。

（1）三点步：患者使用手杖时采用先伸出手杖，再迈患侧足，最后迈健侧足的步行方式。此种步行方式因迈健侧足时有手杖和患足两点起支撑作用，因此稳定性较好，除一些下肢运动障碍的患者常采用外，大部分偏瘫患者习惯采用此种步态。根据患者的基本情况，练习时按健侧足迈步的大小，又可分为后型（图8-15）、并列型（图8-16）和前型（图8-17）三种。

（2）二点步（图8-18）：手杖和患侧足同时伸出并支撑体重，再迈出健侧足。手杖与患侧足作为一点，健侧足作为一点，交替支撑体重，称为两点步。此种步行速度快，有较好的实用价值。在

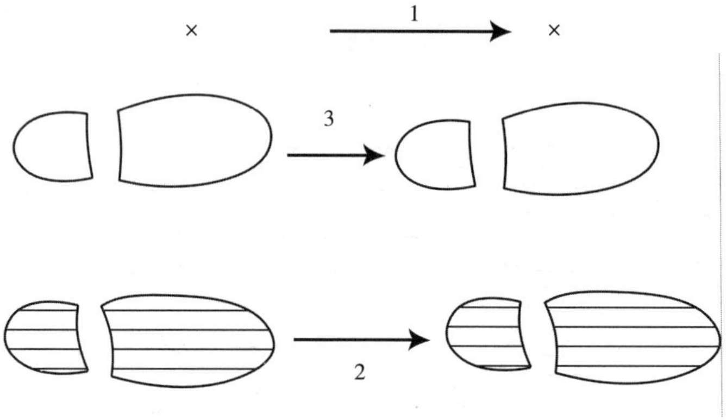

图8-15　三点步后型步行步骤

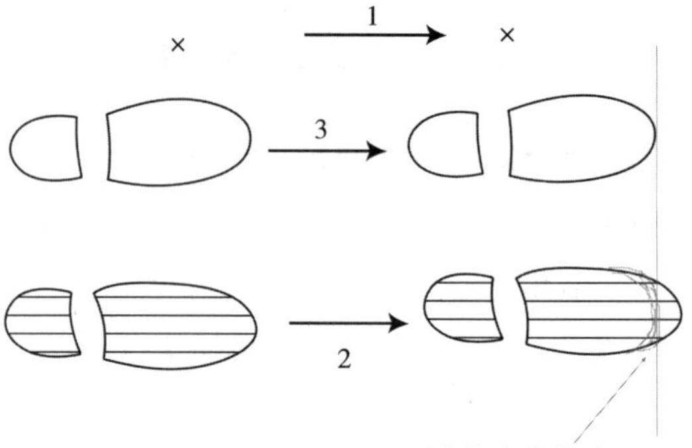

图8-16　三点步并列型步行步骤

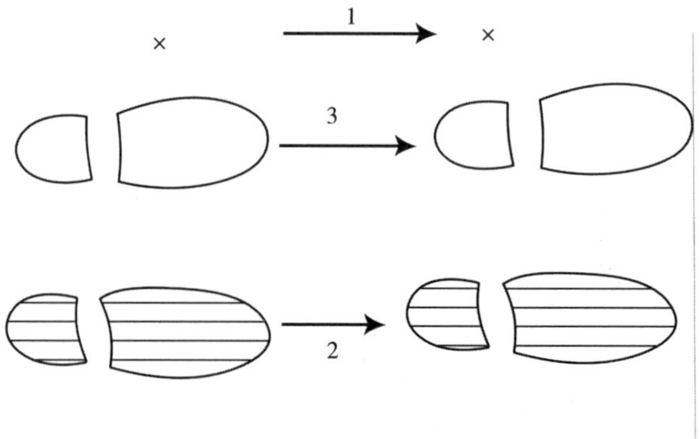

图8-17　三点步前型步行步骤

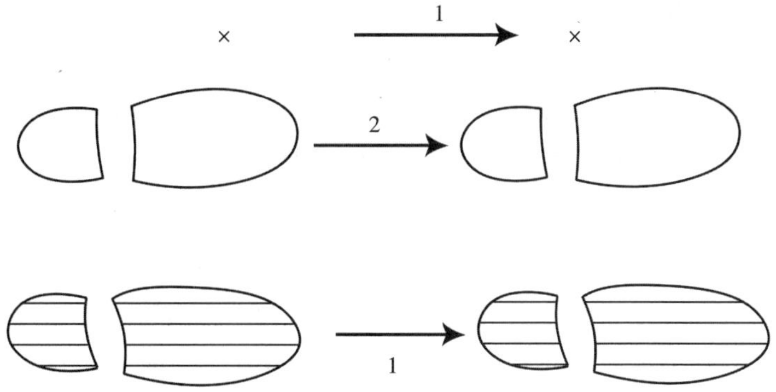

图8-18　二点步步行步骤

患者具有一定的平衡功能或是较好地掌握三点步行后，可进行两点步行练习。

5. 驱动轮椅训练　轮椅是一种能够帮助病残者实现移行目的的代步工具，适用于步行功能丧失者。患者通过驱动轮椅，参加各种社会活动及娱乐活动，真正地融入社会。因此，对于步行功能丧失者，驱动轮椅训练非常必要。轮椅有依靠人力驱动的普通轮椅、依靠电力驱动的电动轮椅及专为残疾运动员设计的竞技用轮椅。普通轮椅的使用训练主要包括平地前进驱动训练、方向转换训练和旋转训练、抬前轮训练等。

（1）向前驱动轮椅：嘱患者提肩、屈肘，手握在躯干垂直线靠后方位置的手轮圈上，然后伸肘，用鱼际和拇指指腹紧压手轮圈向前下方用力推动，手在手轮圈上用力的距离尽可能长一些，拇指指腹最后离开手轮圈。当手离开手轮圈后，两臂、两手要立即充分放松，并且随惯性向下后方伸直划弧摆动，然后再提肩、屈肘，握住手轮圈成为下一个动作的开始。

（2）向后驱动轮椅：患者手握在手轮圈躯干垂直线的前方，将肘伸直，双肘轻轻地向肋部收紧，然后屈肘，两臂一起向后方用力拉至手轮圈躯干垂直线的稍后方，然后松开两手，并再一次抓握在手轮圈躯干垂直线的前方，往返重复这个动作。躯干有功能者可配合两臂进行前后运动。

（3）轮椅静止时原地转圈：使轮椅静止时原地转圈有两种方法：①一只手握在手轮圈的正上方，使这个大轮成为一个固定的轴，另一只手向前推动或向后拉另一个手圈，转到想要达到的角度为止。②两侧手轮分别向相反方向驱动，即一只手向前推，另一只手同时向后拉，这时身体的轴心是在臀部的垂直下方。这种转弯的方法比前一种速度快，而且转弯所需的范围也小。

（4）抬前轮，用后轮保持平衡：抬前轮的目的是克服外出时遇到阻碍小轮前进的小沟、台坎等障碍。有以下两种训练方法：①有人保护和指导下的抬前轮训练并保持平衡：患者手握在手轮圈躯干垂直线的前方，即10点位方向，先向后拉至手轮圈的正上方（12点位方向），然后两手快速向前推动手轮圈，向后拉和向前推的两个动作之间不能有停顿，这样轮椅的前轮就会向上抬起离开地面。治疗师在后面保护，让患者反复练习。当轮椅的前轮离开地面时，治疗师通过扶住轮椅找到重心点，轻轻扶住轮椅的手握把进行保护，当轮椅向后倒时让他向后拉手轮圈，就可以看到轮椅向前返回到原来的位置。当轮椅前轮向下落时，让患者向前推动手轮圈，轮椅就会向后返回原来的位置。让患者反复体会用推、拉手轮调节身体重心，直到能独立保持平衡。②非接触性保护下的练习：在非接触性保护下让患者反复练习和体会，掌握平衡要领，直到能独立完成；或用安全装置，让患者独自练习。可用一根绳索穿过悬挂在高处的滑轮上，绳索的两端拴在轮椅的扶手上，要求绳索的长度使轮椅不能倒在地上。这种方法的优点是比较省人力，不足之处是患者与治疗师的交流少，完全需要患者自己进行体会，掌握技术所需时间长。

6. 注意事项

（1）注意安全。步行训练时，要提供安全、无障碍的环境及减少不必要的闲扰；衣着长度不可及地，以防绊倒；穿着合适的鞋袜，鞋带须系牢，不可赤足练习行走。训练过程中，要有家属陪同并做好安全保障措施。

（2）借助辅助具步行训练时，要选择适当的辅助具和行走步态。

（3）要根据患者的身高和手臂长度，帮助患者选择高度和长度适合的助行架、腋拐或手杖。腋拐的腋托高度是从患者的腋前襞到足外侧15cm处地面的距离或腋前襞垂直到地面的距离再加5cm，把手高度为伸腕握住把手时，肘部呈30°屈曲，或手柄与股骨大转子持平（图8-19）。手杖的手柄高度与腋拐的手柄高度相同，平股骨大转子（图8-20）。

（4）如使用腋拐，嘱患者通过把手负重而不是靠腋托，以防伤及臂丛神经，腋托应抵在侧胸壁上；使用手杖时，把手的开口应向后；使用四脚拐时，间距大的两脚在外，间距小的两脚靠近身体以利于稳定支撑。

（5）当患侧下肢支撑力＜50%体重时，不宜使用单腋拐；患侧下肢支撑力＜90%体重时，不宜使用手杖；双下肢支撑力总和＜100%体重时，不宜使用助行架。

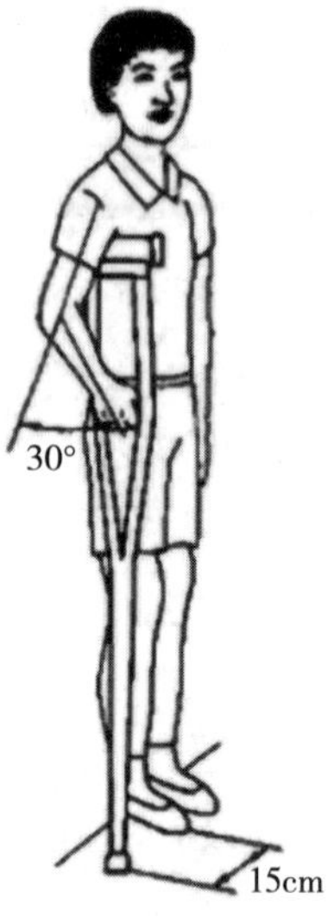

图8-19　腋拐高度

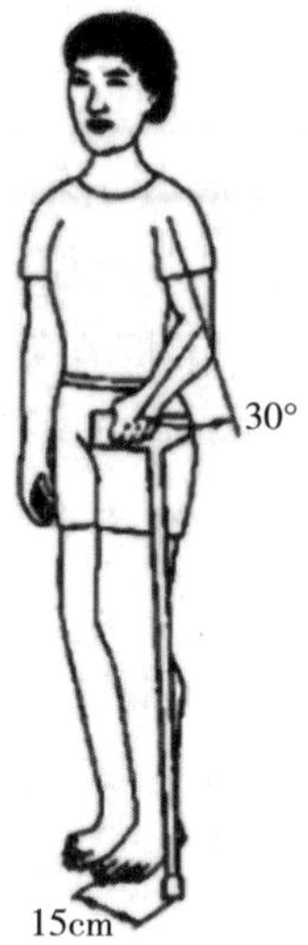

图8-20　手杖高度

五、社区性步行训练

在患者具有室内安全步行能力后，为提高耐力和步行的实际应用能力，做好患者出院前的准备，使患者能早日回归家庭和社会，提高患者的生活质量，应鼓励患者进行社区性步行训练。

社区性步行训练是指患者可借助踝足矫形器、手杖等，独立地完成在社区内步行，包括过马路、超市购物（上、下自动扶梯）、乘坐交通工具等。社区性步行训练可进行一对一训练或小组训练。小组训练应在多名医护技工作人员及患者家属陪同下，对2～8位功能水平相近的患者进行有目的的训练。小组训练的优点是能够帮助患者更快地适应环境，融入社会，缺点是治疗过程中管理难度大，需要医生、护士、治疗师、患者及家属的密切配合。

1. 环境适应性训练 又称脱敏步行训练。患者在刚进入社区步行时，往往较紧张，特别是中枢性损伤患者，畏惧在步行时遇见熟人，越紧张越抬不了步，可采用该训练：①在治疗师的指导下和专人保护下，先从室外但限于院内或小区内开始步行训练，逐渐延长步行距离。②当患者一次独立稳定的步行距离达到100m以上，治疗师应指导患者学习听口令随时停止步行，再听口令开始步行。还可以学习边走路、边说话，逐渐指导患者学习边行走边与别人打招呼，从而消除患者步行时的紧张状态。③考虑带患者到院外或小区外进行步行训练，以提高患者实际步行的应用能力。在训练时要求患者严格在人行道上行走，而不应在慢车道上步行，决不允许在快车道上步行，以防意外发生。步行时应有一人在患者的外侧伴行，以控制和减少危险因素的影响。

2. 过马路 当患者能够独立安全进行一般的路面步行，即能够在一般城市的马路两边的人行道上步行时，治疗师应指导患者学习正确的过马路方法，通常要让患者在步行时先加强步行速度的训练，可在跑步机上进行步行速度的训练，学会快速行走后，一般情况下，当患者的步行速度能达到3.6km/h时，则可带患者开始过马路训练。开始时由两人分别站于患者两侧，保护患者完成过马路，必要时要持特制的交通指示牌，以提醒过往车辆和行人避让。值得注意的是，过马路训练必须选在人行横道线处进行，要严格遵守交通规则，确保安全。

3. 超市购物 患者具有一定的步行能力以后，为适应和满足日常生活的需要，患者要学会独立购物，所以患者要学会独立上、下自动扶梯。

（1）不用手杖的患者上、下自动扶梯：患者首次上扶梯时，应有两人保护，一人先退上扶梯，一手拉住患者的腰带，患者一手扶住自动扶梯的扶手，健腿先上梯，患腿再跟上；另一人双手稳住患者的骨盆，帮助患者顺利上梯。如此多次训练，使患者逐渐适应并掌握上、下自动扶梯的方法。

（2）使用手杖的患者上、下自动扶梯：在上、下扶梯时应先将手杖固定好，指导患者将手杖的手柄处加一吊带，利于挂在手臂上，或指导患者将手杖插入腰间皮带上，余步骤同（1）。

4. 乘坐交通工具 患者要能真正回归社会，还要正确学会乘坐交通工具。

（1）乘坐出租车：患者入坐出租车以后排座为宜。进入出租车时，应以健手拉开车门，然后背对车门，臀部先坐在车座上，调整坐稳后，再将双腿移入车内；下车时，先将足移出车外，足掌与地面完全接触、踏实，然后头部再移出车外，最后手扶车身站起，关门站稳安全离开快车道，走上人行道。

（2）乘坐中巴车或公共汽车：开始应在治疗师指导下完成，要有家属陪同。上车时家属先上，一手拉住患者的腰带，帮助将患者往车上拉，患者一手拉住车门把手，健腿先上车，患腿再跟上，治疗师双手固定患者的骨盆，同时用力将患者往上推，帮助患者完成上车。下车时家属先下，一手拉住腰带以保护患者，治疗师同样固定骨盆，帮助控制患者的重心，以防失控摔倒，患者应患腿先下，落地踏实站稳，然后健腿再下车，注意站稳。

5. 注意事项

（1）注意安全，严格遵守交通规则。

（2）专人保护，治疗师应站在患者的患侧，提高患者的安全感，利于消除紧张情绪。

（3）患者必须具有站立位Ⅲ级平衡能力。

（4）患者必须具有良好的认知能力，并且能够配合训练。

（5）遵循循序渐进的原则，逐步延长步行的距离和速度。

（6）先选择较平整的路面行走，逐渐到较复杂的路面行走。

（7）所有的实用技术的应用，应先在治疗室内进行模拟训练，待熟练后再到实际环境中训练以逐步适应。

第三节　常见异常步态的矫治训练

视频：常用异常步态矫治训练方法

步行周期中任何环节的改变，都可能导致步态异常，甚至引起病理步态，从而影响人们正常的工作、学习和生活，因此，针对异常步态，需行矫治训练。

一、异常步态分类

（一）基础分类

1. 支撑相障碍　下肢支撑相的活动属于闭链运动，足、踝、膝、髋、骨盆、躯干、上肢、颈、头均参与步行姿势的形成。闭链系统的任何改变都将引起整个运动链的改变，远端承重轴（踝关节）对整体姿态的影响最大。①支撑面异常：足内翻、足外翻、单纯踝内翻和踝内翻伴足内翻、单纯踝外翻和踝外翻伴足外翻、足趾屈、足趾背伸。②肢体不稳：由于肌力障碍或关节畸形导致支撑相踝过分背屈、膝关节屈曲或过伸、膝内翻或外翻、髋关节内收或屈曲，致使肢体不稳。③躯干不稳：一般为髋、膝、踝关节异常导致的代偿性改变。

2. 摆动相障碍　在步行中，摆动相运动属于开链运动，各关节可以有独立的姿势改变，但容易引起对侧下肢姿态发生代偿性改变；近端轴（关节）的影响最大。①肢体廓清障碍：垂足、膝僵硬、髋关节屈曲受限、髋关节内收受限。②肢体行进障碍：膝僵硬、髋关节屈曲受限或对侧髋关节后伸受限、髋关节内收受限。

（二）按疾病原因分类

1. 中枢性疾病　偏瘫步态、脑瘫步态、帕金森病步态、截瘫步态等。

2. 末梢性疾病　脊髓灰质炎步态、末梢性麻痹步态等。

3. 运动系统疾病　长短腿步态、假肢步态、助行器辅助步态、关节疾病步态等。

（三）按肌张力异常分类

1. 肌张力增高　痉挛性步态、僵硬步态等。

2. 肌张力低下　迟缓性步态等。

（四）按步行异常类型分类

1. 中枢性异常　划圈步态、尖足步态、剪刀步态、慌张步态等。

2. 末梢性异常　足下垂步态、跛行步态等。

（五）按畸形类型分类

通常需借助诊断性阻滞来鉴别。诊断性阻滞指为了鉴别异常步态，而对靶肌肉进行诊断性注射麻醉药，以鉴别动态畸形和静态畸形。通过诊断性阻滞，可以明确步态异常的肌肉因素，从而确定治疗方案，指导康复训练。

1. 动态畸形　指伴随运动而出现肌痉挛或张力过高导致肌肉控制失衡、关节活动受限，诊断性阻滞可明显改善关节活动范围。

2. 静态畸形　指骨骼畸形及关节或肌肉挛缩导致关节活动受限，诊断性阻滞后关节活动范围没有增加。

二、临床常见异常步态及常用矫治训练方法

异常步态的矫治是一个较为复杂而困难的问题，所以训练前首先要进行全面的步态分析，找出步态异常的原因，采取有针对性的措施来帮助改善步态。

1. 剪刀步态　又称为交叉步态，多见于内收肌高度痉挛、髋外展肌肌力相对或绝对不足的脑瘫、截瘫等患者。

矫治方法：①手法牵伸内收肌降低其肌张力。②对顽固性痉挛，手法牵伸效果不理想，可考虑神经肌肉阻滞治疗，如为全身性肌张力增高，可给予口服中枢性解痉药。③强化拮抗肌即臀中肌的肌力训练。④采用神经发育疗法的抑制手法抑制内收肌痉挛，易化臀中肌，促进两者协同运动。⑤通过温热敷内收肌肌腱或肌腹缓解其肌张力。⑥步行训练时要有足够的步宽，可在地上画两条平行直线，训练患者两足踏线步行。⑦严重者可行选择性脊神经根切断术。

2. 偏瘫步态　其典型特征为迈步时患侧肩关节下降，骨盆代偿性抬高，髋关节外展、外旋，下肢伸肌张力过高，膝关节不能屈曲，足下垂内翻，廓清不充分，使患侧下肢经外侧划一个半圆弧而向前迈出，故又称为划圈步态。

矫治方法：①手法牵伸患侧股四头肌、腘绳肌、小腿三头肌、内收肌等降低其肌张力。②进行桥式运动等躯干肌肌力训练改善骨盆代偿。③强化步行分解训练，打破患侧下肢共同运动。④进行靠墙蹲马步训练增强下肢肌力。⑤进行退步上、下台阶训练及侧方上、下台阶训练，促进下肢协调功能。⑥进行膝关节屈伸控制性训练等。

3. 足下垂步态　足下垂指在步行中，摆动相踝关节背屈不足，常与足内翻或外翻同时存在，可导致廓清障碍。足下垂患者为使足尖离地，将患肢抬得很高，犹如跨越旧式门槛的姿势，故又称为跨槛步态或跨阈步态。代偿机制包括：摆动相增加同侧屈髋、屈膝，下肢划圈行进，躯干向对侧倾斜。常见病因是脑卒中、脊髓损伤、腓总神经损伤等导致胫前肌无力。

矫治方法：①胫前肌肌力训练：进行坐位、站位勾足尖练习，根据患者情况，足背上可放置沙袋以进行抗阻训练。②对足下垂严重的患者可给予AFO。③对中枢性损伤所致的足下垂及合并足内翻的患者，除上述训练外，可配合站斜板牵伸小腿三头肌及胫后肌、功能性电刺激或肌电触发功能性电刺激等，以抑制小腿三头肌肌张力，提高胫前肌的肌力和运动控制能力。对局部小腿三头肌肌张力过高的患者，有条件者可行局部肌肉神经阻滞，以帮助缓解痉挛。

4. 膝塌陷步态　小腿三头肌（比目鱼肌为主）无力时，胫骨在支撑相中期和后期向前行进过度，

导致踝关节不稳或出现膝塌陷步态，即支撑相膝关节过早屈曲，同时伴有对侧步长缩短，同侧足推进延迟。

矫治方法：①对腘绳肌痉挛导致的伸膝障碍，首先可行站斜板和手法牵伸训练、功能性电刺激或肌电触发功能性电刺激等，以抑制腘绳肌肌张力，同时强化小腿三头肌肌力训练，如踮足步行、前足掌踏楼梯上、下训练等。②对痉挛严重者，可行局部肌肉神经阻滞，必要时可给予伸膝矫形器以辅助治疗。③加强拮抗肌股四头肌肌力训练，如靠墙蹲马步、进行功率自行车训练及登山器踩踏训练。

5. 膝过伸步态 膝过伸很常见，一般是代偿性改变，多见于支撑相早期。一侧膝关节无力可导致对侧代偿膝过伸；小腿三头肌痉挛或挛缩导致膝过伸；膝塌陷步态时采用膝过伸代偿；股四头肌肌力不足或支撑相伸膝肌痉挛；躯干前屈时重力线落在膝关节中心前方，促使膝关节后伸以保持平衡等。

矫治方法：①进行股四头肌牵伸训练（图8-21）。②进行股四头肌肌力训练。③进行膝关节控制训练（图8-22）。④进行臀大肌肌力训练。⑤进行步行分解训练。

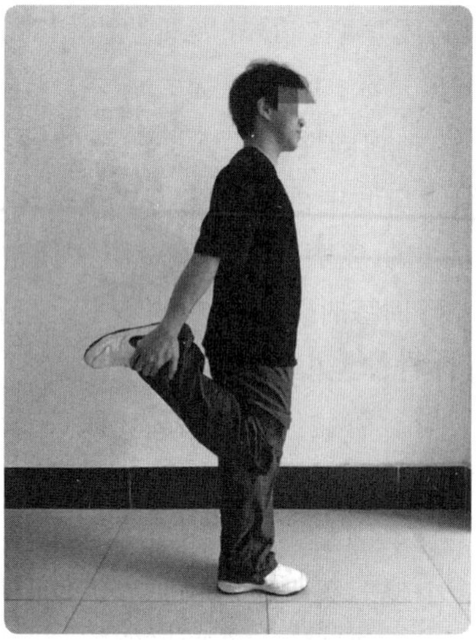

图8-21 股四头肌牵伸训练

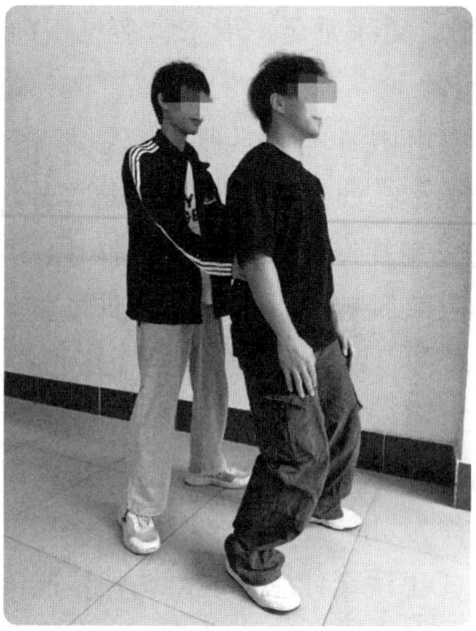

图8-22 膝关节控制训练

6. 臀大肌步态 臀大肌是主要的伸髋及脊柱稳定肌。臀大肌无力的步行特征表现为仰胸、挺腰、凸肚，腘绳肌可以部分代偿臀大肌，但是周围神经损伤时，腘绳肌与臀大肌的神经支配往往同时受损。

矫治方法：①伸膝后踢腿、抗阻后踢腿。②俯卧背飞。③靠墙伸髋踏步。④倒退步行，随患者能力的提高，可在活动平板上训练退步走，并可逐步增加坡度和速度等。

7. 臀中肌步态 典型双侧臀中肌无力的步态特征为步行时上身左右交替摇摆，形如鸭子走路，故又称为“鸭步”。

矫治方法：①侧踢腿。②进行侧方上、下楼梯训练，如为一侧肌无力，训练时采用患侧腿先上楼梯、健侧腿先下楼梯的方法。③进行提降骨盆训练（图8-23）。④进行站立位姿势调整训练，应在矫正镜前训练调整姿势，包括单腿站立时，躯干保持稳定不动。⑤进行侧方迈步（横行）步行训练，

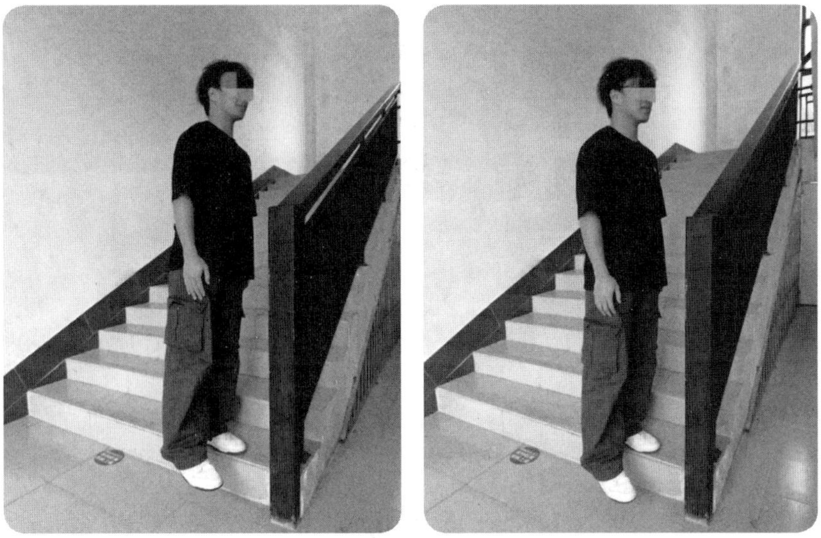

a　　　　b

图8-23　提降骨盆训练

a.提骨盆；b.降骨盆

开始训练时，可让患者背靠墙走，以增加安全性，随患者能力的提高，可在活动平板上训练，并可逐步增加坡度和速度。

考试知识点总结

本章小结

协和云课堂……　拓展练习及参考答案

（李　晴）

教学课件

第九章　牵引技术

学习目标

素质目标

（1）树立椎间孔/椎间隙容积重建意识。

（2）以脊柱载荷分配及神经根动力学为基础，具备脊柱失稳风险防控的临床思维。

（3）掌握牵引力学效应评估及神经症状缓解逻辑。

知识目标

（1）掌握：牵引技术的基本原则和常用方法。

（2）熟悉：颈椎、腰椎和四肢关节运动与类型、正常运动范围及影响颈椎、腰椎和四肢关节活动的因素等基础知识。

（3）了解：颈椎、腰椎和四肢关节的构成、解剖等。

能力目标

（1）善于学习，有一定的临床康复综合思维能力。

（2）能针对常见的四肢或脊柱活动受限及疼痛的患者，合理选用牵引技术。

案例导入

【案例】

患者，男，57岁，汉族。5天前，搬运东西时用力不慎，导致腰痛，到医院做CT检查，提示L_5～S_1椎间盘突出，遂入院行康复治疗。功能评估：患者神志清，生命体征平稳。下肢运动关键肌力量减退，双侧直腿抬高试验阳性，腰椎主动活度：屈60°、伸30°、侧屈30°、旋转30°。

【问题】

就此患者情况，该如何进行运动治疗？

·核心知识拆解·

牵引技术，主要是通过牵拉脊柱和肢体，借助软组织的牵伸来治疗脊柱、四肢关节功能障碍和挛缩畸形，包括脊柱牵引技术和四肢关节牵引技术。临床常用的牵引技术有颈椎牵引、腰椎牵引和四肢关节牵引。牵引技术是治疗脊柱和四肢关节疾病的一种重要康复治疗技术，在临床应用时与其他康复技术如物理因子治疗技术、关节松动技术和推拿技术等综合应用，治疗效果会更好。

第一节 概 述

一、基本定义

牵引技术是指应用作用力与反作用力的力学原理，通过手法、器械或电动装置产生的外力，作用于人体脊柱或四肢关节，使关节发生一定的分离、关节周围软组织得到适当的牵伸，从而达到治疗目的的一种康复治疗技术。

牵引和牵伸尽管都具有牵拉关节周围软组织的作用，但牵引与牵伸的区别在于牵引的主要目的是牵拉关节，而牵伸的主要目的是牵拉肌肉、韧带等软组织。

二、牵引的分类

1. 根据治疗部位：分为脊柱牵引（颈椎牵引、胸椎牵引、腰椎牵引）、四肢关节牵引（皮牵引、骨牵引）。
2. 根据牵引时患者体位：分为坐位牵引、斜位牵引（半卧位牵引）、卧位牵引（仰卧位牵引、俯卧位牵引）。
3. 根据牵引时患者身体的垂直方向：分为水平位牵引、斜位牵引、垂直位牵引。
4. 根据牵引重量来源：分为滑轮重锤牵引、身体自重牵引、徒手牵引、电动牵引。
5. 根据牵引的时间长短：分为长时间牵引、短时间牵引。
6. 根据牵引力作用的时间：分为持续牵引、连续牵引和间歇牵引。

三、作用

1. 减轻椎间盘压力 促使髓核不同程度地回纳。牵引可以使椎间盘压力降低，椎间隙增大，后纵韧带紧张，有利于突出的髓核不同程度地回纳或改变其与神经根的相对位置关系，使神经根的压迫得以减轻。

2. 解除脊柱小关节负荷 通过牵引可以纠正椎间小关节的紊乱或半脱位、滑膜嵌顿，恢复脊柱小关节的正常对合关系。

3. 促进炎症消退 牵引技术使脊柱制动，减少运动刺激，促进炎症、水肿的消退和吸收，有利于病损组织的修复。

4. 解除肌肉痉挛 间歇使用牵引技术可解除肌肉痉挛，使紧张的肌肉得到舒张和放松，促使正常活动的恢复。

5. 增加关节活动范围 牵引技术可以牵伸挛缩的关节囊和韧带，松解粘连的软组织，改善脊柱和四肢关节的活动范围。

6. 早期制动和复位 在脊柱外伤时，牵引技术可以起到早期制动和复位作用。

7. 缓解疼痛 牵引有助于改善局部的血液循环，缓解位于椎间孔处硬脊膜、血管和脊神经根的压力，降低局部有害的炎症刺激物浓度。牵引对椎体椎间隙的分离作用可减少对脊神经根损害的刺激或压迫；对关节突关节面的分离作用可调节小关节之间的协调程度；牵拉软组织的机械伸展力量可使脊柱相应节段的活动增加，故可降低因活动受限或软组织损伤导致的肌肉紧张性疼痛。

四、常用装置

（一）颈椎牵引装置

1. 颈椎牵引带 一般颈椎牵引带由3部分组成，前方为下颌带，后方为后枕带，两者在左右两侧向上汇合形成枕、颌延长带。两侧枕、颌延长带的挂钩分别挂于牵引弓，即可完成牵引。

2. 其他牵引用具 包括牵引弓、牵引绳、滑轮及固定架和牵引重物等。其中牵引弓的宽度应稍大于头颅宽度，以避免牵引带束夹颞部，导致颞部疼痛。

（二）腰椎牵引装置

1. 腰椎牵引床 最常用的腰椎牵引床是滑动分离牵引床，滑动分离的床体可有效减少摩擦力。腰椎牵引床的床尾为与骨盆牵引带相连的牵引力来源系统。传统的牵引床以滑轮重锤系统或手摇动齿轮为牵引力来源，现临床最常用的是电动牵引床，采用的是电力动力系统，具有牵引力设置方便、稳定、容易调节等特点。

2. 骨盆牵引带 骨盆牵引带的形状类似围腰。就其质地而言，除要柔软而使患者感到舒适外，更重要的是要具有承受高负荷、抗滑动的性能。制作材料可为皮带、塑料、帆布等。骨盆牵引带正确的佩戴位置是其上端的扣眼皮带位于髂嵴之上，系好左、右两侧皮带后，皮带的上缘通过脐线。应用骨盆牵引带时，为避免造成滑动，最好能使其衬垫与皮肤相贴，而且当衣服紧贴于牵引带的皮带下时，可消耗部分牵引重量。此外，有关骨盆牵引带是否采用左、右侧对称牵拉或不对称牵拉尚有争议，通常认为左、右不对称的骨盆在治疗过程中可以改变腰椎的生理曲度，具体应用可视情况而定。

3. 固定带 在应用骨盆牵引带的同时需使用固定带固定躯干，最常用的是胸廓带。胸廓带正确的佩戴位置是放置于胸廓外下缘，两根扣眼皮带位于剑突之下，使之固定于胸廓的第8、第9、第10肋下缘；患者双臂展开，穿过胸廓带的左、右吊带部分。若胸廓带佩戴合适，其左边吊带的前部应位于患者的肩前部，牵引带和胸廓带可有小部分的重叠。还有一种固定带通常用于固定患者的双侧腋下，但应防止臂丛神经受压导致神经损伤。

4. 衬垫和护垫　牵引带束缚过紧常导致患者不能耐受而放弃牵引，因此在牵引时常配合应用一些衬垫和护垫。临床上常采用耐磨的橡胶海绵和棉布作为衬垫和护垫，折叠后置于患者腹部和腰椎骨盆牵引带之间。衬垫和护垫的作用，一方面可以使牵引带不至于过紧地束缚身体，另一方面又可产生轻微的摩擦力以使牵引带与患者之间不产生滑动。而且，在牵引某些过窄的部位或贴于骨性凸起之处应用衬垫，可有效减少压迫作用。

5. 枕头　枕头是脊柱牵引常用的用具之一，其作用不容忽视。枕头不仅可以让患者舒适、放松，而且可有效地改变脊柱的曲度或髋、膝等关节的位置，使脊柱牵引更有的放矢。因此，充分、合理地应用枕头是脊柱牵引的一个小技巧。

6. 脚凳　脚凳的主要作用是在腰椎牵引时置于患者双下肢，通过双髋、双膝的屈曲改变腰椎曲度，降低屈髋肌张力，从而提高牵引效果。脚凳的高度可以根据患者的体型进行调节。在运用脚凳的同时，为了使患者获得更多附加的支持和放松，还可采用尼龙搭扣宽条松松地绑于患者双大腿，以使患者下肢屈曲并置。

7. 其他牵引带　在采用腰椎踝部法时会用到踝部牵引带，踝部牵引带与踝套基本相似。

（三）四肢关节牵引装置

1. 简易制作牵引架　在缺乏上述牵引设备的场合，可利用身边的材料如滑轮、绳索、沙袋、哑铃或杠铃、墙拉力器等，自制各种临床需要的牵引装置。在远端肢体上按需要方向施加重力进行牵引，亦可在患侧关节上直接放置重量（沙袋）进行牵引。

2. 机械式关节训练器　主要用于肌力训练，当肌肉放松时即可达到关节牵引的目的。综合训练器可用于上肢和下肢各关节。

3. 电动式关节运动器　由机械和微型电子计算机控制部分组成，操作方便。参数设置有牵引力值、角度、频率和时间，并可在关节屈伸范围内定时扩大伸展范围，有连续或间歇两种工作模式，同时还有过载保护功能，是用于下肢、上肢，甚至手指等各关节的专门设备，一般一台设备为一个或两个关节使用。

（四）电子计算机控制机械牵引装置

1. 牵引模式　间歇牵引或持续牵引。

2. 牵引参数　渐增相为预设达到预定牵引重量所需的时间或速度；渐退相为从预定牵引重量回复至零所需的时间或速度，单位均以秒（s）计。

3. 牵引相时间　调节牵引-松弛周期中牵引相的时间，单位以秒（s）计。

4. 间歇休止相时间　调节牵引-松弛周期中松弛相的时间，单位以秒（s）计。

5. 牵引治疗时间　选择总的牵引治疗时间，单位以分钟（min）计。

6. 牵引重量　控制牵引-松弛周期中牵引相的牵引重量，单位以千克（kg）或磅（1b）计。

7. 间歇休止期　维持力量控制牵引-松弛周期中松弛相的维持牵引重量，单位以千克（kg）或磅（1b）计。

视频：颈椎牵引技术

第二节　颈椎牵引技术

颈椎牵引技术是通过牵引带沿颈椎纵轴方向施加拉力以对抗体重而产生一系列的生理效应，以改善颈椎的生理功能，消除病理改变，达到治疗颈椎疾病目的的一种重要的康复治疗技术。

颈椎常用的牵引方法有颈椎徒手牵引、颈椎重锤牵引、电动颈椎牵引和家庭牵引等。

一、颈椎牵引的生理效应

1. 增大颈椎椎间隙　颈椎牵引通过牵引带沿颈椎纵轴方向对颈椎施加拉力，以对抗体重面加大椎间隙，使椎间盘形成负压，促进突出物的回纳进而复位，缓解椎间盘组织向周缘的外凸压力，使后纵韧带紧张并起到向前推压作用，以改变突出物或骨赘与周围组织的相互关系，这样有利于缓解神经根受压。在颈椎牵引中椎间隙增大值最大节段通常为C_6～C_7，其次是C_4～C_5，上颈段相对下颈段更不容易分离。椎间隙分离最大的部位一般位于后部，且随着屈曲的角度增大而加大。

2. 牵伸挛缩组织　能改善脊柱的正常生理功能，颈椎疾病常引起疼痛和颈椎关节活动受限，从而使其周围肌群发生继发性痉挛（对慢性肌肉劳损患者，则可发生原发性肌痉挛）。肌痉挛可以进一步导致压迫症状，同时造成关节活动范围下降，血液循环障碍，进而加重症状。牵引可以牵伸挛缩的关节囊、韧带和周围的肌群，放松处于痉挛状态的肌肉，可以减少颈椎的应力，上述情况得以改善，进而缓解症状，改善或恢复脊柱的正常生理功能。

3. 纠正椎间小关节的紊乱，恢复脊柱的正常排序　颈椎退变及椎间盘突出时可继发小关节功能紊乱或半脱位，滑膜嵌顿。牵引治疗可在缓解肌痉挛的基础上，解除嵌顿的小关节囊，恢复小关节的正常对合位置关系，调整错位关节和椎体的滑脱及恢复正常的生理弧度。

4. 扩大椎间孔间隙　减轻神经根压迫症状。神经根型颈椎病可因椎间孔变窄，再加上继发性因素如外伤、受凉等而导致局部充血、水肿，使神经根受压加重。颈椎牵引可扩大椎间孔，缓解椎间孔中的神经根和动、静脉所受的压迫、刺激，甚至神经根轴和关节囊之间的粘连也有可能得以松解，从而有利于消除水肿，改善局部血液循环，减轻压迫症状，有利于损伤的软组织修复。

5. 恢复颈椎的正常排序　颈椎骨折、脱位又无法受大重量牵引的患者，可行颈椎的小重量持续牵引，限制颈椎活动。脊柱外伤的早期制动有固定和复位作用，有助于理顺和恢复颈椎的正常排序。

二、常用牵引技术

（一）颈椎徒手牵引

颈椎徒手牵引是治疗师用手对患者颈部进行牵引以达到治疗目的的一种治疗技术。颈椎徒手牵引在临床上主要有两方面的作用：一是治疗作用；二是可作为尝试性手段，判断是否可以实施牵引，尤其是机械牵引前可先用徒手牵引，如有效，即可改用机械牵引。

1. 徒手坐位牵引　患者取坐位，治疗师站立于患者侧面，前方上肢屈肘用手托住患者下颌部，后方手固定在后枕部，双手同时发力支持患者头部重量，将患者头沿身体纵轴方向向上拔伸，并维持20～30秒。操作方法类似于临床检查颈部的提颈试验（图9-1）。

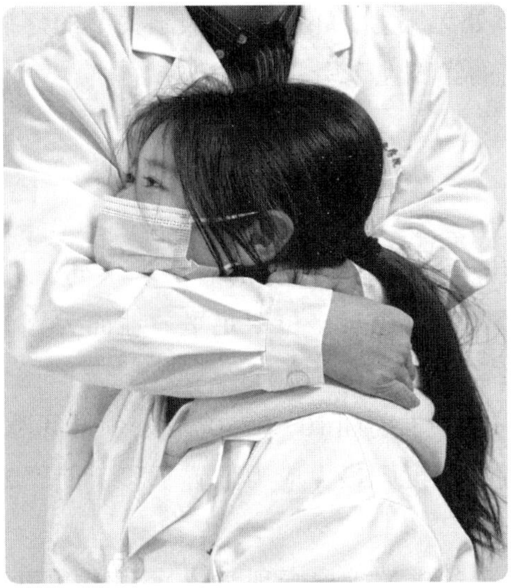

图9-1　颈椎徒手坐位牵引

注意：患者应处于放松状态；操作者操作时应向上方拔伸，避免头后仰拔伸，因为在颈项部肌肉放松状态下容易发生小关节移位，造成对脊髓的损伤。特别是严重的骨质增生和脊髓型颈椎病。该方法可作为颈椎牵引治疗的预试验，如果患者症状缓解或减轻，提示治疗有效；若症状加重，则提示该患者不适宜颈椎牵引治疗。

2. 徒手卧位牵引　患者取仰卧位，头颈部稍前屈。治疗师立于治疗床头或取坐位，用双手支持患者头部重量。上方手掌置于患者下颌，下方手托住患者后枕部。治疗师双臂采用等长收缩的方式施加牵引力量。治疗师手法要求稳定，逐渐地、有控制地将重心向后拉伸，以此牵引患者颈椎（图9-2）。

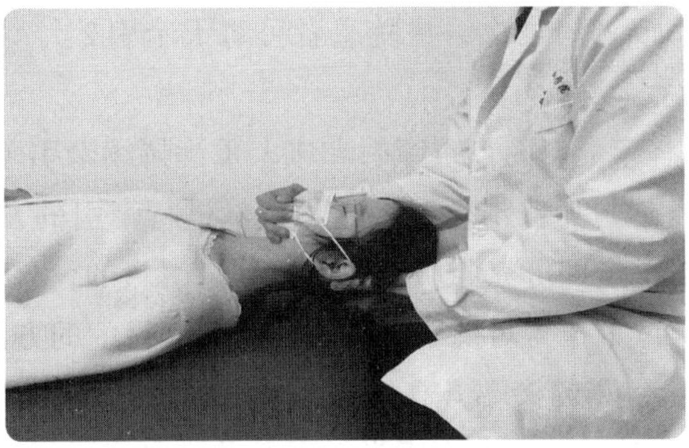

图9-2　颈椎徒手卧位牵引

应用徒手牵引时，应以患者的舒适度为依据，相应变化患者头部的位置如稍微屈曲、侧屈、伸展等，即将头部放置于最有效降低或缓解症状的位置，并在每一位置均用轻柔的牵引力量徐徐牵拉，同时观察患者的反应，以寻找牵引时最佳的头部所处体位和双手放置位置。

间歇牵引时治疗师可使用平稳、渐增的牵引力，增加至最大后，维持15～60秒，以同样平稳、逐渐放松的方式复原，休息10秒，如此反复数次。

3. 临床应用　适用于各型颈椎病在推拿过程中作为配合治疗手法，尤其是脊髓型颈椎病在治疗时，牵引参数很容易控制，而且在牵引过程中，被牵引的颈椎节段以上和对侧关节突关节活动较小或是没有伸展，对患者颞颌关节处无压力，不会引起颞颌关节的疼痛。以上两种方法可作为颈椎牵引的预试验，特别是机械牵引前的尝试性牵引。

（二）颈椎重锤牵引

1. 坐位重锤牵引

（1）牵引体位：患者取坐位，根据牵引的目的和要求不同，调整牵引角度，使颈椎处于中立位、后伸位或前屈位牵引。椅子高度以患者坐位双足平放地面为宜。用枕颌套托住下颌和枕部，枕颌套的松紧度调节以患者舒适为宜。

（2）牵引角度：一般认为采用颈椎前屈10°～30°可使颈椎间隙显著增宽。垂直（0）牵引时最大应力作用于颈椎上段，增大前屈角度则最大应力位置下移，前屈20°～30°时牵引可使第6～第7颈椎间隙增大最明显。

临床可根据颈椎病的分型和颈椎X线片表现来决定牵引角度，如神经根型颈椎病采用前屈20°～30°，颈型前屈15°～20°，椎动脉型前屈小于5°，脊髓型后伸10°～15°；X线片显示颈椎曲度消失时采用垂直或略前倾牵引，颈椎呈反弓状态时，采用垂直或后伸位牵引，颈椎反弓且成直角时，可采用垂直牵引，辅以按摩或进行间歇牵引。牵引角度还应根据患者牵引后的反应及时调整。

（3）牵引重量：应根据治疗次数、患者体质的强弱、牵引时间长短，以及采用持续牵引还是间歇牵引等因素来确定。一般牵引重量约相当于正常成年人体重的10%，年老体弱者为体重的5%。一般首次牵引从3～5kg开始，椎动脉型颈椎病从5kg开始或从体重的1/15开始，每天增加1～2kg重量，至症状改善后，以此重量维持或逐渐减少重量，直到症状缓解或消失。如果没有改善，可继续逐渐增加重量，最大牵引重量需视患者体质及对牵引的反应而定，由于颈项部周围韧带薄弱，肌肉短小且密集，牵引重量过大，容易造成肌肉、韧带、关节囊的损伤，一般牵引重量不得超过20kg。

（4）牵引时间：每次牵引时间一般为20～30分钟；大重量牵引的牵引时间宜相应缩短至5～15分钟。门诊患者一般每天牵引1次，住院患者可每天牵引2次。10次为一疗程，直到症状体征消失，一般需要2～3个疗程。

2. 卧位牵引 卧位牵引有床上斜面自重牵引和床上重锤持续牵引（又称床头牵引）两种。床上重锤持续牵引指利用枕颌套，通过床头滑轮直接悬吊重量进行牵引的方法。卧位牵引与坐位牵引相比，肌肉易放松，较小的牵引重量即可克服肌张力，达到牵引目的，该牵引一般在医院或病房进行。床上斜面自重牵引指利用自身体重作为对抗牵引重量达到治疗目的的方法，可在家中进行。

（1）床上斜面自重牵引：将床的头端升高约15cm形成斜面，在床垫和褥子之间铺上一层硬板。患者头枕10cm高的硬枕，枕颌带上端固定于床头，患者身体向床尾移动将牵引带拉紧，借助患者身体下移趋势进行牵引。治疗初始以30分钟为1单位，休息后逐渐延长牵引时间，睡前停止牵引，以保证患者睡眠充足。

（2）床上重锤持续牵引：患者仰卧在水平床面上，颈部垫一个普通枕头，床头安装滑轮，枕颌带跨过滑轮与重锤相连。重锤重量从3～4kg开始，待患者适应后逐渐增加重量，最高可增至7kg。牵引时间每次20～30分钟，每天1～2次。

连续牵引重量从2～3kg开始，逐渐增加至4～5kg。牵引时间为每天6小时以上，每2小时需休息10～15分钟，牵引治疗2～3天或症状缓解后，可逐渐减少重量至2～3kg，并缩短牵引时间维持牵引以巩固疗效。对重症或疑似有颈椎脱位者，可持续牵引达24小时以上。

3. 临床应用　卧位牵引易于使用和操作，广泛应用于家庭、社区和医院；坐位重锤牵引适合于各型颈椎病，但是椎动脉型、交感型颈椎病的急性发作期及神经根型颈椎病的急性神经根水肿期暂缓牵引。脊髓型颈椎病有硬膜囊受压时谨慎牵引，如有脊髓严重受压则不能牵引。牵引治疗1周症状无改善则需重新评估调整牵引治疗参数。颈椎牵引有预防颈椎病复发的作用，但过长疗程或常年在家自行牵引有可能导致颈椎关节不稳。

（三）电动颈椎牵引

由电动牵引装置提供颈椎牵引动力（图9-3）。近年来常用微型电子计算机控制的电动牵引装置，参数调节精确、操作方便，可作持续牵引和间歇牵引，根据个体差异可进行不同重量、不同时间的多种组合。

1. 牵引参数　患者取坐位或仰卧位，可选择持续牵引或间歇牵引。牵引角度、重量和时间参数设置原则上可参照坐位和卧位重锤牵引。

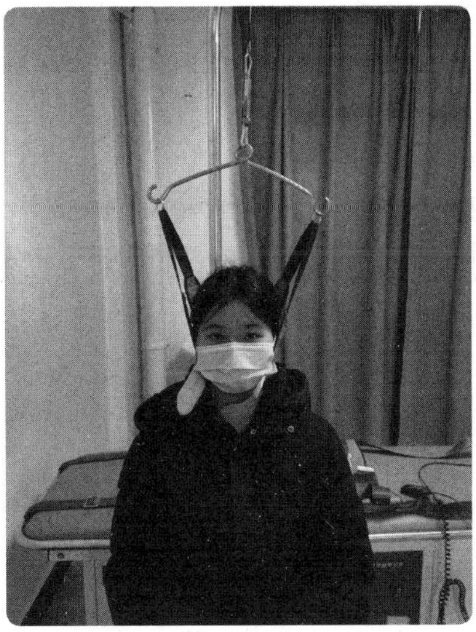

图9-3　电动颈椎牵引

（1）持续牵引重量和时间：重量约为患者体重的10%。持续牵引时间在10～30分钟，一般是15～20分钟。长时间的牵引会造成血供不良和代谢产物堆积而引起循环障碍。

（2）间歇牵引重量和时间：间歇牵引重量稍加大，可从10kg左右开始，如患者无不适反应，可每天1kg递增，最大不超过20kg，当症状减轻后维持或逐渐减少重量。牵引时间和间歇时间比例按3∶1或4∶1的原则设定，一般是牵引30秒、间歇10秒，牵引治疗15～20分钟。研究表明，牵引7秒可有效增大椎间隙，但过快速的牵引有可能刺激患者出现明显症状。因此，要根据患者的治疗反应调节和设置间歇牵引的时间组合，例如，牵引1分钟间歇10秒，或牵引3分钟间歇1分钟。门诊患者每天1次，住院患者可每天1～2次。10天为一个疗程，一般治疗1～2个疗程。

2. 临床应用　持续牵引适用于脊髓型颈椎病之外的各型颈椎病患者。急性颈椎小关节紊乱松动术无效的上颈段疾病、退行性颈部疾病伴有老年骨质疏松者，应采用小重量牵引。间歇牵引适用于颈部有显著改变的退行性疾病和颈部运动明显受限者，有明确的神经根受损体征，但无神经根性水肿炎症的患者。间歇牵引有按摩作用，使颈部肌肉紧张、松弛交替出现，符合肌肉收缩与放松交替进行的生理功能，使扭曲的椎动脉伸展，有利于改善大脑和肌肉的血液循环。

3. 注意事项 由于电动牵引的特殊性，治疗师操作时必须注意以下几点。

（1）熟悉牵引装置，了解牵引装置的性能、限制和有关参数的调节范围。

（2）在启动牵引装置前，牵引力、牵引时间和间歇时间等所有控制参数在显示器上应为“0”，若不为“0”，则必须回“0”。关机时应逐渐地降低牵引力量，使牵引绳完全放松，显示器上所有控制参数显示为“0”，再关机。

（3）根据患者的临床诊断、分型、影像学结果及体重设定牵引参数。

（4）治疗师对患者进行颈椎牵引技术和安全指导，除去耳机、眼镜等易影响牵引带放置的物品；告知牵引过程中可能出现的不良反应。

（5）在牵引治疗过程中，治疗师应密切观察患者的治疗反应，一旦出现异常反应或症状加重，需立即停止治疗，应指导患者使用应急开关停机。

（6）询问患者对牵引治疗的反应，记录牵引重量、时间、体位等相关数据，作为下一次牵引治疗调整牵引参数或终止治疗的依据。如果牵引1周后症状体征无改善，则牵引治疗无效，应重新评估并选用其他方法治疗。

（四）简易家庭颈椎牵引疗法

家庭颈椎牵引是治疗慢性颈部疾病积极有效的方法。可自行制作改良的家庭枕颌牵引装置，市场上还有各种各样的成品颈椎牵引装置可供选购，如牛皮或人造革牵引头套、悬挂于门框的简易牵引装置、充气式气囊颈椎牵引装置等，一般操作也应遵循颈椎牵引要求。

三、临床应用及注意事项

（一）临床应用

1. 适应证 各种类型颈椎病，包括神经根型、椎动脉型、轻度脊髓型但脊髓受压症状不明显。颈椎关节功能紊乱、颈椎侧弯、后凸畸形、颈椎骨折、脱位的固定。颈部肌肉痉挛、颈椎退行性疾病、肌筋膜炎等引起的严重颈肩痛。

2. 禁忌证

（1）颈椎结构完整性受损害时：如颈椎及其邻近组织的肿瘤、结核等疾病；颈椎邻近有血管损害性疾病；颈内动脉严重狭窄有斑块形成。

（2）颈椎活动绝对禁忌的疾病：如颈椎严重失稳，颈椎椎体骨折，颈脊髓明显受压，颈椎突出的椎间盘破碎，陈旧性颈椎外伤未愈者，重要内脏器官功能不全，出血性疾病，动脉瘤等。

（3）牵引治疗后症状（疼痛）易加重的疾病：如颈部肌肉等周围软组织急性拉伤、扭伤、急性炎症等；严重的骨质疏松、强直性脊柱炎、类风湿关节炎、先天性脊柱畸形等。

（4）相对禁忌：椎动脉硬化、畸形，心肌梗死恢复期，脑动脉硬化，高血压和心脏病患者。脊髓型颈椎病脊髓受压较明显者应慎用或不主张采取牵引治疗。

（二）注意事项

1．治疗师应熟悉牵引技术和牵引装置。根据患者病情和个体差异选择牵引方式并设置牵引参数。向患者阐明牵引治疗目的、注意事项、可能出现的不良反应及预防方法。

2．调整好枕颌套的松紧度，两侧悬吊带要等长，作用力要相等。枕带的受力部位应集中在枕骨粗隆中下部，下颌套应兜住下颌正下方。枕颌套的摆放位置要注意避开颈动脉窦和喉部，防止压迫颈动脉窦引起晕厥或发生意外。

3．牵引时患者体位应舒适。坐位牵引时，患者应注意全身放松，双上肢自然下垂于身体两侧，脊柱略前屈。患者要解开衣领，自然放松颈部肌肉，除去耳机、眼镜等影响放置牵引带的物品。

4．牵引中或牵引后如患者出现头晕、心悸、四肢麻木、无力加重、出冷汗等症状，应立即停止牵引，同时寻找诱发原因，行进一步检查。经检查如无重要器质性疾病，次日可在严密观察下调整牵引角度和重量后试行短时间牵引。

5．坐位牵引结束时，应逐渐地减轻重量，再取下牵引套。休息1～2分钟，同时缓慢、轻柔地活动颈部数次，再离开治疗室。避免突然解除重量站立，可能会引起头痛或头晕等不适反应。

6．牵引前后可配合应用其他治疗以提高疗效。

四、不良反应及预防措施

1．牵引重量过大加重疼痛，并可能造成颈椎结构损害 牵引力量过大不仅造成疼痛加重的不良反应，而且还有可能造成颈椎结构的损害。有实验研究发现，44.76kg（1201b）的牵引重量可导致C_5水平的椎间盘破裂。此外，当牵引重量不适宜时，由于患者颈部肌肉抵抗和牵引时不能放松，颈椎小关节面会压缩变窄。

因此，从较小的牵引重量和较短的牵引时间进行尝试性牵引是安全的。一般认为，对于普通体型的患者，牵引治疗的渐增量为1.12kg（31b）/3min，最大治疗量为7.46kg（201b）/20min。

2．枕颌牵引套可能诱发颞颌关节疼痛 应用枕颌牵引套时可能会诱发颞颌关节疼痛，特别是下颌套存有一较大力量作用于下颌骨时，这在头部屈曲时较为常见。

发生颞颌关节疼痛的原因是由于某些牵引套本身或应用时的不适，牵引重量通过下颌套传递至牙齿，颞颌关节成为负荷关节所致。特别是存在不正常的牙齿咬合，如后磨牙缺如时，更易造成这一不良反应。这不仅可使牵引治疗中断，而且对老年患者而言，还有可能造成不可逆的关节损伤，如导致颞颌关节关节囊内出血和血肿。

为避免颞颌关节疼痛，可采用纱布卷牙垫放于后牙之间，以缓解来自牵引带下颌套部分的压力；应用不需要下颌套的改良颈椎牵引带，如固定于患者前额的皮带；应用徒手牵引也可避免对下颌部的压力。对全口义齿患者，在做颈椎牵引时宜去除义齿并安置牙垫，以避免出现颞颌关节过度咬合而导致疼痛。

3．存在其他疾病时，易加重其他疾病的症状

（1）伸展位颈椎牵引时，可能会使伴有椎基底动脉系统疾病的老年患者产生头晕不适的表现，因此对于老年人应慎用。

（2）在对合并腰椎解剖学变异或退行性改变的患者进行颈椎牵引时，颈椎牵引的力量有可能通过硬脊膜传递至腰椎导致腰椎根性疼痛，因此牵引的力量要小。

总之，在进行颈椎牵引时，应尽可能采用最小的牵引重量获得最大的治疗效果。

第三节　腰椎牵引技术

视频：腰椎牵引技术

腰椎牵引又称骨盆牵引，是用骨盆带固定腹部和骨盆，胸肋部反向牵引带固定于季肋部，利用牵引床和牵引装置沿腰段脊柱纵轴施加牵引力，以缓解神经根性疼痛的康复治疗技术。

腰椎常用的牵引方法有腰椎徒手牵引、骨盆重锤牵引、斜位自重牵引、电动骨盆牵引、三维多功能牵引等。

一、腰椎牵引的生理效应

1. 增大腰椎椎间隙，降低椎间盘内压　沿腰椎轴向施加牵引作用力，可使椎间隙加宽，降低椎间盘内压，甚至产生负压，有利于轻度向外周膨隆的椎间盘回缩复位，对于比较严重的椎间盘突出，虽不能使其完全回纳，但可改变其与神经根的相对位置关系，减轻其对周围神经组织的压迫和刺激。

2. 扩大椎管容积　牵引可使与突出椎间盘相应水平的椎管横截面积增大，从而使椎管容积增加，减轻对椎管内神经根的压力。

3. 增加后纵韧带张力，促进椎间盘还纳　轴向牵引力可使后纵韧带张力明显加大，产生向前的推力，特别是中央型突出物受到向腹侧的压力，促进突出椎间盘还纳复位。

4. 预防、松解神经根粘连　腰椎间盘突出症急性期牵引可防止神经根与突出物长期挤压在一起形成粘连，慢性期腰椎牵引可在一定程度上松解已形成的粘连，从而改善感觉与运动功能。快速牵引松解粘连效果明显，特别是向健侧旋转时；慢速牵引对于术后神经根粘连产生的临床症状有较好的缓解。

5. 解除肌痉挛　周围肌痉挛可导致疼痛及病变关节活动受限。牵引能缓解肌痉挛，使紧张的肌肉得到舒张和放松。慢速牵引可持续对肌肉进行牵伸。间歇牵引快速伸展腰部肌肉，出现反射性松弛；持续牵引对矫正前屈、侧弯等继发性腰椎畸形作用更明显。

6. 促进炎症消退　牵引治疗可限制腰椎的活动，减少运动刺激，有利于椎间盘突出后出现的神经根、肌肉筋膜、韧带等软组织炎症、水肿的消退和吸收。

7. 纠正腰椎小关节的紊乱　椎间盘突出后多继发小关节倾斜和不稳、滑膜嵌顿，使脊柱的稳定性受到影响。沿脊柱轴向的牵引可使关节囊受到牵伸，关节突上下滑动，关节间隙加宽。屈曲旋转牵引时，旋转侧小关节做切面旋转滑动，对侧小关节间隙加大，有利于矫正小关节功能紊乱、半脱位或关节滑膜嵌顿。

8. 增加侧隐窝的面积　牵引可伸展黄韧带，改善黄韧带的血液循环，增加椎间盘与黄韧带之间间隙及侧隐窝的容积，进而减轻对神经根的压迫。

二、常用牵引技术

（一）腰椎徒手牵引

患者取俯卧位，一般由2～3位治疗师同时操作。治疗时一人立于患者头侧，双手握持患者腋下，另一人立于患者足端握住患者的双侧踝部，两人同时缓慢发力，沿患者身体纵轴进行对抗牵引（图9-4）。在牵引的同时还可由第三人在患者腰部病变部位进行按压或做相关复位手法。一次牵引维持15～30秒，重复1～2次，每周1～2次。治疗后患者要卧床休息，同时可以配合药物辅助治疗。

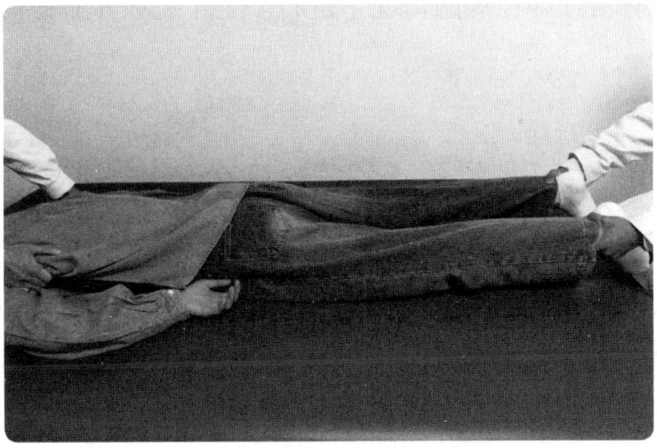

图9-4　俯卧位腰椎徒手牵引

治疗师也可在患者仰卧位下握持患侧下肢进行持续数秒的牵引，然后突然上提膝部，使其屈膝、屈髋，再迅速向胸腹部方向按压膝部，使腰段脊柱过度屈曲以达到复位目的。这种徒手牵引手法多在推拿治疗腰椎间盘突出症和椎管狭窄中配合使用。

（二）骨盆重锤牵引

1. 牵引体位　患者仰卧硬板床或普通病床上，小腿处垫高，呈约90°屈髋、屈膝。骨盆牵引带固定于腰部（髂嵴上方），牵引带两端连接牵引绳分别通过安装在足端床头的滑轮装置悬吊重量。两个滑轮的高度距床面15～20cm，间距与人体宽度相近。该方法适用于需要长时间持续牵引的绝对卧床患者，也可以在病房、家庭或缺乏牵引设备的环境下使用。

2. 牵引重量　一般为每侧10～15kg。首次牵引从每侧5kg开始，两侧共10kg；后期根据患者的治疗反应每1～3天增加1～2kg，最后达到合适的重量。

3. 牵引时间　每牵引1小时，休息20分钟。待患者适应后逐渐延长牵引持续时间。夜间停止牵引，有利于睡眠。

4. 临床应用　适合于较轻的腰椎疾病患者。要根据病情不同和个体差异，选择不同的牵引重量和时间组合。通过调节滑轮与床面的高度可调节牵引作用力的角度。绝对卧床患者的长时间牵引要防止压疮，牵引时双侧髂前上棘、股骨粗隆部放置棉垫以保护皮肤。

（三）斜位自重牵引

利用患者自身腰部以下或以上的体重进行牵引，方法简便，易于掌握。有两种体位的牵引方法。

1. 头高足低位牵引 患者仰卧于倾斜的床板上，胸腰部用胸肋牵引带固定于床头两侧，腰部及下肢不固定，利用腰部以下的自身重量进行牵引。初次牵引时从床面与水平面夹角30°开始，而后每天增加5°，一般经过8～10天倾角可达70°～90°，牵引时间一般比较长，每天牵引4小时。该方法仅适合不方便去医院治疗的患者做家庭牵引。

2. 头低足高位牵引 患者头低足高俯卧于倾斜的床板上，双踝固定于斜板上端，利用腰部以上自身重量对腰椎进行牵引。牵引可从床面与水平面夹角30°开始，逐渐增加至70°～90°，每日1次，每次30～60分钟。牵引过程中还可用双手支撑，做腰部旋转、后伸屈曲等动作，以增强牵引效果。该方法多在医院治疗室或有治疗师在场的情况下进行。老年人或伴有心脑血管疾病患者慎用此法，避免发生意外。

（四）电动骨盆牵引

电动牵引装置提供的牵引动力可精确地设定重量和时间组合，做持续或间歇腰椎牵引，可替代重锤进行腰椎牵引。

1. 牵引体位与角度 患者可取仰卧位或俯卧位，胸肋带和骨盆带分别固定于季肋部和骨盆髂嵴上方。通过调整骨盆牵引带两侧牵引绳位置，可以调节腰椎牵引作用力的角度。如牵引力点靠近腹侧则骨盆倾角减小，而使腰椎曲度加大；牵引力点靠近腰背侧则骨盆倾角加大，腰椎曲度变小。俯卧位牵引时牵引力点稍偏向于臀部，有助于腰椎的充分伸展，减小腰椎生理曲度，扩大椎间孔间隙。

（1）仰卧位牵引：双下肢伸直平卧牵引使腰椎伸展，有利于牵引力更好地作用于腰椎上段病变部位（图9-5）；而屈髋、屈膝90°时，腰椎前凸变平处于中立位，牵引力主要作用于腰椎下段，在此体位下牵引可充分地放松腰部肌肉，使腰椎生理前屈变平，牵引力更容易作用于椎体后侧的病变部位，治疗效果更好。

（2）俯卧位牵引：使腰椎伸展，腹部垫枕使腰椎前凸变平或处于中立位，通过所垫枕头的高低来调节腰椎屈曲的大小。因疼痛导致伸展活动受限时，可选择使腰椎生理前凸变平的体位进行牵引，伸展运动使疼痛缓解，可选择伸展位牵引，在俯卧位牵引下可同时实施脊柱按压或踩跷等操作手法（图9-6）。

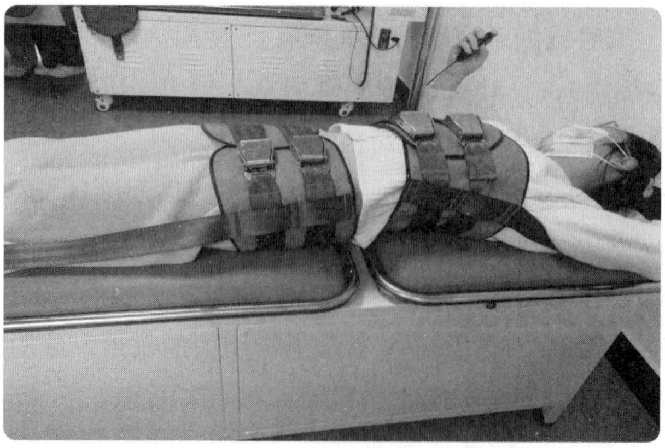

图9-5 仰卧位电动牵引

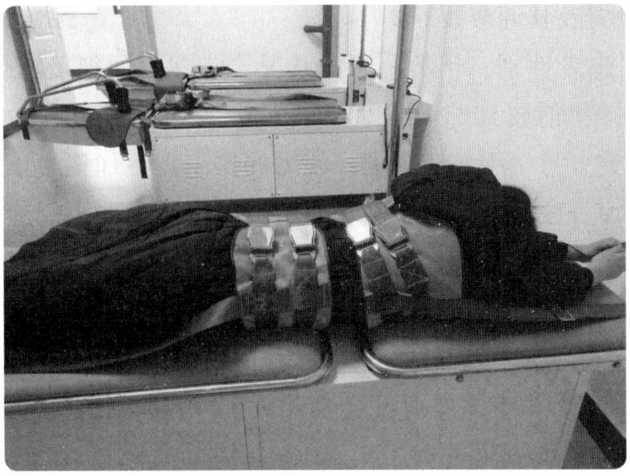

图9-6 俯卧位电动牵引

2. 牵引参数 具体设置及其调节如下。

（1）牵引重量：为自身体重的30%～80%，可逐渐增加至100%，最大不能超过体重。持续牵引的重量可从10～20kg开始，间歇牵引重量可从20～30kg开始。待患者适应后可逐渐增加重量和时间，当症状改善时，以此重量维持牵引。

（2）牵引时间：一次牵引时间为20～30分钟，轻重量牵引时持续时间可适当延长，大重量牵引时持续时间可酌情缩短。间歇牵引的牵引力、牵引时间、间断时间可预先设置，如牵引1～3分钟，间歇10～30秒，节律性牵拉、放松，周期性反复多次进行，直至牵引治疗结束；每天1～2次，10次为一个疗程，一般治疗1～2个疗程。

3. 临床应用 电动骨盆牵引是临床最常用的腰椎牵引方式。主要用于急性腰椎间盘突出症、腰椎关节紊乱或各种类型的急慢性腰痛。牵引后在2小时内腰部有不适感是正常的，为减轻患者牵引的治疗反应，应随时观察患者的反应并适时调整体位、重量和时间，如出现严重不适，应该停止治疗并给予相应处理。牵引后不要马上站立，应该稍做休息后佩戴腰围慢慢下床，平卧休息2小时以上。骨盆牵引适合于有神经根性腰痛的患者，单纯性腰痛如不伴有坐骨神经痛，则不建议牵引，因为牵引后还会加重腰痛。

（五）三维多功能牵引

三维多功能牵引又称屈曲旋转快速牵引，在沿脊柱轴向牵引力的基础上，增加了屈曲、旋转动作瞬间同时完成。微型电子计算机控制数码管显示牵引力、牵引时间、松弛力、牵引步数、牵引周期数、治疗时间。轻触键盘操作，三重安全保护。

三维牵引床由微型电子计算机控制部分和床体部分组成，三维旋转可在−30°～＋30°间连续摇摆或任意位置牵引，可自动复位至水平状态。控制箱将输入数传递给治疗床，由液压传动装置控制，使床体完成各种设定动作。床体的胸腰板可向头端移动，臀腿板可以屈曲和旋转。牵引力可随牵引时受到的阻力而自动调节，该阻力来自患者腰部肌肉和韧带的抵抗力，这样既可达到规定的分离距离，又不会出现牵伸过度。

1. 牵引体位 患者俯卧在牵引床上，暴露腰部，使腰部病变部位与两板之间的间隙相对应，胸部和臀部分别固定于牵引床的胸背板和臀腿板。

2. 牵引参数 具体设置及其调节如下。

（1）牵引参数：依据患者性别、年龄、身体状况、症状、体征及影像学检查结果设定牵引参数。患者取俯卧位，一般腰椎前屈10°～16°，旋转12°～15°，治疗师站立于患者患侧，用手指或手掌根按压于患部上一棘突，另一手叠压其上，使力的作用点更加集中于治疗部位。准备好后，脚踏控制开关，启动牵引治疗程序。牵引时多向患侧旋转，也可先向患侧旋转再向健侧旋转。治疗师双手同时下推、旋转、按压，可重复1～2次。

（2）牵引后处理：牵引后患者平卧硬板床3天，腰部用围腰制动。同时辅以非甾体抗炎药，也可加用20%甘露醇250ml、地塞米松5～10mg静脉滴注，每天1次，连用3天，以消除炎症、减轻反应性水肿。3天后重新评估，根据需要可配合物理因子或传统按摩等治疗，以巩固疗效。一般只需牵引1次，若需再次牵引可间隔1周进行。

3. 临床应用 三维多功能牵引具有定时、定量、定角度等优点，可以解决人工复位和轴向牵引不能解决的难题，从而提高了非手术治疗腰椎间盘突出症的治愈率，但是必须严格掌握适应证和禁忌证。治疗膨出型腰椎间盘突出症效果较好，但需要配合休息、避免弯腰并增强腰背肌力量以减少复发。对腰椎间盘突出较大、边界不清或已有髓核游离者慎用，防止出现马尾综合征。对老年人和骨质疏松患者用较轻重量的电动牵引为宜。

三、临床应用及注意事项

（一）临床应用

1. 适应证 适用于腰椎间盘突出症、腰椎小关节紊乱、腰椎管狭窄症、腰椎小关节滑膜嵌顿、腰椎滑脱、腰椎退行性疾病、无合并症的腰椎压缩性骨折、早期强直性脊柱炎等。可用于脊柱前凸、侧弯、后凸畸形，亦可用于腰扭伤、腰背肌筋膜炎、腰肌劳损等。

2. 禁忌证 腰椎结核、脊髓疾病、肿瘤、有马尾神经综合征表现的腰椎管狭窄症、重度骨质疏松、严重高血压、椎板骨折、心脏病、出血倾向等。

（二）注意事项

1. 牵引前 向患者做好解释工作，消除患者紧张情绪，嘱其牵引时不要屏气或用力对抗。对进行屈曲旋转快速牵引者，需详细了解患者病情，最好与骨科医生共同制订治疗方案，以免造成损伤。老年或体质虚弱者以电动牵引床轻度牵引为宜。牵引前可进行腰部热疗，有助于放松腰部肌肉，避免拉伤。

2. 牵引中 胸肋固定带和骨盆固定带要扎紧，但胸肋固定带安放的位置和松紧以不妨碍患者正常呼吸为度，同时应防止卡压腋窝，以免造成臂丛神经损伤。两侧牵引绳应对称，松紧一致。牵引时患者应取屈髋、屈膝卧位，以减少腰椎前凸，使腰部肌肉放松，腰椎管横截面扩大，有利于症状的缓解。牵引中或牵引后可配合其他治疗，如药物、物理因子或推拿手法等综合治疗，以增强疗效。牵引治疗期间需适当卧床或休息。

3. 牵引后 去除牵引带，嘱患者继续平卧休息数分钟，再缓慢起身。必要时可佩戴围腰以巩固疗效。牵引过程中或牵引后，如果患者症状、体征加重，应减轻牵引重量或停止牵引。

四、不良反应及预防措施

1. 较大的牵引重量易产生晕厥　超过一半体重的较大重量腰椎牵引可能会产生危险，特别是肥胖患者会有晕厥的倾向。推测可能是胸廓及骨盆牵引带在牵引时压迫胸、腹部使静脉回流受限、吸气减少所致。因此，应严格控制腰椎牵引的重量，尤其是肥胖患者。

2. 伴有呼吸系统疾病者可能出现呼吸不适体征　伴有呼吸系统疾病的患者可能在最初的几次腰椎牵引时出现呼吸不适的体征。

第四节　四肢关节牵引技术

视频：
四肢关节
牵引技术

四肢关节牵引技术是将挛缩关节的近端肢体固定于特制的支架或四肢牵引装置，在远端肢体的远端按所需的方向施加重量进行牵引，从而达到牵伸关节或增大关节生理活动范围的一种牵引技术。

一、四肢关节牵引的生理效应

1. 放松痉挛的肌肉，保持肌肉休息状态的长度。

2. 利用牵引的重力，使挛缩和粘连的纤维产生更多的塑性延长，从而使病损关节恢复到正常或接近正常的活动范围。

3. 治疗与预防肌肉、韧带和关节囊挛缩及粘连形成，恢复和保持关节的正常活动范围。

二、常用的基本方法

1. 牵引方法　将挛缩关节的近、远端肢体固定于支架或特定牵引器具的相应位置，设置牵引参数，启动电动牵引，或在远端肢体上按需要的方向施加重力进行牵引。如无电动牵引条件，亦可徒手牵引，不同的关节及相同关节不同向的牵引可依次进行（图9-7、图9-8、图9-9）。

2. 牵引体位　根据病损关节部位的不同，可取仰卧位、俯卧位或坐位等不同体位进行关节牵引。牵引时尽量使患者处于稳定、舒适、持久的体位，能充分放松局部肌肉。

3. 牵引重量　牵引力以引起一定的紧张感或轻度疼痛感觉，但不引起反射性肌肉痉挛为度，患者从能忍受并完成治疗。牵引力量应稳定而柔和，从小重量、间歇性牵引过渡到持续牵引。

4. 牵引时间　每次10～20分钟，使挛缩的肌肉和受限的关节缓缓地伸展开，每日至少1～2次，有条件者还可增加次数。

5. 牵引疗程　取决于每次牵引的效果，只要牵引后还出现肌肉紧缩或关节活动受限，均可考虑再行牵引。

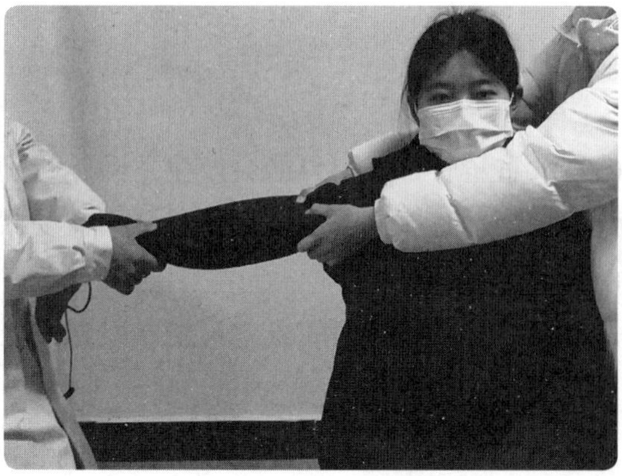

图9-7　徒手肘关节牵引

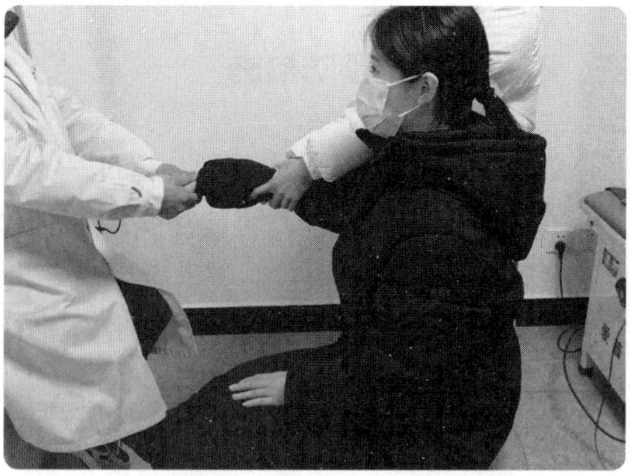

图9-8　徒手腕关节牵引

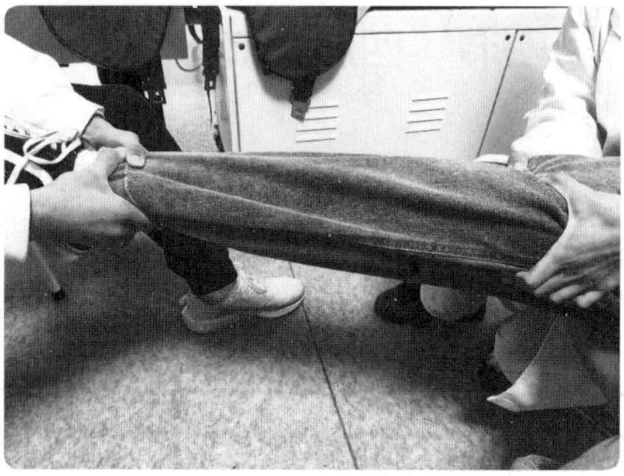

图9-9　徒手膝关节牵引

三、临床应用

1. 适应证　四肢骨折、脱位后关节功能障碍；软组织损伤性骨化、骨化性肌炎；关节附近烧伤后瘢痕粘连；肌肉韧带外伤手术后软组织挛缩；前臂缺血性肌挛缩稳定期和小腿骨筋膜间室综合征的恢复期。

2. 禁忌证　新近骨折后；关节内及其周围的炎症或感染；骨性关节强直；关节运动或肌肉拉长时疼痛剧烈；有血肿或其他组织损伤征兆时。

四、注意事项

1. 牵引前　详细了解患者个体情况，牵引前先采取局部热疗或热敷，使挛缩关节周围的软组织放松，提高牵引效果。牵引局部需要暴露，衣着应舒适、宽松，以免限制肢体的牵引。

2. 牵引中　患者局部应尽量放松，避免和牵引力对抗。牵引力不能使关节超过其正常的关节活动度，避免用较大的力量牵引长期制动的肌肉和结缔组织。发生运动的关节之间要加以固定保护，对存在骨质疏松的患者操作要小心。牵引时受力部位应有衬垫保护，以免出现压疮。避免牵引水肿组织及过度牵引无力的肌肉。

3. 牵引治疗后　要询问、观察患者治疗后的反应，如出现疼痛、肿胀加重，特别是关节周围温度增高要及时减轻牵引重量，预防过度牵引而导致骨化性肌炎的发生。四肢关节牵引亦可作为关节主动运动、被动运动等功能训练的准备。

当挛缩或缩短的软组织替代正常结构对关节起稳定作用时，尤其是瘫痪或严重肌无力患者，关节牵引应该慎重或不适宜。

五、其他牵引方法

1．持续皮肤牵引　持续皮肤牵引简称皮牵引，是利用宽胶布或乳胶海绵条粘贴于患肢皮肤上，通过滑轮装置，施加持续牵引力来对抗患肢肌肉的力量，以达到治疗目的。

首先清洁治疗部位的皮肤，涂以苯甲酸酊，然后根据患肢需要剪取一定长度的胶布条并将其反折呈“U”形，两端剪开，呈扇形平贴于患肢两侧，外加绷带包扎。在胶布条中心部位应事先安置方形的扩张板。牵引绳即固定在扩张板上，通过滑轮施加牵引力。

对胶布过敏者可用乳胶海绵条替代胶布条，将8mm厚，表面粗糙的乳胶海绵裁成8cm宽、26cm长的海绵条，用针线缝在稍宽一些的白布条两端，白布条中间留下36cm长的空隙，空隙正中做一口袋，插入一块扩张板，板正中戳一个洞，连接一条牵引绳，将两乳胶海绵条安放在患肢内、外两侧皮肤表面，然后用绷带自上而下适度包裹，拉紧扩张板上的牵引绳，悬挂重量，做持续皮肤牵引。

牵引重量和时间：重量一般不超过5kg，时间一般为2～3周。

2．持续骨牵引　持续骨牵引是通过贯穿骨端松质骨内的骨圆钉、不锈钢针等通过滑车装置，在肢体的远端施加持续牵引，以对抗患肢肌肉的牵引力。持续骨牵引操作一般在骨科进行（图9-10）。

3．临床应用及注意事项　持续皮肤牵引和持续骨牵引常与牵引支架同时使用，牵引可使患肢各关节处于肌肉松弛位，除复位作用外，还可防止骨折复位再发生成角、旋转和缩短等移位，并因骨折周围的肌肉被牵紧，形成围绕在骨折四周的压力，使骨碎片靠拢，从而达到固定的目的。

应用持续牵引时，必须按患者的年龄、性别、肌肉发达程度和软组织损伤的情况，随时调整牵引重量。在持续牵引过程中，鼓励患者进行患肢肌肉等长收缩，预防肌肉萎缩，鼓励其他肢体主动运动，保持关节活动度。患者可取半卧位，进行呼吸功能训练，维持心肺功能正常。

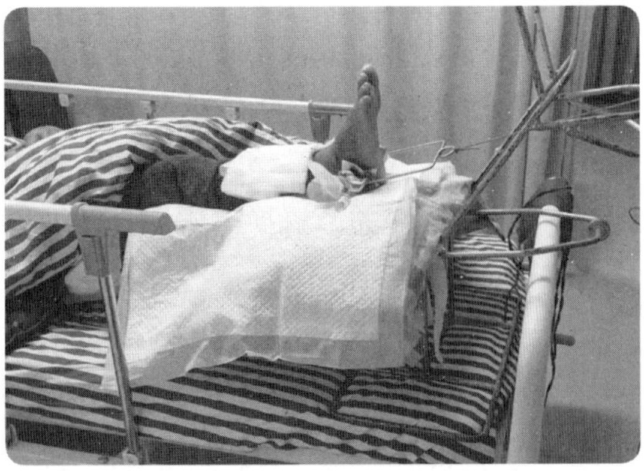

图9-10　持续骨牵引

▶**知识拓展**

常用关节功能牵引器

一、拇指牵引器

1. 针对部位　拇指关节、指间关节。

2. 作用　防止和矫正手指挛缩畸形，扩大指关节活动范围。

二、腕关节屈伸牵引器

1. 针对部位　主要针对腕关节。

2. 作用　帮助患者进行腕关节的屈伸活动训练，增加腕关节的活动范围。可以调节训练的阻力大小，适应不同患者的康复需求。

三、肘关节牵引器

1. 针对部位　肘关节。

2. 作用　辅助患者进行肘关节的屈伸牵引，增强肘关节周围肌肉的力量，提高肘关节的稳定性和活动范围。一般阻力大小可调节。

四、肩关节牵引器

1. 针对部位　肩关节。

2. 作用　通过特定的装置，让患者进行肩关节的外旋及旋转牵引，有助于缓解疼痛及恢复肩关节的正常活动范围。可根据患者的具体情况调整牵引重量。

五、膝关节屈曲牵引器

1. 针对部位　膝关节。

2. 作用　辅助患者进行膝关节的屈膝牵引，增强膝关节周围肌肉的力量，提高膝关节的稳定性和活动范围。一般阻力大小可调节。

六、踝关节背屈牵引器

1. 针对部位　踝关节。

2. 作用：用于踝关节的背屈牵引，预防和改善踝关节的疼痛、僵硬和活动受限。

七、持续被动牵引仪

1. 作用　持续、缓慢地牵引关节，能有效预防关节粘连和僵硬，对于关节损伤、手术后的患者来说，可以逐步扩大关节的活动范围；还具有促进关节软骨修复、减轻疼痛和肿胀等作用。

2. 适用范围　骨折、膝关节置换、髋关节置换等术后，帮助患者尽快恢复关节功能。对于因各种原因导致的关节挛缩有一定的改善作用。

考试知识点总结

本章小结

协和云课堂…… 拓展练习及参考答案

（郁利清）

教学课件

第十章　心肺功能康复训练技术

学习目标

素质目标

（1）树立心肺风险管控意识，具备个体化强度分级及多系统功能整合的康复临床思维。

（2）利用阶梯式训练技术，促进患者生活自理能力重建。

知识目标

（1）掌握：心功能康复和肺功能康复的定义；心肺功能康复训练的五大处方；运动处方的原则和意义。

（2）熟悉：心肺功能康复的各种评估与治疗方法。

（3）了解：心肺功能康复的基本原理。

能力目标

（1）善于学习，具备临床思维。

（2）具有运用所学心肺功能康复知识，为心血管疾病和肺部疾病患者制订运动处方的能力。

案例导入

【案例】

患者，男，67岁。因“上楼梯和爬坡感气促、乏力”就诊。8年前，患者被诊断为肺恶性肿瘤行右中叶肺癌微创切除术。病理诊断：淋巴上皮瘤样癌（鳞状细胞癌亚型）。术后经放疗和化疗治疗（用药具体不详）。近1周来，患者在上楼梯和爬坡时感到气促、乏力，遂来某院胸外科就诊。CT检查提示：右中叶肺癌术后，右侧胸膜增厚部分钙化，右胸腔少量积液。心电图检查提示窦性心律，心室率100次/分。患者病程中无胸痛、背痛、心悸、胸闷、头晕、气促、干咳，无畏寒、发热、咯血，无视物模糊，无四肢麻木，建议到心脏康复科就诊。

【问题】

就此患者情况，该如何制订康复处方？

· 核心知识拆解 ·

在我国老龄化进程不断加快的过程中，肺部疾病和心血管疾病对健康造成了重大威胁，且两者之间存在密切的相互影响和联系。在心肺疾病的康复过程中，需要采取多种协调且具有针对性的干预和管理措施，如医学评估、制订运动处方、药物处方、矫治危险因素、进行营养管理、给予精神心理方面的支持、开展患者教育与咨询等，还要定期进行随访并监测各项指标，全方位提升患者生活质量，帮助患者重新回归正常的家庭与社会生活，并避免相关疾病再次发生。在心肺疾病的康复工作里，康复的操作流程与相关技术必须实现标准化和规范化，确保在安全的前提下，不断优化康复方案。尤其是在处理同一疾病的不同阶段时，如何采用有效的评估手段，以及进行危险因素的分层等任务，制订针对性的康复计划，都需要我们持续学习，并在临床实践中不断积累经验。

第一节　概　　述

一、心肺功能康复基本定义及内涵

（一）心功能康复

心功能康复是一种系统性疗法，旨在通过规范化的干预手段处理心血管疾病导致的心功能及全身功能减退问题，防止病情反复并改善患者生活质量（quality of life，QOL）。其作为多维度长期管理方案，涵盖医学评价、个性化运动处方制订、疾病危险因素调控、危险因素矫治，以及全程健康教育与专业咨询等核心模块，需基于循证医学持续优化实施策略。

1. 医学评价　在知晓病情、明确用药方案、引导治疗、评定治疗效果、预估预后等方面均有着重要的意义。心脏功能的评估有多种常用的方法，如心电图、超声心动图、放射性核素检查、脑钠肽检测、心电图运动负荷试验，还有美国纽约心脏病协会（New York Heart Association，NYHA）心功能分级这种简易心功能分级方法，以及定时间步行试验、定距离步行试验、台阶试验等简易运动评估方法。

2. 运动处方　个体化运动训练方案，即运动处方，是根据患者的具体情况量身定制的，其中包括运动类型、强度、频率及相关的安全注意事项等要素。

3. 危险因素矫治　对高血压、高血脂、高血糖和肥胖等常见危险因素进行评估，进而确定矫正与控制目标，做好二级预防工作，从而大幅度降低疾病复发和猝死的机率。

4. 危险因素调控　先对患者存在的危险因素及其程度予以评估，进而确定矫治的目标，同时对营养处方给予指导，促使患者合理饮食、科学运动，如对“四高”（高血糖、高血脂、高血压、高体重）进行控制，戒烟限酒并且调适情绪，最终达到降低疾病风险的目的。

5. 教育和咨询　随着临床诊疗水平的提升、康复介入时间的提前、住院时长的缩短，康复指导与咨询成为疾病康复进程中的重要环节。其重点在于向患者及其家属阐释心血管疾病的危险因素与具体的预防、矫治方法，促使他们改变不良的行为和生活习惯。

（二）肺功能康复

针对慢性呼吸系统疾病引发生活能力降低的患者，将进行的一种基于全面评估、为患者量身定制的综合干预方案。其核心目标是通过多学科协作的非药物手段，改善患者的身体和心理状况，并促进长期健康行为的建立。肺功能康复主要有三个重要部分，即运动疗法、行为改变以及患者教育。

1. 运动治疗 在医学专业人员的评估、指导和监督下，根据患者的疾病、功能障碍和个体状况，科学设计和实施个体化的运动方案，旨在提高患者呼吸机能、减轻症状、提升日常活动耐力并维持病情稳定，且增强患者长期坚持健康行为的主观能动性。

2. 行为改变 即依据患者的行为习惯，合理规划饮食，强化锻炼，提升身体素质，防止过度劳累，倡导戒烟并且杜绝被动吸烟。

3. 患者教育 对患者及其家属，要依据患者病情特征，实施个性化、长期性、互动性的教育。如对呼吸系统疾病相关知识进行宣传教育，告知患者及家属不良行为习惯给疾病带来的影响，提醒患者注意保暖、改善居住环境并减少污染。

二、心肺功能康复原理

1. 外周效应 是指心脏之外的组织和器官，在特定条件刺激下所发生的适应性改变对心脏产生的影响，这是国际公认的心功能康复的作用机制。外周器官和组织所发生的适应性改变表现如下：①外周毛细血管密度和数量增加，骨骼肌氧摄取能力提高。②运动肌细胞线粒体数量、质量和氧化酶活性提高，骨骼肌氧利用率增强，血流需求相对减少。③交感神经兴奋性降低，外周阻力降低。④肌肉收缩机械效率提高，耗能减少。⑤最大运动能力提高。由于定量运动时心脏负荷减轻、心肌耗氧量降低，最大运动能力相应提高，一旦停止训练则会恢复至训练前水平，因此训练必须持之以恒。

2. 中心效应 近年来的研究证明，缺血是激发或促进血管闭塞性疾病自我保护机制的条件，心肌缺血可以促进冠状动脉侧支循环生成，而无心肌缺血者侧支循环不生成。运动训练会给心脏带来直接影响，其核心在于推动心脏侧支循环的构建，提高冠状动脉的储备功能，强化心肌的收缩能力，对冠脉病变的逆转也有帮助。

3. 有效呼吸模式 在安静的呼吸过程中，膈肌的收缩使其向下移动，导致胸腔容积增大，胸内压力降低，从而引发吸气。在呼气阶段，胸廓和膈肌的弹性作用使其恢复原位，膈肌上升，胸腔容积缩小，胸内压力相应增大，促进肺部气体排出，形成主动吸气和被动呼气的特征。整个呼吸过程中，膈肌的作用占主导地位（约70%），每次膈肌上下活动1cm，能显著提升肺通气量（250～300ml），进而提高血液中的氧饱和度（SpO_2）。由于膈肌较薄，其在工作时消耗的氧气较少，因此采用膈肌主导的呼吸方式能够有效增强呼吸效率，缓解呼吸困难。主要参与呼吸过程的肌肉包括膈肌、肋间肌和辅助呼吸肌。其中，腹肌作为主动呼气的主要力量来源，包括腹外斜肌、腹直肌、腹内斜肌和腹横肌，这些肌肉由T_6～L_1神经控制，通过收缩增加腹部压力，促使膈肌进一步上移，减少胸腔体积。此外，呼吸过程可以在一定程度上受到意识的调控，主要通过调节呼吸肌的活动来完成。

三、心肺功能康复训练五大处方

要实现最佳的心肺功能康复五大处方的综合干预，需要一个与临床专业团队紧密配合的心肺功能康复专业团队，共同指导患者进行安全有效的治疗与训练。

（一）药物治疗处方

不同药物提升运动耐量的原理和效果各不相同，医生开药时要特别注意药物可能对运动能力产生的影响。

1．药物管理应用于心肺功能康复中应考虑以下问题。

（1）了解患者的用药情况：掌握患者当前所服用的药物信息，以评估其对运动耐量的潜在影响。

（2）确定运动阈值：明确导致患者出现心肌缺血等症状的运动限度，避免在运动处方中超过此阈值。

（3）考虑药物对心率的影响：在设定心率目标时，需考虑药物对心率可能产生的作用，确保运动强度适宜。

（4）关注药物副作用：密切关注药物可能带来的副作用对运动恢复过程的影响，及时调整治疗方案。

2．提高患者服药的依从性。

3．充分发挥临床药师在心肺功能康复中的作用。

（二）运动处方

1．运动原则（FITT-VP原则）

在为心肺疾病患者制订运动处方时，首先，应关注安全因素，包括患者的病史、危险因素等级、运动风险、左心室功能受损程度、缺血阈值和心绞痛阈值，以及认知和心理问题。其次，需要考虑与运动相关的因素，如职业和休闲活动需求、骨骼关节系统的限制、发病前后的活动状况、个人希望达到的健康和体能目标，以及其他非心血管相关问题。安全因素的考虑决定了运动处方的总体设定，而相关因素则影响了运动处方中不同运动类型的组合，主要是耐力训练和阻力训练之间的平衡。心肺疾病患者的耐力运动处方应遵循FITT原则，见表10-1。

表10-1 心肺疾病患者运动处方FITT原则

运动频率（F）	每周3～5次，平均分配在一周的7天内。如果是低强度运动建议每天1次
运动强度（I）	通常推荐中等强度运动，体弱患者的初始训练可以从低强度开始。根据个体情况和训练目的也可以进行高强度训练，或采用高强度间歇训练模式
运动时间（T）	可从10分钟开始，应逐渐达到每次运动30～60分钟
运动形式（T）	首先推荐步行、功率自行车，根据个体情况可选择水中运动、各种有氧运动、器械训练、舞蹈、体操、太极拳等

2. 运动强度 在制订心肺疾病患者的运动计划时，应根据患者的评估结果，选择适当的训练强度，包括低、中和高强度训练。为了准确确定个体的运动强度，建议在运动前进行症状限制性运动试验或极量运动试验，以评估患者的运动耐量，获得患者的真实运动最大心率（maximal heart rate，HR_{max}）或最大摄氧量（maximal oxygen uptake，VO_{2max}），再根据此参数设定运动训练时的强度水平。

（1）VO_{2max}：一般而言，在把VO_{2max}的百分比作为运动强度的参考标准的时候，所设定的目标强度往往处于50%～80%VO_{2max}。对于慢性心肺疾病患者中，运动强度若超过60%VO_{2max}就会被认定为高强度训练。运动平板或者功率自行车与运动心肺功能测试系统配合使用，能够对VO_{2max}进行测量，而这一测量是评判患者运动耐量的重要依据。

（2）无氧阈：在测试中还可测得患者的无氧阈（anaerobic threshold，AT），可将运动训练的强度控制在AT以下，即运动时从有氧代谢转向无氧代谢的临界点；超过AT时，患者会出现乳酸快速升高，导致呼吸困难和疲劳，这对心肺疾病患者影响更大；将运动强度控制在AT以下，可使患者运动更持久、更舒适，也更安全。因此，建议运动处方强度不超过AT。

（3）HR_{max}：采用HR_{max}或其百分比作为运动强度参照时，可通过症状限制性运动试验直接测定该生理参数。现有指南推荐有氧训练强度应维持在60%～90%HR_{max}。基于心率储备的靶心率计算公式［靶心率＝（HR_{max}－静息心率）×（60%～80%）＋静息心率］相较于传统方法，其计算值更接近以VO_{2max}为基准的运动强度标准。尽管心率监测具有操作简便的优势而成为主流评估手段，但对于慢性阻塞性肺疾病（chronic obstructive pulmonary disease，COPD）及慢性心力衰竭患者，需特别注意其心肺功能状态与疾病严重程度的动态变化可能影响心率指标的可靠性。

（4）代谢当量和主观用力程度分级：在评估运动强度时，代谢当量（metabolic equivalent，MET）和主观用力程度分级（rate of perceived exertion，RPE）是常用的指标。MET表示单位时间内单位体重的耗氧量［ml/（kg·min）］，是以一个人处于安静状态且坐位时的能量消耗为基准的，它是衡量各种活动相对能量代谢水平的常用指标。它不受血管活性药物的影响，可通过查阅表格了解每项活动的强度，因此对于指导患者的日常活动具有重要意义。

RPE需要对受试者进行主观用力评估。通常使用博格（Borg）（RPE 6～20）量表，其中评分11～15分代表推荐的运动强度。RPE是患者最容易接受的方式，特别适合家庭和社区康复训练。对于患有慢性心力衰竭和慢性肺疾病的患者，推荐使用呼吸困难指数（RPE 0～10）。这些患者在运动过程中往往会因为呼吸困难而限制运动强度，因此更适合使用呼吸困难指数来控制运动强度。

对于那些运动可能引发异常症状和体征的患者，在制订运动处方时，最关键的是设定一个安全的上限值。运动强度不应超过这个上限值，否则会增加心血管事件发生的风险。如果在训练过程中出现表10-2中的异常情况，应立即停止运动并进行相应的处理。只有在再次评估后，才能重新设定合适的运动强度。在进行运动训练时，目标心率应至少比引发上述症状的心率低10次/分。同时，收缩压反应和RPE等其他指标也需要考虑在内。

当给患者制订运动处方时，患者当前的心肺耐力状况是必须考虑的因素。对于那些体能较弱的患者而言，可以把起始运动强度设置为最大运动耐量的50%，这样有助于促进他们进行运动。不过，依据运动训练的渐进性原则，患者体能提高的同时运动强度也要逐步增加，如此才有助于进一步提升患者的体能。对于体能水平较高的患者而言，也可开展达到80%最大运动耐量的训练，从而进一步提升其心肺耐力。

依据患者训练前运动试验的结果，可将高强度运动界定为最大运动耐量水平处于60%～80%的

表10-2 运动训练强度过高的表现

序号	内容
1	心绞痛发生或出现其他心血管功能不全的症状
2	收缩压不升或下降，收缩压≥240mmHg或舒张压≥110mmHg
3	ST段水平或下斜型压低＞1mm
4	核素心肌显像显示运动时出现可逆性充盈缺损，或超声心动图出现中至重度的室壁活动异常
5	其他的显著心电图异常表现如Ⅱ度或Ⅲ度房室传导阻滞（AVB），心房颤动，室上性心动过速，复杂的室性异位心律
6	其他的运动不耐受表现

运动。此外，还能以接近个体极限运动耐量的强度开展高强度间歇运动，该运动持续时长较短，通常在30～60秒，间歇期进行低强度运动，如维持在40%～45%的最大强度并持续数分钟，之后再次进行高强度运动。通过多次重复这样的训练模式，整个锻炼过程可以控制在30～45分钟内。对于患有慢性心肺疾病的个体而言，高强度间歇训练相较于低强度连续训练，能更显著地提升其VO_{2max}，并且在改善运动能力方面效果更为突出。

尽管慢性心肺疾病患者进行低强度运动训练在提高运动耐量方面没有中高强度训练那么有效，但依然能从中获益。具体而言，如训练后呼吸不畅状况的减轻、运动能力的提高及整体健康状态的改善等。也许是因为神经肌肉之间耦合与协调能力得到改善，运动的机械效率得以提高，肺部排空功能有所改善，肺部过度充气现象减少，焦虑感及呼吸困难的主观感受也随之降低，这样就增强了患者参与各类活动的动力。所以，对于不存在禁忌情况的慢性心肺疾病患者而言，应当对他们参与运动训练予以鼓励，即便只是低强度的运动训练，也可有效地改善其功能状态。

经皮神经肌肉电刺激技术可以被用于那些极为虚弱、肌肉无力而无法进行常规有氧运动训练的慢性心肺疾病患者，其目的在于刺激患者的下肢肌群，进而提升目标肌群的肌力，同时延长行走的时长与距离。

3. 运动时间 运动训练的实施过程通常包含三个必要环节：准备活动、主体训练及整理活动。主体训练部分建议维持15～30分钟。研究证实，在总运动量恒定的前提下，运动负荷与持续时间呈负相关。基于安全考量，临床实践中多推荐采用低强度、长时间的运动模式。对于心肺功能良好且耐受度较高的个体，持续训练模式可作为优选方案；而功能水平较低或年长者则更适合采用间歇式训练模式，即将运动量分散至全天多次完成。在训练初期（4～8周），建议采用渐进式负荷递增策略，从较短时间开始逐步延长。

对于慢性心力衰竭患者及慢性肺部疾病的患者，如果符合以下情况，运动方式更倾向于选择间歇训练模式：严重的气道阻塞（FEV_1＜40%）、低运动能力（峰值做功小于60%预测值）、固定功率运动试验持续时间＜10分钟、运动中氧饱和度降低（SpO_2＜85%），或在持续性耐力训练中出现不能忍受的呼吸困难。

4. 运动频率 针对病情稳定的慢性心肺疾病患者，运动处方的制订需遵循特定频率原则。临床研究显示，每周3～5次的运动干预可获得最佳收益，具体实施频率应依据运动负荷进行个体化调整。对于高强度运动方案，每周3次训练即可达到预期生理适应；而低强度方案则推荐采用每日训练模式。值得注意的是，当训练频率低于每周2次时，机体有氧代谢能力的提升将受到显著限制，且训练间隔超过72小时将导致已获得的有氧适应效应逐步消退。从训练效应的时间进程来看，运动干预约14天即可观察到生理指标的改善，持续8周左右可达到平台期。然而，训练中断将导致有氧能力在7～14天内出现可测量的衰退。

5. 运动方式 步行、慢跑、骑自行车、爬楼梯和游泳等都属于常见的有氧运动方式。像椭圆机、四肢联动训练器、滑雪机、台阶机和划船器之类的许多有氧训练设备也能被用于开展有氧训练。要在综合考虑患者的特定评估状况、患者对运动的偏爱、开展运动训练的可操作性等诸多因素之后作出选择。

对于患有心肺疾病的人而言，步行和踏车是最为理想的运动方式。首先，这两种方法都被广泛用于相关研究。其次，患者运动前要进行步行、踏车耐量评估，能依评估结果制订精确的运动计划。再次，在步行或踏车运动训练期间，对心率、血压、氧饱和度等参数的监控比较容易。另外，步行属于日常活动的范畴，能直接给患者的生活功能带来助益。最后，步行与踏车这两种训练方式，其所需的设备与场所并不复杂，无论是医院，还是社区或者家庭，都能够成为训练的地点。所以，在对心肺疾病患者开展有氧耐力运动训练的时候，这两种训练方式应该被优先考量。

其他有氧运动在对患者的具体情况进行评估后也可以选择。例如，近年来受到广泛认可的水中平板和水中动感单车，不仅有助于提升心肺耐力，还能增强呼吸肌的力量，且对关节和脊柱的负担较小，适合的患者能够从中获益。此外，具备游泳能力且心肺功能正常、没有心律失常的非高危患者，也可以将游泳作为一种可行的运动选择。但进行任何运动前，仍需要对心肺功能进行评估，并根据疲劳程度和呼吸困难的指标来控制运动强度。

6. 训练模式 慢性心肺疾病患者的运动训练模式主要分为持续训练模式和间歇训练模式。持续训练模式下，患者要持续运动20～60分钟，期间不休息。间歇训练模式下，患者以数分钟（一般是5分钟）为一个运动单元，之后休息1～2分钟（必要时可适当延长），再开始下一个运动单元。对于高强度的间歇训练，运动时间可缩短至10秒。总体来说，这两种训练模式都能对患者有所帮助，但高强度间歇训练模式对体能提升更为明显。对于老年人、左心室功能不全的患者及体能较弱的个体，低中强度的间歇训练模式更为安全且不容易产生过度负担。如果采用低中强度的间歇训练模式，运动时间应适当延长，以确保总运动时间达到目标要求。

7. 训练进展 在设定好初步运动处方后，患者应逐步达到预定的目标。具体步骤如下。①逐步推进：由于患者的体能水平、动机和是否有骨关节问题等因素的不同，训练进度没有固定模板。通常的方法是每次调整一个变量（如运动强度、时间、类型或频率），观察患者的适应情况后，再决定是否作出进一步调整。②谨慎调整：在康复过程中，建议优先延长训练时间，而不是过快增加运动强度。③达标要求：无论是提高运动强度还是延长运动时间，总的运动量应达到一定标准，通常是每周消耗2000～6000KJ（477.8～1433.4kcal）的热量。对于左心室功能不全或缺血阈值低的患者，应进行低强度运动，通过增加运动频率和时间来实现热量消耗目标。

8. 终止训练的指征 虽然大多数经过评估后开始运动训练的慢性心肺疾病患者能够安全完成训练，但保障运动安全的关键在于持续的医疗监测和患者的自我监控。若患者在运动过程中出现不适，应立即停止训练并进行评估，以判断是否继续训练或采取其他医疗干预措施。终止训练的指征见表10-3。

表10-3 终止运动训练的指征

序号	内容
1	随运动负荷的增加，收缩压较基线水平下降＞10mmHg，伴或不伴其他缺血证据
2	胸痛
3	疲乏、气短、耳鸣、下肢痉挛
4	出现神经系统症状如共济失调、头晕或接近晕厥
5	出现灌注不良的征象如发绀、苍白
6	心电监测出现如下情况（无论患者是否合并症状）：①持续室性心动过速。②ST或QRS波的变化，如ST段过度压低（水平或下斜型ST段压低＞2mm）、或运动诱发明显的电轴偏移，无病理性Q波的导联出现ST段抬高≥1.0mm（V_1及aVR导联除外）。③除持续性室性心动过速外的其他心律失常，如多形室性期前收缩、短阵室性心动过速、室上性心动过速、心脏传导阻滞或心动过缓。④出现束支阻滞或不能与室性心动过速相鉴别的室内阻滞
7	高血压反应（收缩压＞250mmHg和/或舒张压＞115mmHg）
8	受试者拒绝继续运动

（三）营养处方

1. 膳食营养是引发心血管疾病的关键环境因素之一。

2. 心血管疾病发生概率会因不均衡饮食习惯而提高，如过量摄入总能量、饱和脂肪与胆固醇，以及蔬菜水果摄入不足等，而合理的饮食结构有助于降低这种风险。

3. 可以将营养治疗或对生活方式作出治疗性调整视为二级预防手段的一部分，其能够让冠心病的发病率与死亡率得到有效降低，该方法经济、易操作。

（四）心理处方

1. 在大部分慢性心肺疾病患者中普遍存在着精神心理问题，这些问题已经成为当前临床工作中迫切需要解决的关键问题。

2. 实际临床工作中，精神心理卫生知识的掌握程度在我国临床医生中仍相对不足。这使得他们在处理这类问题时，有效的干预手段常常缺乏。

3. 心肺疾病通常具有较高的致命风险，患者常见的精神心理问题多表现为亚临床或轻中度的焦虑、抑郁状态，这些症状尚未达到精神疾病的诊断标准。

（五）戒烟处方

1. 药物干预方案 ①尼古丁替代疗法（NRT）：贴片/咀嚼胶，缓解戒断反应，逐渐降低尼古丁剂量（如起始剂量21mg/d贴片，后续递减）。②处方药物：伐尼克兰，阻断尼古丁与脑受体结合，降低吸烟愉悦感，需遵医嘱使用。安非他酮，抗抑郁药兼戒烟辅助，减少渴求感。③清肺药物辅助：西药如盐酸氨溴索、乙酰半胱氨酸降低痰液黏度，促进排痰；中药如桔梗＋川贝母＋百合，润肺化痰（如杏仁露、百合炖汤）。

2. 行为干预策略

（1）阶段式戒烟计划：①准备期，设定“戒烟日”，提前1周递减吸烟量（如每日减半）。②执行期，移除烟具，避免饮酒/社交吸烟场景；用薄荷糖、牙签替代“手－口习惯”。

（2）心理调适：①认知疗法，记录吸烟危害（如肺功能下降数据），强化动机。②压力管理，通过书法、乐器转移注意力；建立亲友监督机制。

3. 呼吸运动策略

（1）呼吸训练：腹式呼吸＋缩唇呼，吸气4秒鼓腹，呼气6秒缩唇，每日3次×10分钟，提升膈肌活动度20%。

（2）渐进式运动：①起始方案，快走200～300米/次，以“停止后10秒内呼吸平稳”为强度标准。②进阶方案，每周增加10%～15%距离，配合心率手环监测（避免血氧饱和度＜90%）

四、心肺功能康复的意义

1．进行合理的运动训练有助于提升心肺功能，积极地控制症状能够减少患者对药物的依赖，缩短住院天数。

2．积极的科学运动训练，尤其是针对性的呼吸训练，有助于重建有效的呼吸模式，进而降低手术风险。同时引导患者学会主动循环呼吸技术，以便消除气道阻塞中的可逆因素，进而缓解气促、气短等症状，提升心肺功能，为手术的顺利进行奠定坚实的基础。

3．消除疾病遗留的功能障碍与心理影响，协助患者正确认知疾病，改善恐惧与焦虑情绪至关重要。同时，心肺功能训练被证明能有效缓解精神症状，提升患者的整体健康水平。

4．增加ADL和恢复工作的可能性，可以通过以下几个方面来实现：提高生活质量、增加运动耐力、增加机体能量储备、定期检查。

5．指导患者积极预防感冒、正确排痰，提升机体免疫力并改善全身状况，协助进行危险因素预测与评估，实现对疾病的科学管理。

6．最终要达成降低死亡率、让患者尽早回归家庭与社会，进而提升生存的质量的目的。

第二节　心肺功能评估

要制订有效的训练治疗计划，必须先确定患者的疾病状况，这便是评估的目的。通常，治疗师会协同团队开展全面的功能评估，进而拟订康复训练治疗方案。康复训练治疗期间，通常要开展不少于三次的评估工作，即康复开始前的初次评估、康复进程中的阶段性效果评估及康复即将结束时的评估。对治疗师而言，心肺系统相关知识与评估技能的掌握极为关键、不可或缺，评估的技术和质量是衡量治疗师综合能力的重要标尺。

一、心电运动试验

（一）试验方式

1. 活动平板运动 运动平板是一种配备电动传送带的设备，用于患者步行或跑步，其速度和坡度可调。它能够模拟日常活动的生理状态，并逐步增加运动负荷。通过观察不同坡度和速度下患者的心血管反应，可以直接为患者的步行锻炼提供科学指导。

2. 踏车运动 这是一种通过电磁刹车或者机械刹车的方式来增加踏车阻力的运动形式，即固定功率自行车运动。它具有多种优点，如不会产生噪声，在运动过程中能很好地记录心电图，血压测量也比较容易，接受检测的人心理压力不大，而且还能够以卧位的姿势进行。不过，就体力较好的人而言，也许不能达到最大心脏负荷。并且，在运动时有些人会由于毅力不足而终止运动，部分老年人或者不会骑自行车的人群也许难以完成此项运动。

3. 手摇车运动 其原理与踏车运动有相似之处，不过是把下肢踏车换成了上肢摇车。

4. 等长收缩运动 握力运动和自由重量运动是等长收缩运动常用的方法。虽然它在诊断方面的敏感性与特异性或许不够理想，但能够用于运动生理或者功能评估方面的研究。

（二）试验分类

1. 极量运动试验 是将个体运动到筋疲力尽或者达到主观最大运动强度，一般用来评估正常人和运动员的最大运动能力。

2. 症状限制性运动试验 属于最大运动测试方式，它把主观与客观指标相结合。运动中呼吸或循环不良症状的出现、心电图异常及心血管运动反应异常等情况都会被当作运动终止点来观察。这种测试主要在冠心病诊断、心脏功能与体力活动能力评估及运动计划制订等方面发挥作用。

3. 低水平运动试验 该试验以预设的低强度运动负荷、心率、血压及症状作为终止标准，又称为低强度运动负荷测试。该方法适用于评估急性心肌梗死恢复期或病情较重患者的身体状态，通常要求受试者以耐受范围内的速度持续步行200m。

4. 定量行走试验 要求患者在规定的6～12分钟内尽可能远地行走。该试验与前述的分级运动测试密切相关。对于无法进行活动平板运动测试的患者，可通过测量其在6～12分钟内的行走距离，评估其运动能力及运动时出现低氧血症的可能性。

（三）常用试验方案

1. 活动平板试验 静息监测，记录卧位、立位12导联心电图及血压。运动方案选择：布鲁斯（Bruce）方案（健康人群）：共7级，每级3分钟，速度与坡度逐级增加（如起始速度1.7 mph/坡度10%，最高速度6 mph/坡度22%）；改良Bruce方案（老年人/冠心病患者）：起始速度更低（1.6 mph/坡度0），负荷递增更平缓。活动平板运动试验对冠心病的诊断、病变程度判断和预后有重要意义，但活动平板运动试验有一定假阳性及假阴性比例，应结合患者性别、年龄、冠心病危险因素及其他合并症综合分析。

2. 踏车运动试验 男性运动负荷的起始量为每分钟300kg，且每过3分钟就增加300kg。女性开始时的运动负荷为每分钟200kg，且每过3分钟就增加200kg。

3. 手摇车运动试验 主要适用于上肢畸形患者。运动的初始负荷处于每分钟150～200kg，每一级的负荷增加量为每分钟100～150kg，并且持续时长一般在3～6分钟。

4. 等长收缩运动试验 通常使用手柄试验。一般会把最大收缩力的30%～50%当作运动强度，收缩持续的时长为2～3分钟。定滑轮重量法也可被采用，借助一个滑轮把重力引向受测者的手部或者腿部，受测者进行屈肘抗阻或者伸膝抗阻的操作，而且要一直维持关节角度固定不变。可以让受试者从2.5kg的重力开始，每级的时长为2～3分钟，每次负荷增加2.5kg，一直到受试者不能继续维持关节角度为止。

（四）检查程序

1. 电极放置的位置 对于十二导联心电图，临床常用的方法就是将导联电极放置在患者的躯干处。具体而言，两个上肢电极分别放在锁骨下胸大肌与三角肌交界处或者锁骨上，两个下肢电极分别置于两季肋部或者两髂前上棘内侧，胸导联的位置则保持不变。CM_5作为监护导联其正极应放在V_5处，其负极放置在胸骨柄处；CC_5正极处在V_5之处，而负极的位置在V_5R（也就是右胸相当于V_5的所在之处）。

2. 皮肤的处理方式 先用酒精或者细砂纸对皮肤进行擦拭，直至皮肤泛红，之后再贴电极。这样能够最大限度地降低电阻，进而减少干扰。

3. 正确测量血压 受检者必须处于安静状态下进行血压数值的测量。

4. 过度通气试验 在描记监护导联心电图之前，需要大口喘气1分钟，若出现ST段下移则为阳性结果。尽管ST段下移这一结果不具备病理意义，不过此阳性结果表明运动中出现的ST段改变未必是心肌缺血导致的。

5. 心电图与血压监护操作要点 在运动过程中须心电图进行监护，并且在每一级运动快要结束前30秒时对血压进行测量，同时也要记录心电图。运动试验大多是各级运动之间无休息，持续进行的。在这里值得注意的是对于心力衰竭患者来说，可以采用低负荷或间断性试验的运动安全性试验。

6. 运动终止后记录 在出现停止试验的指征或者达到运动极限而停止运动之后，要马上测量血压，体位无论是坐位还是站立位都可测量，并且即刻记录此时及第2、第4、第6分钟的心电图状况。若没有特殊状况或者受试者的症状、异常表现未消失，观察时长可延长至8～10分钟。

7. 注意事项 ①由于试验需要患者主动参与，所以在进行试验之前，用患者可以理解的语言表达方式向患者解释心电运动试验方法。②试验开始前的2个小时内，患者务必做到不吸烟、不饮酒，既不应饱餐也不应空腹，且要进行适当休息（30分钟）。③在进行试验的前1天，患者需要注意休息，不要从事重体力劳动，防止过度劳累。以下这些药物会对试验结果产生影响，因此应停止使用，如洋地黄类药物、含硝酸甘油成分的药物、双嘧达莫、咖啡因、麻黄碱、普鲁卡因胺、奎尼丁、钙通道阻滞药、血管紧张素转换酶抑制药、β受体阻断药、吩噻嗪类药物等。④在试验前7天内出现感冒或者其他病毒、细菌感染情况，不适合进行试验。

8. RPE 属于半定量指标，运动者可依据自我感觉的用力程度来衡量相对运动水平。一般症状限制性运动试验要求进行15～17分钟达到，运动时正常的心率反应约为分值乘以10（表10-4）。

9. 运动试验终点 当出现心肌缺血、循环状况不良的症状、心电图异常、血压异常、严重心律失常等情况时，达到运动试验的终点。试验结束的另一个指标是仪器故障。试验室内应配备急救药品和设备，以便及时处理严重并发症。

表10-4　主观用力程度分级

分值	7	9	11	13	15	17	19
表现	轻微用力	稍用力	轻度用力	中度用力	明显用力	非常用力	极度用力

（五）结果解释

1. 心率　正常人运动负荷每增加1MET，心率应该增加8～12次/分。心率的异常运动反应包括两种情况。一是心动过缓，冠心病患者若存在窦房结功能减退、严重左心室功能不全或严重多支血管病变时，可能会出现心动过缓。二是心动过速，包括窦性心动过速和异位性，窦性心动过速在运动试验中心率可能上升过快；而异位性心动过速包括室性心动过速、房性心动过速或室上性心动过速，室性心动过速较为少见。如果出现异位心动过速，患者应限制体力活动并立即停止运动。

2. 血压　正常情况下进行运动时，随着运动负荷的增长，收缩压会逐步上升，而舒张压通常无变化，若舒张压显著下降的话，就表明血管舒张功能不错。随着运动负荷每增加1 MET，收缩压会相应升高5～12mmHg，其数值一般能够达到180～220mmHg。在运动的时候，收缩压最高可到250mmHg，舒张压最高能达到120mmHg，当心脏收缩功能储备力极低时，在运动期间收缩期血压可能不会升高，抑或出现血压下降，甚至低于安静状态下的血压水平，运动中收缩压越高，心源性猝死的概率往往就越低。运动中最高收缩压200mmHg者，年死亡率为6.6%；最高收缩压140～199mmHg者，年死亡率为25.3%；低于140mmHg者，年死亡率为97.0%。严重冠心病患者常见这样一种情况：运动时舒张期血压显著上升，比安静状态下高出15mmHg以上，甚至可能超过120mmHg，这表明总外周阻力大幅升高，意味着冠状血管储备能力接近或达到极限，机体为增加心脏舒张期的冠脉灌注压，只能提升舒张压，从而对冠状动脉供血进行部分补偿。其他诸如心肌病、心律失常、血管反应、左心室流出道阻塞、抗高血压药物应用、贫血、长时间剧烈运动等情况也可能导致血压下降。

3. 每搏量与心输出量　在运动过程中每搏量是逐步上升的，心输出量也会随之渐渐增大，其最高值能够达到安静时的两倍左右。当达到40%～50%VO_{2max}时，每搏量就不再有增加的情况，心输出量的增加主要依赖心率的加快。心输出量最高可达安静时的4～5倍，但运动肌对血流的需求更大，因此需要进行血流的重新分配，以确保运动中的组织和重要脏器有足够的血液供应。

4. 两项乘积（rate pressure product，RPP）　心率×收缩压＝两项乘积，代表心肌耗氧相对水平。RPP在心肌梗死的情况下可用作心肌缺血的阈值。在运动过程中，RPP能够反映冠状血管的储备能力，其数值越高，表明冠状血管的储备状况就越好，而数值越低则意味着病情较为严重。康复训练后，冠状血管侧支循环会随着RPP的提升而增加，进而冠状血管的储备能力得以提高。训练后，在额定RPP条件下，运动时间或强度的增加表明心血管与运动系统的工作效率提升，患者能耐受更大的运动负荷。

5. ST段　正常生理状态下，ST段应维持在等电位线水平。运动负荷试验中观察到显著ST段位移（抬高或压低）属于临床异常征象。心肌缺血引发的ST段变化主要表现为下移形态，根据形态特征可分为上斜型、水平型、下垂型及盆型四类，其中水平型与下垂型对疾病诊断具有较高特异性。特殊类型的孤立性ST段改变具有独特时间特征：运动全程及恢复期前2分钟未见偏移，但在2分钟后出现ST段压低，此类改变通常无明确病理关联。伴有病理性Q波的ST段抬高常提示室壁运动异常或室壁瘤形成，前壁心肌梗死患者中此现象发生率约50%，下壁梗死患者中约占15%。非Q波性

ST段抬高则与近端冠状动脉严重狭窄、血管痉挛或透壁性心肌缺血相关，需注意与良性过早复极综合征进行鉴别诊断。静息状态下ST段压低在运动后，非但未加重反而改善甚至恢复至基线水平的现象，称为ST段“假性正常化”，此现象既可见于冠脉严重狭窄患者，亦可能出现在健康人群中。ST段异常改变的鉴别需全面考量：心源性因素包括传导系统异常（如束支阻滞、预激综合征）、结构改变（左室肥厚、心肌病、二尖瓣脱垂）及心律失常（室上性心动过速）；全身性因素涵盖电解质紊乱（低钾血症）、代谢异常（葡萄糖耐量试验）、血流动力学改变（重度主动脉瓣狭窄、恶性高血压、容量超负荷）及血液系统疾病（贫血）等。

6. 心脏传导障碍 ①预激综合征：属于心脏传导障碍的一种情况，如果在运动过程中预激综合征消失，其预后较好，约占50%。②束支传导阻滞：运动可诱发频率依赖性左、右束支传导阻滞及双支传导阻滞，出现在心率125次/分时多与冠心病有关，而在心率125次/分发生的则病理意义不大。安静状态下，右束支传导阻滞可能会掩盖ST段下移的情况。左束支传导阻滞自身就会致使运动时ST段出现下移情况，这种情况通常不易和缺血性改变区分开来。运动开始之前可能会有心室内传导阻滞的情况发生，在运动过程中这种情况会加重或者消失。

7. 运动性心律失常 运动性心律失常的原因与交感神经兴奋性增高和心肌需氧量增加有关。利尿剂和洋地黄类药物可促使运动中发生心律失常，近期饮酒和服用咖啡因可加重运动诱发的心律失常，冠心病患者心肌缺血也可诱发心律失常。室性期前收缩是运动中最常见的心律失常，其次是室上性心律失常和并行心律。有猝死家族史的室性期前收缩应该加以重视，也应重视持续性室性心动过速的患者。运动中和运动后一过性窦性心律失常和良性游走心律也较常见。

8. 症状 在亚极量运动负荷试验中，健康受试者通常不会出现明显不适症状。正常人群仅在极量运动时可能出现生理性反应，包括疲劳感、下肢乏力、呼吸急促伴轻度头晕及皮肤湿冷等表现。若上述症状在亚极量运动强度下出现，则提示存在病理状态。运动试验中出现胸痛、面色发绀或严重呼吸困难等症状具有重要临床意义：①运动诱发的典型心绞痛样胸痛是诊断冠状动脉疾病的关键指征。②心绞痛发作时可能不伴ST段压低，但ST段改变可发生于症状出现前、后或同时。③对于运动诱发非典型胸痛患者，可通过重复试验观察相同心率-血压乘积（RPP）下症状再现性，以辅助诊断。值得注意的是，冠心病患者的心肌缺血阈值相对恒定，当相同RPP水平下重复出现症状时，可提示心肌缺血的存在。然而，心绞痛并非心肌缺血的唯一临床表现，需结合其他检查结果进行综合判断。

9. 药物影响 心电运动试验的结果会受药物的影响，因此，分析试验结果时要考虑药物原因。

10. 阳性结果判定 只要满足以下任意一条，就可判定试验为阳性。

（1）运动时出现心绞痛，且症状为典型症状。

（2）运动中及运动后（2分钟内出现）：以R波为主的导联出现下垂型、水平型、缓慢上斜型（J点后0.08秒）ST段下移≥0.1mV，并持续2分钟以上。若运动之前存在ST段下移的情况，那么就在此基础上再加上上述数值。

（3）运动中收缩期血压下降（低于安静水平）。

这些标准仅能当作临床诊断的参照，不可简单地照搬，不能用于临床诊断。

（六）应用范畴

1. 协助临床诊断 ①冠心病评估。诊断敏感性60%～80%，特异性71%～97%，心肌缺血时运动负荷、耗氧水平与ST段压低程度呈负相关：负荷越高、耗氧量越大、ST段压低越轻，提示冠心病风险及诊断可靠性越低。②心律失常鉴别。运动诱发或加重的心律失常多提示器质性心脏病，需立即终止或调整运动强度；运动后减轻或消失的心律失常多为良性，通常无须限制日常活动。③呼吸困难鉴别。运动试验中与心血管异常相关的呼吸困难多提示器质性疾病。

2. 确定功能状态　①冠状动脉病变评估。运动负荷、心肌耗氧量及ST段压低程度与病变严重程度及预后相关，无症状但运动试验阳性者冠心病风险增加。②心脏功能与运动能力评估。世界卫生组织（WHO）将MET＜5作为残疾标准，反映运动能力严重受限。③康复治疗效果评价。定量指标包括心率、血压、运动时长、总运动量、摄氧量、心肌耗氧量、缺血相关心电图改变及症状、患者主观感受。

3. 指导康复治疗　①运动安全性评估：低负荷或低耗氧量下出现心肌缺血、严重心律失常、循环障碍或心力衰竭症状、运动能力显著低下等均提示运动风险增加。②运动处方制订：通过确定心肌缺血阈值、最大运动能力、安全系数及靶强度，有助于优化运动训练效果与安全性，识别潜在心律失常风险。③临床决策支持：协助选择适宜治疗方案（如手术干预），帮助患者明确实际活动能力，消除心理顾虑，促进日常活动参与。

（七）适应证

若存在前面提到的应用需求，并且病情处于稳定状态，没有显著的步态与骨关节方面的异常情况，不存在感染和活动性疾病，患者精神状态正常，主观上也愿意接受检查并且能够主动参与，这些均属于适应证。若下肢关节或者肌肉存在异常的情况，则可以采用上肢运动试验来替代。

（八）禁忌证

禁忌证包括所有病情不稳定者。临床上稳定与不稳定不是绝对的，要根据医生和治疗师的经验和水平，以及实验室的设备和设施条件去判断。禁忌证分为绝对禁忌证和相对禁忌证。

1. 绝对禁忌证　未控制的心力衰竭或者急性心力衰竭、严重左心功能障碍、血流动力学不稳定的严重心律失常（室性或室上性心动过速、多源性室性早搏、快速型心房颤动、Ⅲ度房室传导阻滞等）、不稳定型心绞痛、近期心肌梗死后非稳定期、急性心包炎、心肌炎、心内膜炎、严重未控制的高血压、急性肺动脉栓塞症、全身急性炎症、传染病和下肢功能障碍等属于绝对禁忌证，确诊或怀疑主动脉瘤、严重主动脉瓣狭窄、血栓性脉管炎或心脏附壁血栓、精神疾病发作期间或严重神经症也属于绝对禁忌证。

2. 相对禁忌证　血压严重升高（高于200/120mmHg）及存在肺动脉高压；瓣膜病变达到中度和患有心肌病；心动过速或者过缓现象明显；主动脉瓣狭窄达到中重度或者患有严重的阻塞型心肌病；心脏出现明显的扩大；房室传导阻滞及窦房阻滞程度高；冠状动脉左主干狭窄严重或者存在类似病变；贫血严重及糖尿病（或甲状腺功能亢进、骨关节病等）未能得到控制；有慢性感染性疾病；患有神经肌肉疾病、骨骼肌肉疾病或者风湿性疾病且运动会使其恶化；处于妊娠晚期或者有妊娠并发症；心力衰竭患者病情稳定；骨关节功能障碍明显；运动受到限制或者可能因为运动而致使病情恶化。

二、肺功能测定

（一）肺功能检查

1. 肺活量（vital capacity，VC）　深吸一口气后用最大力量呼气所能呼出的气体量为肺活量。

在中国成年男性VC≈3500ml，成年女性VC≈2500ml。

2. 肺总量（total lung capacity，TLC） 深吸一口气后肺内所包括的所有气体量为肺总量。我国成年男性TLC≈5000ml，女性TLC≈3500ml。

3. 潮气量（tidal volume，TV） 在平静呼吸的基础上，每次吸入或呼出的气体量为潮气量。正常人TV≈500ml。

4. 残气量（residual volume，RV） 深呼气后剩余在肺内气体量为残气量。残气量正常占肺总量的25%左右，我国成年男性RV≈1500ml，女性RV≈1000ml。

5. 第一秒用力呼气量（forced expiratory volumein first second，FEV_1） 深吸气末，第一秒用力呼出的气量为FEV_1。临床上常以FEV_1占用力肺活量的百分率作判定，正常值为83%。该值轻度降低或明显降低则提示阻塞性、混合性通气障碍；该值正常或轻度升高则提示限制性通气障碍。

6. 通气功能 通气功能检查包含静息每分钟通气量、最大通气量、用力肺活量、最大呼气中期流量及肺泡通气量等。

7. 换气功能 包括气体分布、通气/血流比值及弥散功能检查。

8. 小气道功能 由终末细支气管到呼吸性细支气管，大概14～19级支气管分支构成了小气道，这里指的是直径2mm以下的细支气管。由于小气道阻力仅占呼吸道总阻力的20%，所以在小气道发生早期病变时，可能不会有症状和体征出现。检查方法包含肺闭合气量、最大呼气流速－容量曲线、频率依赖性及肺顺应性等。当平静呼气到接近残气量时，肺下部的气道开始闭合，此时还能呼出的气体量就是闭合气量。闭合气量测试方法有氮测定法和氙或氦弹丸法。氙或氦弹丸法如果其数值增大，意味着肺的弹性回缩能力有所降低或者小气道出现病变。年龄增长时，闭合气量会出现增加的情况，评定的时候需要考虑到这一点。

9. 肺容积 肺容积测试可测定由不同幅度呼吸动作引发的容量改变，辅助评估肺功能，适用于支气管肺疾病、胸廓与胸膜疾病、神经肌肉疾病患者。其主要对肺部通气功能加以检测，如深吸气量、功能残气量、肺活量、肺总量、潮气量、补吸气量、补呼气量、残气量等。

10. 流速－容积 对吸气、呼气时气流与体积关系加以测量，同样能知晓FEV_1和用力呼气肺活量。

（二）咳嗽能力检查

一般将咳嗽能力分为0～5级。0级：无咳嗽作用；1级：有风从呼吸道排出，但没有咳嗽声；2级：有微弱的蒸汽声；3级：有清晰的咳嗽声；4级：听到巨大的咳嗽声；5级：连续大咳嗽。

（三）痰液量分级

临床一般采用无痰、少量、中量、大量这些表述来描述痰量，不过痰量大小并没有确切的定义，一般每天超过25ml就视为中量，多于50ml则属于大量。在进行痰液相关检查时，需要对痰量、颜色、黏稠度及气味展开检查。

（四）胸廓活动度检查

站姿是测量时经常采用的姿势，双手交叠放在枕骨后方，这样能保证深呼吸时尽可能不受胸大肌和背阔肌的干扰。胸骨角可作为上胸廓活动度测量的标志点，剑突是下胸廓活动度测量的标志点，在第4肋间进行测量也可代表胸廓活动度，胸廓活动度是深吸气和深呼气时胸围的差异。测量时可以使用坐姿或躺下，需要根据患者具体情况进行分析判断。

（五）呼吸困难评估

常用的评估工具有Borg评分量表、RPE评分量表、mMRC评分量表等（表10-5、表10-6）。

表10-5 Borg评分量表

分值	呼吸困难程度
0	全无感觉
0.5	极轻微的呼吸困难，几乎难以察觉
1.0	非常轻微的呼吸困难
2.0	轻微呼吸困难
3.0	中等呼吸困难
4.0	有点严重呼吸困难
5.0	严重的呼吸困难
6.0	5～7之间
7.0	非常严重呼吸困难
8.0	7～9之间
9.0	非常严重呼吸困难，几乎难以忍受
10.0	极度的呼吸困难，难以忍受

表10-6 RPE评分量表

6～8	9～10	11～12	13～14	15～16	17～18	19～20
极轻	很轻	比较轻	有点用力	用力	很用力	极用力

三、气体代谢测定

1. 测定方法

（1）血气分析：动脉血液被抽取后，可对其中的气体分压和含量予以测定，再依据测得的数值对全身气体代谢和酸碱平衡状况进行推算，这就是血气分析。缺点：①采血时反映即时情况。②这一检查会给检查者带来有创伤害，不易接受再次检查。③不能用于运动测试和长时间观察。故在康复评估时很容易受到限制。

（2）呼吸气体分析：借助对通气量及呼出的氧和二氧化碳含量的测定，推算吸氧量、二氧化碳排出量等各类气体代谢的参数。这种检测手段不会给人带来创伤与疼痛，能在各种活动时反复进行操作，也能够长时间动态观测，在康复功能评定方面有着更高的价值。呼吸气体分析有化学法和物理法两种方法。

2. 运动方式 包括平板运动、踏车、手摇车运动、台阶试验。其中平板运动是较为常用的一种运动方式。无论是何种运动方式因活动肌数量与机械效率存在差别，所测得的VO_{2max}也会有差异。肌群参与运动的数量越多，所测到的VO_{2max}就越高。通常以平板运动的测定结果为基准。

3. 临床应用 与心电运动试验相似。

4. MET 1MET相当于耗氧量3.5(kg·min)。热卡与MET之间存在换算关系，其换算公式为：热卡（kcal/min）＝MET×3.5×体重（kg）÷200。呼吸气体分析实测或者通过查表的方式能够得出用于推算数值的依据，这个数值是和MET相关的，在康复医学方面，其应用如下。

（1）制订运动处方：运动强度的计算，过去临床常用靶心率的方法。然而，在运动的同时进行测定难度较大，再加上心血管活性药物被广泛运用，心率难以直接体现运动状况，所以运动强度常用MET来表示。在需要对能量摄取与消耗比例加以控制的时候，如糖尿病和肥胖症的康复训练过程中，因为MET与能量消耗有着直接的关联，所以采用MET是最好的选择。热卡代表着能量消耗的绝对值，而MET则是能量消耗水平的相对值，这两者之间存在着确切的线性关联。可以先明确每周的能量消耗总量（即运动总量）及运动训练的次数或者天数，把每周的总量分解为每日的总量，之后确定运动强度，通过查阅表格来挑选合适的运动方式，再把全天的能量消耗水平相对值总量分配到各项活动之中，这样运动处方就形成了。

（2）区分残疾程度：残疾标准为最大MET＜5。＜5MET的65岁以下患者预后不良。日常生活受限的情况由5MET来表示，这相当于急性心肌梗死恢复期的功能储备。10MET所提示的是正常健康水平，其药物治疗的预后和其他手术或者介入治疗的效果是一样的；13MET提示即使运动试验不正常，预后仍然良好；18MET有氧运动员水平；22MET相当于高水平运动员水平。

（3）指导日常生活活动与职业活动：①活动参与原则，心血管疾病患者通常无法完成全部日常生活活动，应根据MET与活动能力表（表10-7）选择合适的活动。②职业活动限制，每日工作时间≤8小时，平均能量消耗≤峰值MET的40%，峰值强度≤峰值MET的70%～80%。

表10-7 MET与活动能力

最高运动能力	工作强度	平均MET	峰值MET
≥7MET	重体力劳动	2.8～3.2	5.6～6.4
≥5MET	中度体力劳动	＜2.0	＜4.0
3～4MET	轻体力劳动	1.2～1.6	2.4～3.2
2～3MET（不含3）	坐位工作，不能跑、跪、爬，站立或走动时间不能超过10%工作时间		

四、体适能测试

体适能评估主要包括日常生活相关的身体功能表现，因此又称为功能性体适能测试。功能性体适能的定义为安全、独立地完成一般日常生活活动所需的活动能力，必须保持肌力、心肺耐力、柔软度及活动力，以维持独立照顾自己、做家务、购物，选择自己要参加的社交、休闲活动与运动等需要。

为了保证评估结果可重复，明确测试目的，治疗师需要在安静的环境中进行测试。并依据患者病情和康复状况来选择评估方法。

（一）肌肉骨骼适能评估

1. 常用的测量方法 见表10-8。

2. 徒手肌力检查（manual mscle test，MMT） MMT是一种无须器械仅靠检查者徒手操作进行肌力检查的方法，检查时不借助任何器材来进行。1916年，洛维特（Lovett）博士首次使用这种方法，随后不断改进。自1946年确定国际统一肌力检查记录方法起，该方法一直被沿用至今，其肌力分6级。

3. 等速肌力测试 其原理是通过专用仪器预设关节运动的角速度，并根据肌力大小实时调整阻力，使阻力始终等于肌力，从而保持运动速度恒定。等速肌力测试中阻力随肌力动态变化，避免过度负荷。在关节活动范围内，力矩输出增加，但运动速度不变。临床上多用于精准评估肌肉力量、耐力及康复训练效果，尤其适用于运动员或术后患者肌力恢复的监测。

表10-8 心肺疾病患者常用的肌肉骨骼适能测试方法

测试项目	测试内容
性别	男/女
关节活动范围	关节角度测量
肌肉力量	MMT
	等速肌力测试
功能状态	功能独立性评定量表——起立—行走计时测试
心绞痛	心绞痛分级
	Borg CR10量表
呼吸困难	MRC评分
	Borg CR10量表
	视觉模拟评分法

（二）起立-行走计时测试

1. 测试目的　评估功能性步行能力。

2. 测试器材　一张高约45cm有扶手的椅子、秒表。

3. 测试步骤　受试者靠坐在椅子上，在离椅子3m远的地面上做一标记，受试者在听到“开始”的指令后立刻从椅子上站起来并向前行走3m，绕过标记物后回到椅子前坐下，注意指导者在整个过程中不能给予受试者任何躯体上的帮助，受试者可以根据自身情况选择是否使用辅助具。记录受试者离开座椅到再次坐下所使用的时间（以秒为单位），以及在此过程中可能会出现的危险因素。在测试前可以让患者练习1～2次以热身。

4. 测试计分　对测试过程中的步态及可能会摔倒的危险性按以下标准打分。1分：正常；2分：非常轻微异常；3分：轻度异常；4分：中度异常；5分：重度异常。

（三）30秒坐站测试

1. 测试目的　评估下肢肌力。

2. 测试器材　秒表、高约43cm的椅子靠墙放置以免滑动。

3. 测试步骤　受试者端坐在椅子中央，双侧上肢于手腕处交叉放置于胸前。在听到“开始”的指令后，受试者立即站起来并坐下。在保证自身安全的前提下，受试者30秒内应尽可能作出较多次数的起立—坐下动作（图10-1）。

4. 测试计分　在30秒内完成的起立—坐下次数即为分数（测试者完成25次即为25分），如果30秒时间到时，参与者正好起身动作完成一半以上，则这一次也算。实施一次30秒坐站测试即可。

5. 注意事项　①为了确保椅子的稳定性，需将椅子紧靠墙壁放置，如环境不允许可以请人扶住椅子。若地面过于光滑，可铺一地毯防止椅子滑动。②注意受试者坐下时椅子是否确实在身体正下方，对于视觉及认知障碍的患者更应注意。③注意受试者是否有平衡不良，对于感觉神经损伤者来说，速度越快对其稳定性要求越高，跌倒的风险也越高，指导者需要特别小心。④对于慢性疼痛患者做此测试需谨慎，身高较高、髋关节或膝关节置换术后的患者可能也不适合，因椅子高度为43cm，对于身高过高的参与者来说会导致其屈髋或屈膝超过90°，从而造成关节应力过大。

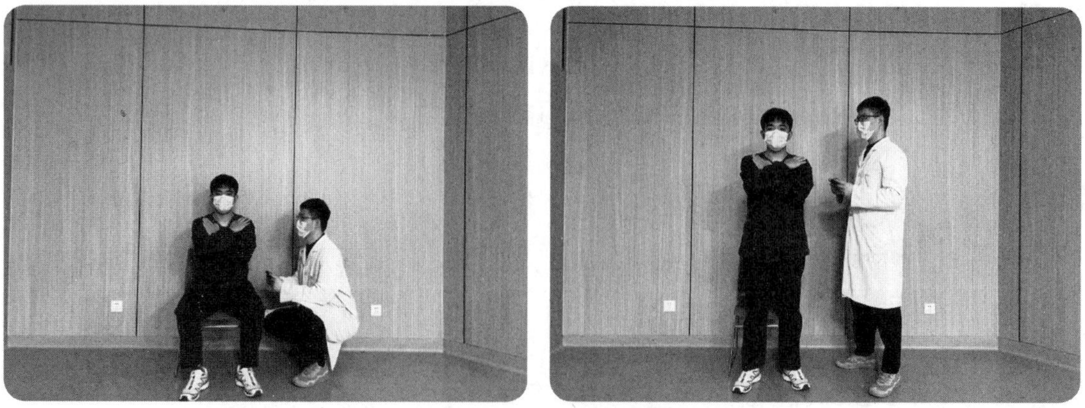

a　　　　　　　　　　　　b

图10-1　30秒坐站测试

a.坐站起始位；b.坐站终末位

（四）30秒屈肘测试

视频：30秒屈肘测试

1. 测试目的　评估上肢肌力。

2. 测试器材　秒表、座位高度约43cm的无扶手直背椅或折叠椅、4.3kg（男用）或3.6kg（女用）哑铃。

3. 测试步骤　嘱受试者抬头挺胸、双足平踩地板，坐于略偏向惯用手侧的椅子上，惯用手以手握的方式拿着哑铃下垂于体侧，前臂中立位与地板垂直，屈肘时逐渐将前臂旋后以达到最大范围，伸肘时前臂逐渐回到初始位置。注意肘关节屈、伸过程中腕关节保持固定不动，在实际实施前，指导者应规范地以较慢的速度示范一遍，然后再以较快的速度示范一遍，受试者根据示范完成1～2次动作，以确保动作的正确性。在指导者喊出“开始”的口令后，受试者即作出完整的肘部屈曲动作（从完全伸直到完全屈曲），在30秒内尽力作出最多次数的手肘屈曲动作，在这个测试过程中上臂必须保持固定不晃动，让受试者手肘紧紧夹在体侧可以保持上臂稳定（图10-2）。

4. 测试计分　在30秒内完成的肘部屈曲动作次数即为分数（测试者完成25次即为25分），如果30秒时间到而受试者屈肘超过一半，则这一次也算。实施一次30秒屈肘测试即可。

5. 注意事项　①在测试过程中受试者应保持腕关节中立位，只做肘部的屈伸。②事先询问受试者是否有肘、手腕或手掌疼痛的问题，如有必要则应修改测试方式，以减少疼痛的情况，或者不实施此项测试。

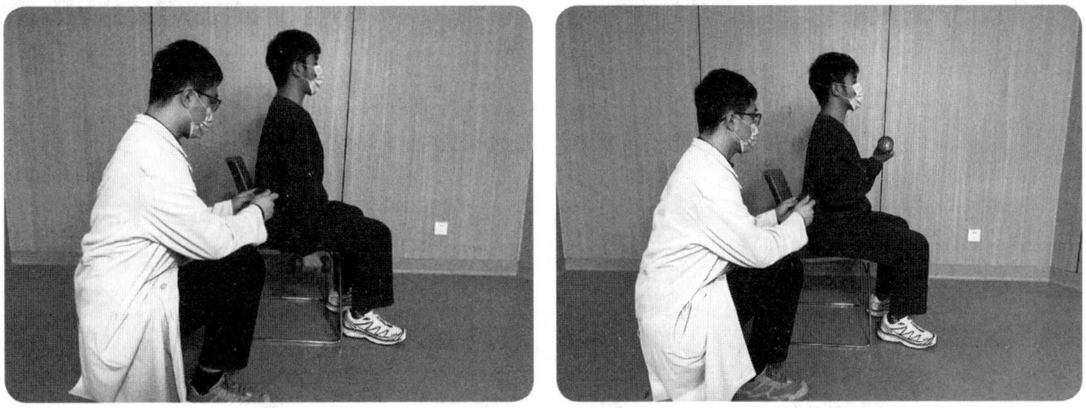

a　　　　b

图10-2　30秒屈肘测试

a. 屈肘起始位；b. 屈肘终末位

（五）2分钟踏步测试

视频：2分钟踏步测试

1. 测试目的　是有氧耐力测试的替代项目。

2. 测试器材　秒表、软尺、胶带、计次器。

3. 准备工作　为了得到准确的测试结果，应让受试者在测试前一天先原地踏步2分钟，测试当天先为每一位受试者测量踏步时抬膝的高度，也就是膝关节与髂前上棘连线的中点，可以用软尺测量后在大腿上用胶带标识（图10-3a）。

4. 监控踏步抬膝高度　要确保受试者踏步时抬膝的高度达到标识高度有几种可能的做法：将大腿上的胶带标识高度转贴到一面墙壁、门框或椅背上高度相同的位置，让受试者靠近胶带标识处进行踏步测试（图10-3b）。假如受试者体型较高大，也可将数本书叠放在一矮桌上，达到目标高度即可。

5. 测试步骤 受试者在听到“开始”的指令后，即可原地踏步2分钟（不可跑步），在能达到高度标准的情况下努力踏出最多步数。计数时可只计右膝达到高度的次数即可，假如提醒受试者后仍无法抬到标识高度，则可让其稍微减慢踏步速度或停止测试，直到能够抬到标识高度，但整个过程中不停表（图10-4）。

6. 测试计分 分数为2分钟内所踏的步数（右膝抬高达到标识高度的次数）。测试一次即可。

7. 注意事项 ①应给予平衡功能较差的受试者一定的安全防护措施，如有需要可随时提供支持，指导者应特别注意安全性。②测试结束后让受试者继续慢走1分钟，逐渐恢复。③嘱受试者踏步时应轻柔，避免过度用力造成损伤。

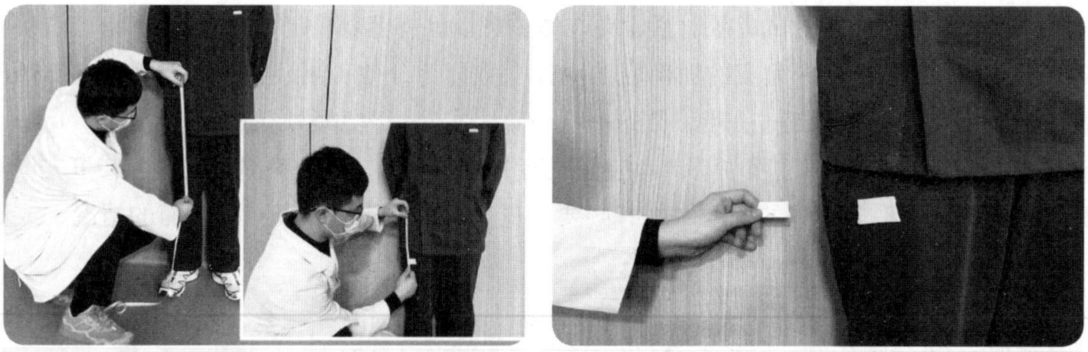

a　　　　b

图10-3 2分钟踏步测试准备工作

a. 确定踏步时抬膝高度；b. 将大腿上的标识高度转贴到一面墙壁

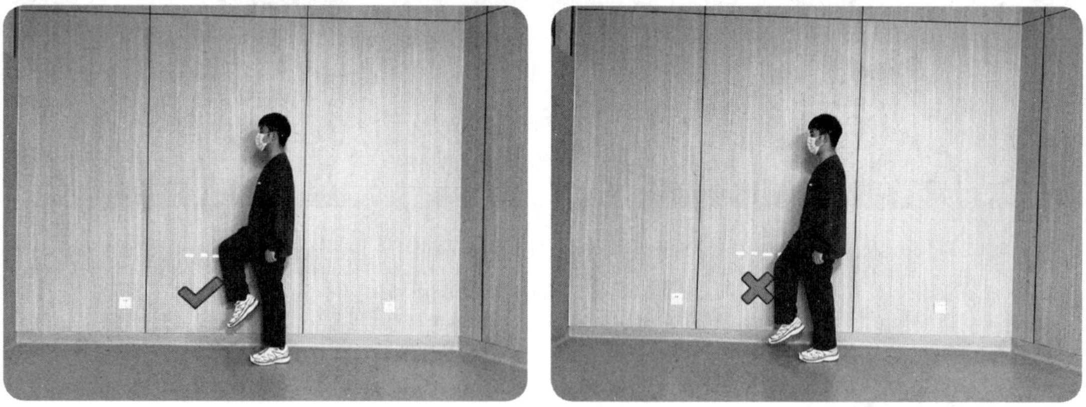

a　　　　b

图10-4 2分钟踏步测试

a. 达到标识高度；b. 未达到标识高度

（六）座椅体前屈测试

1. 测试目的 评估下肢（主要是腿后部肌群）柔软度。

2. 测试器材 高度约为43cm的折叠椅、长度为46cm的硬尺，椅子前脚略斜较不易倾倒，椅子靠墙壁放置以免滑动。

3. 测试步骤　受试者坐在椅子前缘，一侧下肢屈曲，足掌略分开并踩地板，另一侧下肢向正前方尽量伸出，踝背屈处于中立位。受试者双上肢前屈，用重叠的双手中指尽量伸向足尖，如果这时出现伸出腿膝关节屈曲的情况，则可请受试者身体稍微向后坐直一点，直到膝关节伸直为止；双手中指伸到最远的位置必须停留2秒（图10-5）。嘱受试者双侧下肢进行对比，选择表现较佳的一侧下肢进行测试，测试前可进行2次练习以热身。

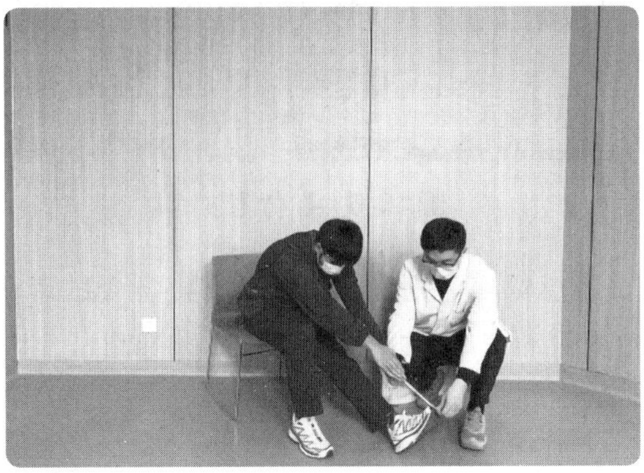

图10-5　座椅体前屈测试

4. 测试计分　热身后以实际表现较佳的一侧下肢进行正式的测试，测量中指指尖到鞋尖之间的距离，测试2次并记录最佳的分数。以鞋尖位置定位“0”，如果上肢前伸未达足尖，则测量的距离以负值（－）记录；如果中指指尖刚好碰到足尖，则记录分数为“0”；如果手臂前伸超过足尖，则测量的距离以正值（＋）记录。

5. 注意事项　①为了保证受试者安全，需将椅子靠墙壁放置，以免滑动。②提醒受试者身体向前弯曲时吐气，切不可有弹震动作。③受试者身体前屈达到略有不适的程度即可，不应感觉疼痛。④测试过程中应保持正常呼吸，不可憋气。⑤严重骨质疏松症患者、刚完成膝关节置换或髋关节置换术者、身体前屈时会感觉疼痛者不应进行此测试。⑥指导者在受试者直腿侧边，一只手轻触直腿侧膝盖，如感觉到膝盖有弯曲情况，则可让受试者暂停测试或身体稍微向后坐直一点。

（七）抓背测试

1. 测试目的　评估上肢（肩）柔软度。

2. 测试器材　长度为46cm的硬尺。

3. 测试步骤　受试者取站立位，惯用侧上肢前屈，肘关节屈曲使掌心向后触摸后背，另一侧上肢后伸，肘关节屈曲使掌背触及后背，同时双侧上肢发力使双手距离靠近。受试者可进行两次交替对比，以较为接近的一侧进行测试，测试前可以进行2次练习以热身。指导者应指引受试者将两手指尖所指的方向尽量调整为上下相对，但千万不可用手推拉协助调整。受试者若两手中指重叠，也千万不可作出手指互扣或互拉的动作（图10-6）。

4. 测试计分　以较佳的一侧2次热身练习后，就热身的一侧进行2次正式测试，测量两手中指指尖之间的距离，测试2次并记录最佳的分数。如果中指之间无法相碰，则测量的距离以负分（－）记录；如果中指指尖刚好相碰，则记录的分数为“0”；如果指尖重叠，则测量的距离以正分（＋）记录。无论双手在背后摆放的方位如何，测试时都是测量双手中指指尖的距离。

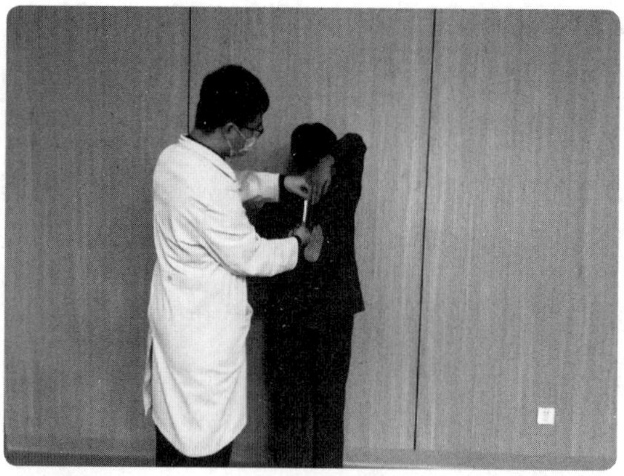

图10-6　抓背测试

5. 注意事项　①假如受试者感觉疼痛则终止测试。②提醒受试者在测试过程中不要憋气。③提醒受试者不可做弹震或快速冲击的动作。④指导者应尽快进行测量，以免受试者停在不适的姿势时间太久。⑤让受试者在2次测量之间轻松活动一下肩膀。

视频：6分钟步行测试

（八）6分钟步行测试（6 minute walking test，6MWT）

1. 测试目的　评价心力衰竭患者预后、心力衰竭及COPD患者药物治疗效果；评估心脏外科手术风险、运动训练及器械装置对于心力衰竭患者的疗效；用于康复运动训练。

2. 测试器材　计时器、圈数计数器、椅子、两个小锥体用以标记折返点、放在剪贴板上的工作表、氧气、血压计、除颤仪、急救药品。

3. 测试步骤

（1）测试条件：30m长而直的平坦坚硬的地面（根据天气情况选择室内或者室外）、每隔3m做一标记、折返处放置锥体标志、颜色鲜艳的条带标记在出发线或每个60m的终点。

（2）受试者准备：①穿着舒适，尤其是适于行走的鞋子。②携带日常使用的辅助工具（如手杖）。③受试者应继续其日常的治疗方案。④测试前饮食应清淡，少许进食。⑤测试前2小时内受试者应避免过度运动。

（3）测试前准备：①受试者在试验前10分钟应在开始位置附近休息，测试者在排除禁忌证的情况下对受试者心率、血压、血氧饱和度等进行测量并记录。②按照受试者的身体状况选择是否安装心电监护。③测试者在受试者站立的体位下用Borg量表评估其呼吸困难和疲劳程度。

（4）开始测试

1）将准备好的圈数计数器归零、计时器调到6分钟、工作表、剪贴板、Borg量表放到出发点。

2）按如下所示指导受试者："这个试验的目标是在6分钟之内来回走尽可能远的距离，在此过程中您只需要尽力去做，如果感到筋疲力尽您可以放慢速度或者停下来休息，但请您争取尽快继续测试。""在来回步行的过程中，您会绕过锥体但请您不要犹豫停留。现在我给您示范一下，请注意我绕过时没有停顿。""您自己要一圈一圈地走，但不许跑或跳。""现在可以开始还是等您准备好了咱们再开始？"

3）测试过程中测试者应站在出发线附近，受试者从出发线上开始走时就开始计时，但测试者不可跟随受试者步行。

4）步行过程中测试者用平缓的语调及标准的用词来鼓励受试者。每当受试者回到出发线时不要忘记按圈数计数器，计数时身体动作要夸张一点，如同比赛时使用秒表一样，这样做的目的是使受试者注意到它。

5）每分钟用平和的语调向受试者报时一次，第1分钟："您做得很棒，还有5分钟。"第2分钟："您的节奏非常好，还有4分钟。"第3分钟："很好，时间过一半了。"第4分钟："加油，只剩2分钟了。"第5分钟："继续像这样走，再走1分钟就结束了。"不要使用其他鼓励性的语言（或肢体语言）。

6）如果受试者测试过程中需要休息，告诉他："您可以靠在墙上或者坐在椅子上休息，假如还可以继续就请您尽最大努力走。"不要停止计时器。如果患者在6分钟之前停下并拒绝再继续时（或您判断他们不应该再继续），在工作表上记下步行距离、停止时间和过早停止的原因。

7）当还剩15秒时要对受试者说："测试马上结束，我说停下时请您停在原地等我。"

8）时间到了要说："停！"然后走到受试者身边，在他们停止的地方做一标识，如果受试者看上去很累要考虑给他们拿椅子休息。

（5）测试结束后：①向受试者提供鼓励并提供饮用水，并询问受试者："您觉得什么原因使您不能走得更远了？都有哪些不舒服？"测定血氧饱和度、脉搏、血压、Borg量表呼吸困难和疲劳程度评分并记录。②记录受试者最后一个来回中走的距离，计算受试者走过的总路程，数值四舍五入，以"米（m）"为单位计算，并将计算结果记录。③休息3分钟后测量血压、心率及疲劳程度有无恢复。

（6）停止测试指征：要立即停止测试的指征如下。①胸痛。②不能耐受的呼吸困难。③下肢痉挛。④走路摇晃。⑤出虚汗。⑥面色苍白或灰白。⑦患者要求终止测试。

（7）测试影响因素：6MWT的影响因素很多，见表10-9。由测试过程本身导致的差异应该尽量控制。

表10-9 6MWT的影响因素

减弱测试结果的因素	增强测试结果的因素
体型矮小	体型高大（腿长）
高龄	男性
体重大	强刺激
女性	曾进行过该试验
认知障碍	试验前服药
走廊短（频繁转身）	运动性低氧血症患者吸氧
呼吸疾病	
心血管疾病	
肌肉骨骼疾病	

（8）安全问题及注意事项：①测试时应在适当的位置放置救护车，应有电话或其他求救方式。②应准备氧气，含服用硝酸甘油、阿司匹林和沙丁胺醇（定量吸入器或雾化器）。③测试者应该具有生命支持的心肺复苏资质。④正在接受持续氧疗的受试者，测试时需要接受平时水平的氧疗，或者服从医生或治疗方案的指导。⑤测试时，测试者注意力要集中，不要与其他人交谈，不能数错受试

者的折返次数。⑥为减少不同测试日期之间的差异，测试时应在各天中的同一时间点进行；若需在同一天进行复试，则测试至少要间隔2小时，且同日不能进行3次及以上测试。

（9）结果判定：不同NYHA分级的受试者，其6MWT变化明显，且NYHA分级越高，6MWT的步行距离越短。因此，6MWT可用于评估心力衰竭的严重程度，预测住院率及死亡危险性。建议健康者步行距离为400～700m。个体患者治疗后提高75m以上才有显著意义，见表10-10。

表10-10　6MWT与NYHA的心功能分级

6MWT分级	步行距离	NYHA分级
Ⅰ	＜300m	Ⅳ
Ⅱ	300～374m	Ⅲ
Ⅲ	375～450m	Ⅱ
Ⅳ	＞450m	Ⅰ

第三节　心肺疾病康复治疗

一、耐力训练

（一）概述

心肺耐力通常指一个人在持续身体活动时将氧气由血液循环运送到身体器官的能力，其水平高低一般与人体摄取、运输氧气的能力和肌肉利用氧气的能力有关。如果心肺耐力较好，通常可以进行持续较久的运动而不容易感到疲惫，拥有良好的心肺耐力能够降低心血管疾病发生的概率，对身体健康很重要。

耐力包括心血管耐力和肌肉耐力，耐力训练是通过运动增加耐力的训练。全身耐力指全身活动的持续能力，其决定因素是机体有氧代谢能力、心肺功能和骨骼肌代谢能力。有氧运动主要是通过中等强度、大肌群参与、节律性、长时间、周期性的运动，提高机体有氧代谢能力和全身耐力的运动方式，因此，有氧运动训练实际上是心肺耐力及全身耐力训练。

（二）耐力训练原则

有效的耐力训练需遵循三大原则：超负荷原则、特异性原则和可逆性原则。

1. 超负荷原则　无论是对普通人群还是心肺疾病患者，全身耐力训练都要诱发心血管的反应才能有效，这意味着运动对机体产生的负荷要超过机体在日常生活活动中适应的水平，这样才能使得机体的各器官系统逐渐产生适应性改变。因此制订运动训练方案时要制订适合的强度、持续时间和频率，达到或超过某一负荷水平以刺激机体产生适应性改变。这一负荷水平称为阈值负荷。随着训练次数和时间增加，机体产生适应性变化后，阈值水平提高，此时应继续增加负荷水平，才能继续刺激机体进一步发生适应性变化。这个过程是逐渐增加负荷水平的过程，意味着在耐力训练过程中，需循序渐进地提升机体的功能水平。

2. 特异性原则 特异性原则指的是训练效应的产生具有特异性，包括参与运动的肌群、募集的肌纤维类型、运动中主要的供能系统（有氧或无氧）、肌肉收缩的速度、肌肉收缩的类型（向心、离心或等长）等，这些因素的变化均会影响运动效应。例如，以下肢运动为主的慢速跑步训练，可增加心肺功能、下肢肌群的耐力、下肢肌群的慢肌纤维功能，但不能增加上肢肌群的力量，也不能增加下肢同一肌肉内快肌纤维的功能，对下肢爆发力和速度的作用很小。特异性原则在肌肉的适应性改变中表现很明显。如果肌肉进行的是以有氧代谢为主的训练模式，训练后肌肉中的毛细血管密度和线粒体数目增加，肌肉的有氧能力增加；如进行的是以无氧代谢为主的训练模式如力量训练，则训练后肌肉收缩蛋白增加，肌肉体积增大，相比而言毛细血管和线粒体密度降低，肌肉的力量增加但耐力未必增加。

3. 可逆性原则 进行耐力训练获得的运动耐量和功能的提升是可逆的，即停止训练后，运动的效果会逐渐消失。因此在制订个体化的运动训练方案时须考虑这一原则，患者能够在主观上了解长期运动训练的必要性，客观上也减少患者进行训练的阻碍，使得耐力训练能被患者长期甚至终身执行。

（三）耐力训练实施

1. 心肺疾病患者进行耐力训练的禁忌证 见表10-11。

表10-11 心肺疾病患者进行耐力训练的禁忌证

不稳定型心绞痛	水、电解质紊乱
未控制的高血压（收缩压≥160mmHg，或舒张压≥100mmHg）	深静脉血栓形成
未控制的心律失常	心房血栓
近期发生的未经评估和有效治疗的充血性心力衰竭	严重肝肾功能损害
瓣膜严重狭窄或关闭不全	未控制的高血糖和低血糖
肥厚型心肌病	合并严重的糖尿病并发症状态
严重的肺动脉高压	体位性低血压
马方综合征	严重骨关节及肌肉病变
发热及全身炎症状态	严重骨质疏松

2. 心肺疾病患者耐力训练前的评估 一般来说，必须包括详细的病史、细致和全面的体格检查、必要的实验室检查和辅助检查结果。心脏病患者需进行运动心电图试验或运动心肺功能检查，肺部疾病患者需进行肺功能检查及运动心肺功能检查或6MWT，以及各种相关的量表检查。

运动心电图试验或运动心肺功能检查的实施是很重要且必要的。首先，安全和有效的运动强度的设定必须参照运动试验检查的结果；其次，在给患者进行危险因素分层以决定运动训练监护的水平时也需要参照运动试验检查结果；再次，在评估运动训练的作用时也要施行运动试验。因此，对所有进入心肺康复训练的心肺疾病患者，有条件的情况下均建议行运动试验。在心肌梗死后3～6周完成的运动试验则有助于对运动诱发心血管不良事件的危险因素进行分层，同时帮助决定是否能重回工作岗位。按照实践经验，经过8～12周的运动训练，稳定的心脏病患者需再行一次运动试验。

在以下情况下也需要复查：①心肌梗死1年后。②症状出现改变。③所用药物可能影响运动。此时的运动试验可有助于调整运动处方，评估患者的运动耐量变化并给患者以治疗的反馈。

二、呼吸训练

近年来，随着康复医学的发展，呼吸训练在心肺疾病中的应用越来越广泛。呼吸训练的方法主要包括呼吸肌训练、呼吸方式训练，其中膈式呼吸、缩唇式呼吸属于呼吸方式训练范畴，在临床中应用较为广泛。

（一）呼吸肌训练

呼吸肌训练可增加通气功能，这个观念由来已久。1976年系统性的研究将骨骼肌训练原则和方法运用在呼吸肌上。近年来在呼吸肌肌力和耐力客观评估的基础上，产生了呼吸肌训练的理念。患有慢性呼吸系统疾病的患者，如COPD患者，都会经历呼吸肌功能障碍，包括过度充气、呼吸做功增加、低氧血症和高碳酸血症，其他还有呼吸肌力量和耐力减弱，包括糖皮质激素诱导的疾病、慢性炎症和慢性气体交换异常。这都会导致呼吸肌功能不全而发展为呼吸困难，并限制运动力量和耐力，而通过减轻呼吸困难来优化功能是目前呼吸肌训练治疗的一个重要目的。

1. 呼吸肌构成和作用 呼吸肌包括膈肌、肋间外肌、肋间内肌、腹壁肌和颈部肌肉（如斜角肌、胸锁乳突肌等），主要吸气肌为膈肌和肋间外肌，主要呼气肌为肋间内肌和腹肌，其他为辅助呼吸肌肉，如斜角肌、胸锁乳突肌等。

平静呼吸之际，吸气运动是由主要吸气肌，即膈肌和肋间外肌的收缩实现的，而呼气运动并不是由呼气肌收缩引起的，是由膈肌和肋间外肌舒张所致。用力吸气时，膈肌和肋间外肌加强收缩，辅助吸气肌也参与收缩；用力呼气时，除了吸气肌处于舒张状态，还有呼气肌参与收缩，此时的呼气运动也是一个主动过程。

（1）吸气肌：吸气是一种包括膈肌和肋间外肌都主动收缩的运动，对身体状况良好的人而言，用力呼吸时会有辅助呼吸肌的参与，在疾病困扰时，这些辅助呼吸肌甚至在平静吸气中都变得尤为重要。辅助呼吸肌一般有胸锁乳突肌、斜角肌、前锯肌、胸大肌及胸小肌、斜方肌和竖脊肌，患者对这些辅助呼吸肌的使用程度取决于心肺疾病的严重程度。

膈肌位于胸腔和腹腔之间，是胸腔构成的基础部分，静止时向上隆起，于呼吸平静时，隆起部位向下方移动，进而扩展了胸腔的垂直范围，肋间外肌起自上一肋骨的下缘，倾斜向低处前行，止于下一肋骨的上缘，脊椎的排列固定不动，而胸骨则可上下移动，所以当肋间外肌收缩时，胸骨及肋骨一起上举，肋骨下沿向两侧偏斜，进而扩展胸腔的纵向与横向尺寸，胸腔的上下径、前后径和左右径都增大，胸廓面积扩大，肺容积持续上升，肺内气压低于环境大气压值，肺接收外界空气流，此为吸气产生过程。

用力进行深吸气时，膈肌和肋间外肌加强收缩，同时一系列的辅助呼吸肌也参与收缩，竖脊肌收缩以拉伸脊柱为主，这种拉伸使吸气时肋骨有更大上提空间，许多固定在脊柱、头、颈和肩胛骨的背部肌肉（如竖脊肌、斜方肌和菱形肌）开始收缩。这使辅助呼吸肌通过反向运动来辅助吸气，胸骨在胸锁乳突肌的带动下上升，斜角肌上提第1、第2肋，前锯肌、胸大肌和胸小肌辅助两侧肋骨的上提，所有这些辅助呼吸肌都有上提肋骨的趋势。

（2）呼气肌：被动呼气是在平静状态下，膈肌和肋间外肌放松，胸腔容积自然缩小，肺泡因弹性回缩力向内挤压，肺内压高于大气压，气体被动排出；主动呼气是在剧烈运动或呼吸困难时，肋间内肌和腹肌收缩，进一步压缩胸腔和腹腔，推动更多气体排出。

用力呼气时，除吸气肌舒张外，尚有呼吸肌群在紧绷，肋间内肌被认为是主要的呼气肌，其走行方向与肋间外肌相反，收缩时使肋骨和胸骨下移，肋骨向内偏弯，使胸腔的前后径和左右径进一步缩小，呼吸强度增加，排出气体量提升，腹肌收缩可压迫腹腔器官，引发膈肌上升动作，同时也牵拉下部肋骨向下向内移位，降低胸腔的体积，加强了气体排出。如果腹肌收缩力足够强，呼气状态下，人体弯曲成特定曲线，该弯曲对肺部施加了额外的压力，使气体大量散布。

用力呼气可以缓慢而持续（如COPD患者）或迅速而急促（如咳嗽），COPD患者有呼气困难的症状，肺内空气因而积聚不散，贯穿呼气全程的腹肌收缩可以使这些气体从肺中排出，在咳嗽过程中腹肌也占有重要地位，众多空气成分群集进入体内，之后腹肌收缩以升高肺内压，肺内压和大气压之间的巨大压差使空气被大量、强力地排出（咳嗽冲击），腹肌力量弱的个体（如神经肌肉疾病、截瘫、全瘫或腹部大范围手术等）通常形成无效咳嗽。

2. 呼吸肌评估

（1）呼吸肌力量评估：通过测试最大吸气压（PI_{max}）及最大呼气压（PE_{max}）来判断呼吸肌力量，这些压力测量是通过使用一个带有与患者口径相适的圆形咬嘴的小圆筒来进行的，咬嘴中设计的小漏洞（直径2mm、长度15mm）是为了防止面部肌肉收缩形成高压力。压力测量时规范肺容积至关重要，为了避免胸壁和肺的回缩力引起的吸气肌压力，需要记录功能残气量的测量值，肺容积的规范化并非易事。于临床诊疗活动中，采用残气量评估PI_{max}，TLC评估测量PE_{max}，每项评估中均至少进行5次测量。

（2）呼吸肌耐力测试：最常见的是让患者尽可能长时间地采用亚剂量吸气负荷（60%～75%PI_{max}）呼吸，通过该测试评估可以检测训练后的吸气肌耐力变化，呼吸时每2分钟增加一次负荷（约5cmH_2O），使阈值承载量逐步上升，可以持续2分钟的最高负荷称为可持续压力，用最大负荷的百分比来表示。健康人通常在70%PI_{max}情况下能维持2分钟，有研究显示可持续的压力个体差异较大，该差异一般会随着年龄增长而减少。

3. 呼吸肌训练内容 呼吸肌训练方案与骨骼肌训练类似，但运动训练的强度、时间、次数、频率、运动之间的休息间隔、多久的训练才是最佳的训练方案，依然是现存的最大问题，美国运动医学学会的标准化指南建议训练频率是每天1～2次，日累计时长介于20～30分钟，每周训练频次为3～5次，持续6周。然而，吸气肌功能的改善和适当的细胞改变已经被证明发生在持续5周的训练，训练必须保持细胞改变的效果并维持，最佳的训练频率是每周3次，不间断地持续4周以上，坚持每周1～2次的训练，必须留意患者的呼吸功能状态，力求达到最出色的训练成效。

力量训练的原则是高强度但低次数的运动，耐力训练的原则为低强度但重复次数多，但快速的重复运动则会增加肌力收缩速度。呼吸肌训练旨在提高吸气肌或呼气肌收缩力、耐力或速度，不过通常训练方案多包括呼吸肌力量训练（inspiratory muscle training，IMT）和呼吸肌耐力训练（respirator muscle endurance training，RMET）的训练（表10-12）。

表10-12 IMT和RMET训练

	IMT	RMET（自主CO_2过度通气）
类型	力量	耐力
持续时间	每次15分钟，每天1～2次	每次30分钟，每天1次，6～12周
频率	每周5～7天	每周5天
强度	根据个人情况，增加的负荷为30%～50%PI_{max}	VE＝50%～60% MVV；呼吸频率为50～60次/分

注：VE（ventilation）：通气量；MVV（maximal voluntary ventilation）：最大自主通气量。

（1）吸气肌训练：由于吸气肌主要涉及低强度重复收缩，所以训练策略着重强调加强吸气肌耐力，目前实行两种类型的训练（即阈值负荷训练和自主过度通气法），嘱患者呼吸时进行15～20分钟高比例（＞60%）的MVV，以往此类训练器材构造繁杂，现已成功研发出一款简易、局部的循环呼吸设备。

呼吸时受阻力干扰之刻，患者通过一个可调节直径的咬嘴适配器吸气，此类阻力与流速紧密相关，可通过靶向阻力的反馈获得足够的训练强度。最近开发出一种非流速依赖型的阻力，又称极限负荷控制阀，压力达到临界值时自动开启开关。各研究案例的训练强度各具特点，最大强度的持续吸气训练可高达50%～80%PI_{max}，低强度可为30%PI_{max}。所有的这些研究在训练中都谨慎设置控制靶向压力或阈值负荷。阈值压力负荷具有吸气流量独立性的优势，流量启动前，需预先构建负压环境，它属于惯性范畴。阈值负荷增加了吸气肌收缩速度，可以缩短吸气时间，增加呼气和放松的时间，增加放松时间可以防止处于风险中的患者的肌肉进一步疲劳。而缩短吸气的时间，拉长呼气的时间，可减轻过度充气不良后果，这对于COPD患者是一个重要的优势。

（2）呼气肌训练：爆发性的呼气练习和腹肌的低强度收缩与咳嗽、瓦尔萨尔瓦（Valsalva）压力均衡法有关动作相似。呼气肌训练参数可以选择高强度力量训练，也可以选择中等强度耐力训练，在15%～45%PE_{max}强度下进行30分钟的呼吸肌耐力训练；在60%PE_{max}强度下进行15个Valsalva动作的呼吸肌力量训练，两个训练计划都可以通过口腔加载呼气阻力来实现，似是设定负荷阈值的训练阶段。

4．呼吸肌训练效果

（1）增加呼吸肌力量、耐力。

（2）改善肺功能指标。

（3）加强运动水平，减轻呼吸困扰，从而提高生活质量。

改善呼吸肌力量和耐力后患者能够耐受更大的吸气负荷量，进而提升运动持久力，各类训练项目各有其特性，如训练方式、训练持续时间和训练强度不同，而这些特点恰恰可以影响训练效果，例如，很多试验采取的训练强度均低于能取得生理效应的强度，将来呼吸肌训练必须保证呼吸频率和训练模式的标准化，达到足够的训练强度以取得训练效果。

▶知识拓展

三球呼吸训练器和激励式肺量计的使用

一、三球呼吸训练器

1. 目的 改善吸气呼气能力/维持气道。

2. 要求 维持稳定流速与容积。

3. 缓慢吸气/呼气，使小球悬停在目标刻度。

4. 使用方法 ①根据患者情况调节难易度（阻力等级）。②一手持训练器，流速腔面正对视线，一手持吸管，含住训练器口件，进行吸气/呼气训练。③观察流速腔内小球，吸气或呼气引起小球上浮，尽量让小球升至该刻度最高点持续吸气/呼气，维持小球在目标刻度悬浮，维持悬浮3～5秒。

二、激励式肺量计

1. 目的 维持/增加肺容积。

2. 要求 低流速高容积。

3. 缓慢吸气，时间尽量长。

4. 使用方法 ①根据患者情况设置目标并标注。②一手持训练器，刻度面正对视线，一手持吸管，含住口件并保证密闭不漏气（可用鼻夹）。③根据黄色流速浮标调整吸气流速，浮标维持在优势流速格内，说明流速合适。④关注容积浮标，尽量做深长吸气，使其上缘向目标容积靠近（心脏疾病、气胸风险者不做闭气）。

（二）重建呼吸模式训练

原发性肺疾病患者（如COPD、哮喘、支气管炎、囊性纤维化患者等）与继发性肺功能障碍患者（如脊髓损伤、帕金森病、重症肌无力或吉兰-巴雷综合征患者等）的呼吸模式在表现上有很大不同，原发性肺疾病患者倾向于过度使用辅助呼吸肌，并由于呼吸急促或咳嗽而大大增加了呼吸做功。他们经常主诉“出气困难”，这也得到了验证：这部分患者中，肺功能测试记录显示，呼气流速降低，导致其动态过度充气，即患者喘气和增加呼吸频率以使更多的空气进入肺部，但没有呼出空气的时间，大量的空气在肺部积聚，会使患者气短的感觉更强烈并感到恐慌。对于原发性肺疾病患者而言，目标是放松颈部和胸部的辅助呼吸肌，更多地使用膈式呼吸（腹部和侧肋部呼吸），并结合放松的缩唇式呼吸和延长呼气以减少呼吸做功，这种治疗方案关注能量节省、放松，以及将活动与呼吸控制结合起来。

1. 膈式呼吸 膈式呼吸是通过增加膈肌活动范围以提高肺的伸缩性来增加通气量的通气模式。有研究显示，膈肌每增加1cm，可增加通气量250～300ml，同时使浅快呼吸逐渐变为深慢呼吸，活动时耗氧不多，减少了辅助呼吸肌不必要的使用，因而呼吸效率提高。膈式呼吸可以减少呼吸频率和每分通气量及辅助呼吸肌的使用，增加潮气量和肺泡通气量，提高SpO_2。膈式呼吸还可以防止气道痉挛，安静吸气时，膈肌和肋间肌是正常的吸气肌，在评估患者的呼吸模式时，应该注意他们安静呼吸时是否使用辅助呼吸肌。原发性肺疾病患者需要在指导下放松辅助呼吸肌以减少呼吸做功。

视频：膈式呼吸

膈式呼吸既有积极的影响又有潜在的不利影响。对于每个患者而言，都需要接受评估以确定膈式呼吸是否对其有益。严重过度充气和继发膈肌低平的患者，膈式呼吸很可能不会带来益处，因为肌肉长度和张力关系异常，不能形成一个适当的膈肌运动。有轻度或中度COPD并且过度使用辅助呼吸肌的患者，膈式呼吸可能对其很有帮助，膈式呼吸耗氧少，能降低呼吸频率，还可使潮气量增加。

原发性肺疾病患者普遍受益于放松辅助呼吸肌和促进放松的膈式呼吸——通气策略，继发性肺功能障碍患者通常受益于膈肌和辅助呼吸肌的平衡使用，以增加肺活量和活动的呼吸支持。

（1）训练方法：①将患者置于合适体位，一般是侧卧位、仰卧位或半坐卧位，膝关节弯曲使骨盆相对后倾并放松腹部肌肉。②治疗师的手放在患者的腹部，并告诉患者需要感觉他（她）的呼吸，跟随患者的呼吸模式几个周期，直到与患者的呼吸节奏同步，过程中不要干扰患者的呼吸模式，最初时要跟随患者的节奏和模式。③在患者正常呼气末，给予一个缓慢的拉伸，然后治疗师的手摆成勺状放在患者的胸剑突处，然后告诉患者："现在呼吸来触碰我的手。"如此缓慢的勺状牵伸就完成了。④勺状牵伸完成后，指导患者以同样的方法吸气，"用呼吸来触碰我的手"，在每个呼气末，都要给患者一个勺状牵伸。几个呼吸循环后，口头命令可以被治疗师所能听到的呼吸所替代。⑤取得了一定的成功后，让患者自己注意自身的呼吸模式，如询问患者："吸气的时候你是否能感觉到腹部上升和肋骨向两侧扩张？"患者的手可以放在自己腹部，治疗师的手覆盖于患者手上，加强呼吸模式后，治疗师的手撤出，让患者独立地感觉呼吸模式，呼吸频率固定在7～8次/分最佳（图10-7）。

（2）操作要点：过程中可能存在过度通气和呼出过多二氧化碳而导致患者感到头晕目眩，因此不要让患者进行太多次深呼吸，患者更多地用膈肌呼吸也是重要的考虑因素，同时还要注意骨盆和躯干的位置，当患者掌握了处于侧卧位的呼吸模式，要尝试进行仰卧位，然后进阶到坐位、站立位、步行，最后上下楼梯。

每变换一个体位，都增加了膈式呼吸的难度。在侧卧位或仰卧位，患者是被完全支撑的，侧卧位尤其适合膈式呼吸教学的初始阶段，因为此时膈肌处于消除重力的位置。而仰卧位时，患者必须对抗重力呼吸，患者必须提供躯干支持和对抗重力保持稳定，并放松肩部，整个身体必须得到支持，当走路或者上下楼梯时，与呼吸的协调，重心的转移及平衡的维持增加了活动的复杂性。

当呼吸与步行相结合时，注意不要让患者屏气，要规律地控制吸呼比，至少1∶1，最好呼气长一点，到1∶2或1∶4。在一些瑜伽的呼吸训练中，呼气时间更长，可达到1∶6或1∶8，有时甚至更长。

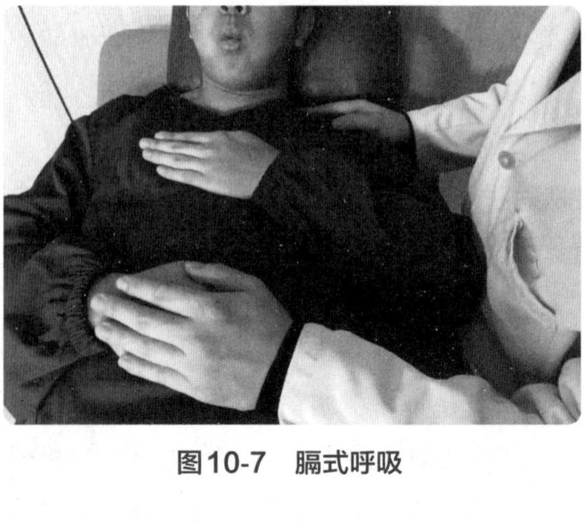

图10-7　膈式呼吸

肺功能障碍患者的首选模式如下。①让患者在楼梯底部停下以控制呼吸。②让患者先吸一口气，呼气同时上一级台阶。③患者停下吸气，然后再呼气，同时再上一级台阶。④应该鼓励患者使用扶手，放慢移动速度，并控制呼吸。

（3）注意事项：一般来说，在每个体位和所有的治疗性活动中都应该强调膈式呼吸，因为从一个体位到另一个体位或从一项活动到另一项活动时，呼吸模式不会自觉保持不变，如果患者只有处于仰卧位时才使用这种模式，当活动变得更复杂时，这种模式将不能延续，应教会患者（尤其是COPD患者）在处于仰卧位、坐位、站立位或行走、爬楼梯和进行其他功能活动时都掌握这种模式。

视频：缩唇式呼吸

2. 缩唇式呼吸 缩唇式呼吸指在呼气时缩紧嘴唇，如同吹笛时一样，是气体缓慢均匀地从两唇之间缓缓吹出。这种方法可以增加呼气时支气管内的阻力，防止小气道过早塌陷，有利于肺泡内气体的排出。

缩唇式呼吸是一种经常出现在COPD患者呼吸困难时的自主本能的呼吸对策，许多患者觉得这种呼吸模式有助于减轻他们的呼吸困难。缩唇式呼吸的效果是延长呼气时间，从而减少呼气末肺容积，呼吸周期延长，从而增加耐力、缓解呼吸困难、增加肺泡通气量、增加氧合作用、减少呼吸功。使用缩唇式呼吸可以使患者的主观用力程度降低，缩唇式呼吸已得到许多呼吸障碍患者的认可，因其简单易学、效果显著，可快速地使用，并且容易与患者的活动协调以减少呼吸困难。

（1）训练方法：鼻吸嘴呼，吸气时间约2秒，呼气时间2～3秒，吸呼比在1∶1或者1∶2。整个呼气过程中嘴唇呈吹口哨状以缓慢地呼气（图10-8），训练中放松颈部和肩部肌肉，动作要领是尽可能使呼气流速降低，呼气时间得到延长，鼻吸气时注意嘴唇紧闭，以免用嘴进行深吸气。

（2）操作要点：指导患者进行缩唇式呼吸时，应当强调让他们放松、缓慢、延长、有控制地呼气。通常当患者开始自发使用缩唇式呼吸时，他们会用力地呼气，这会导致颈部和口唇部的肌肉组织紧张，由此产生的压力会将这项训练的效果和随后缓解的呼吸困难抵消，因此放松头部、颈部和嘴唇是必不可少的，如果患者难以放松嘴唇，可以尝试发出“s—s—s”或者“嘶嘶”的声音，也可以延长呼气并提供向后的压力。

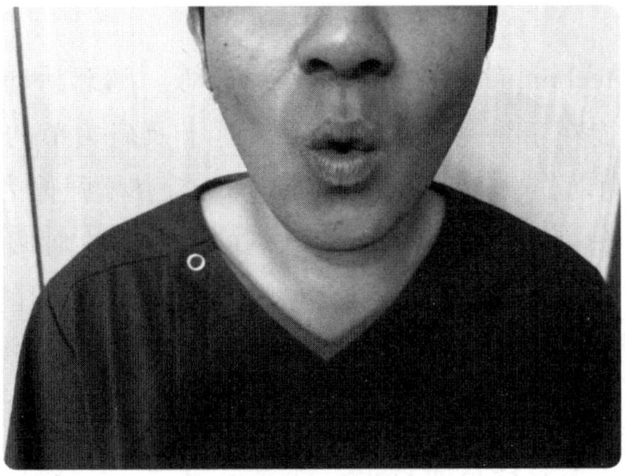

图10-8 缩唇呼吸

（三）气道廓清

1. 概述 气道廓清技术（airway clearance therapy，ACT）采用物理或机械手段对气流施加作用，协助气管、支气管痰液排出，或引发咳嗽以促进痰液排出。呼吸训练、体位引流、操作技巧、机械设备均可应用于调节气流、激发咳嗽或产生类似咳嗽的作用，选择方法受限于患者年龄、疾病严重性、操作的简便性、经济成本、民族文化、治疗计划，并受清除特定部位分泌物影响。

2. 机制 多种疾病可致纤毛功能损害，影响气道分泌物产生及黏液流变学特性，并作用于咳嗽反射，气道内分泌物积聚与滞留为细菌定植及感染创造了条件，引发炎症反应的激活，为呼吸道及软组织损伤创造了条件，及时清除分泌物对降低肺炎等并发症发生至关重要。

3. 适应证 ACT适用于所有黏液纤毛功能受损、咳嗽机制受损及气道分泌物排出困难的患者，疾病初期诊断与ACT及时应用，整合抗感染及抗炎药物应用，可降低慢性肺部疾病的发生率与死亡率，多种干预措施可提升气道清除效能、优化气体交换、防止肺不张及肺部感染，应依据患者个体状况挑选最适宜的气道清除技术或设备。

4. 常用气道廓清技术

（1）呼吸技术（breathing techniques）：①主动呼吸循环法（active breathing cycle techniques，ACBT），涵盖呼吸控制（breathing control，BC，亦称放松呼吸，受试者肩部及上胸部肌肉放松，以个体节奏与深度进行放松呼吸）、胸廓扩张技术（thoracic expiratory exercises，着重维持吸气状态3～5秒，再次舒缓地呼吸，具有松解分泌物的功能，亦适用于预防肺不张）、用力呼气技术（forced expiration technique，为1～2次哈气结合的呼吸调节，哈气有助于周围气道分泌物松动及排出，分泌物进入大气道，经哈气或咳嗽动作排出痰液，依据患者状况，弹性挑选ACBT的搭配。清除气道分泌物的哈气作用机制涉及等压点原理及黏液黏弹性的剪切力依赖特性。②自主引流（autogenic drainage，AD），在多种肺容积状态下呼吸，促进分泌物排出，旨在提升呼气流速，促使低肺容积位边缘区域的分泌物松动，潮气容积位分泌物集中于中心气道，高肺容积位促使呼出气流达到峰值，协助分泌物自中心气道排出，或经咳嗽动作排出。③舌咽式呼吸（glossopharyngeal breathing，GPB），构成连续动作的有唇、舌、软腭、咽和喉，喉部充当一个阀门的作用，胸腔在关闭状态下空气保留，启动时以备下一次吸入空气，GPB适用于因吸气肌无力或瘫痪导致的肺活量降低，或无法实施有效咳嗽的患者。

（2）手动技术（manual techniques）：①胸廓松动训练。胸廓活动系通过深呼吸实现的躯干与四肢结合的主动运动，其功能在于维持或提升胸壁、躯干及肩关节的活动范围，提升吸气深度或呼吸控制能力。可将胸腔松动动作融入音乐编排的体操，旨在增强体力和提升肺功能。一种松动训练可反复进行5～10次，一日内多次实施。松动一侧的胸腔：在呼吸过程中向胸腔紧绷侧弯曲以拉伸紧张结构，并拓宽该侧胸腔；患者于侧屈紧绷侧呼气时，用紧握的拳头推压紧绷的胸侧壁；随后患者上举胸腔绷紧侧的上肢过肩，并弯向另一侧，致紧张侧组织产生额外牵张（图10-9）。松动上胸部及牵张胸肌：双臂于脑后相扣，进行深呼吸同时执行手臂横向伸展动作；呼吸过程中，身体向前弯曲（图10-10）。松动上胸部及肩关节：深吸气过程中，双上肢水平外展；进行呼气动作时，身体前倾，手触地面（图10-11）。②体位引流（pstural drainage，PD）。借助重力效应促进分泌物从外围气道向大气道转移（便于分泌物排出），持续3～15分钟，餐后1.5～2.0小时实施，为低氧血证患者记录指脉氧。③拍背、叩击和振动（clapping，percussion，vibration）。前两项是采

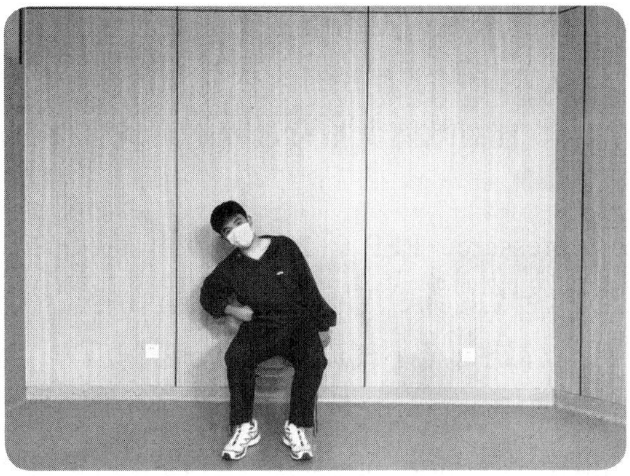

a

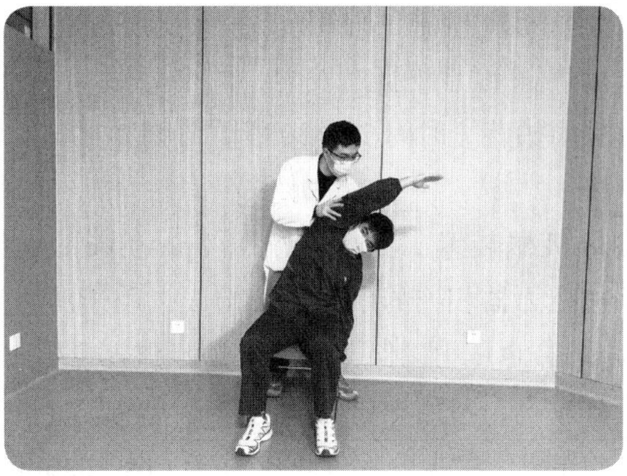

b

图10-9　松动一侧的胸腔

a.朝胸腔紧绷侧侧弯胸腔；b.上举胸腔紧绷侧上肢并向对侧弯曲

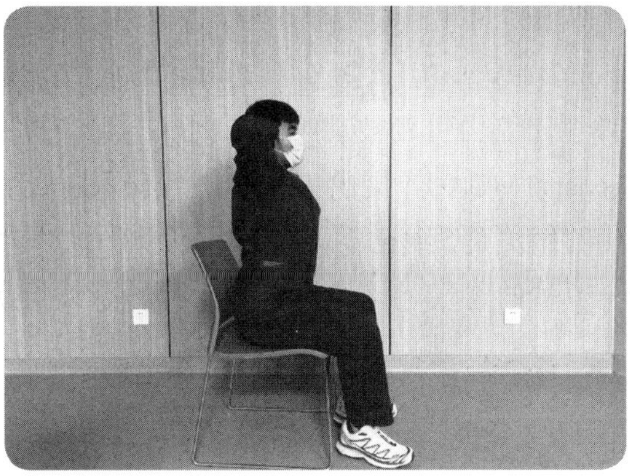

a

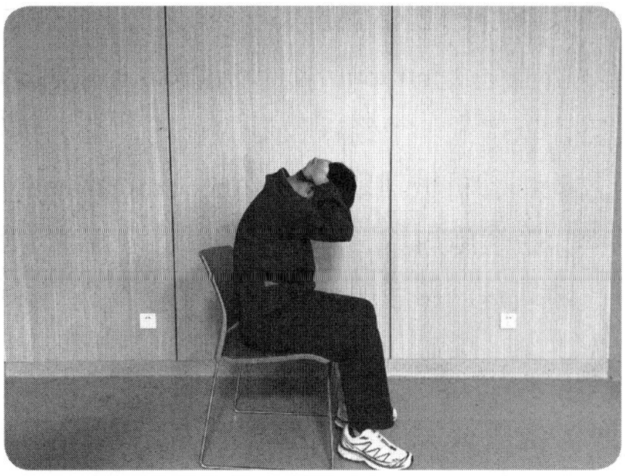

b

图10-10　松动上胸部及牵张胸肌

a.深吸气手臂水平外展；b.呼气时将肘靠在一起并前屈躯干

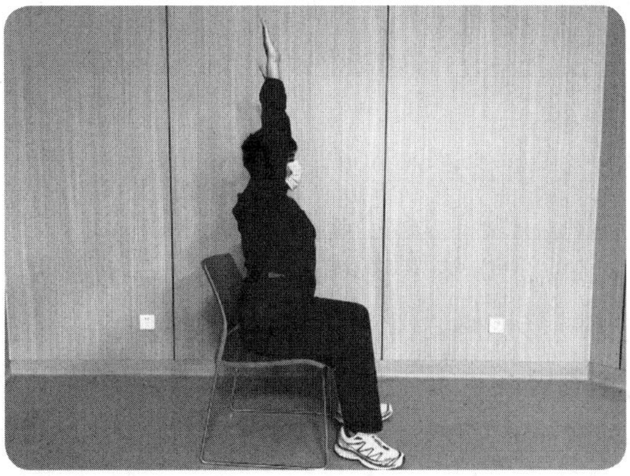

a

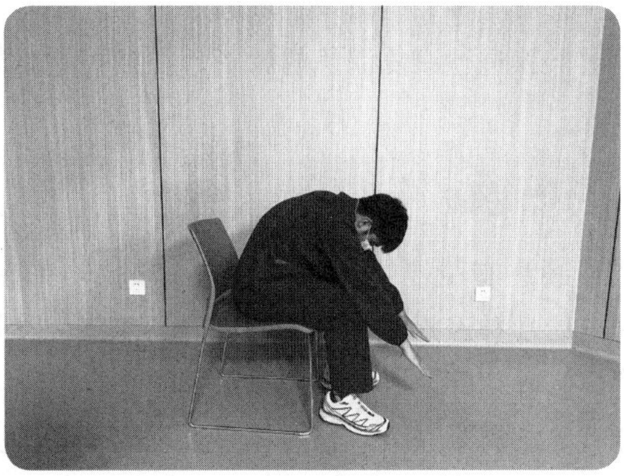

b

图10-11　松动上胸部及肩关节

a.吸气时掌心朝前双上臂伸直；b.呼气时将身体前屈手着地

用杯状手法对胸壁施加外部作用力，促使支气管壁分泌物松脱；振动指双掌相叠置于体表外侧胸壁，借助肩部和上肢肌肉发力，同步呼吸与振动，此法亦适用于神经肌肉损伤及认知功能障碍患者。短时间拍背（时间少于30秒）与胸廓扩张法相结合，能有效降低拍背过程中血氧饱和度降低的风险。

（3）机械装置：①呼吸正压（positive expiratory pressure，PEP）。PEP装置由面罩（或咬口）及与呼气阻力器相连的单向活瓣构成，用于压力测量。轻微主动呼气通过阻力装置在呼气中期施加10～20cmH_2O压力以保持气道通畅，肺容量扩张导致气体绕行至小气道阻塞的分泌物后方，协助排出这些分泌物，适用于认知功能障碍（仅需少量注意力集中）及气管软化症（在呼气阶段维持气道通畅）的患者。②振荡呼气正压通气（oscillation positive expiratory pressure，OPEP）。OPEP治疗设备通过机械手段中断气流，以及一呼气阻力器在潮气呼吸的呼气阶段产生振荡气流，振荡气流有助于降低黏液的黏弹性，更有助于黏液排出。③高频胸壁压迫（high frequency chest wall compression，HFCWC）。HFCWC是一种充气式背心，为外胸壁提供高频和小容量的呼气脉冲，短促而迅速的呼气脉冲（频率介于2～25HZ）可引发呼吸道内产生负压，可松解、聚拢及促进气道分泌物排出。④肺内叩击通气（intrapulmonary percussive ventilation，IPV）。引入短暂且迅猛的脉冲气流，进入开放气道，以产生一个经呼吸道的正压，基于胸壁弹性回缩力引发被动呼气。此法有助于提升纤毛的清洁效能。⑤机械辅助咳嗽（mechanical cough assist，MCA）。提供正压于吸气阶段，以实现潮气量微增，持续施加负压以排除呼吸道分泌物，经典的做法是5个正压（吸气）、负压（呼气）呼吸循环后，随即进入一段时间的常规呼吸或进行20～30秒的通气，该过程持续循环，持续至痰液完全排出为止。

（四）适应证

呼吸训练适用于呼吸肌衰弱的患者，尤其是呼吸困难严重尚不能做运动训练或者正要脱离呼吸器使用的患者。①静息或运动时出现呼吸困难的心肺疾病患者，如COPD、心力衰竭、哮喘和囊性纤维化患者。②因脱离呼吸机困难而呼吸肌衰弱患者。③呼吸肌衰弱（＜预计值的70%）的心力衰竭患者。④患有神经肌肉系统疾病的患者，如脊髓损伤、多发性硬化和肌肉萎缩患者。⑤具有明确诊断并被推荐进行康复训练的患者，如虽控制良好，但仍伴有持续性呼吸困难，同时最大吸气压下降的患者。

（五）禁忌证

①诊断患有精神类疾病或严重认知缺陷患者。②临床病情不稳定，训练时可导致病情恶化患者。③进展性神经疾病及神经肌肉障碍患者。④胸部畸形影响日常活动患者。⑤过去6个月进行过肺切除或肺叶切除手术的患者。⑥既往有自发性气胸病史或者由于创伤性外伤尚未完全愈合造成气胸的患者。⑦尚未完全愈合的耳膜破裂或耳膜的其他任何疾病患者。⑧不稳定型和异常低感知能力的哮喘患者。⑨存在以下风险的心力衰竭患者：左室舒张末期容量和压力显著增加，膈肌、腹式、胸式、辅助呼吸严重不适。⑩上呼吸道感染后有其他呼吸道感染疾病者。

—• 考试知识点总结 •—

—• 本章小结 •—

—• 协和云课堂……　拓展练习及参考答案 •—

（左菲菲）

第十一章　神经生理学技术

教学课件

学习目标

素质目标

（1）树立神经功能重塑意识，以神经发育原理与病理反射为基础。

（2）具备痉挛分级与癫痫风险防控的临床思维，掌握神经发育疗法操作规范及生活功能转化逻辑，促进偏瘫患者自我照顾能力恢复。

知识目标

（1）掌握：每种神经生理学技术的概念、核心原理。

（2）熟悉：每种神经生理学技术的技术特点和具体使用方法。

（3）了解：每种神经生理学技术的发展历程，并能比较其与其他治疗方法的差异。

能力目标

（1）善于学习，有一定的临床康复综合思维能力。

（2）能够与各类患者建立有效的沟通，并能恰当地运用神经生理学技术对患者进行康复治疗。

案例导入

【案例】

患者，男，62岁。因“突发右侧肢体活动不利伴麻木2月余”入院。现患者神志清楚，口齿尚清，记忆力、定向力、计算力可。右侧鼻唇沟变浅，伸舌右偏，咽反射存在。右上肢-手-下肢Brunnstrom分级：Ⅳ-Ⅴ-Ⅳ，右侧浅感觉较左侧减退，右侧位置觉消失；四肢肌张力无异常，双侧腱反射存在且基本对称，右侧巴氏征（+）。坐位平衡Ⅱ级，立位平衡Ⅰ级，巴塞尔（Barthel）指数60分。可以从床上坐起，但躯干的伸肌力量很弱，坐位时常背部弯曲，平衡功能差。

【问题】

就此患者情况，如何运用不同的神经生理学技术进行康复治疗？

·核心知识拆解·

神经生理学技术是一类改善脑组织病损后肢体运动功能障碍的治疗技术，其主要依据神经系统正常生理功能及人体发育过程，通过运用诱导或抑制的方法，使患者逐步学会以正常的运动方式完成日常生活动作。在康复治疗中常用的神经生理学技术有Bobath技术、Brunnstrom技术、PNF技术、Rood技术等。

第一节　Bobath技术

一、理论基础

1. 概述　Bobath技术，又称为神经发育治疗（neuro developmental treatment，NDT），起源于20世纪40年代，由英国著名的物理治疗师贝尔塔·博巴斯（Berta Bobath）与她的丈夫共同开创。这对夫妇基于对人类运动发育和中枢神经系统损伤后恢复机制的深刻理解，发展出了一套独特的康复治疗方法。该技术最初主要应用于小儿脑瘫的治疗，后来逐渐扩展到脑卒中、脑外伤、脊髓损伤等多种中枢神经系统损伤患者的康复治疗中。

Bobath技术的核心理念在于通过抑制异常姿势和运动模式，同时促通正常姿势和运动模式的发育和恢复，以帮助患者重新获得运动功能、提高生活质量。该技术强调在治疗过程中要关注患者的整体功能，而不仅仅是单一的运动障碍。Bobath技术还注重通过感觉刺激和反射性抑制等技术手段，激发患者的自我修复能力，促进中枢神经系统的重塑和功能的恢复。

自创立以来，Bobath技术凭借其科学性和有效性，在世界范围内得到了广泛的应用和认可。许多国家和地区的康复医疗机构都采用了这项技术，为患者提供了更加全面、个性化的康复治疗。同时，随着康复医学的不断发展和进步，Bobath技术也在不断地完善和更新。现代Bobath技术更加注重患者的主动参与和自我管理，通过教育和训练，帮助患者掌握正确的运动模式和姿势控制技巧，从而提高他们的日常生活能力和生活质量。此外，Bobath技术还可与其他康复技术相结合，如功能性电刺激、虚拟现实等，为患者提供更加多样化的康复手段。

2. 治疗理念　Bobath技术作为一种以神经发育为基础的康复技术，其核心理念深入且广泛，旨在全面促进中枢神经系统损伤患者的功能恢复。

（1）神经肌肉协调性的深度优化：Bobath技术不仅仅关注肌肉的力量和灵活性，更注重神经肌肉系统的整体协调性。通过特定的训练活动，如平衡训练、协调训练和功能性运动，治疗师帮助患者建立更为精细和高效的神经肌肉控制机制。这不仅有助于改善患者的运动功能，还能提升他们的身体感知和反应能力。

（2）日常生活活动的无缝融入：Bobath技术强调将康复目标与实际生活需求紧密结合。治疗师会模拟日常生活中的各种场景和任务，如穿衣、洗漱、行走等，鼓励患者在这些真实或模拟的环境中运用所学技能。这种以日常生活为导向的康复技术有助于患者更快地适应并融入社会，提升他们的生活质量。

（3）异常姿势与运动模式的精准抑制：针对中枢神经系统损伤后可能出现的异常姿势和运动模式，Bobath技术采用了一系列精准的手法和技术进行抑制。治疗师会密切关注患者的身体反应和动作模式，通过关键点的控制、反射性抑制和姿势调整等手段，有效减少异常姿势和运动模式的出现。同时，他们还会积极促进正常姿势和运动模式的建立和发展，帮助患者恢复正常的运动功能。

（4）整体性和功能性的全面关注：Bobath技术不仅仅关注患者的肢体运动功能，还注重他们的整体功能恢复。这包括心理、认知、社会功能及日常生活自理能力等方面的提升。治疗师会采用综合性的康复措施，如心理咨询、认知训练、社交技能训练等，帮助患者实现全面的功能恢复。

（5）患者的学习与参与的强化：Bobath技术认为运动的学习是一个持续的过程，需要患者的积极参与和不断学习。治疗师会采用多种教学方法和手段，如示范、模仿、反馈等，鼓励患者主动参与到康复训练中。同时，他们还会根据患者的具体情况和需求，制订个性化的康复计划，以确保治疗效果的最大化。通过反复刺激和重复动作，患者能够逐渐掌握正确的运动技巧，提高运动能力和自信心。

（6）家庭与社会的广泛支持：Bobath技术还强调家庭和社会的支持对于患者康复的重要性。治疗师会与患者的家人和社区保持密切沟通，共同制订康复计划，并提供必要的指导和支持。家庭和社会的积极参与不仅有助于患者更好地融入社会，还能增强他们的社会归属感和自我价值感。通过家庭和社会的共同努力，为患者创造一个有利于康复的环境和氛围，促进他们的全面康复。

以上6项Bobath技术的核心理念和实践方法为患者提供了全面且深入的康复路径。通过优化神经肌肉协调性、融入日常生活活动、抑制异常姿势与运动模式、关注整体性和功能性、强化患者的学习与参与及加强家庭与社会的支持等策略，Bobath技术为患者带来了希望与康复的机会。

3. 适应证 中枢神经系统损伤所引发的疾病，涵盖了脑卒中导致的偏瘫、儿童脑瘫及各类运动障碍。

二、基本技术

（一）反射性抑制

视频：反射性抑制

利用与痉挛模式截然相反的体位或姿势是一种高效且经过临床验证的策略，旨在有效抑制痉挛症状，促进神经肌肉功能的恢复。这种方法融合了反射性抑制模式（reflex inhibition pattern，RIP）和影响张力性姿势（tonic influenced posture，TIP），通过精确设计的体位和动作，激活抑制性反射，从而减轻痉挛症状，为患者带来实质性的康复效果。

在正常神经支配的条件下，肌群间的活动展现出一种高度协调且相互依存的关系，这种关系确保了身体中心部位（如躯干、肩胛带、骨盆带）的稳定性和远端肢体（如四肢）的灵活运动。这种协调机制基于力与力的相互作用原则，不仅精细调控了动作的时间、力度和方向，还允许根据多样化的姿势需求，灵活调整肌肉张力。正常姿势张力是维持人体直立姿态不可或缺的肌群紧张状态，它反映了中枢神经系统对肌肉活动的精细调控。当姿势张力处于正常范围时，我们能够自主且有效地调节身体姿势，保持身体的协调与平衡，从而顺利完成各种日常活动。

偏瘫患者由于中枢神经系统受损，常面临正常姿势控制缺失的问题。这种缺失导致他们缺乏精准的协调性，难以在所处环境中自如活动。他们可能仅能维持静态姿势，但由于姿势张力的不足或异常，无法实现平衡或进行动态、功能性的活动。这种正常姿势控制的缺失，根本原因在于中枢神经系统的抑制功能受损，导致动作缺乏变化和协调性，进一步限制了患者的活动能力和生活质量。为了改善患者的生活质量，恢复其日常活动能力，治疗师必须在期望患者实现有效活动之前，对产生痉挛模式的肌群施加与痉挛方向相反的抑制措施。这要求治疗师深入了解患者的痉挛模式特征，如上肢屈肌痉挛模式常表现为肩胛回缩、肩关节屈曲、内收内旋、肘关节屈曲、前臂旋前、腕关节掌屈及尺偏、拇指屈曲内收及手指屈曲等。针对这些异常模式，治疗师会设计相应的反射性抑制模式，如肩胛前伸、肩关节上举、外展外旋、肘关节伸展、前臂旋后、腕关节背屈、拇指外展及手指伸展等，以对抗并减轻痉挛的影响。

反射性抑制的机制主要是通过位于肌腱内部的高尔基腱器官来实现的，这一感受器对于外界刺激具有较高的敏感性阈值。因此，在实际操作中，只有当持续受到刺激并达到或超过6秒的时间后，高尔基腱器官才会被充分激活，进而发挥其应有的抑制作用。所以，在达到能够有效产生抑制作用的体位时，个体需要维持该体位至少6秒的时间，以确保高尔基腱器官得到充分的刺激，这种方法也被专业人士广泛称为持续牵伸。同理，对于身体其他需要通过反射性抑制来处理的部位，都应严格遵循“持续足够时间，方可达成抑制”的基本原则。这是因为，只有给予足够的刺激时间和强度，才能有效激活高尔基腱器官，从而减轻肌肉痉挛，促使相关症状得到改善。这一原则不仅适用于单个肌肉的抑制，也适用于整个肌肉群的协调与平衡。值得注意的是，尽管反射性抑制技术在初期可能取得显著效果，但经过一段时间后，患肢可能会再次出现痉挛。因此，为了实现中枢神经系统对肌肉的最终调控，必须在反射性抑制姿势下，主动地去使用这些肌肉，通过自主活动来进一步巩固和强化抑制效果。他们通过大量的实践发现，最佳的抑制效果实际上源自于患者的自主活动。例如，当让患者体验并频繁使用某种特定的姿势时，大脑会根据这些新的活动模式建立起新的神经连接。这些姿势被使用的次数越多，就越有可能促进新的神经网络的生成和强化。随后，大脑皮质中形成的这些新的连接将开始有效地抑制脊髓的反射活动，从而进一步减轻肌肉痉挛的症状。

正是基于这样的认识和实践经验，到了20世纪80年代，人们在继续利用反射性抑制模式的同时，开始更加强调影响张力性姿势的运用。影响张力性姿势指的是，在某些精心设计的特定姿势下，进一步促进神经肌肉功能的恢复，肌张力是可以得到有效抑制的，提高患者的运动能力和生活质量。例如，当发现下肢的腓肠肌肌张力异常增高时，不再仅仅推荐在仰卧位下对跟腱进行被动的牵伸，而是会同时鼓励患者采取足跟着地站立的姿势来进一步抑制肌张力（图11-1）。这种做法不仅丰富了治疗手段，也提高了治疗的效果，为患者提供了更多样化的康复选择。

（二）控制关键点

视频：控制关键点

在治疗过程中，治疗师会精心选取并操作患者身体的特定部位，即关键点，治疗师运用手法控制患者的身体，阻止异常肌张力和异常运动模式，并激活或引入正常的运动模式。Bobath技术中的这一操作被命名为控制关键点，这些被精准操作的关键点部位是治疗过程中的核心。关键点可以分为躯干中心关键点和躯干周围关键点，前者包括肩、骨盆、胸椎、胸骨、头颈等，它们对整体姿势的控制和协调至关重要；后者则涵盖、踝关节、拇指等四肢的关节和部位，对四肢的运动和姿势调整同样具有关键作用。这种控制手法不仅努力使患者身体建立并保持正常的对线关系，减轻或消除

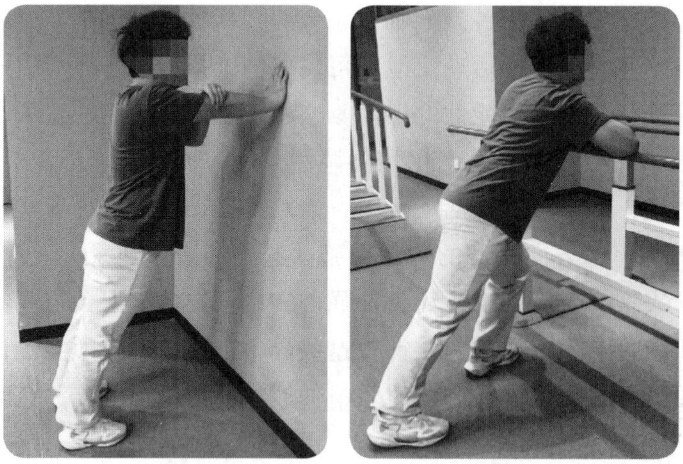

a b

图11-1 站立下抑制肌张力

a.上肢屈肌TIP；b.下肢伸肌TIP

异常肌张力和异常的运动模式，还可对患侧躯干和肢体肌群进行正常模式的再教育，促使脑卒中患者出现主动的运动模式。中枢神经系统损伤患者的治疗与周围神经损伤及骨科损伤患者的康复治疗存在显著差异。

值得注意的是，治疗师并非通过活动这些关键点来达到治疗效果，而是利用它们来诱发整个身体正常化的运动模式。例如，面对不能保持坐位平衡或含胸圆背坐位的患者，治疗师会通过控制胸骨及胸椎（关键点）使躯干做前后移动，或者利用肩胛骨（关键点）的前伸性活动来改善上肢的活动性，从而帮助患者恢复正常的姿势和运动模式。随着Bobath技术对关键点有了更深入的研究，它不再仅仅强调关键点的控制，而是更加注重躯干姿势的控制。其实躯干上的任何一点都可以是关键点，只要该部位影响了姿势控制。其中，中央控制点位于胸骨中段中想象出的点，是肩胛带和骨盆带之间相对旋转的一个中点。虽然手法和技术有所发展，但Bobath技术的核心理念没有变，仍然强调关键点的控制，这些关键点通常是本体感觉集中的部位。

Bobath理念主张，正常运动的感觉体验是习得新运动模式的基石，并能有效遏制患者的异常运动模式。治疗过程中，治疗师运用手法引导患者尝试正常运动，使他们重新感受并学习正常运动的感觉，这种感觉为后续的训练奠定了重要基础。在施行手法时，治疗师需保持动作的缓慢节奏，确保患者有足够的时间理解当前的运动并作出相应反应；同时，他们还需观察肌张力的变化及患者是否出现自主运动，以此评估肌肉活动的正常性。对于痉挛肌肉，治疗师会采用有力的手法来拉伸肌肉，以减轻痉挛；而对于引导患者躯干或肢体以正常模式运动，则采用轻柔的手法，让患者体验正常运动的感觉，从而激发主动反应。一旦患者出现主动反应，治疗师会逐渐减少对运动的控制，通过不断的实践练习，最终助力患者恢复正常的运动模式。

1. 躯干中心关键点

（1）头颈关键点的控制

1）前屈状态：在此状态下，全身屈曲模式占据主导地位，对全身伸展模式产生抑制作用，从而促使身体形成屈曲姿势。进行头部前屈的动作可以在俯卧位、坐位或站立位等不同体位中实施。若个体存在对称性、紧张性颈反射，则在头部前屈时，下肢反而可能出现伸展模式（图11-2）。

2）后伸状态：当头颈处于伸展姿态时，全身伸展模式占据优势，对全身屈曲模式产生抑制作

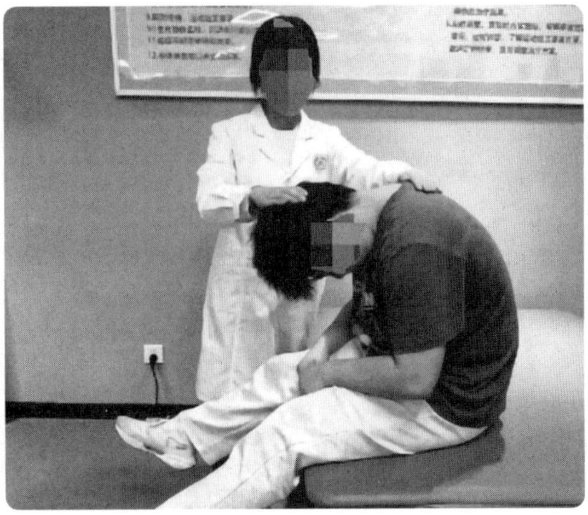

图11-2　头颈前屈状态

用，从而促使身体完成伸展姿势和伸展运动（图11-3）。

（2）胸椎关键点的控制

1）"∞"形弧形运动：患者坐于椅上，治疗师则站立于患者背后，双手轻轻放置于患者胸骨柄的中段位置。操作进行时，治疗师会指示患者全身放松，随后双手交替，缓慢地在左右及上下方向上引导患者做出一个柔和的"∞"形弧形运动（图11-4），并重复该动作多次，直至感受到患者躯干肌张力的明显缓解。在此过程中，治疗师需确保所有动作都进行得十分缓慢且平稳。

2）塌胸与挺胸运动：患者可以选择坐位或站立位，治疗师则依据具体情况，或侧对患者而立，或站于患者身后。治疗师的一只手会轻按在患者的胸骨中下段，另一只手则相应地对准患者背部的相同高度位置（一般在胸椎位）。操作启动时，治疗师会提示患者放松身体，随后，胸骨上的手会施以轻柔的向后推力，而背部的手则给予向前的推力，两手交替进行推松动作，引导患者自然地做出塌胸与挺胸的循环动作。这一过程将重复数次（图11-5），旨在有效缓解患者的躯干肌张力。

（3）肩周关键点的控制

1）当肩胛及上肢维持肩胛带向前伸展的姿态时，全身屈曲动作会占据主导地位，这有助于抑制头部过度后伸的全身伸展模式。通过伸展上肢来诱导其向前伸出，可以有效地保持肩胛带的前伸

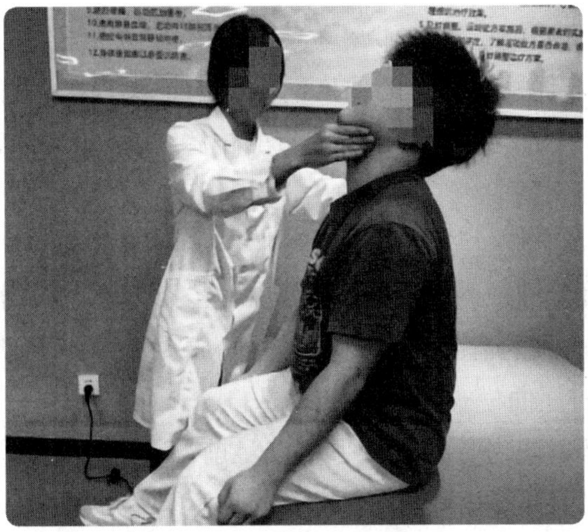

图11-3　头颈后伸状态

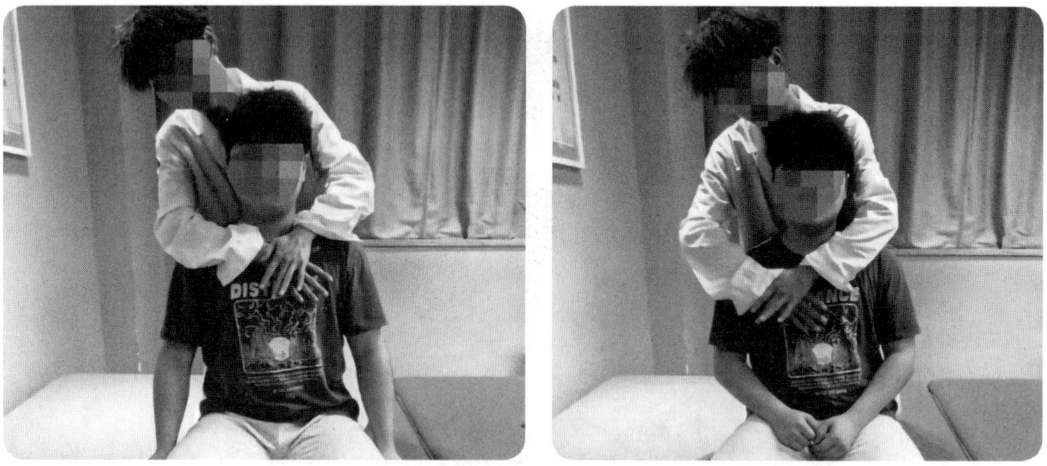

a　　　　　　　　　　　　b

图11-4　头胸骨柄的“∞”字形弧形运动

a.起始位；b.终末位

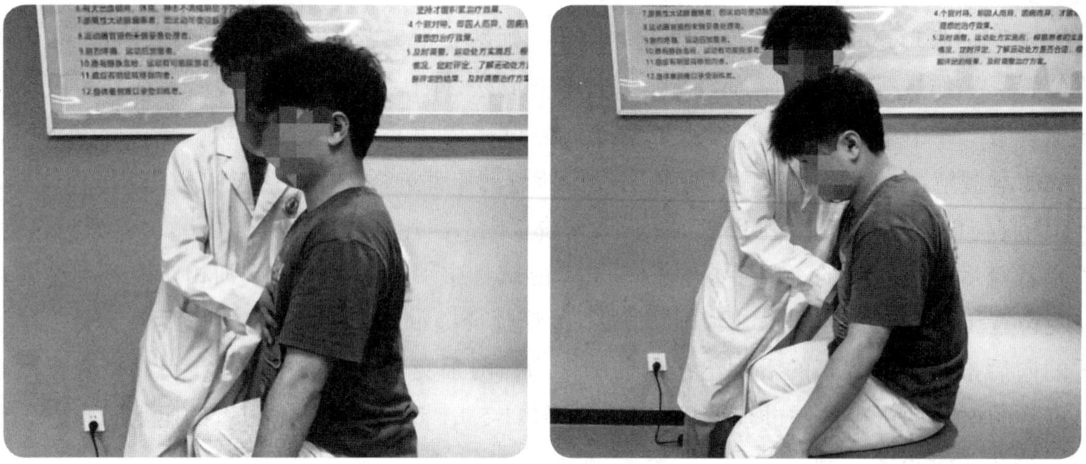

a　　　　　　　　　　　　b

图11-5　胸段的挺与陷

a.胸椎交替挺起；b.塌陷练习

状态。相反，如果肩胛带处于回缩位置，那么全身伸展模式将占据优势，这有助于抑制因头部前屈而引发的全身屈曲模式，进而促进抗重力的伸展活动。为了实现这一目标，可以直接对肩胛带进行操作（图11-6），或者利用上肢的动作来维持肩胛带的位置变化（图11-7）。

（4）骨盆关键点的控制

1）骨盆的操作主要应用于坐位与站立位两种情况。在坐位姿态下，当骨盆呈现后仰姿态时，上半身主要处于屈曲状态，而下肢则占据伸展的优势。转换为站立位时，后仰姿势伴随着全身伸展模式。相反，在坐位时骨盆前倾的情况下，上半身伸展成为主导，下半身则呈现屈曲状态。在站立位时，前倾姿势则伴随着全身屈曲模式（图11-8、图11-9）。

2）对于采用剪刀式姿势的患者，尤其是那些以足前部支撑体重的痉挛型患者，在站立过程中，如果能通过骨盆后仰使体重后移，这将有助于髋关节和躯干的伸展，从而有助于形成良好的站立位姿势。此外，对于手足徐动型脑瘫患儿及偏瘫患者来说，通过骨盆后仰的动作，可以克服他们在步

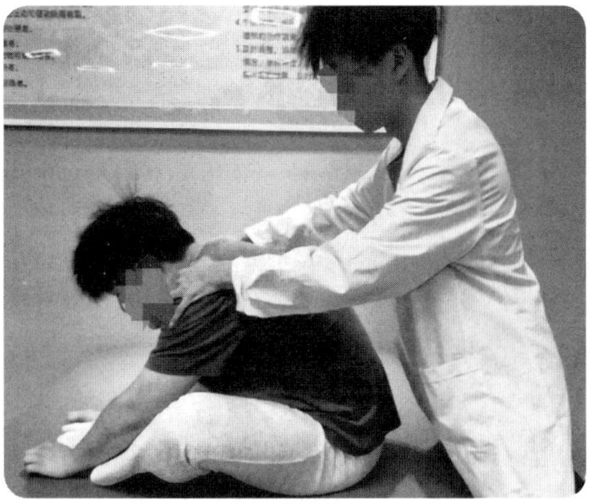
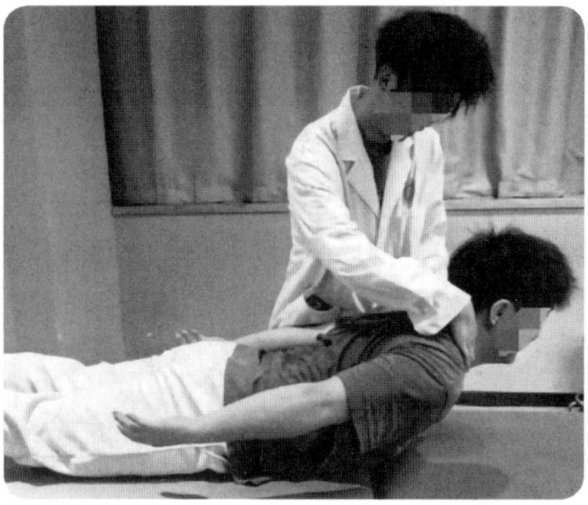

a　　　　　　　　　　　　　　b

图11-6　直接对肩胛带进行操作

a. 促进全身屈曲姿势；b. 促进全身伸展姿势

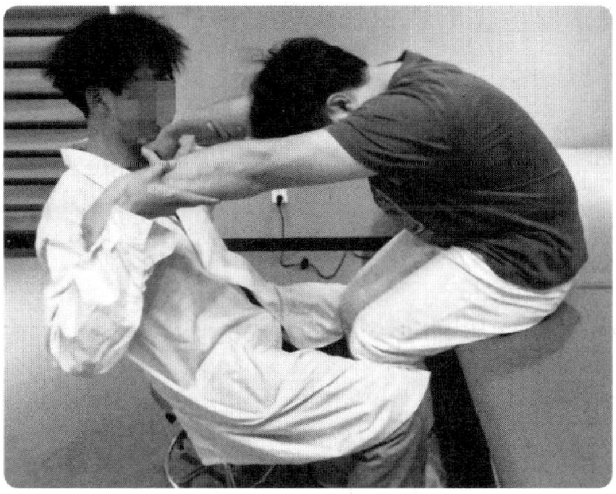

图11-7　间接对肩胛带进行操作

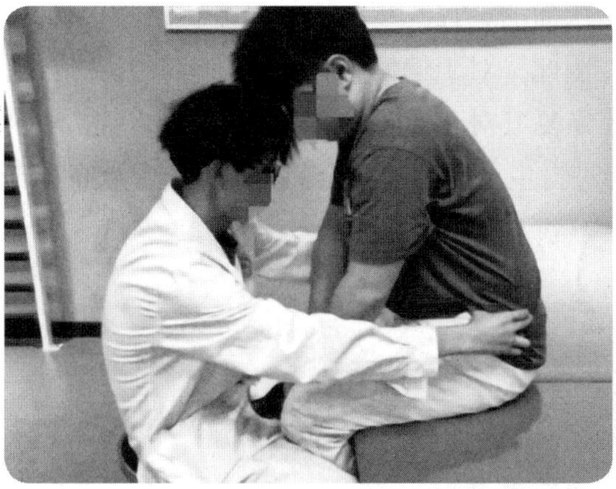
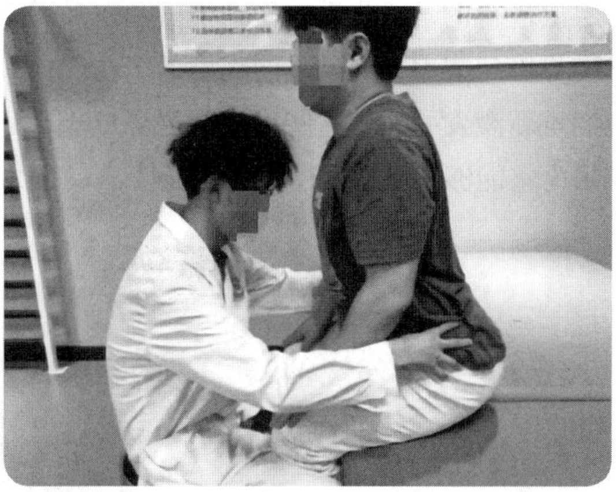

a　　　　　　　　　　　　　　b

图11-8　坐位状态下的操作

a. 骨盆后倾；b. 骨盆前倾

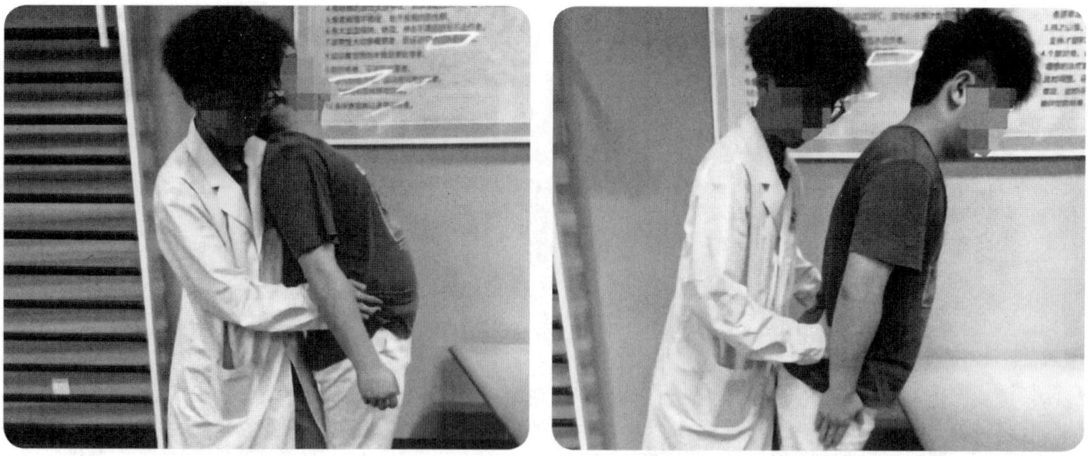

a　　b

图11-9　站立位状态下的操作

a. 后仰姿势；b. 前倾姿势

行时因腰椎前突过度伸展或反张而产生的代偿性动作，防止跌倒，并确保下肢获得充分的灵活性。

2. 躯干周围关键点

（1）拇指关键点：缓解手部痉挛的一种方法是控制拇指的动作。首先，治疗师用一只手紧握患者的拇指，特别注意在大鱼际区域施加恰当的压力，促使拇指处于外展和伸展的位置；同时，另一只手握住患者的其余四根手指，进行一段时间的持续牵拉，这样可以有效减轻手指的痉挛状况（图11-10）。

（2）踝关节关键点：把踝关节调整到背屈和外展的姿态，可以舒缓下肢伸肌，以及踝关节跖屈和内翻所产生的痉挛（图11-11）。

（三）促进正常姿势反射

视频：促进正常姿势反射

中枢神经系统的调控机制对于诸如翻正反应、上肢的防御性伸展反应及平衡反应等多种反射和反应是分层次进行的，这些反应受到中脑和皮质等多个层面的调控。当中枢神经系统遭受损伤时，个体的正常姿势维持能力会受到不同程度的干扰与破坏。因此，对于偏瘫患者而言，首要且关键的任务是帮助他们重新激发并强化这些正常的姿势反应，逐步恢复其对于姿势的有效控制能力。这一步骤至关重要，因为它能够为患者开展各类功能性活动，并促进自主运动功能的全面恢复奠定坚实的基础。

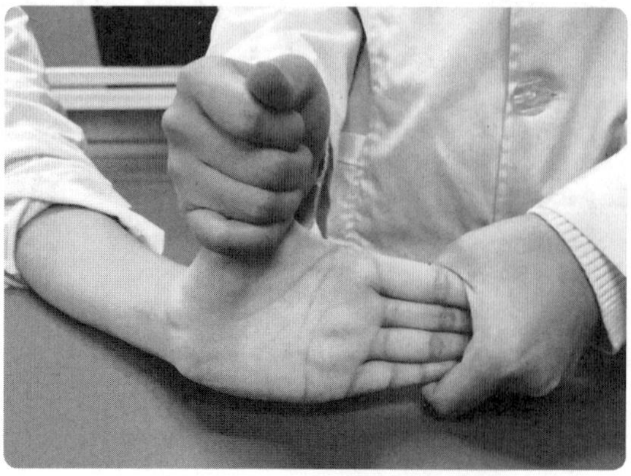

图11-10　缓解手屈肌痉挛

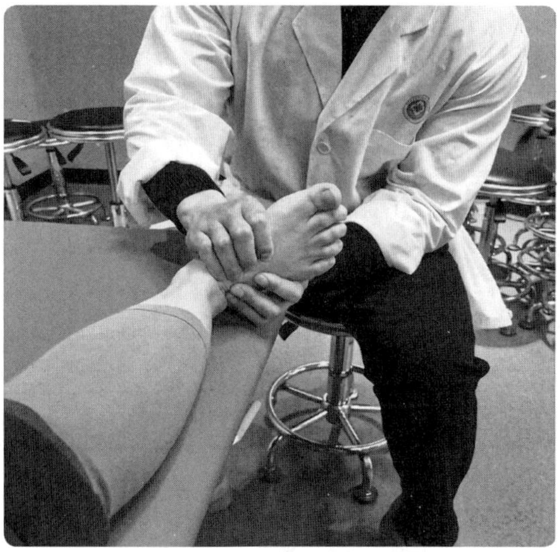

图11-11 缓解足伸肌痉挛

1. 促进翻正反应 翻正反应指的是，当人体原有的稳定姿态（或称姿势状态）遭到破坏时，即能够重新调整身体各部分的位置，以达到一个新的稳定姿态的一种能力。举例来说，当一个人处于仰卧姿态时，如果其头部被旋转到某个特定角度，身体便会自然而然地跟随头部的旋转，直至转变为侧卧或俯卧的姿态（这一原理在坐立姿态下也同样适用）。这一系列动作的发生，皆源于翻正反应，其目的在于确保头部在空间中的正常位置（即面部与地面保持垂直），是头部与躯干为了维持这种特定的空间位置关系而自发产生的生理反应。翻正反应对于某些特定人群尤为重要，比如痉挛型疾病患者、手足徐动型及失调型疾病患者，以及新生儿或年幼的患儿。

（1）躯干翻正机制：当头部与躯干之间的相对位置发生改变时，躯干会随之转动以达到新的稳定姿态（图11-12）。比如，在康复治疗中，若将患者的头部转向一侧，使其头部沿身体主轴旋转，患者的身体会自然地随着头部的转动方向调整，直至身体与头部的朝向完全一致。

（2）头部翻正机制：当躯干的位置发生变化时，头部会做出相应调整，以保持面部始终垂直于地面。举例来说，治疗师若将患者的躯干轻轻推向左侧倾斜，患者的头部会自然地向右侧弯曲以维持垂直状态（图11-13）；若治疗师抓住患者的双脚，将其头部朝下提起，然后缓慢地放下至俯卧姿势，此时患者的脊柱被动伸展，头部则会主动伸展并抬头，以此增强对头部的控制能力。此外，在

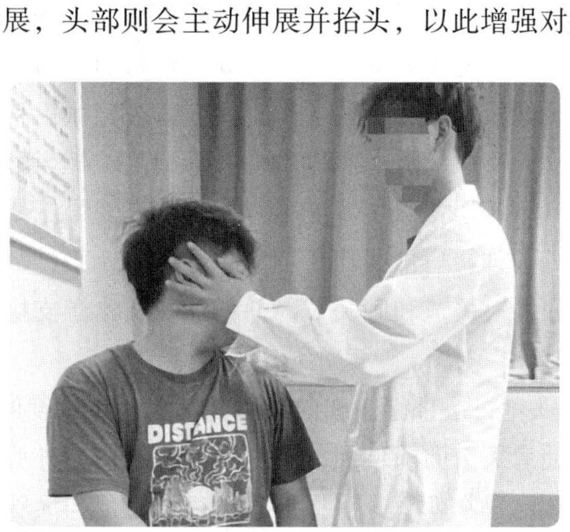

图11-12 作用于躯干翻正

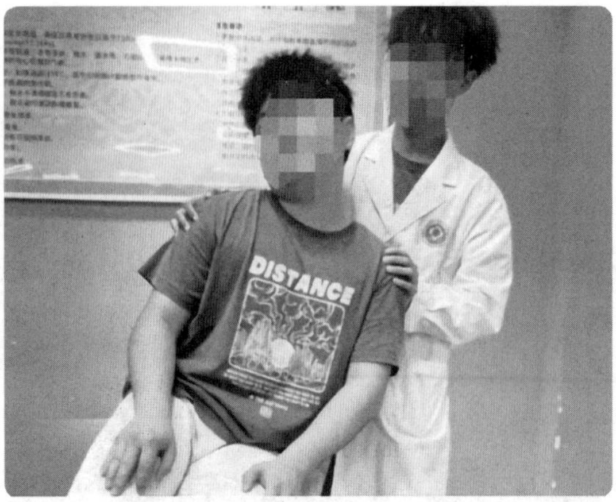

图11-13　躯干倾斜，头翻正

治疗过程中，治疗师跪坐并让患者面对自己坐在腿上，双手握住患者向前伸出的双臂向前推送，使患者身体慢慢后仰，此时由于头部的翻正反应，患者会自然地弯曲颈部并抬头。这种头部的翻正机制在小儿脑瘫患者的康复治疗中尤为重要。

2. 促进平衡反应　当人体由于外界环境的突发刺激导致重心发生偏移时，会自然而然地触发一系列四肢与躯干的自主运动反应，这些反应的目标是将重心重新恢复到原先的稳定状态，从而保持身体的平衡。在康复治疗的过程中，治疗师可以利用这一生理机制来激发患者的平衡反应。具体来说，治疗师可能会从患者的前方、后方、侧面或对角线方向施加突然的推或拉动作，这些动作旨在使患者达到或接近失衡的临界点，从而激发其身体内部的平衡反应。在整个过程中，治疗师要确保患者在训练过程中感到安全。同时，治疗师还要避免让患者产生过度的依赖性，鼓励患者自己来维持身体的平衡。值得注意的是，平衡训练并不局限于某一种体位。治疗师会根据患者的实际情况和康复进展，灵活地选择在不同的体位下进行训练。这些体位可能包括肘撑卧位、手膝位、跪立位、坐位及站立位等。通过在不同体位下的训练，患者可以更全面地锻炼自己的平衡反应，并逐步提高自己的康复水平。

（四）体位摆放

1. 患侧卧位　利用柔软的枕头妥善支撑头部，使之略呈屈曲状态，患侧肩膀向前移动，上臂向前伸展，以确保肩关节不被压迫且避免其向后退缩，同时保持肘关节伸直，前臂旋向外侧，腕部背伸，手部自然形成背屈姿态。健康的上肢可放置于身体上方或轻微后移，健康一侧的下肢则前置并安放在枕头上，患侧下肢则位于后方，髋关节需保持伸展，膝关节轻微弯曲（图11-14a）。

2. 健侧卧位　采用枕头对头部进行支撑，确保头部处于舒适状态，将患侧上肢安放在胸前枕头边缘，同时患侧肩胛带要充分前伸，肩部屈曲角度维持在90°～130°，保持肘部、腕部及手指的伸展状态；患侧下肢则需向前屈曲髋关节和膝关节，并借助枕头给予支撑，确保足部不处于悬空状态（图11-14b）。

3. 仰卧位　以枕头承托头部，头部轻微朝向患侧转动，避免过度伸展、屈曲或侧向弯曲。在患侧肩胛骨下方垫上枕头，促使肩关节向前伸展，患侧上肢则轻微向外旋转并稍微展开，肘部与腕部保持伸展状态，前臂旋向外侧，手掌朝下，手指伸直；患侧臀部与大腿下方放置支撑性枕头，使骨盆向前伸展，预防患侧髋关节发生屈曲及外旋；同时，患侧膝盖下方可放置小枕，以保持膝关节轻微弯曲，踝关节维持在90°，脚尖朝上，并确保足底不与任何支撑物接触。仰卧姿势的使用应尽量减少（图11-15）。

4. 床上坐位　将髋关节屈曲至接近90°的适宜位置，利用枕头支撑背部，以辅助脊柱维持挺直状态。嘱患者健手握住患侧上肢并置于身前，以此抵抗躯体的前倾，同时无须额外支撑头部，以便患者练习自主控制头部的动作。需要注意，这种姿态不宜维持过久，否则可能会转变为半躺姿势，进而导致伸肌张力上升（图11-16）。

5. 椅子上坐位　应使躯干尽可能地贴近椅背，臀部尽量移至椅子后端，维持躯干挺直状态，同时髋关节和膝关节适度弯曲，也可以在患者背部放置一个枕头来辅助身体伸展。在患者前方，可以考虑安置一张治疗后。患侧上肢可以置于椅子扶手上，或者健手握住患手置于治疗台上，以保持肩胛骨的前伸状态（图11-17）。

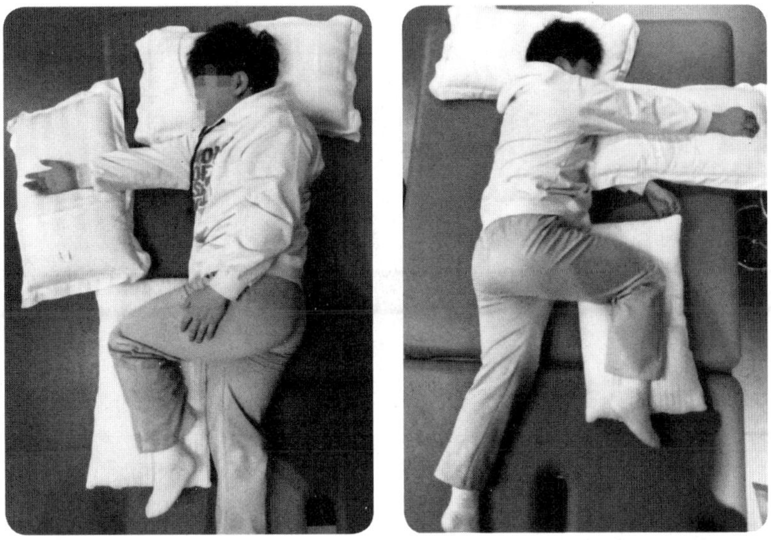

a　　　　　　b

图11-14　患者正确卧位

a.患侧卧位；b.健侧卧位

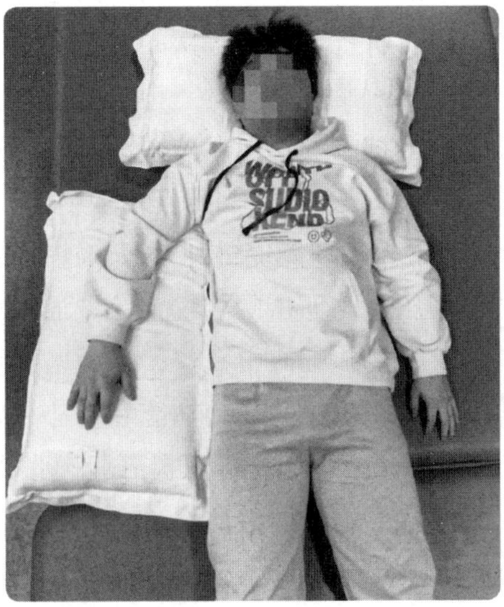

图11-15　仰卧位

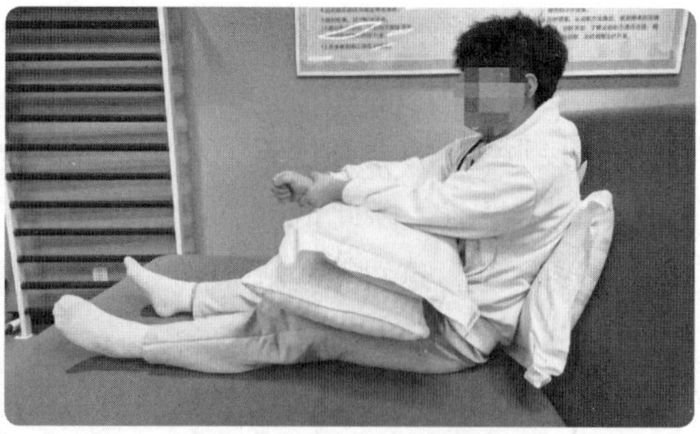

图11-16 床上坐位

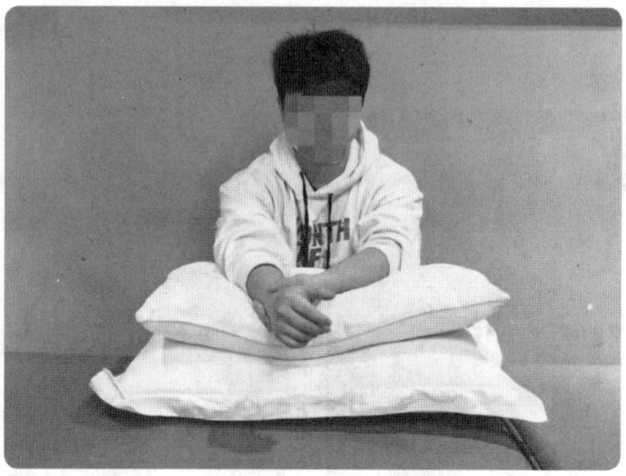

图11-17 椅子上坐位

（五）感觉刺激

轻叩疗法（tapping therapy），亦称叩打法或轻叩法，是一种专门用于刺激浅表及深层感觉受体的手法。此疗法的目的在于提升患者刺激部位肌肉的张力水平，并丰富其感觉运动体验。基于轻叩疗法的不同应用目标，我们可以将其细分为以下五种具体方法。

（1）抑制性叩击：主要用于缓解或抑制因脑损伤、脑瘫等疾病导致的肌肉过度活跃或痉挛状态。通过精准地叩击痉挛肌肉的特定部位，能够刺激肌肉中的感受器，进而引发神经系统的反射性反应，促使痉挛肌肉放松，有助于调整肌张力至更平衡的状态。这种技术对于改善患者的运动功能和减轻疼痛具有重要意义。

（2）兴奋性叩击：旨在增强那些因神经损伤、肌肉萎缩等原因而活动不足或力量较弱的肌肉的活性。治疗师通过适度而有力的叩击，直接作用于目标肌群，刺激肌肉纤维收缩，从而提升肌张力。这种方法不仅有助于改善肌肉力量和耐力，还能促进神经肌肉连接的重建，加速患者的康复进程。

（3）压迫性叩击：是一种结合了压迫与叩击的物理治疗，通过刺激关节感受器和肌梭，激活主动肌、拮抗肌及协同肌，使它们保持等长并维持中立位，从而增加姿势张力，对抗重力，保持特定姿势。这种方法旨在改善中枢神经系统损伤后的运动功能和姿势异常。在治疗过程中，治疗师会施加适当的压迫力，并运用特定工具或手法进行叩击，以提升肌肉张力并促进神经系统的适应性反应，如在患者端坐位时，治疗师对其两侧肩部施加向下的压迫（图11-18），或在四点跪位、直跪位等抗重力体位中实施，这可提高患者维持其躯干抗重力能力。

（4）交替性叩击：采用逆向神经控制策略，激发站立反射与平衡反应，帮助（非自主运动模式

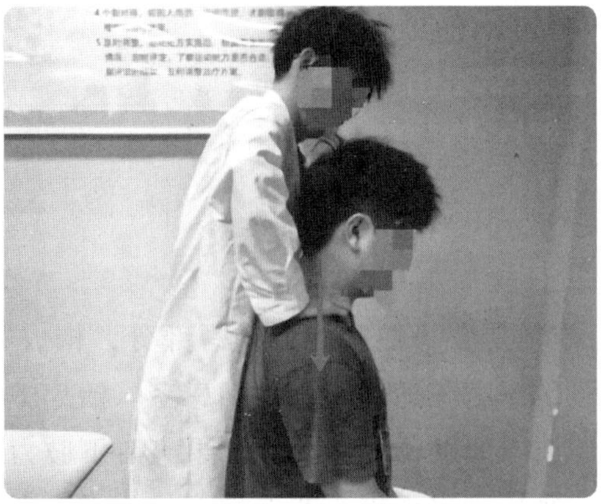

图11-18　施加向下的压力

及共济失调症状的患者）维持中立体态；同时，增强（痉挛性脑瘫患者）平衡功能。操作过程中，可根据实际情况调整体位，叩击动作既可在前后方向上操作，也可在左右方向上操作。若患者处于站立位（或坐、跪位），在向前倾斜时采用向后方向的叩击，向后倾斜时则向前叩击，通过交替叩击技巧来调整身体重心，保持平衡状态，左右方向的叩击操作同理。另外，还可以让患者维持站立位（或坐、跪位），通过间断性的交替叩击打破现有平衡，促使他们自我调整，重新构建平衡状态，从而提升平衡能力（图11-19）。

（5）轻抹叩击：其技巧依据期望的运动方向，在目标肌肉所对应的皮肤区域施加轻柔的滑动（或轻扫）刺激，以此激发特定肌群的收缩活动，并促进主动肌与拮抗肌之间的协同工作。例如，在进行俯卧位上肢支撑及抬头训练时，若患者抬头，治疗师会在下颌位置暂停轻抹叩击；反之，若患者低头，则立即以下颌为目标进行轻拂（或轻扣）刺激，以此助力患者抬头并保持头部正中位置，进而促进抗重力肌的发育。对于上肢呈屈曲状态的患者，治疗师会在其上肢两侧，从近端向远端实施轻抹叩击，旨在激活肱三头肌，促使上肢伸展。

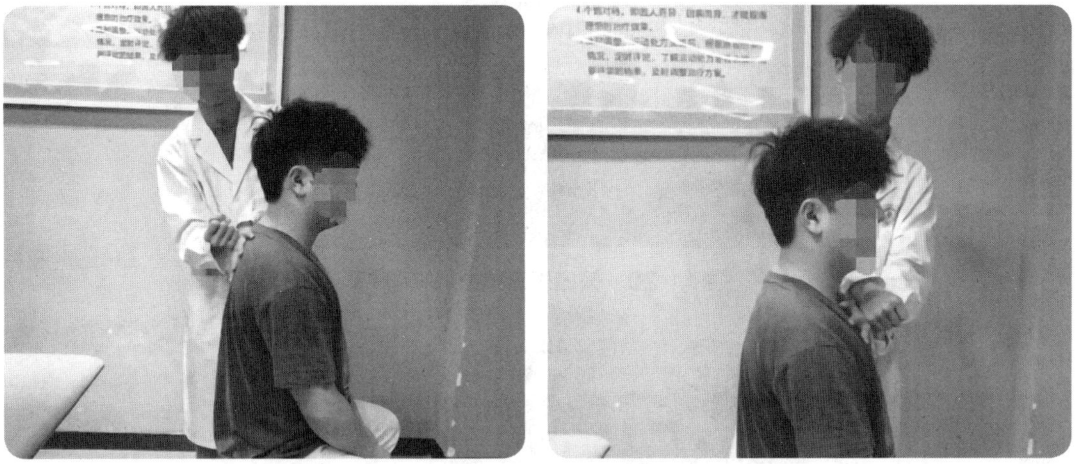

a　　b

图11-19　交替性前后叩击

a.起始位；b.终末位

三、临床应用

（一）脑卒中患者

视频：脑卒中患者

1. 卧位－坐位的训练

（1）卧位呼吸训练：核心控制是姿势控制能力的一部分，构成姿势控制的核心因素。针对核心控制问题的理想疗法是呼吸训练，尤其适用于急性期患者。治疗中，患者需取仰卧位，髋关节与膝关节弯曲，双脚与髋部等宽，脚掌紧贴治疗床面，如果患者下肢力量较弱，膝关节轻轻相触以防止髋关节外旋。此时，一位治疗师协助患者将双臂上举至与躯干成直角，而另一位治疗师则将手置于患者腹部，指导患者执行缓慢且深长的呼吸练习，即在吸气时腹部隆起，呼气时腹部收紧（图11-20）。

（2）卧位降低肌痉挛：使躯干被动屈曲与旋转的过程中，能够有效缓解肢体的痉挛，而主动执行这些动作则会激活腹斜肌的活动。起初，引导患者将健康一侧的身体向前旋转。随着躯干旋转动作的完成，肌张力会有所下降，从而为患侧向前运动创造有利条件。值得注意的是，偏瘫患者的屈肌与伸肌张力均会上升，此时治疗师可以通过固定骨盆的同时旋转躯干来实施抑制措施。具体操作是，让患者采取侧卧位，患侧朝上，治疗师一手置于患者肩部，另一手置于髋部，通过拉肩和推髋的方式，让肩与髋向相反方向移动，从而带动躯干旋转（图11-21）。

（3）感觉与运动功能的增进：在患者保持仰卧姿势时，治疗师在家人或助手的协助下，调整并确保下肢的对齐状态，随后对患侧的下肢进行伸展（图11-22）。接着，治疗师会对患者的足底筋膜进行拉伸，以增加其在支撑阶段的接触面积（图11-23）。通过激活小趾的外展肌肉，可以优化足底

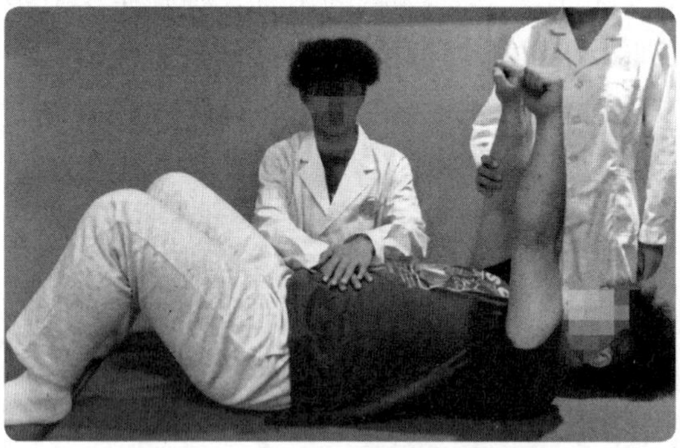

图11-20　偏瘫患者核心呼吸训练

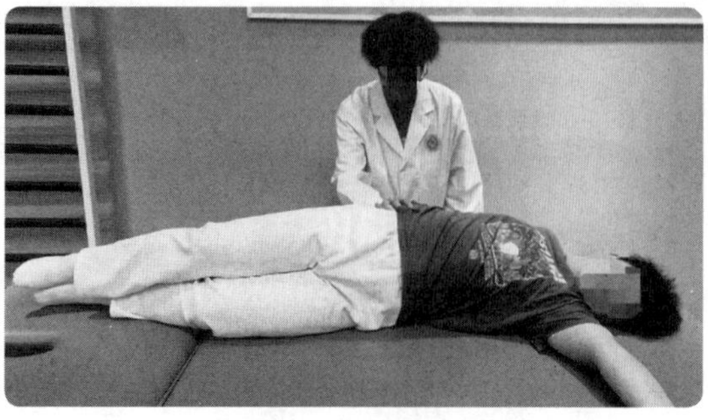

图11-21　降低偏瘫患者屈肌和伸肌痉挛

肌肉的柔韧度，进而扩大踝关节的背屈范围（图11-24）。治疗过程中，治疗师会一手握住患者的小腿，向外上方牵引，另一手指则轻按于患侧膝盖外侧，同时指导患者进行屈髋、屈膝及踝关节背屈的动作，当髋关节屈曲达到90°时，再引导患者缓缓伸直下肢，这一步骤旨在强化髋关节的稳定性并促进膝关节的伸展功能（图11-25）。此外，通过辅助患者完成单桥运动，利用伸髋动作不仅能够从腘绳肌近端激发力量，还能向足底传递压力感知信息（图11-26）。

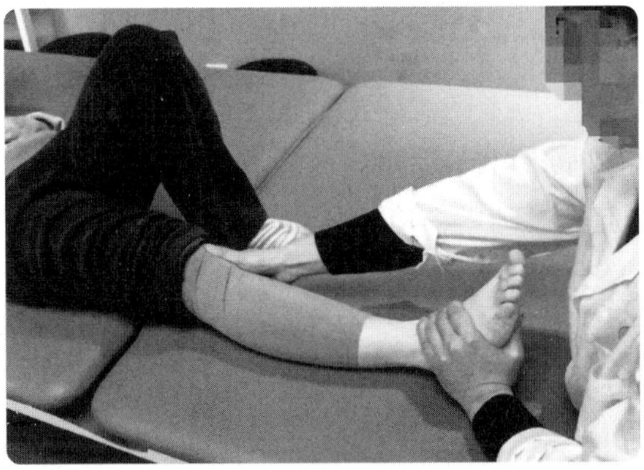

图11-22　患侧下肢的伸展

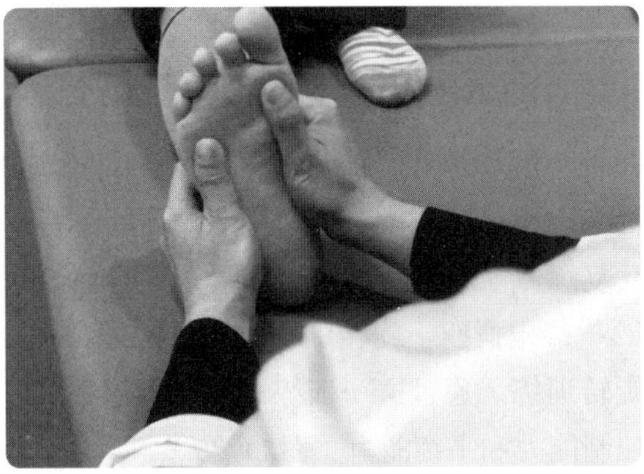

图11-23　足底筋膜的拉伸

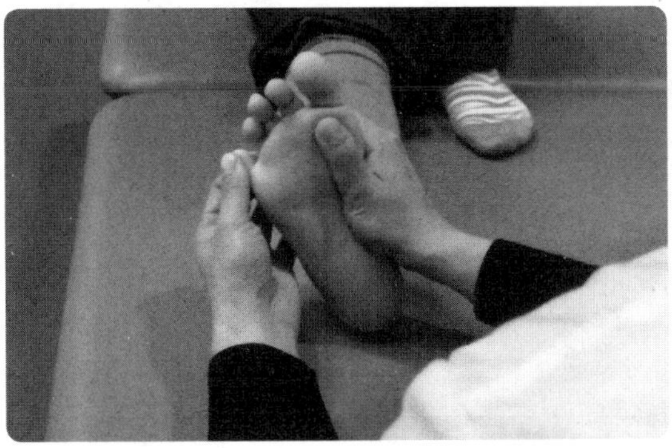

图11-24　激活出小趾的外展肌

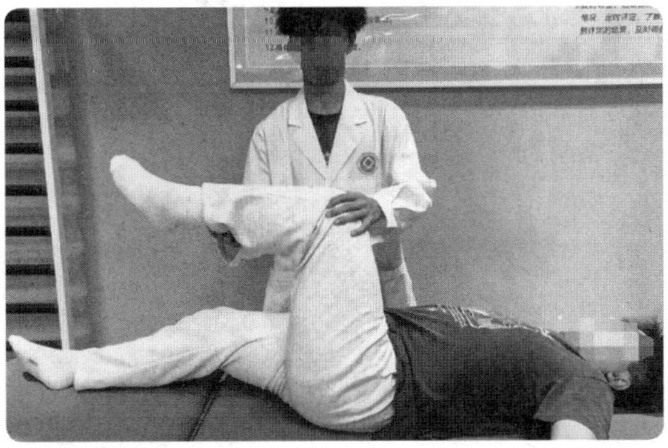

图11-25　促进膝关节的伸展功能

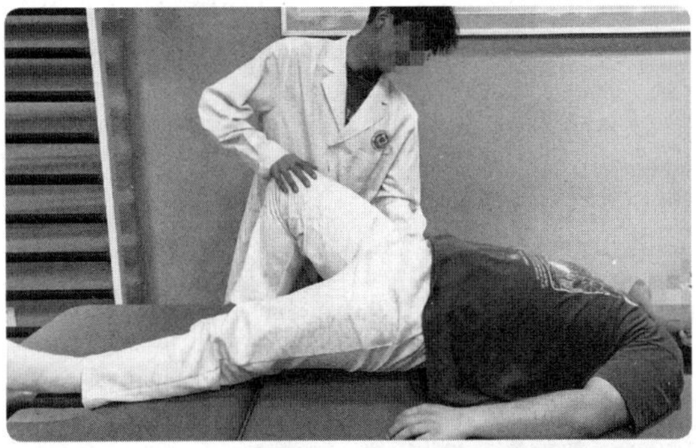

图11-26　辅助单桥运动

2. 坐位训练

（1）长坐位下肢活动训练：患者双腿伸直坐在治疗床上，这样的体位不仅能够帮助患者通过下肢的重量来稳定骨盆，还为后续的康复训练打下了坚实的基础。在这一姿势下，治疗师会引导患者进行髋关节的外展和外旋动作，这些动作对于促进下肢与躯干之间的分离运动至关重要，即使是在患者使用躯干屈肌的情况下，也能够产生积极的效果。为了进一步增强下肢的灵活性，治疗师会指导患者双手轻轻放在膝盖上，进行膝关节的伸展与放松，以及两侧膝伸肌的交替收缩训练。通过不断变换运动的节奏，如左膝连续两次收缩后，再让右膝进行一次收缩，反之亦然，可以有效地增加训练的难度，从而逐步提升患者的下肢功能。在进行患侧下肢的训练之前，治疗师还会特别关注并教会患者如何精确地进行健侧膝关节的分离运动（图11-27），为后续的康复训练做好准备。

（2）长坐位躯干旋转训练：治疗师会采用一种轻柔而引导性的方式，从上方轻轻握住患者的双手，避免用力拉动，而是将患者的手引导至所需的位置。患者则需要主动握紧治疗师的手，如患者无法握手，治疗师需握腕辅助，首先尝试向患侧进行旋转。由于利用健侧肩膀带动身体向前旋转对于患者来说相对容易，因此这一步骤可以作为训练的起点。随后，治疗师会引导患者逐渐转向健侧，通过反复练习来增强躯干的旋转能力（图11-28）。

（3）端坐位躯干旋转训练：在这一姿势下，按照治疗师的指导，患者双手放在身体一侧进行躯干的旋转训练。通过这一训练，不仅可以进一步增强躯干的灵活性和稳定性，还有助于改善患者的姿势控制能力和平衡能力（图11-29）。

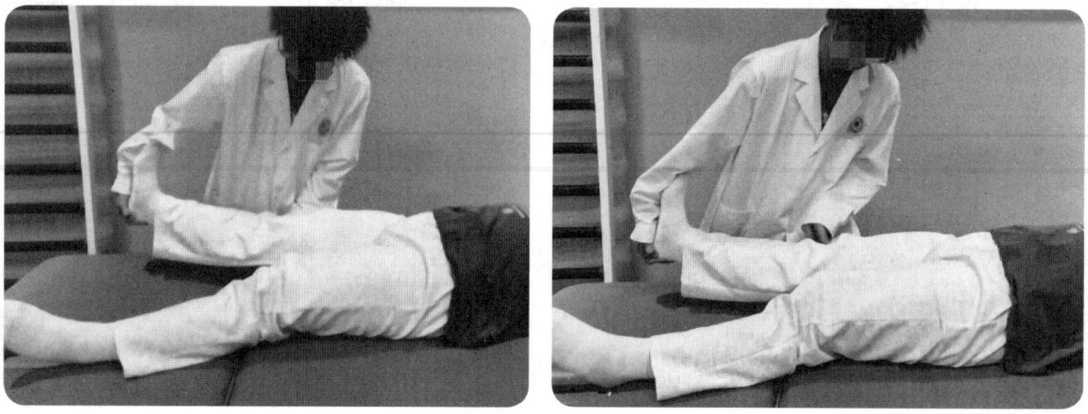

a　　　　　　　　　　　　b

图11-27　膝关节分离运动

a.治疗师协助；b.引导患者自主完成，治疗师减少辅助用力

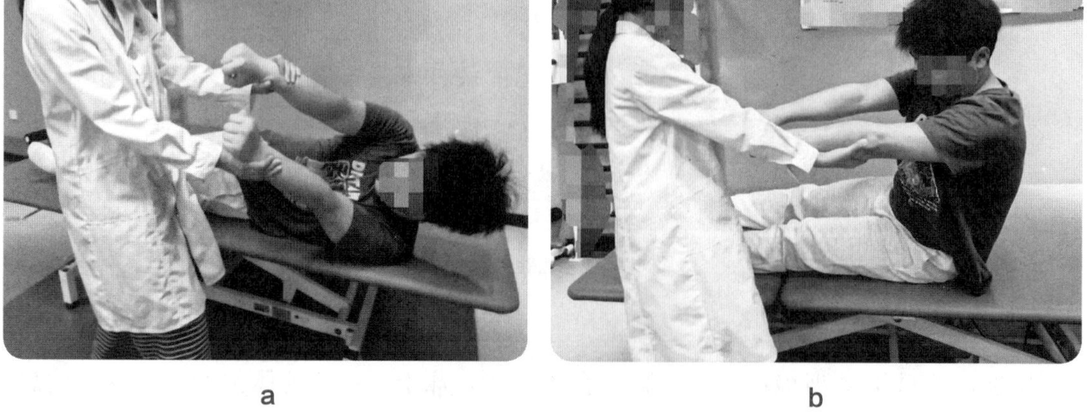

a　　　　　　　　　　　　b

图11-28　长坐位躯干旋转

a.转向患侧；b.转向健侧

（4）端坐位上肢分离运动训练：患者需保持端坐位姿势，治疗师会协助患者进行主动屈肘动作，随后再将手臂放置于肩上方（图11-30）。值得注意的是，在进行肘部屈曲时，应避免肩胛骨回缩的选择性活动。因为许多日常生活中的功能性活动，如吃饭、洗脸、化妆等，都需要手臂能够在身体前方进行屈曲。因此，这一训练对于患者在日常生活中更好地应用患侧手臂具有重要意义。

（5）坐位躯干旋转并伴随患肢持重训练：患者需将患手放置于体侧，并保持肘关节伸展状态。此时，治疗师会引导患者体验体重由手掌桡侧向手掌尺侧转移的过程。这种体重转移的方法不仅能够帮助缓解手屈肌痉挛，还有助于提升患者的平衡能力和协调能力。在进行这一训练时，治疗师仅需使用一只手来保持患臂的位置稳定，而另一只手则可用于纠正可能出现的代偿性逃避运动，（图11-31）。为了更有效地引导患者进行训练，治疗师还可以用手轻轻向患侧推动健侧肩部。

（6）上肢主动活动训练：常发现多数患者在手握持物品时，难以完成前臂旋后的动作。因此，训练的首要步骤是通过近端肢体的活动来降低旋前肌的过度张力，随后再进行辅助性的主动运动训练。患者需双手与肩同宽，紧握体操棒。治疗师则站在患者身旁，一只脚轻踏于患者侧方，利用膝盖为患者双肘提供支撑。在此过程中，对肘部及上臂的稳固支持至关重要，以避免患者肩部受损。接下来，患者将体操棒置于治疗师膝盖上，手腕保持背屈状态。治疗师随后用一只手轻按患者下腹

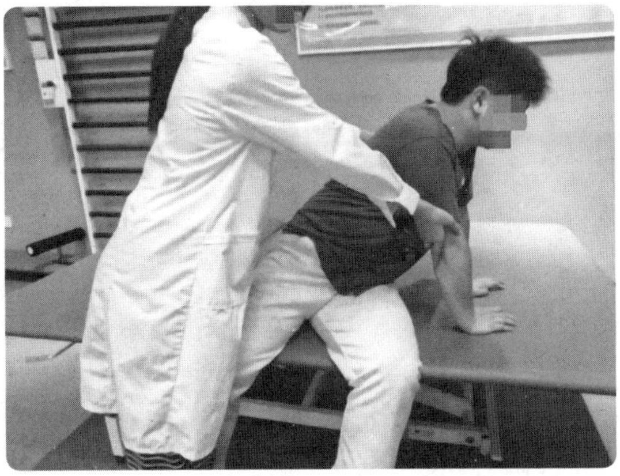

图11-29　患侧或健侧辅助躯干旋转（端坐位下）

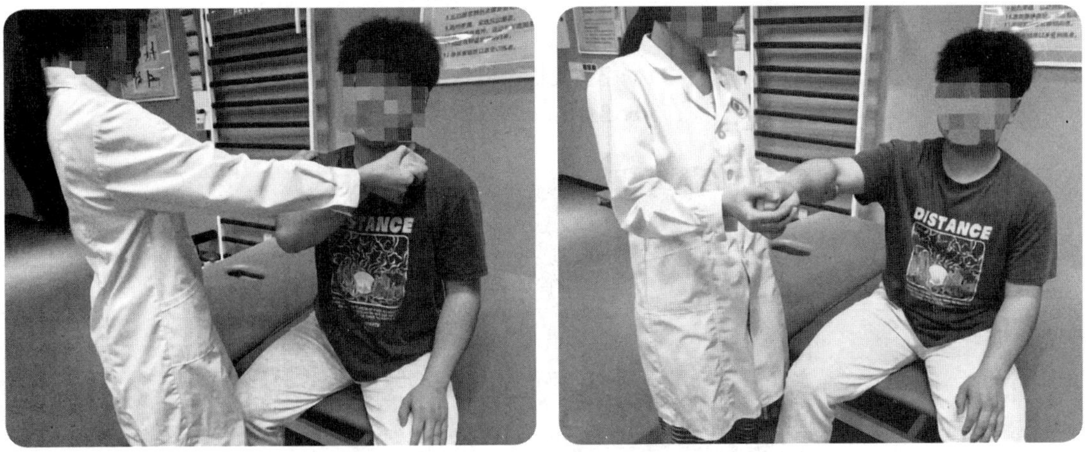

a　　　　　　　　　　b

图11-30　上肢的分离训练

a.肘屈曲位；b.肘伸直位

部，协助其躯干伸展，因为患者往往存在胸椎屈曲的情况，而腰椎屈曲则相对较难实现。在治疗师的帮助下，患者完成前臂旋后动作，并再次双手紧握体操棒，与肩同宽（图11-32）。当治疗师确认患者的手指和手腕能在体操棒上保持正确位置后，会要求患者进行小幅度的肘关节屈伸训练。一旦患者能够单独用患侧手握住物品，治疗师会指示其将健侧手移开。此时，患者需尽力用患侧手保持物品处于水平位置，即避免前臂旋前。为实现这一目标，患者可以先进行轻微的前臂旋前动作，然后再恢复到旋后位置（图11-33）。

（7）坐位重心侧移训练：治疗师会采取跪姿于患者的患侧床边，一手握住患侧上肢，另一手则位于患者后侧，大致与季肋部持平，双手以交叉的方式轻轻环抱患者。此时，治疗师会要求患者保持放松，不要抵抗移动或主动尝试活动。接着，治疗师会以有节奏的轻柔动作，侧向移动患者的躯干，通过双手的轻微拉动，使患者被动地实现腰椎的侧屈，同时利用上肢的力量保持患者躯干的伸展状态。当治疗师确认患者在进行被动侧屈时没有表现出阻力时，会转而坐在患者身旁，将患者拉向自己，使患者的体重逐渐转移到患侧。在这个过程中，治疗师会一只手放在患者的腋下，帮助患侧躯干得到进一步的拉伸，另一只手则从患者的背后抵住健侧的腰部，以提供必要的支撑。一旦患者能够顺利地将重心充分转移到患侧，治疗师就会进一步要求患者使用健侧的手向患侧伸展，尝试抓取物品等动作（图11-34）。这样的训练有助于提升患者的平衡能力和协调能力，从而促进患侧肢体的功能恢复。

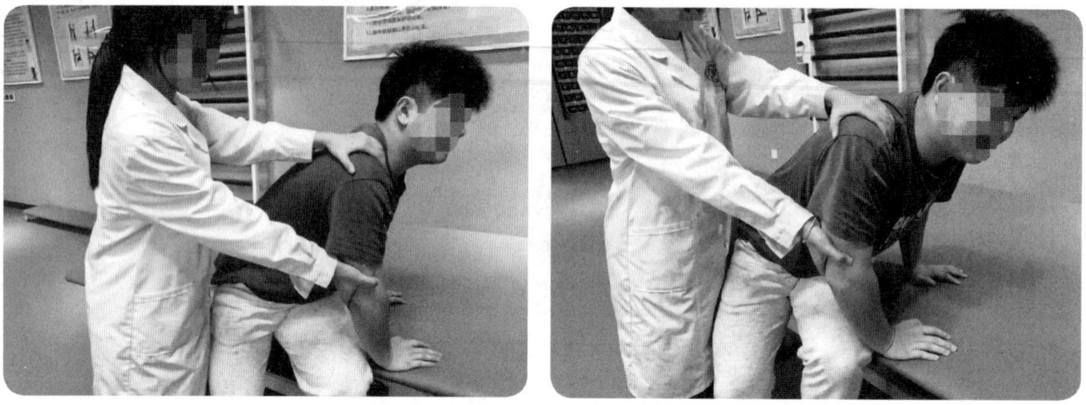

a　　　　　　　　b

图11-31　患者支撑中进行躯干旋转

b.起始位；b.终末位

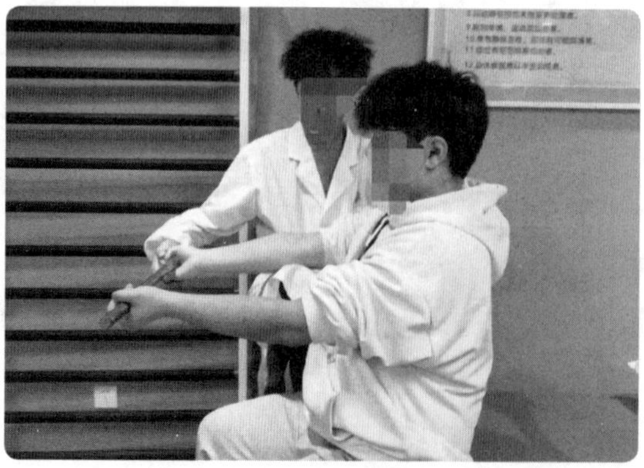

图11-32　双手紧握体操棒

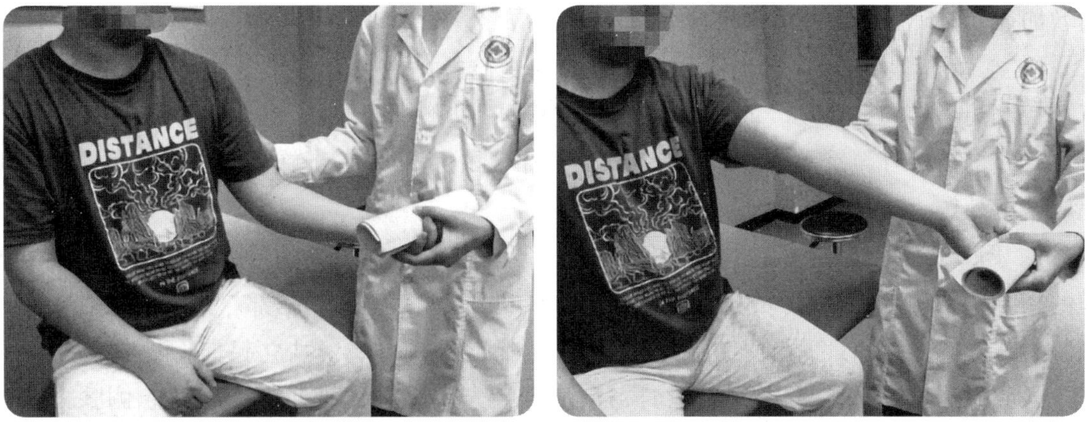

a　　b

图11-33　患侧前臂活动训练

a.起始位；b.终末位

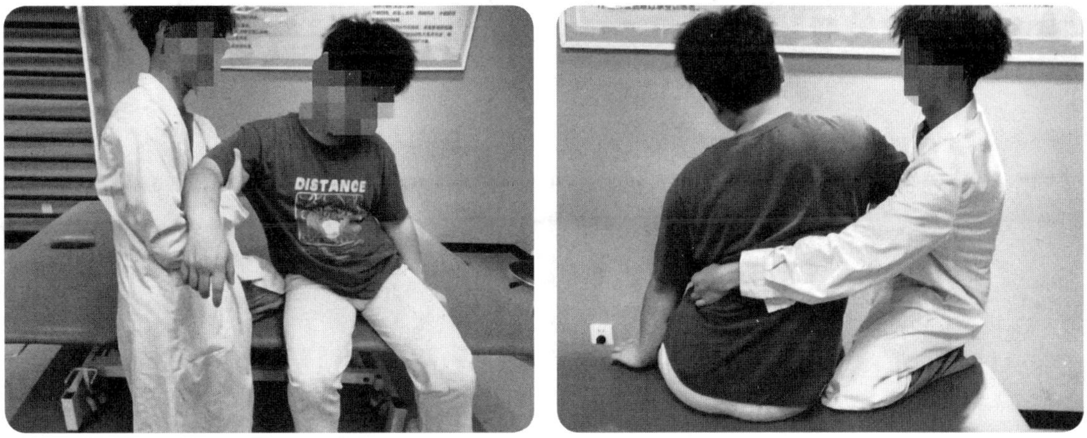

a　　b

图11-34　坐位下重心侧移

a.起始位；b.终末位

3. 坐位–站起训练

（1）在治疗过程中：治疗师采取特定的体位——将足踏于患者正前方椅子之上，随后将患者已伸展的上肢安置于其大腿部位，确保患者的肘部与上臂形成一条直线，并与肩部保持平行，以此实现有效的支撑。治疗师运用一只手施加力量于患者的脊柱，促使其进一步伸展，而另一只手则轻轻按压患者的腕部，必要时，该手亦可起到支撑肩部的作用。此外，治疗师通过向外展开下肢的动作，能够协助患者躯干前倾幅度加大，同时确保脊柱保持伸展状态（图11-35）。

完成上肢支撑下的伸展预备动作后，患者需将双手自然置于身体两侧，并主动尝试前移躯干，此时治疗师会在一旁协助，确保伸展动作的持续与稳定。在某些情况下，治疗师可能会利用腿部为患者提供额外的支持，以确保其膝部能够顺利前移至超过双脚的位置。

面对躯干伸展存在挑战的患者，治疗师可以利用胸椎作为发力点，以促进脊柱的整体伸展。具体操作为：治疗师在患者背后，用一侧膝盖轻轻抵住患者脊柱后凸部位，同时双手协作，将患者的肩部向后拉拽。为了给患者提供一个明确的参照点，治疗师会鼓励患者尝试让后背的相关部位离开其膝部。随后，采用相同的方法，引导患者先向前倾斜，再逐渐恢复到直立状态，且每次前倾的幅度逐渐增加，同时确保脊柱始终保持伸展（图11-36）。

（2）在协助患者从坐位站起的过程中：治疗师会选择站在患者的患侧，一手紧握患侧膝关节，以便有效控制患者的向前移动，而另一只手则专注于帮助胸椎的伸展。当胸椎伸展至一定程度，且患者重心开始向前转移至踝关节时，治疗师位于胸椎处的手会进一步施加向上的力量，以协助患者顺利完成站立动作（图11-37a）。

（3）对于膝关节存在过伸问题的患者，治疗师会安排其坐在较高的治疗床上，并在其身旁。在治疗师的指导下，患者需要保持躯干伸展，并主动将体重转移至患侧腿部。治疗师会利用一只手帮助患侧髋关节伸展，另一只手则协助膝关节伸展，从而逐步引导患者站立起来（图11-37b）。

（4）返回坐位的过程，在返回坐位时，治疗师会先用手握住患侧膝盖，使患侧膝关节首先弯曲，另一只手则帮助髋关节随后弯曲，引导患者臀部向后移动直至坐下。通过反复练习，治疗师会鼓励患者尝试在站立过程中保持健腿离地，以进一步锻炼其平衡与协调能力。

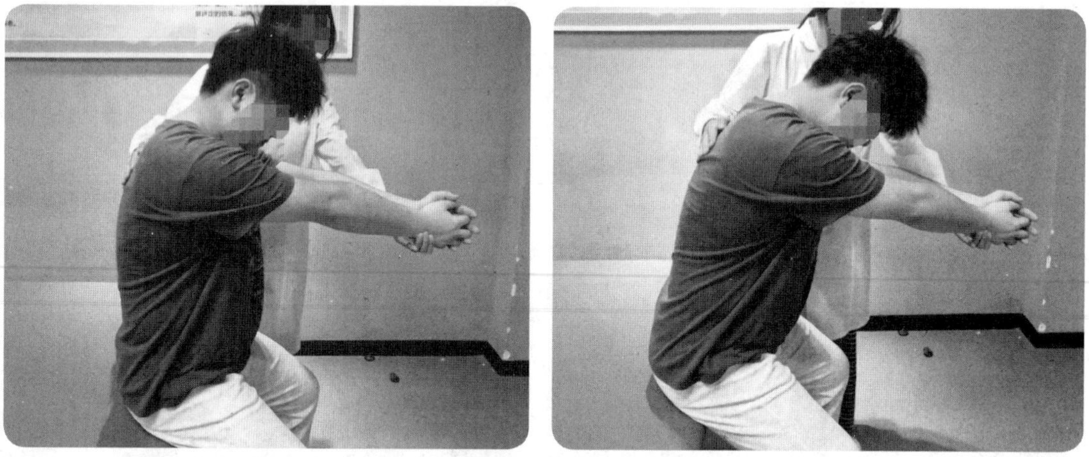

a　　　　　　　　b

图11-35　坐位下Bobath握手重心前移

a.起始位；b.终末位

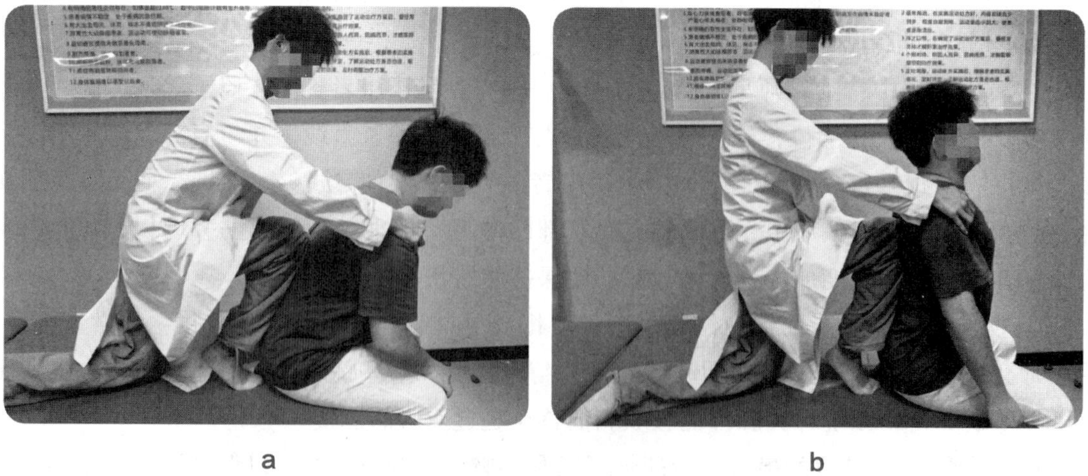

a　　　　　　　　b

图11-36　坐位下脊椎伸展

a.起始位；b.终末位

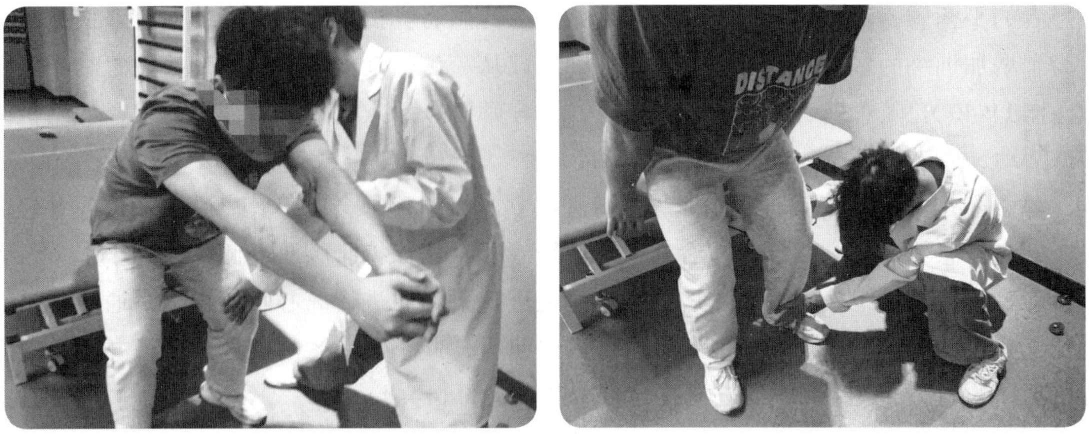

a　　b

图11-37　坐位站起训练

a.从坐到站；b.纠正膝关节过伸，高坐位下练习起坐

4．站位活动训练

（1）患侧腿部承重与健侧髋关节活动训练：在训练过程中，患者需轻微弯曲双膝，主动将体重转移至患侧腿部。此时，治疗师选择坐在患者前方的椅子上，一只手稳稳地协助患者伸展患侧的髋关节，另一只手则精细地调控患侧膝关节的活动，确保动作的稳定与安全。随后，患者按照指导，将健侧下肢抬高，进行外展及外旋的灵活运动，以此锻炼下肢肌肉及关节的协调能力（图11-38）。

（2）健侧脚台阶站立与患侧承重训练：为了进一步提升患者的平衡与承重能力，训练会设置一个小台阶。患者需用患侧腿部稳定站立，而健侧脚则轻踏于台阶之上。治疗师站在患者的患侧，一只手轻轻扶持患者的髋部，促进其伸展，另一只手则放置于患者的对侧，以协助体重的平稳转移。患者需在治疗师的引导下，将健侧的脚轻轻地放置在台阶上，随后再缓缓放回地面。随着患者控制能力的逐步增强，治疗师会鼓励其反复进行这一踏台阶的动作，而患侧腿部则保持静止，不进行额外的运动。在此过程中，治疗师会根据患者的适应情况，逐渐增加踏台阶的频率及台阶的高度，以促进患者康复进程的加快（图11-39）。

（3）站立位上肢主动运动训练：在保持双下肢均匀负重站立的基础上，治疗师站在患者的身后。治疗师会指示患者抬高上肢，并用手推墙，以此锻炼上肢的力量与协调能力。此外，为了进一

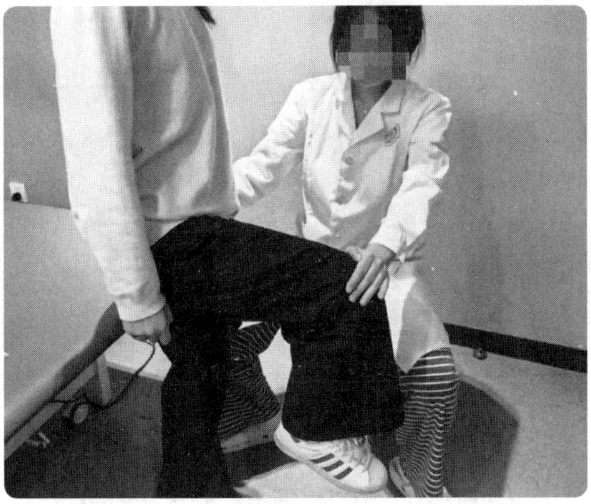

图11-38　站位下患侧下肢负重

步增强患者的平衡感，治疗师还可以面对患者站立，让患者尝试在保持平衡的同时，快速地推自己的手。为了增加训练的多样性和挑战性，治疗师可以从一侧移动到另一侧，变换位置给予患者不同的刺激（图11-40）。随着患者能力的不断提升，治疗师可以引入更复杂的训练内容，如站位下的推球与接球活动，以进一步提升患者的整体运动能力。

（4）站立位增强小腿三头肌功能训练：患者站立时，治疗师会调整其肩胛带至内收并轻微下降的位置，同时将患侧的下肢置于身体后方，并使用专业手法保持腓肠肌外侧部分处于上方位置。随后，指导患者缓慢让足跟接触地面，这一动作将促进比目鱼肌进行离心收缩训练，通过反复练习来增强小腿三头肌的活动。接下来，让患者尝试后退步行，此举旨在激活支撑阶段，并辅助实现从支撑期到摆动期的顺利过渡，同时促进上肢的自然摆动（图11-41）。

5. 步行训练

（1）辅助髋关节伸展：在患者患侧腿部能够承担体重且未出现膝关节过度伸展之前，治疗师需采取手扶患者骨盆的手法，以此辅助髋关节伸肌的活动，有效防止髋关节向后移动，确保步行动作的流畅与稳定（图11-42）。

（2）辅助躯干旋转：步行过程中，若缺乏躯干的有效旋转，将难以实现重心的顺利转移至患侧。为此，治疗师会选择站在患者的后方，双手轻轻握住患者的双肩，随着下肢的自然摆动，协助

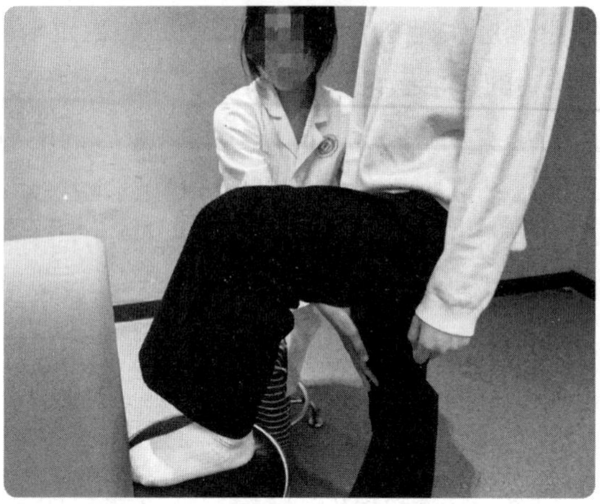

图11-39 患侧腿负重健侧腿踏台阶

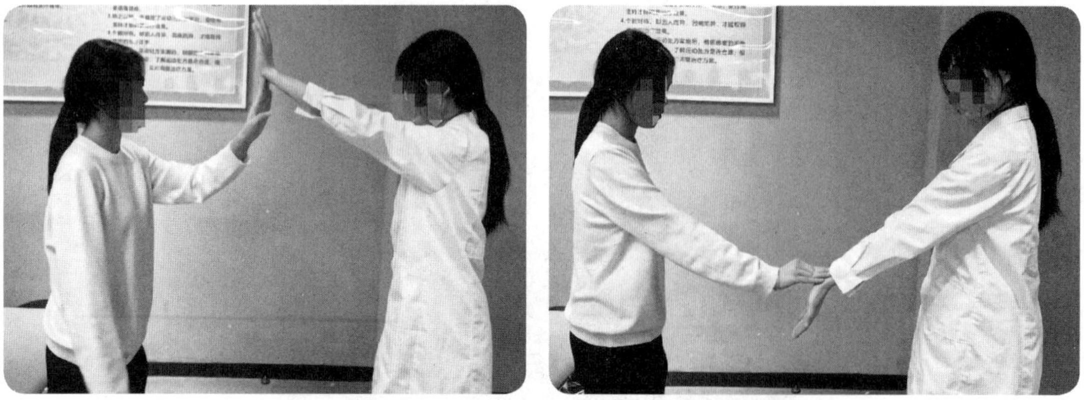

a b

图11-40 站立位患者上肢主动活动

a.起始位；b.终点位

患者将对侧肩膀向前推动，以此促进躯干的旋转动作（图11-43）。根据患者控制能力的提升，还可以借助体操棒等工具，进一步辅助步行中的躯干旋转训练（图11-44）。

（3）增强侧向步行能力：为了提升患者的侧向步行技巧，治疗师会站在患侧，双手分别放置在患者的髂嵴，引导患者将体重侧移至患侧腿部。在此过程中，患者需将患侧腿从健侧腿的前方跨过，确保双足保持平行，并沿着一条直线持续步行。只有当患者能够将骨盆充分前移至超过患侧腿的位置时，才能有效防止膝关节过度伸展的发生（图11-45）。对于许多患者而言，患腿向侧方迈步是一大挑战，因为这需要髋关节伸展与膝关节屈曲之间充分的分离运动。训练初期，治疗师可以先通过帮助患者躯干后旋来完成这一动作，随着患者控制能力的逐步提升，再逐渐减少辅助。当患者能够自主控制骨盆与下肢的运动时，治疗师会将手转移至患者的肩部，协助其向侧方移动。训练初期应缓慢且细致地进行，随着患者能力的增强与信心的提升，治疗师会逐渐减少支撑，并加快运动速度。

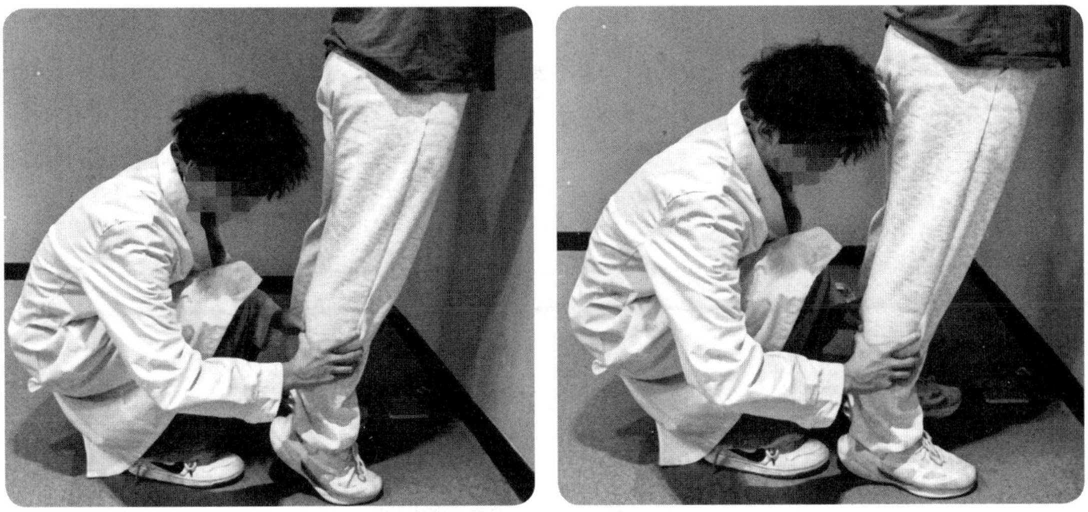

a　　　　　　　　　　b

图11-41　促通小腿三头肌

a.起始位；b.终点位

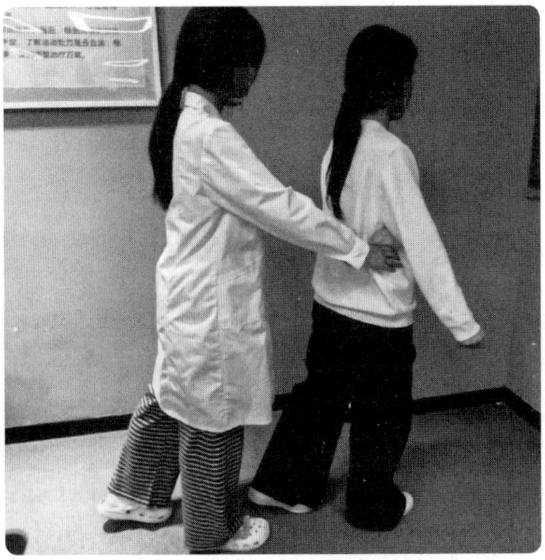

图11-42　辅助髋关节伸展

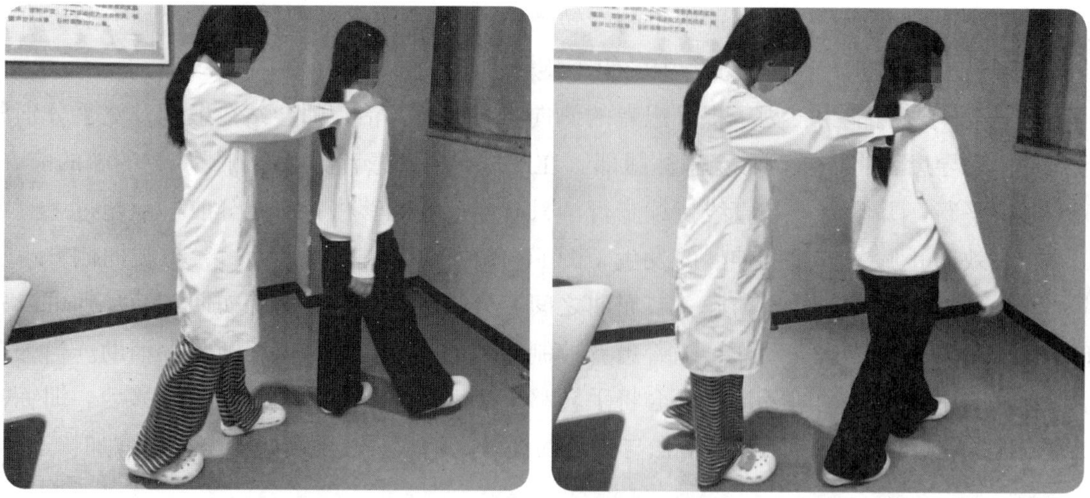

a　　　　b

图11-43　辅助躯干旋转

a.起始位；b.终点位

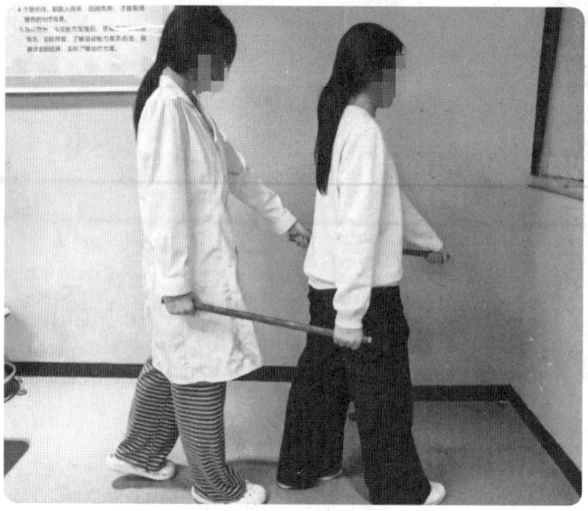

图11-44　体操棒步行中的躯干旋转训练

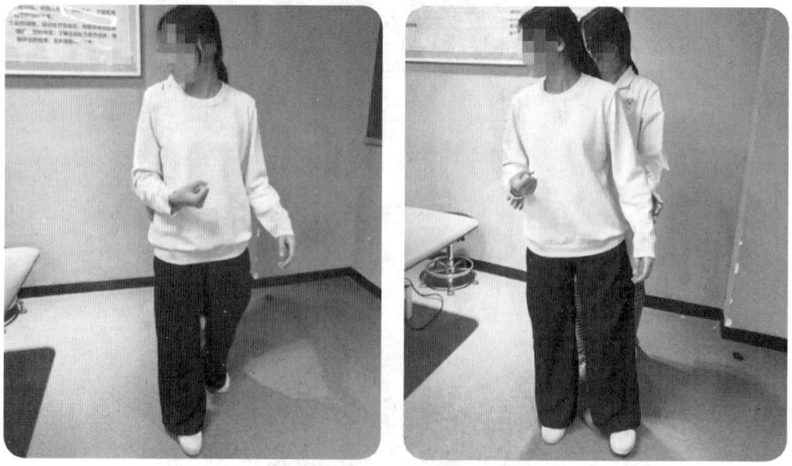

a　　　　b

图11-45　侧向步行

a.起始位；b.终点位

最终，治疗师会轻轻握住患者的手，引导患者在无提示的情况下快速变换方向，轻松完成侧向步行活动。

（4）患侧上肢辅助支撑训练：在陪伴患者步行时，治疗师会站在患者的侧旁，并指导患者将患侧手臂模拟成手杖，向下按压治疗师的手掌以获取支撑。此时，治疗师会运用一只手紧握患者的手，另一只手则负责支撑患者的肘关节，确保其在伸展状态下得到稳固的支撑（图11-46）。

（5）借助推力促进患侧上肢协调步行：步行过程中，部分患者可能会遇到患侧上肢呈屈曲紧张状态，难以与健侧上肢保持平行前进的情况。为了改善这一问题，治疗师会鼓励患者利用手臂的力量，通过推搡治疗师的身体来辅助自己步行，从而增强患侧上肢的协调性和步行能力（图11-47）。

（6）提升步行挑战性与动态平衡：步行训练的核心目标是让患者能够在自然环境中自如地独立步行。因此，在训练进程中，一旦患者能够维持良好的动态平衡，治疗师会适时地引入一些额外的挑战因素，以增加步行的复杂性和实用性。例如，在步行过程中与患者进行交流，或者在步行中抛接球等，以此锻炼患者在复杂情境下的步行能力和动态平衡能力（图11-48）。

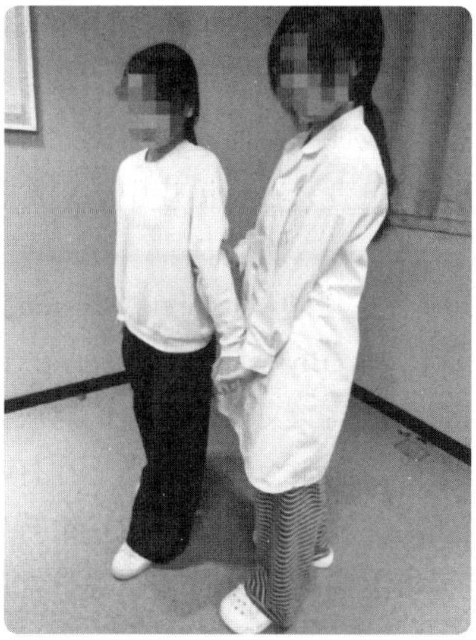

图11-46　步行中患侧手支撑

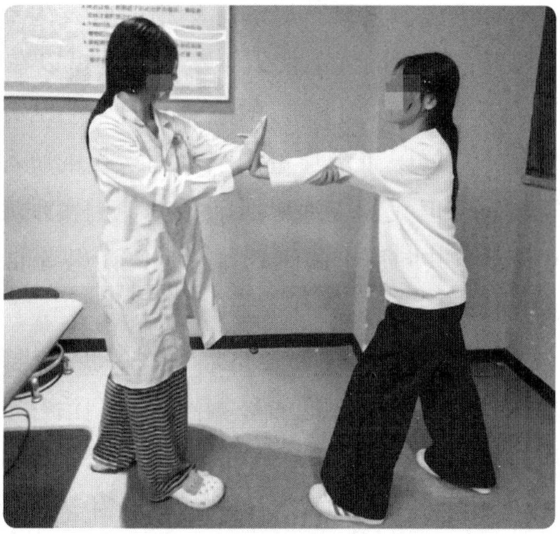

图11-47　步行中推治疗师的手

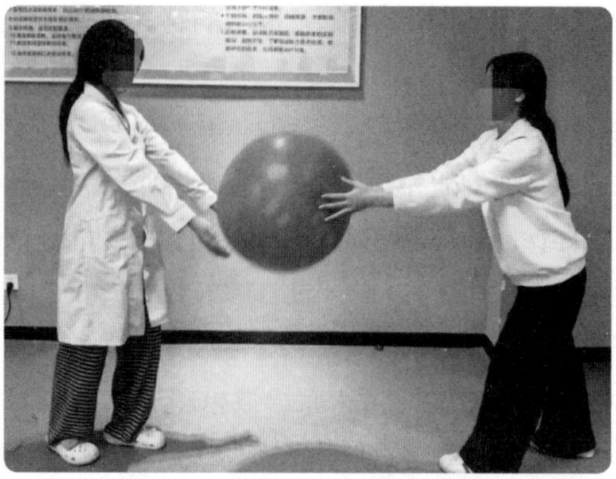

图11-48　步行中抛接球

6. 结合日常活动训练　早在1965年，Bobath就明确指出，治疗师的手法操作是治疗流程的首要环节，且至关重要。然而，若未能有效激发患者的内在动力，一切努力都可能收效甚微。1980年，Bobath进一步强调，治疗不应仅仅局限于一系列孤立的训练，而应成为患者日常生活的一部分。Bobath技术特别重视运动感觉的培养，这种感觉是通过主动参与和反复实践逐渐获得的。为了真正掌握运动感觉，患者需要经历大量的实践训练，而有限的治疗时间显然无法满足这一需求。治疗的根本目的在于提升患者的功能水平，而患者只有将治疗中学到的技能应用于日常生活，才能实现技能的巩固、提升和持久保持。

2000年，曾任英国伦敦Bobath中心主任的Margaret Mayston撰文强调，将Bobath理念单纯理解为通过手法引导患者活动是一种片面认识。Bobath治疗的核心在于设计患者乐于参与且适合的训练，既要避免他们因过度用力而导致肌张力增高，又要消除他们对肌张力增高的恐惧心理。事实上，已有研究证明，适当的主动活动并不会导致肌张力异常增高。在日常生活中，Bobath理念的应用实例不胜枚举，如患者在坐位用餐时，需关注胸骨作为关键点来维持坐位平衡；在家中，可以安排一些便于患者从高处取物的活动，如从橱柜上拿取或放置牙刷等日常用品，并在空中停留片刻，以利用本体感受器来强化肢体的活动能力。

步行是一种“无须大脑皮质直接控制的运动”，它可以由位于脊髓的“中枢模式发生器”（CPGs）启动。步行方式无须刻意考虑，只需“启动”中枢模式发生器即可。因此，患者需要学会在不同地面上步行，包括上下坡路；步行训练不仅限于室内，还可以在室外进行；除了平坦的路面，患者还应体验在石子路、草地、不平整地面上步行的感觉。日常生活是全面康复训练不可或缺的一部分，偏瘫患者的运动能力恢复不应局限于治疗室内艰难而缓慢的练习。尽管部分偏瘫患者可能无法完全恢复到病前的自由步行状态，但我们应竭尽所能帮助他们实现安全、自然的步行，尽量使步行速度、节奏和模式接近正常。双方共同追求的康复目标是，让患者能够无惧地在人群中自由步行，这是治疗师与患者共同努力的方向。

在任何情境下，本章所述活动的核心目标都是重建自然的步行模式。若患者仅能在治疗室内，且在治疗师的严密监视下完成这些活动，那么这明显偏离了我们治疗的初衷。治疗师需细致分析患者的运动状况，在与其共同应对造成运动困难的因素后，随着患者控制能力的逐步提升，应引导患者在日常活动中实践这些技能，以促进功能的改善。例如，在穿裤子或鞋子时，患者可能需要将一条腿交叉到另一条腿上，此时应鼓励他主动完成这一动作，而非依赖健侧手抬起患侧腿。若患者能成功将一条腿屈曲并置于另一条腿上，同时保持躯干挺直，则表明其运动控制能力得到了显著提升。在可能的情况下，患者应学习在穿鞋袜时主动屈曲并抬起腿部，而非简单地进行双腿交叉。在进行这些活动时，无论是单独使用健侧手，还是在患侧手的辅助下，重要的是要确保腿部位于两臂之间，避免外展外旋的姿势。治疗师在观察患者完成这些日常活动时，应留意细节，以便设计出更多适合患者的治疗方案，并教授他们如何提升平衡能力。

在日常生活中不断重复本章所述的活动，可以增强患者的运动控制能力，并有效减少异常运动模式的出现和发展。

▶**知识拓展**

矫形器及手杖使用的注意事项

1. 患者若过早依赖手杖及矫形器可能诱发过度代偿动作，进而约束其日常生活自理能力。

2. 适应性使用手杖时，稳定支撑点常偏向非患侧足部，导致患侧下肢承重减轻。同时，非患侧上肢的过度使用可能激发联合反应，并减少非患侧手部的精细动作能力及引发肩部不适。下肢对线异常时，即便肌肉活动恰当，也可能诱发膝部疼痛。

3. 配戴限制性较高的下肢矫形器，会因足部感觉输入减少而削弱站立期的维持平衡能力，小腿及足部内在肌肉活动减少，可能引起肌肉的非神经性病变。此外，关节活动范围也会相应缩减。

4. 在全面权衡利弊后，制订合理的手杖与矫形器的应用方案，并在治疗过程中持续进行效果评估与调整。

（二）脑瘫儿童的治疗技术

1. 痉挛型　这种类型的患儿存在肌张力异常增高，极大地阻碍了他们的主动活动能力。特别是对于那些重度痉挛的患儿，他们身体近端（如躯干、骨盆和肩胛带）的肌张力往往远高于远端，因此，治疗的首要任务是缓解这些区域的肌张力，随后再进行有助于功能恢复的其他训练。值得注意的是，即使是年幼的痉挛型儿童，也面临着极高的挛缩风险。为了促进他们的主动活动，可以采用姿势反射和抗重力活动的方法。一旦患儿开始表现出主动活动的迹象，就应立即利用关键点技术增强他们维持正常姿势的能力。

（1）治疗原则：首先，要仔细分析影响患儿正常功能的主要痉挛现象，然后通过进行与痉挛模式相反的运动来加以干预。应反复练习那些对功能恢复有益的动作模式，以促进肌张力模式的改善。在动作的每一个环节中，都要充分利用关键点来促进动作的完成。对于严重屈肌痉挛的患儿，应避免那些主要依赖屈肌的运动，如爬行、跪姿或W型坐姿。同时，提高患儿的平衡能力和自我保护意识，以防止因恐惧而导致的肌张力进一步升高。

（2）治疗性运动：利用姿势或体位来抑制痉挛，即当患儿仰卧时，可以利用重力作用促进身体的伸展，这在婴儿期尤为有效。先伸展其弯曲侧的身体，然后在此姿势下，利用重力的作用来减轻痉挛。让患儿侧躺在帮助者的腿上，并让身体弯曲的一侧朝下。在这种姿势下，可以鼓励患儿伸展上肢和下肢，进而可能促使他们翻身俯卧，并抬头及躯干。当采取侧躺姿势抱患儿时，弯曲侧会被自然伸展，此时，帮助者可以用手将患儿的双下肢分开，以促进其外展、外旋和伸展。对于全身伸展痉挛模式的患儿来说，这一过程可能会更加困难，但可以利用关键点技术，让患儿双下肢屈曲，此时，患儿的头没有支撑，而帮助者的上肢放在患儿的腋下，以支持其肩外展。同时，由于髋关节的屈曲，下肢的完全伸展模式也会被打破。

2. 手足徐动型 手足徐动型的患儿，其肌张力呈现出一种不稳定的波动状态，导致动作幅度偏大且精准度欠佳。特别是在尝试起身时，他们对头部和躯干的控制能力显著不足。若缺乏适当的治疗，这类患儿可能会倾向于长时间躺在地板上，以此规避摔倒的风险。当被辅助坐起时，由于屈肌痉挛的作用，他们可能会向后倾倒并导致头部受伤。此外，他们可能对爬行姿势感到不适，因为躯干的不稳定性使他们难以维持头部的抬起，同时也难以利用双手进行周围环境的探索。他们通常采用的移动方式是仰躺在地板上，双臂外展、外旋，并借助腿部的蹬力来移动身体。为了改善其头部和躯干的控制能力，以及促进手部功能的提升，我们首先需要阻断这种不稳定的移动模式，通过辅助他们从地板上站立起来，并逐步调整姿势，使其身体逐渐适应负重状态。

（1）治疗原则

1）推行小范围、受控制的活动，以增强动作的精确性和稳定性。

2）提供稳定的支撑环境，为患儿创造固定的练习机会。

3）鼓励中线活动，包括对手部和头部控制的训练。

4）引入负重练习（如站立、坐立），以增强患儿的身体支撑能力。

（2）治疗性运动

1）通过四肢及躯干的负重训练来提升控制力：给肢体或躯干施加适度的压力，有助于增强肌张力，进而提升患儿对姿势的控制能力。随着对有用姿势控制能力的提升，不随意动作也会逐渐减少。然而，在治疗的初期，患儿可能无法承受过多的刺激，因此需要逐步增加其承受刺激的能力。

在学习控制姿势的同时，患儿还需掌握正确的活动技巧。例如，当被辅助坐起并能够通过手臂负重时，他们就能够挺起头部。此时，可以引导他们用双手抓住杯子，一旦他们能用肘部支撑体重，就可能使用带有两个把手的杯子自行饮水。同样地，当被辅助站立时，他们应学会双腿均匀负重。许多手足徐动型的患儿往往只能使用一条腿负重，而另一条腿则处于弯曲或伸直的状态，既无法负重也无法迈步。一旦他们能够双腿均匀负重，就可以鼓励他们尝试迈步，并确保在迈步时身体与地面保持垂直，头部位于身体的中轴线上。值得注意的是，许多手足徐动型的患儿会采用非对称性紧张性颈反射（asymmetrical tonic neck reflex，ATNR）的模式行走，这会影响他们正常的步行姿势。因此，需要引导他们逐渐摆脱这种反射动作，学会正常的步行方式。

2）提供合适的支撑以促进站立和迈步：对于手足徐动型的患儿来说，如果上肢得到支撑，他们就更容易站立和迈步。在治疗过程中，需要确保他们的身体与地面保持垂直，并且双腿均匀负重。只有这样，练习步行才会取得效果。同时，要避免让患儿靠在帮助者身上，以免形成不正确的步行姿势。此外，还有许多其他的方法可以根据患儿的具体情况来制订个性化的治疗方案。例如，扶着患儿的头使其保持正直，可以帮助他们的身体保持对称，并使身体重心向前并超过足部的位置。

3）鼓励中线位活动以增强身体协调性：引导患儿伸手并抓住物体是治疗手足徐动型患儿的一

个重要环节。对于许多手足徐动型患儿来说，保持头部在身体的中线位上可能比较困难。因此，让他们用双手在面前握住物体可能有助于保持身体的对称性并减少突然摔倒的风险。站立是最佳的练习姿势之一，坐在椅子上并保持髋关节屈曲也是一个促进中线位活动的有效姿势。治疗师可以通过将木棒放在患儿手中，并促进其腕关节背屈和前臂前伸来帮助他们学会双手同时握住物体。一旦他们能够完成这个动作，治疗师就可以通过上、下、左、右移动木棒来让他们感受不同方向的握持感觉。在这个过程中，治疗师需要始终关注患儿的眼神并与他们交流以保持其中线位。与所有的治疗一样，治疗师的手需要非常敏感并根据患儿的需要给予适当的帮助，以促进他们学会自主控制动作的能力。

尽管手足徐动型的患儿在采取坐位或仰卧位时，身体会呈现出一种非功能性的过度伸展，并难以抑制地向后倾倒，但这种伸展并不具备实际的功能意义。为了帮助他们实现对躯干的自主控制，关键在于激发他们的主动抗重力伸展能力。一种有效的方法是让患儿俯卧在治疗师的大腿上，同时治疗师的一只脚可以放置在椅子上，以此调整患儿的身体角度，避免完全水平的俯卧位。在这种特定的姿势下，重力的影响被显著削弱，从而鼓励患儿主动抬头并伸展身体，同时维持数秒的伸展状态。随着患儿抗重力伸展能力的逐步提升，治疗师可以逐步调整角度，使其身体逐渐接近与地面平行的状态。此外，治疗师还可以指导家长在为患儿穿脱衣物时采用这一姿势，以进一步促进其训练。

为了更有效地帮助患儿稳定身体中心，治疗师需要用手轻轻按压患儿的头部、肩部、骨盆等躯干区域，确保身体中心保持稳定和垂直状态。这样做能够激励患儿有意识地运用手或腿进行动作。如果缺乏这种治疗干预，患儿可能会采取一种夸张的姿势来固定身体中心，如过度弯曲或旋转躯干、肩膀或骨盆，甚至通过头部的动作来完成某个姿势。由于手足徐动型的患儿往往习惯性地偏向一侧转头，这会导致他们的身体无法保持对称。因此，治疗的一个重要目标是让患儿体验肩膀放正的感觉，即处于既不弯曲也不旋转的中立状态。同时，骨盆也需要保持水平，既不后缩也不倾斜。当所有这些身体部位都能正确位于中线位时，患儿就更有可能学会控制自己的姿势，从而为学习更精确的运动奠定坚实的基础。

3. 共济失调型　对于共济失调型的患儿，其肌肉张力普遍偏低，且难以协调地完成各项动作。举例而言，在穿衣或用餐使用汤匙时，他们可能会因动作的不协调或身体稳定性不足而跌倒。这种跌倒往往归因于躯干及髋关节区域肌张力不足，以及动作执行时的精确度欠缺。例如，难以握紧汤匙可能是由于肩关节无法稳定支撑上肢运动，或是由于意向性震颤及动作幅度过大所致。

（1）治疗原则：通过施加身体重量及关节压力来调节并维持适当的姿势张力，调整至能激发共同收缩的姿态。鼓励患儿自主维持体位，逐步减少对外部支持的依赖。通过活动中的抗重力与精确动作指导，协助患儿实现从一种体位到另一种的顺利转换。选择性地进行动作训练，以减少肢体对躯干的过度依赖，并尽量引导患儿以自身为中心进行旋转动作，同时强化平衡感与自我保护反应。

（2）治疗性运动：为了减少患儿的跌倒频率，需让其体验在重力作用下恢复平衡的感觉训练。可故意将患儿置于易失衡的姿态，借此逐步提升其对此类不平衡感的适应能力。例如，让患儿站立并尝试单腿站立，同时引导其双臂向不同方向伸展以保持平衡，既不直接阻止其跌倒，也不过度辅助，以此激发患儿在失衡边缘的自我调整能力。

1）增强上肢承重能力：通过抬起患儿双腿，让其在手臂支撑下（模拟手推车行走）进行移动。

若肌肉张力过低，可适度扶持其膝关节上方，促使患儿通过手臂行走进行抗重力伸展，并练习以身体为轴心的旋转动作。

2）在日常活动中融入平衡训练：穿衣与脱衣不仅是生活技能，也是治疗的关键环节。寻找能激发患儿多样化动作的最佳体位，如从坐位到站位的转变，单腿站立，以及双臂上举等动作。在治疗过程中，患儿也能同时学习并掌握基本的生活自理技能。

4. 软瘫型 遭遇持续性软瘫的情况并不多见。肌张力的表现往往是动态变化的，一旦肌张力长时间处于较低水平，患儿可能会面临学习上的挑战，并且难以稳固地抓握物品。在此情境下，治疗的首要任务是促进其尽可能多地活动，并探索能有效抵抗不良姿势的最佳体位。

（1）治疗原则

1）致力于激发持续性的共同收缩反应。

2）强化患儿对抗重力的能力。

3）利用多样化的体位让四肢承担重量。

4）借助声音和笑声的刺激来提升肌张力。

5）维持体位稳定，给予患儿足够的反应时间。

6）为患儿提供丰富的运动感觉体验。

7）在对年幼患儿实施治疗时，刺激关键部位时应避免诱发痉挛反应。

8）还需警惕不要将患儿置于适合低肌张力状态的体位，若出现屈肌过度收缩，则可能加速挛缩的形成。

9）应认识到，年幼患儿的肌张力低下可能最终会转变为肌张力过高或肌张力波动。因此，通过给患儿的关节施加适当的压力并提供适量的刺激，旨在增强其肌张力，目标是帮助患儿挺直头部和躯干。

（2）治疗性运动：让患儿的身体保持与地面垂直，鼓励其进行上下跳跃的活动，随后站立。治疗师可以从患儿的肩颈部位开始，轻轻地向下拍打，以促进肌张力。如果患儿能够维持姿势稳定，治疗师可以短暂放手，哪怕只是几秒钟，然后继续拍打动作。

5. 混合型 混合型脑瘫患儿指的是同时展现出多种类型特征的患儿。有些患儿因手足徐动而无法维持躯干稳定，随着时间推移，他们可能会因用腿部来固定身体而发展出屈肌痉挛。同样，共济失调型患儿在站立时也可能出现痉挛，他们可能会采取髋关节内收并内旋的站立姿势以获得稳定性，但这又会导致髋关节主动伸展能力的不足。

（1）治疗原则：针对这类患儿的治疗原则，关键在于针对所观察到的具体问题采取相应的治疗措施。尤其重要的是，要密切关注患儿如何通过其他方式补偿其运动功能的不足。

（2）治疗性运动：对于肌张力过低的患儿，我们应提供足够的刺激，以增强他们抵抗重力、维持姿势的能力。若观察到非自主性运动，我们应着重提升患儿对头部和躯干的控制，促进他们的身体对称性和中线位活动能力。而对于身体出现痉挛的患儿，我们则需通过控制关键点及运用影响张力性姿势来恢复其正常肌张力，使患儿能够独立完成具有实际功能的活动。

第二节　Brunnstrom技术

一、理论基础

Brunnstrom技术是由瑞典著名的物理治疗师席娜・布伦斯特伦（Signe Brunnstrom）创立的一种神经生理学技术。Brunnstrom认为，脊髓和脑干水平的原始反射及异常运动模式，是偏瘫患者运动功能恢复的必要条件。在恢复早期利用这些反射和模式，让患者看到自己瘫痪的肢体还能运动，从而激发患者主动参与康复的积极性。

同时，Brunnstrom技术注重适时引导分离运动的出现。随着患者恢复，治疗师会用各种专业手法打破共同运动模式，促进分离运动的产生。比如训练患者在肩关节外展的同时，能够伸展肘关节，这是从整体的异常运动模式向更具功能性的分离运动过渡的关键步骤。

（一）概述

1. 目标

（1）诱发肢体运动反应：早期利用联合反应、共同运动等方式，让患者肢体产生肌肉收缩，开启运动功能恢复的进程。

（2）引导分离运动出现：从最初的异常运动模式向正常的、有选择性的分离运动转变，使患者能够对肢体各个部分进行独立控制，从而提高肢体的运动控制能力。

（3）调节肌张力：对于软瘫期患者，可提高肌张力，防止肌萎缩；对于后期可能出现痉挛的患者，能改善异常的肌张力，避免肌肉过度紧张。

（4）提升平衡能力和协调性：通过各种姿势下的训练活动，如坐、站、走等姿势的练习，加强患者对身体重心的控制，提升肢体之间的协调配合能力，最终提高患者的日常生活活动能力。

2. 原则

（1）遵循恢复6阶段理论：要认识到中枢神经系统损伤后运动功能恢复是有阶段的，从弛缓到痉挛，再到共同运动、部分分离运动、分离运动，最后恢复正常。治疗应根据患者所处阶段，合理引导运动功能向更高阶段发展。

（2）利用异常运动模式：强调在偏瘫的恢复早期利用异常运动模式，如联合反应、原始反射等启动运动，并对运动进行修正，最终出现随意的分离运动。

（3）早期介入：患者病情稳定后尽早开展康复治疗，以利用中枢神经系统的可塑性，促进运动功能恢复。

（二）中枢神经系统损伤后的恢复6阶段

Brunnstrom经过对偏瘫患者长时间的细心观察，广泛查阅并综合大量文献后，总结出了脑损伤后运动功能恢复过程及规律，这不仅为脑损伤后偏瘫患者的运动功能恢复研究提供了重要的理论支撑，也成为对此类患者进行功能评定的理论基础。Brunnstrom将脑卒中等中枢神经系统损伤后的偏瘫恢复过程分成6个阶段（表11-1），偏瘫运动功能恢复在每个阶段都有不同的特点（表11-2）。偏瘫的恢复轨迹在个体之间存在明显差异，其进程速度快慢不一，甚至存在停滞于特定阶段不再继续推进的可能性，这种不确定性受到多种因素的综合影响，包括患者的基础健康状况、年龄、损伤程度，以及所接受的康复治疗措施等，从而使得每个偏瘫患者的恢复之路都具有独特性和不可完全预测性。

表11-1　中枢神经系统损伤后运动功能恢复6阶段特点

阶段	特点
第Ⅰ阶段	又称迟缓阶段，此阶段急性期发作后，患肢处于弛缓性瘫痪状态，没有任何运动
第Ⅱ阶段	又称痉挛阶段，此阶段随着患者恢复的开始，患侧肢体出现联合反应、共同运动，痉挛出现
第Ⅲ阶段	又称共同运动阶段，此阶段痉挛加重，共同运动贯穿始终且达到高峰，出现随意运动
第Ⅳ阶段	又称部分分离运动阶段，此阶段痉挛开始减弱，共同运动模式逐渐减弱，出现部分分离运动的组合
第Ⅴ阶段	又称分离运动阶段，此阶段进一步脱离共同运动模式，痉挛继续减弱，出现难度较大的分离运动的组合
第Ⅵ阶段	又称正常阶段，此阶段痉挛消失，各关节可完成随意的运动，协调性与速度接近正常

表11-2　Brunnstrom偏瘫运动功能恢复各阶段不同部位的特点

部位	阶段	特点
上肢（除手外）	第Ⅰ阶段	弛缓，没有任何运动
	第Ⅱ阶段	出现痉挛、联合反应及轻微的屈肌共同运动
	第Ⅲ阶段	痉挛显著，屈肌共同运动达到高峰，并有一定的伸肌共同运动
	第Ⅳ阶段	异常运动开始减弱，开始出现部分分离运动：①手背可触及后腰部。②肩0°，肘屈曲90°，前臂旋前、旋后。③肩前屈90°，肘伸直
	第Ⅴ阶段	出现难度较大的分离运动：①肩外展90°，肘伸直。②肩前屈30°～90°，肘伸直，前臂旋前、旋后。③肘伸直，前臂中立位，肩关节能前屈180°
	第Ⅵ阶段	动作正常或接近正常，快速动作不灵活
手	第Ⅰ阶段	弛缓，无任何运动
	第Ⅱ阶段	手指出现轻微的联合屈曲
	第Ⅲ阶段	能充分联合屈曲，但不能联合伸展
	第Ⅳ阶段	异常运动减弱，开始出现部分分离运动：①能侧方抓握及松开拇指。②手指可随意做小范围伸展
	第Ⅴ阶段	出现难度较大的分离运动：①能抓握圆柱状、球状物体，能完成第三指对指。②手指能一起伸开，但不能做单个手指伸展。③指伸展位外展
	第Ⅵ阶段	能进行各种抓握动作，但速度和准确性稍差

续　表

部位	阶段	特点
下肢	第Ⅰ阶段	弛缓，无任何运动
	第Ⅱ阶段	出现痉挛、联合反应及轻微的共同运动
	第Ⅲ阶段	共同运动达到高峰
	第Ⅳ阶段	异常运动开始减弱，出现部分分离运动：①坐位，屈膝90°，足可向后滑动。②坐位，足跟触地，踝可背屈。③坐位，膝关节可伸展
	第Ⅴ阶段	出现难度较大的分离运动：①坐位，膝关节伸展，踝可背屈，髋可内旋。②立位，膝关节伸展，踝可背屈。③立位，髋伸展位能屈膝
	第Ⅵ阶段	动作正常或接近正常：①立位，小腿能内、外旋，伴有足内、外翻。②立位，髋能外展并能超过骨盆上提范围

（三）偏瘫患者的异常运动模式

偏瘫患者在恢复过程中常见的异常运动模式主要包括联合反应、共同运动、原始反射和交互抑制。

1. 联合反应

（1）联合反应的定义：当患者健侧肢体某一部位进行抗阻运动或主动用力时，诱发患侧肌群不自主的肌张力增高或出现运动反应，是丧失随意运动控制的肌群出现的一种影响张力性姿势，常伴随着痉挛出现。

（2）联合反应的特点

1）健侧抗阻与患侧反应：健侧抗阻越大，患侧的联合反应越明显。这意味着当健侧肌肉受到较大阻力时，患侧肌肉的不自主反应会更加明显。

2）痉挛程度与反应强度：痉挛的程度越高，联合反应越有力、越持久，一般比健侧持续的时间更长。

3）患侧运动模式：联合反应引出的患侧运动模式是原始的共同运动模式。这种运动模式不是患者主动控制的，而是由患侧肌群的不自主肌张力增高或运动反应引起的。

（3）联合反应的类型：联合反应可分为对称性联合反应、非对称性联合反应及同侧性联合反应（表11-3）。对称性联合反应是指患侧出现的运动反应与健侧的运动类型相同；非对称性联合反应是指患侧出现的运动反应与健侧的运动类型相反。

（4）雷米斯特反应与类雷米斯特反应：当偏瘫患者处于仰卧位，其健侧下肢进行外展或内收动作时，患侧下肢会出现与之相同动作，这种联合反应被称为雷米斯特（Raimiste）反应。Brunnstrom经研究发现偏瘫患者胸大肌的双侧反应与雷米斯特反应中的内收现象类似，具体表现为健侧上肢内收，患侧上肢也相应地内收，这一现象被称为类雷米斯特反应，也属于联合反应。

表11-3　联合反应

类型	部位	诱发方法	患侧肢体反应
对称性联合反应	上肢	健侧抗阻或用力屈曲	患侧屈曲
		健侧抗阻或用力伸展	患侧伸展
		健侧抗阻或用力内收	患侧内收
		健侧握紧拳头	患侧抓握反应
非对称性联合反应	下肢	健侧抗阻或用力内收、外展	患侧内收或外展
		健侧抗阻或用力屈曲	患侧伸展
		健侧抗阻或用力伸展	患侧屈曲
		患侧上肢上抬	患侧手指伸展、外展
同侧性联合反应	下肢	患侧下肢抗阻或用力屈曲	患侧上肢屈曲

2. 共同运动

（1）共同运动的定义：共同运动是指在中枢神经系统损伤后，患者尝试活动患侧肢体某一关节时，无法实现单个关节的运动，而是连带相邻关节乃至整个肢体产生一种难以控制的活动。这种运动是由患者意志所引发，一旦启动，就会遵循一种固定的运动模式，不再随患者意志改变而改变。

（2）共同运动的模式：共同运动在上肢和下肢均可表现为屈曲模式或伸展模式（表11-4），尤其在患者用力活动时表现得更为显著。

表11-4　上肢和下肢的共同运动

部位		屈曲模式	伸展模式
上肢	肩胛骨	回缩、上提	伸展、前伸
	肩关节	后伸、外展、外旋	前屈、内收、内旋
	肘关节	屈曲	伸展
	前臂	旋后（有时旋前）	旋前
	腕关节	屈曲	伸展
	手指	屈曲	屈曲
下肢	骨盆	上提、后缩	

续　表

部位	屈曲模式	伸展模式
髋关节	屈曲、外展、外旋	伸展、内收、内旋
膝关节	屈曲	伸展
踝关节	背屈、外翻	跖屈、内翻
足趾	背屈	跖屈

3. 原始反射　新生儿出生后就拥有许多运动反射，随着神经系统逐渐发育成熟，大部分原始反射会在一岁之后消失不见。然而，当患者脑部受到损伤后，这些原本已经消失的反射会重新出现，这种重新出现的反射称为病理反射。

（1）同侧屈伸反射：刺激上肢近端伸肌能使同侧下肢伸肌收缩，刺激上肢近端屈肌则会引起同侧下肢屈曲反射。

（2）交互性伸肌反射：当一侧肢体的屈肌发生收缩，致使该侧肢体弯曲时，另一侧肢体的伸肌会产生反射性收缩，使得另一侧肢体伸展。

（3）紧张性颈反射（tonic neck reflex，TNR）：包括对称性和非对称性两种。

1）对称性紧张性颈反射（symmetrical tonic neck reflex，STNR）：当颈部伸展时，上肢的伸肌张力会升高，下肢的屈肌张力增加；而颈部屈曲时，上肢屈肌张力升高，下肢伸肌张力增加。

2）非对称性紧张性颈反射：头转向一侧时，同侧的上下肢会伸直，对侧的上下肢会屈曲。

（4）紧张性迷路反射：又称前庭脊髓反射，是一种当头部位置和重力方向改变时，由中耳迷路感受器刺激引起的反射活动。具体表现为，仰卧位时伸肌张力增高，导致四肢伸展，轻微向后弯曲头部时，这种伸肌张力升高会更明显；俯卧位时屈肌张力增高，引起四肢屈曲，若向前弯曲头部，屈肌张力增高，会使四肢屈曲程度加剧。

（5）紧张性腰反射：骨盆固定时让患者躯干上部旋转，躯干转向侧上肢屈肌和下肢伸肌肌张力增高，而对侧上肢伸肌和下肢屈肌肌张力增高。如当腰向右侧旋转时，右上肢屈曲、右下肢伸展，左上肢伸展、左下肢屈曲。

（6）阳性支持反射：对足底的叩击可引起下肢肌张力增高、伸肌收缩，甚至出现踝关节背屈、膝关节和髋关节屈曲。其扶着婴儿腋下让其处在立位，使其足着床数次，下肢会出现腿伸直、踮足的情况，并且可以承重片刻。

4. 交互抑制　从神经生理学角度来说，当支配某一肌肉（主动肌）的运动神经元受到刺激而兴奋时，其冲动会同时通过侧支传到一个抑制性中间神经元，然后这个中间神经元会抑制同一关节拮抗肌的运动神经元，使拮抗肌松弛。即当某一肢体的伸肌收缩时，同肢的屈肌则松弛，反之亦然。

二、基本技术

（一）利用联合反应和共同运动

1. 利用联合反应 如让患者健侧上肢用力内收，通过联合反应，引发患侧上肢也产生内收动作，使患侧上肢肌肉得到激活。

2. 利用共同运动 如早期患者难以主动伸展上肢时，让患者处于坐位，在其面前放置一个高度合适的目标物（如彩色球）。引导患者想象用患侧手去触碰目标物，由于想要完成这个动作的意图，可能会诱发上肢伸展的共同运动的产生。如当患者无法自主抬高肩胛带时，有以下两种方法可以尝试诱发相应运动：其一，引导患者将颈部向患侧弯曲，借助颈部与肩部的肌肉关联，启动该侧上肢的屈肌共同运动模式，进而带动肩胛骨向上抬高；其二，通过刺激患者斜方肌上部的皮肤，以此激发神经反射，同样能够诱发该侧上肢的屈肌共同运动，最终实现肩胛骨的抬高动作。

（二）利用原始反射

1. 利用对称性紧张性颈反射 训练时，引导患者抬头，利用对称性紧张性颈反射可缓解上肢屈肌和下肢伸肌张力增高的现象。

2. 利用非对称性紧张性颈反射 训练时，想促进患者患侧肘关节伸展，治疗师可将患者的头轻轻转向患侧，利用非对称性紧张性颈反射的原理，可促进患侧上肢伸直。

3. 利用紧张性迷路反射 在偏瘫患者恢复早期时，利用仰卧位时伸肌张力增加的特点，在患者仰卧时，将患者上肢伸展，在手上给予适当阻力，让患者对抗阻力伸展上肢，以增强上肢伸肌力量。对于下肢，可让患者伸展下肢，在足底给予一定阻力，帮助强化下肢伸肌。依据俯卧位屈肌张力增强的原理，让患者俯卧，将患者上肢或下肢进行被动屈曲，感受肌肉收缩，也可以在患者屈曲肢体时给予轻微阻力，促进屈肌力量的发展。

4. 利用紧张性腰反射 让患者坐在椅子上，固定骨盆，引导患者缓慢地将躯干上部转向健侧，可促进患侧肘关节伸展。

5. 利用阳性支持反射 对于下肢肌力、肌张力低下的患者，可轻叩足底，利用阳性支持反射引起下肢伸肌收缩，增强肌肉活动感知。在患者站立初期，通过触发阳性支持反射使下肢肌肉紧张，帮助患者维持站立姿势，同时配合平衡训练，逐步提高站立稳定性。

6. 利用同侧屈伸反射 对于难以主动运动的肢体，刺激一侧肢体近端伸肌或屈肌，利用同侧屈伸反射，诱发同侧下肢或上肢的相应肌肉收缩，帮助患者感受肌肉活动。

7. 利用交互性伸肌反射 对于运动障碍患者，在仰卧位时，刺激一侧下肢使屈肌收缩、肢体屈曲，利用交互性伸肌反射带动另一侧下肢伸展，借此启动患侧肢体运动，感受肌肉收缩。

（三）利用交互抑制

患者上肢屈肘肌痉挛，伸肘困难，利用交互抑制原理，治疗师可让患者对抗阻力伸肘，并持续一段时间。之后，再帮助患者伸展肘关节放松屈肘肌。

三、临床应用

（一）上肢（除手外）

视频：上肢（除手外）

上肢训练初期的重点在于借助原始反射、联合反应，并施加相应的刺激，从而引出屈肌和伸肌的共同运动。这就像是启动上肢运动的“钥匙”，让上肢肌肉先“动”起来。当共同运动出现后，训练重点就要转变为对共同运动进行抑制。因为过度的共同运动会影响上肢运动的精准性和有效性。在抑制的过程中，要促进分离运动的产生，使上肢各个关节能够相对独立地活动，这是上肢功能恢复的关键一步。最后阶段，主要针对上肢的协调性、灵活性和耐力展开训练。通过这些训练，目的是让上肢能够尽可能地完成有实际功能的动作，从而帮助患者恢复上肢的正常使用。

1. Ⅰ～Ⅲ阶段的训练方法

（1）屈肌共同运动的引出：患者取仰卧位，治疗师嘱其健侧上肢屈肘，并施加阻力，因健侧上肢的过度用力，患侧上肢也可出现屈肘动作。若患者面向健侧，受非对称性紧张性颈反射的影响，患侧屈肘动作可进一步强化（图11-49）。还可牵拉患侧近端或轻叩斜方肌、肱二头肌，引发上肢屈肌的共同运动。

（2）伸肌共同运动的引出：患者取仰卧位，做肘关节屈曲，治疗师位于患者健侧，在患者健侧上肢前臂远端施加阻力，嘱患者抵抗治疗师的力量尽量伸直上肢，通过联合反应引导患侧上肢伸展，当患者的头转向患侧，受非对称性紧张性颈反射的影响，可进一步加强伸展运动（图11-50）。还可轻叩胸大肌、肱三头肌来引起上肢伸肌共同运动。

（3）双侧抗阻划船样运动：此方法借助健侧肢体与躯干的本体冲动促进效应，助力患肢屈伸及相关运动出现。患者和治疗师对坐，交叉前臂握手，模拟划船推拉双桨，推时前臂旋前，拉时旋后，治疗师于患者健侧施阻引导患侧发力（图11-51）。

（4）利用类似雷米斯特反应引起患侧胸大肌联合反应促进伸肘：患者取坐位，治疗师立于患者前方，双手将患者双上肢托于前平举位，患者尽量内旋肩关节，并用力内收健侧上臂，治疗师于健侧上臂内侧向外施加阻力，受类似雷米斯特反应影响，患侧胸大肌产生反应，带动患侧上臂内收（图11-52）。在伸肌的共同运动中，肩肘运动密切相关，胸大肌收缩时肱三头肌也会收缩，故可促进患侧伸肘。此方法适用于无伸肘运动的患者。

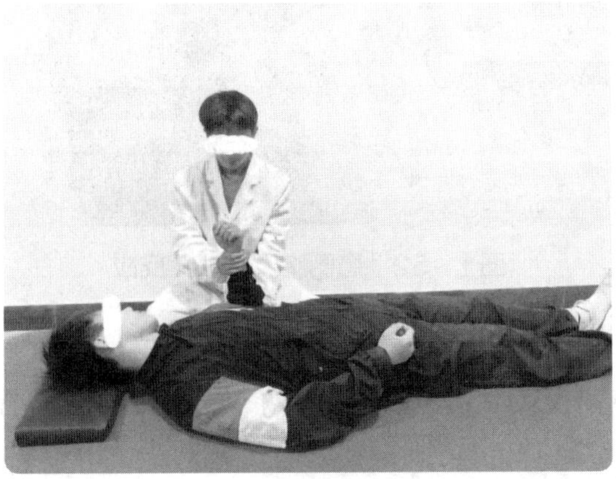

图11-49　上肢屈肌共同运动的引出

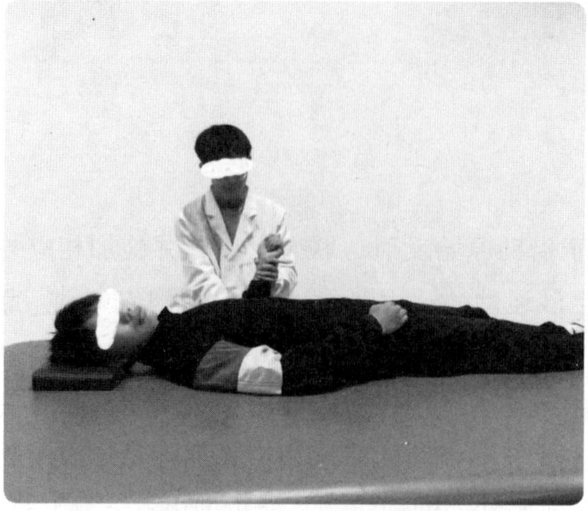

图11-50　上肢伸肌共同运动的引出

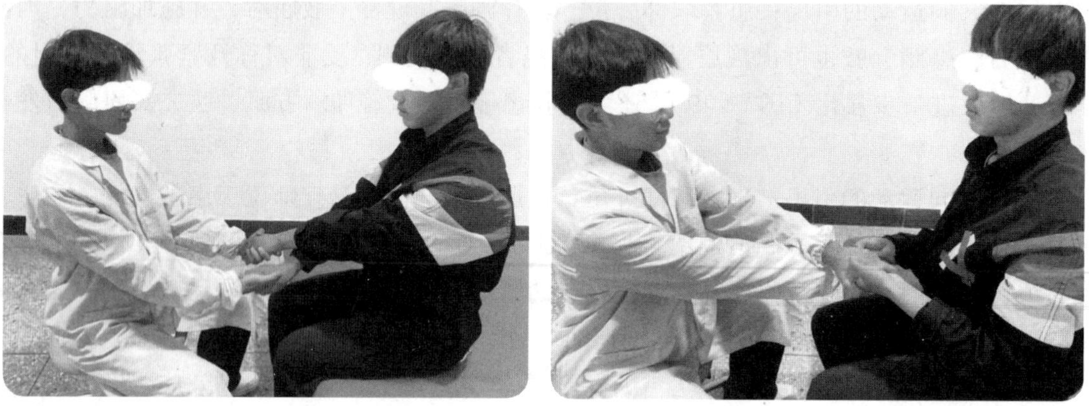

a　　　　b

图11-51　双侧抗阻划船样运动

a.前推、前臂旋前；b.回拉、前臂旋后

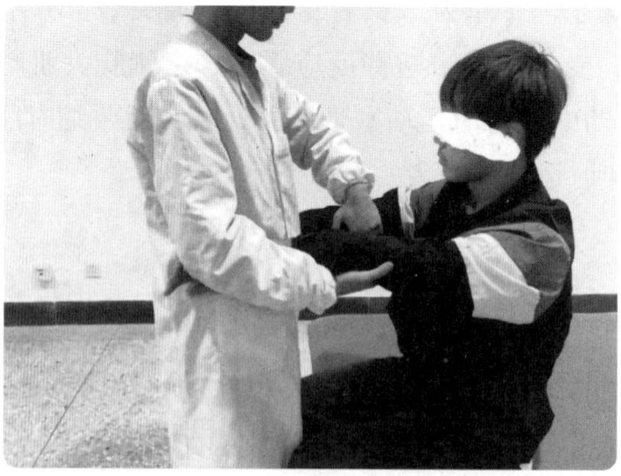

图11-52　患侧胸大肌联合反应

（5）利用挤腰动作进一步促进伸肘：在肱三头肌有收缩之后，可采用此方法。患者取坐位，治疗师立于患者前方，双手将患者双上肢托于前平举位，嘱患者伸肘，前臂尽量旋前，用两手腕背部挤压治疗师的腰（图11-53）。

（6）半随意伸肘：在患者能完成挤腰动作后，嘱其肩关节前屈30°～45°，半随意地伸肘（图

11-54）。

2. Ⅳ阶段的训练方法

（1）患者取坐位，患手手背接触至后腰部：指导患者用患侧手背推摩同侧斜腹部，慢慢移向后背中央部（图11-55）。这一动作能够让胸大肌的作用从伸肌的共同运动模式中分离出来。训练时，可以让患者患侧手从患侧取物后经背侧传递到健侧手。

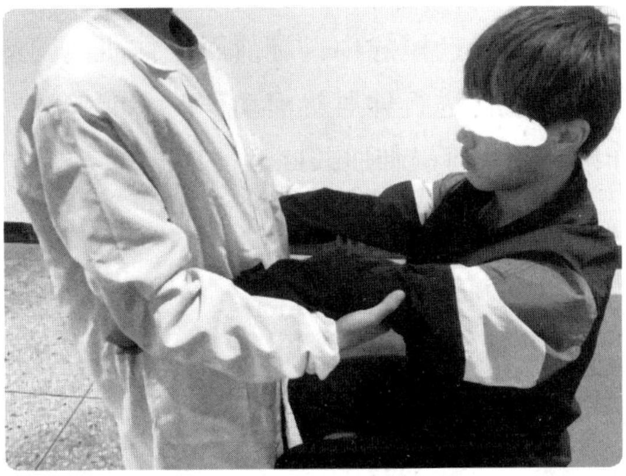

图11-53　挤腰动作

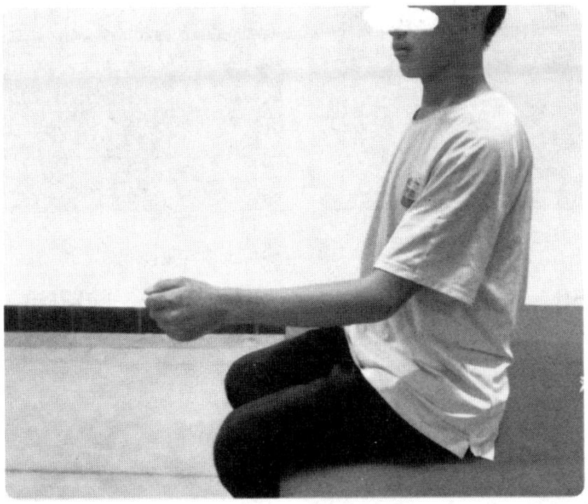

图11-54　半随意伸肘

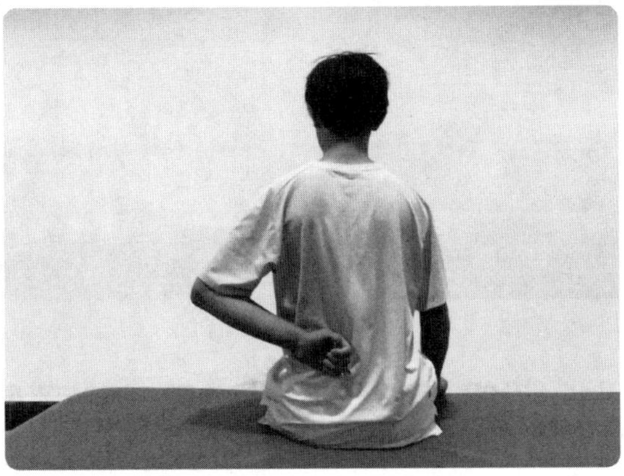

图11-55　手背触后腰

（2）肩关节中立位，肘关节屈曲90°，前臂旋前、旋后：患者取坐位，肘关节屈曲90°，让患者患侧肘紧靠身体一侧，患者前臂做旋前、旋后的动作（图11-56）。

（3）肩关节屈曲90°，肘关节伸展，上肢前平举：患者取坐位，治疗师位于患侧，嘱患者前屈肩关节，逐渐接近90°，同时治疗师可叩打患者三角肌前、中部以促进肩关节的屈曲；患者前臂可举起后，治疗师可叩打或擦刷患者肱三头肌肌腹以促进肘的充分伸展（图11-57）。

（4）肩关节屈曲，肘关节伸展，前臂旋前、旋后：在上一个动作的基础上，让患者做前臂旋前、旋后的动作（图11-58）。在肢体运动模式中，旋前属于伸肌共同运动的一部分，而旋后则是屈肌共同运动的构成要素。因此，当肢体进行伸肘旋前动作时，能够对屈肌共同运动模式起到破坏作用；反之，伸肘旋后这一动作则有助于打破伸肌共同运动模式。

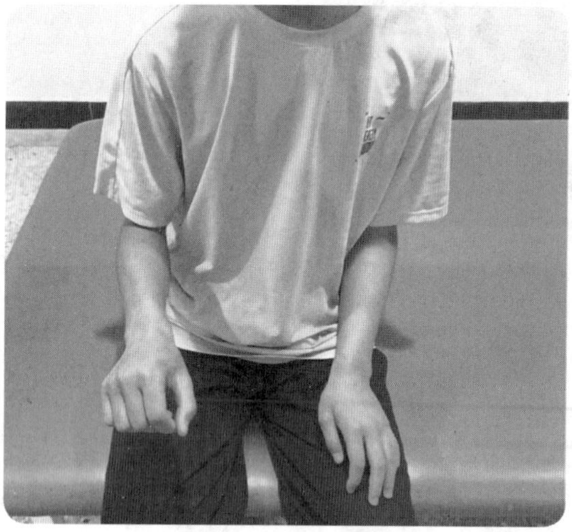

a

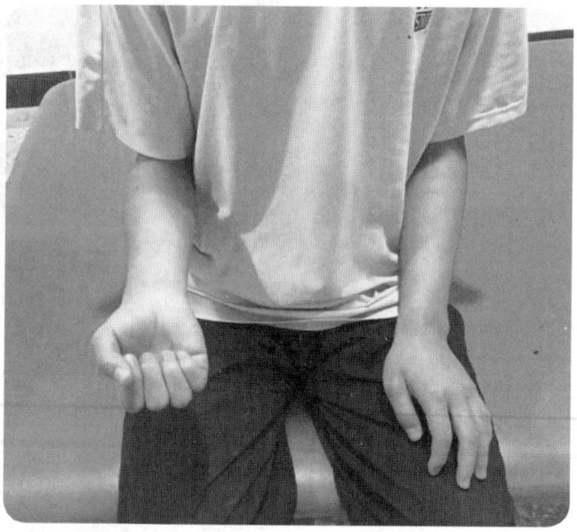

b

图11-56　肩关节中立位，肘关节屈曲90°，前臂旋前、旋后

a.前臂旋前 b.前臂旋后

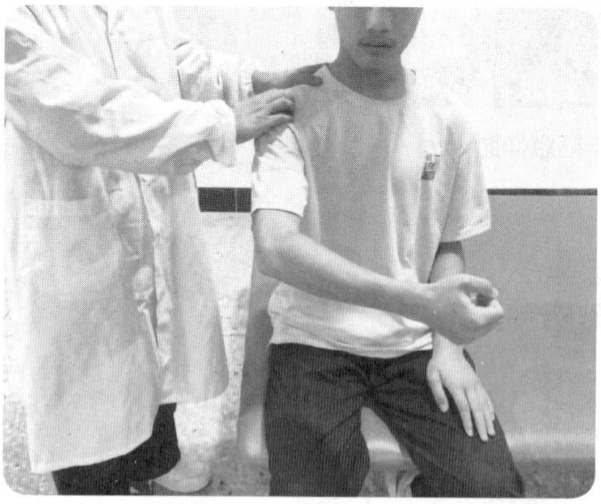

a

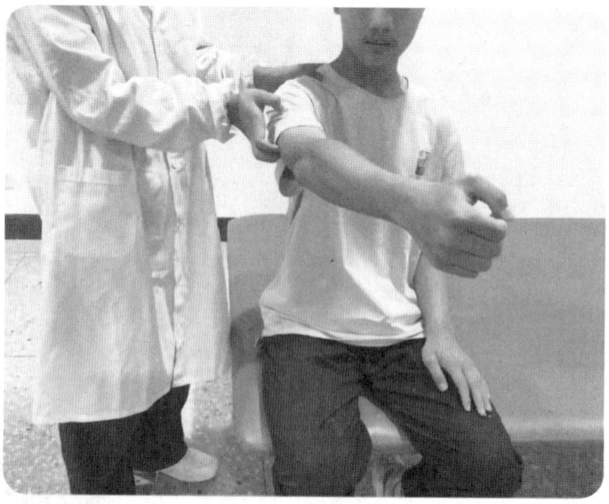

b

图11-57　肩关节屈曲，肘关节伸展，上肢前平举

a.前屈肩关节，同时叩打三角肌前中部；b.前屈肩关节，同时叩打肱三头肌，促进肘伸展

3. Ⅴ阶段的训练方法

（1）肩关节外展90°，肘关节伸展：患者取坐位，外展患侧肩关节至90°，肘关节尽可能伸直（图11-59）。这一动作涵盖了伸肘与前臂旋前所对应的伸肌共同运动要素，以及肩关节外展所关联的屈肌共同运动要素。只有在成功摆脱屈肌和伸肌这两种共同运动模式的束缚后，患者才能够更为有效地完成该动作，从而实现肢体运动功能的进一步提升。

（2）肩关节外展90°，肘关节伸展，前臂旋前、旋后：在上述动作基础上，嘱患者做前臂的旋前、旋后动作（图11-60）。

（3）肘关节伸展，前臂中立位，上肢上举过头：患者取坐位，嘱患者做患侧上肢上举过头的训练，训练过程中肘关节要充分伸展，同时前臂保持在中立位（图11-61）。训练时可从被动运动开始，逐渐过渡到主动运动，一旦诱发出正确的运动，要不断地重复，还应将这种运动与有目的的运动结合，融入功能活动训练中。

4. Ⅵ阶段的训练方法　此阶段着重以常规模式开展各类日常生活活动，强化上肢协调性、灵

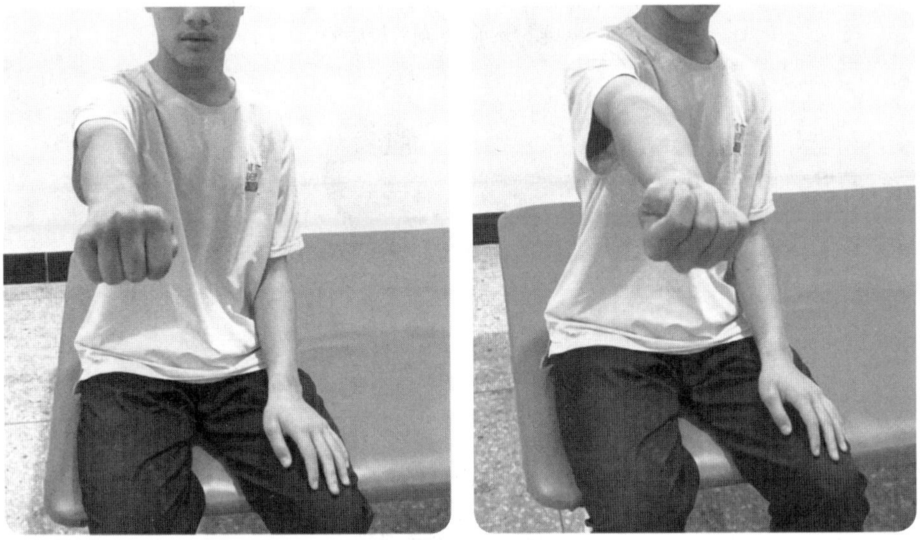

a　　　　　　　　b

图11-58　肩关节屈曲，肘关节伸展，前臂旋前、旋后

a.前臂旋前；b.前臂旋后

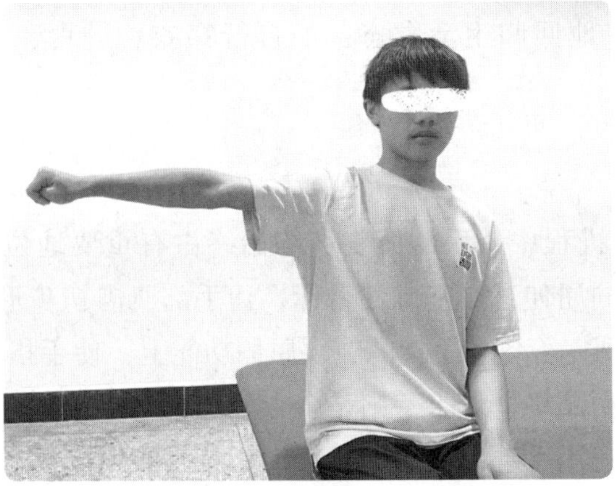

图11-59　肩关节外展90°，肘关节伸展

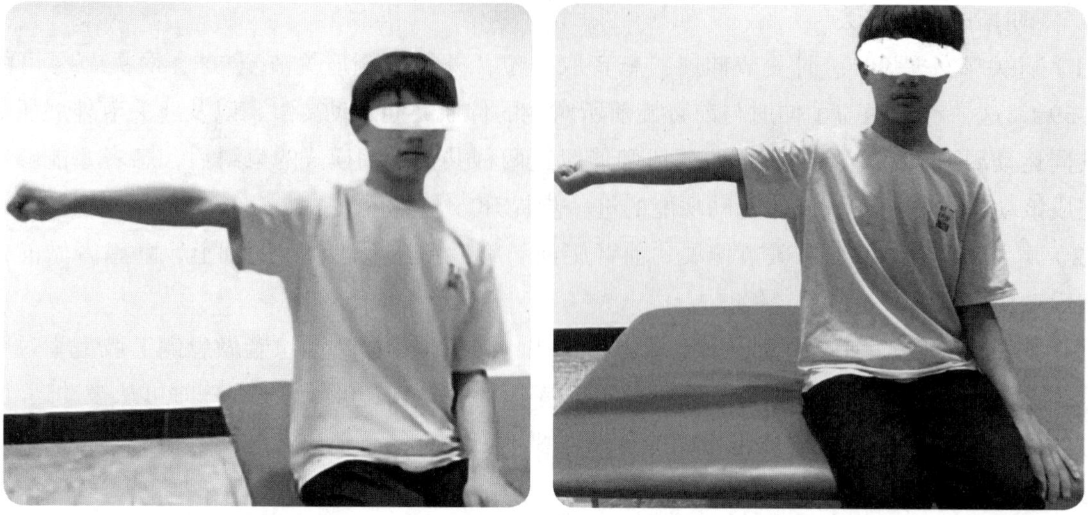

a　　　　　　　　　　b

图11-60　肩关节外展90°，肘关节伸展，前臂旋前、旋后

a.前臂旋前；b.前臂旋后

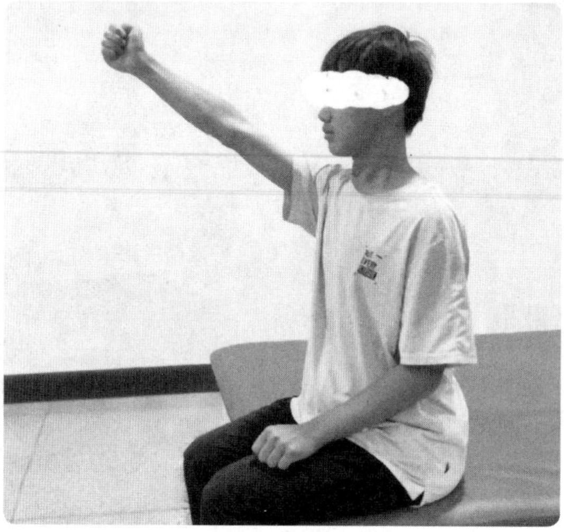

图11-61　肘关节伸展，前臂中立位，上肢上举过头

活性与耐力训练，全力促使上肢能执行功能性动作，使其运用更加自如高效，提升生活自理能力和生活质量，助力患者更好地回归生活常态，如自行穿衣、进食、书写等，减少对他人协助的依赖。

（二）手

在上肢恢复训练的整个进程中，手的康复训练始终占有重要地位，并贯穿于各个阶段。一开始，训练旨在实现手指的共同屈伸这一基础性目标，让手部肌肉初步形成协同运动的能力。随着恢复的推进，重点会逐渐转移到完善各个手指的独立屈伸功能上，使手指能够更加灵活、精准地活动，摆脱初期的协同运动模式。而其终极追求，则是全方位地提升手的实用性，让患者能够在日常生活的各种场景中熟练且自然地运用手部完成各类精细动作，真正恢复手的实用价值与功能，最大程度地提升生活自理能力和生活质量。

1. Ⅰ～Ⅲ阶段的训练方法

（1）诱发抓握：若患侧手无法自主抓握，可利用屈曲共同运动的近端牵引来诱发抓握动作。偏瘫患者上肢近端出现共同运动时，治疗师适度抵抗屈肌收缩，此时患侧腕关节出现屈曲，手指屈肌群也会反射性收缩，即近端牵引，痉挛出现后此反应易引出。训练时，治疗师一手对抗上肢近端屈肌，另一手固定患侧腕关节呈伸展位，让患者握拳，借助反射与随意运动的刺激，实现手指同时屈曲。

（2）诱发手指联合伸展

1）治疗师操作时，一只手的拇指将患者患侧拇指推向外侧使其处于外展状态，该手的其余4指紧压患手的大鱼际部位，并使前臂被动旋后，与此同时，另一只手固定肘关节，保持这个姿势几秒，原本痉挛的手指就会自动伸展张开（图11-62）。

2）治疗师以一手托住患侧上肢，另一手从患者肘关节伸肌群起始部开始，快速向患侧指尖部擦刷，当治疗师的手擦刷到患者手背时，稍向下压并加速，到患者手指处时，减轻下压的力度，并快速地将手移开患者手指（图11-63）。

（3）手指的半随意性伸展：治疗师位于患者身后，固定患者前臂近端，随后将患者上肢上举过头，嘱患者尽力伸展手指，尤其是无名指和小指的伸展，患者将前臂完全旋前时可促进手的伸展，

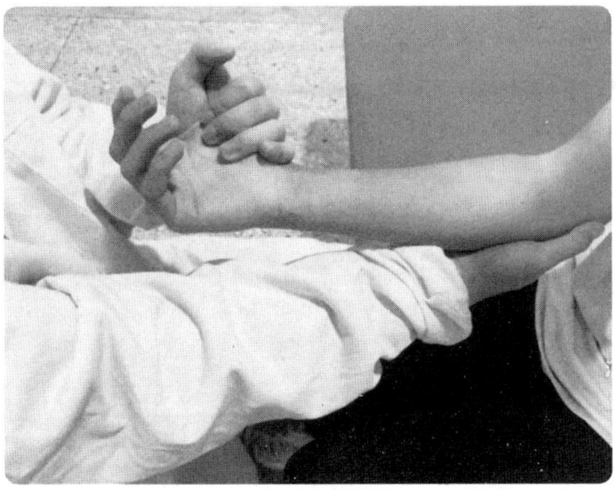

图11-62 诱发手指联合伸展方法1

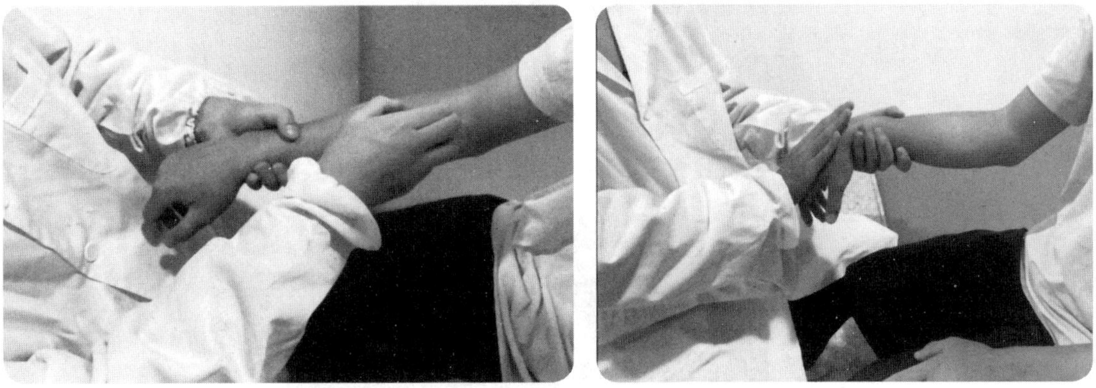

a b

图11-63 诱发手指联合伸展方法2

a.刷擦至起始位；b.刷擦至手背

患者将前臂完全旋后时则可促进拇指和示指的伸展（图11-64）。

（4）伸腕抓握：通常情况下，人们正常抓握物品是在手腕伸展状态下实现的，然而偏瘫患者却常呈现出屈腕抓握这一异常模式，所以针对他们开展伸腕抓握训练很有必要。在训练时，治疗师会把患者的肘和腕支撑并固定在伸展的位置，然后轻轻叩击腕关节伸肌靠近起始端的部位，与此同时，向患者发出“抓握”“停止抓握”的指令，让患者配合进行手指抓握的动作训练，如此这般，反复交替地进行叩击与指令操作，以帮助患者逐步建立起正确的抓握模式（图11-65）。

2. Ⅳ～Ⅴ阶段的训练方法

（1）拇指分离运动：拇指分离动作是实现横向抓握的关键，也是手功能的基石。在手指屈肌张力降低，能做到半随意性伸展后，把患侧手置于膝关节上，尺侧朝下，训练拇指与示指的分离动作。若患者无法独自完成，治疗师可轻叩、擦刷拇长展肌和拇短伸肌肌腱，或者让患者双手拇指相对，用健侧拇指协助患侧拇指旋转。借助运动感觉与视觉刺激，能够促进拇指分离运动的形成（图11-66）。

（2）横向抓握：拇指若能按压且与示指分离，患者便可进行横向抓握训练，这是手功能欠佳时的抓握方式。训练从抓握小物品起步，用拇指指间关节与示指桡侧对合。熟练掌握后，基本能完成日常多数动作（图11-67）。双手协作时，健侧手可做复杂动作，患侧手辅助。

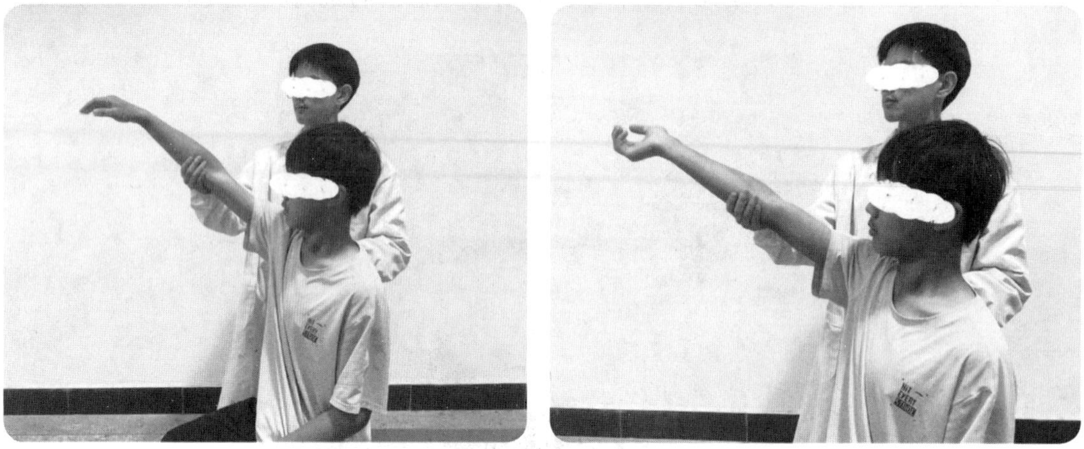

a　　b

图11-64　手指的半随意性伸展

a.前臂旋前位；b.前臂旋后位

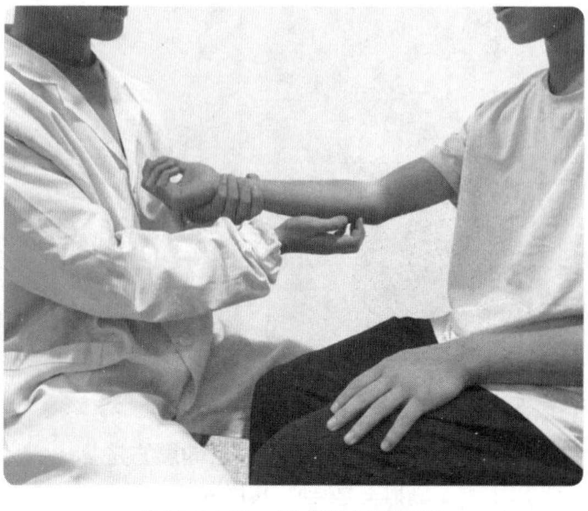

图11-65　伸腕抓握训练

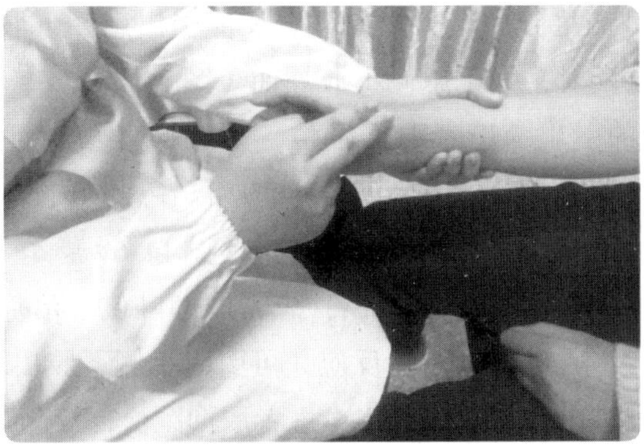

图11-66　拇指分离运动

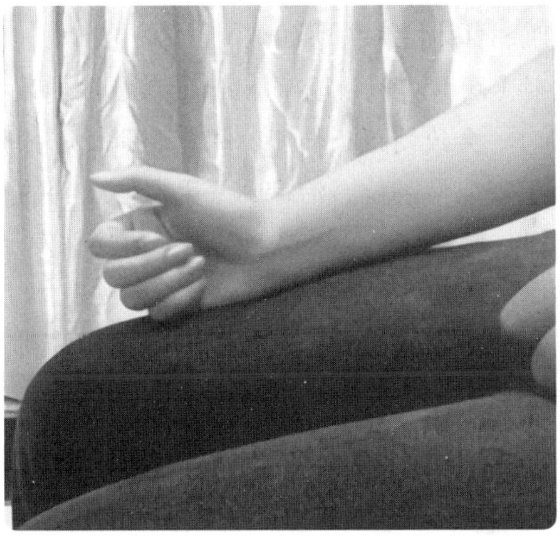

图11-67　横向抓握

（3）手指的随意性伸展：多数偏瘫患者难以做到在无准备时随意屈伸手指，若患者已出现半随意手指伸展情况，应重视对这一功能的维持，并着力挖掘其潜在能力，促进手部功能的进一步提升，以更好地服务于日常生活和康复进程。

3. Ⅵ阶段的训练方法　此阶段的训练重点在于训练患者良好抓握能力，理想的抓握需满足：握拳时手指可随意伸展；拇指能与其他指对指；物品接触手掌时，手指仍能灵活分开。在长时间练习提升手指灵巧、协调与准确性后，要把患者习得的技能融入日常生活，像穿衣、系鞋带这类活动，以增强其生活自理能力，促进康复效果向实际生活的转化。

（三）下肢

视频：下肢

下肢训练会依据Brunnstrom各个阶段的特点，针对性地采用与之相适配的训练方法，旨在更精准、有效地提升下肢的运动功能与恢复，从而促进患者肢体功能的逐步改善与康复进程的有序推进。

1. Ⅰ～Ⅲ阶段的训练方法　在这一阶段，训练方法重点聚焦于借助原始反射、联合反应，以及皮肤和本体刺激等手段，诱发出共同运动。在此基础上，进一步引导患者掌握对这种半随意运动的控制能力，从而逐步提升患者的运动功能，为下一阶段的康复训练奠定基础，助力患者肢体功能的恢复与发展。

（1）下肢屈肌共同运动的引出：患者取仰卧位，伸直健侧下肢。治疗师嘱患者健侧下肢做足跖屈动作，同时对患者跖屈的健侧足施加阻力，借联合反应引出患侧下肢屈肌共同运动。患者脸转向健侧，利用非对称性紧张性颈反射，强化患侧下肢屈曲（图11-68）。

（2）下肢伸肌共同运动的引出：患者取仰卧位，下肢伸直。治疗师嘱患者健侧下肢足背屈动作，同时对患者背屈的健侧足施加阻力，借助联合反应引出患侧下肢伸肌共同运动。患者脸转向患侧，利用非对称性紧张性颈反射，强化患侧下肢的伸展（图11-69）。

（3）利用雷米斯特反应促进外展动作的引出：患者取仰卧位，治疗师嘱其健侧下肢用力向外展开，同时对该侧下肢施加阻力，通过雷米斯特反应，可引起患侧下肢出现外展动作（图11-70）。

（4）利用雷米斯特反应促进内收动作的引出：患者取仰卧位，双侧下肢处于外展位，要求患者克服治疗师的阻力用力内收健侧下肢，基于雷米斯特反应，此时患侧下肢也会产生内收动作（图11-71）。

（5）足背屈动作的引出：足背屈动作的引出需遵循特定顺序，首先要以训练胫前肌为主，同时激发趾长伸肌，然后激发腓骨肌。具体操作方法如下。

1）利用Bechterev屈曲反射（图11-72）：亦称Marrie-Foix屈曲反射，此反射能够引发远端屈肌的共同运动。当刺激趾长伸肌时，会致使趾长伸肌、踝背屈肌、屈膝肌、屈髋肌及髋外展和外旋肌的共同收缩。在临床操作中，患者取仰卧位，治疗师一手握住患者的患侧足，使其足趾被动地进行屈曲动作，另一手令踝关节背屈。借助这一反射机制，能够成功引发足趾背屈、踝背屈，以及屈髋、屈膝、髋外展外旋等一系列动作，从而达到康复治疗或评估相关身体功能的目的。

2）下肢屈曲诱发足背屈：患者取仰卧位，屈髋、屈膝，治疗师在患侧膝关节上方施加阻力，同时嘱患者做足背屈运动（图11-73）。之后逐渐减少髋、膝屈曲角度，最后在膝关节完全伸展位做

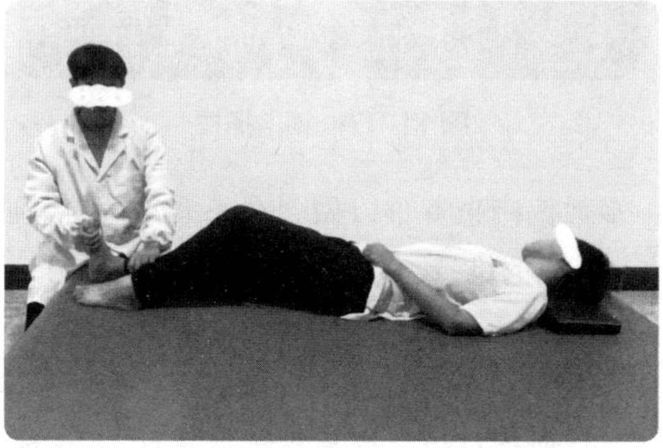

图11-68　下肢屈肌共同运动的引出

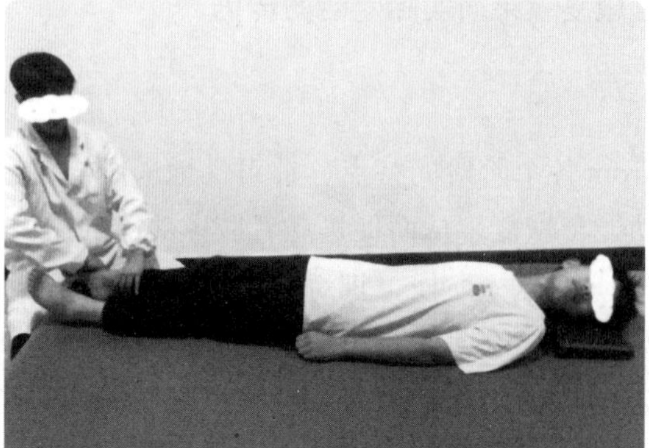

图11-69　下肢伸肌共同运动的引出

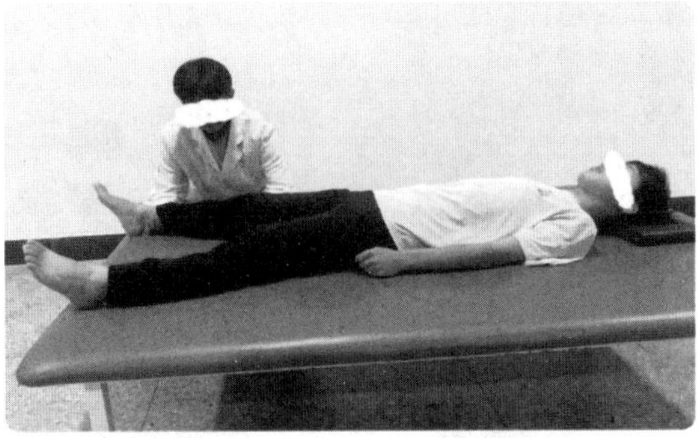

图11-70 下肢外展动作的引出

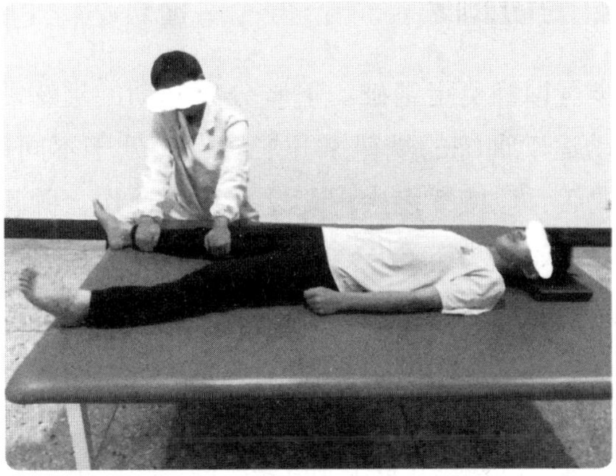

图11-71 下肢内收动作的引出

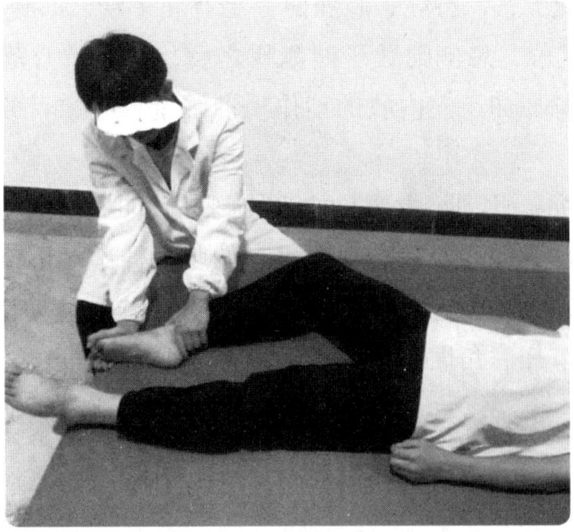

图11-72 屈曲反射

足背屈的动作（图11-74）。

3）刺激足背诱发足背屈：将足跖趾关节、第2跖趾关节、外踝、足跟各点连线，划定足背外侧区为刺激区，可采用以下3种刺激方式。①冰刺激：使用冰块刺激足背外侧，诱发患侧上下肢屈曲运动。②毛刷刺激：用毛刷刺激刺激区，约30秒可出现足背屈反应。③叩打刺激：用指尖对刺激区进行叩打，可诱发足背屈和外翻。

2. Ⅳ～Ⅴ阶段的训练方法 这一阶段的训练重点在于对共同运动予以纠正和抑制，进而推动患

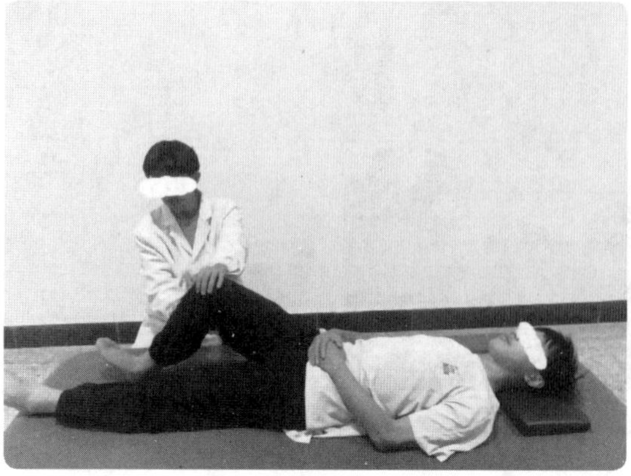

图11-73　屈髋屈膝，足背屈训练

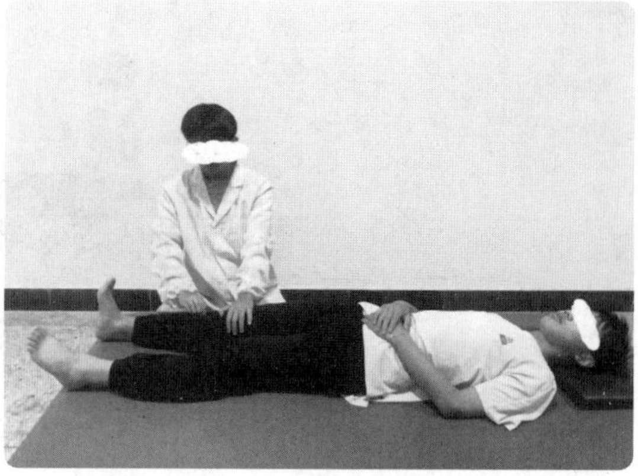

图11-74　下肢伸展，足背屈训练

者达成分离运动，为后续的步行训练奠定基础。下肢分离运动的训练需依照从被动运动逐步过渡至辅助主动运动，最终实现主动运动训练的规律来开展。针对处于不同体位的患者实施差异化训练，当成功诱导出准确的运动模式后，应持续多次重复这一正确动作，并将其有机融入到功能性活动训练当中。

（1）髋、膝、踝同时屈曲，伴髋内收：是抑制下肢屈肌共同运动的训练。患者可分别在卧位、坐位、站立位进行。

1）卧位：患者取仰卧位，治疗师帮助患者保持患侧踝背屈、外翻，在不伴有髋关节外展、外旋的状态下完成髋、膝屈曲（图11-75）。在此基础上可进一步练习髋内收、内旋。

2）坐位：患者取端坐位，双足平放于地面，患侧下肢髋、膝屈曲且不伴有髋关节外展、外旋；或让患者将患侧腿搭于健侧腿上，保持髋、膝屈曲，足背屈（跷二郎腿）。

3）站立位：患者取站立位，患侧腿置于健侧腿之后，身体重心落于健侧腿，患者需将患侧膝向健侧膝靠拢，以练习髋、膝屈曲，髋内收的动作。训练过程中患者务必要注意将患侧足保持在背屈、外翻位。

（2）伸髋、伸膝，踝背屈：此训练主要目的为抑制下肢伸肌共同运动。以仰卧位为例。患者取仰卧位，下肢处于髋、膝、踝共同屈曲状态，嘱患者伸膝、伸髋，不伴有髋关节的内收、内旋动作（图11-76）。若下肢伸展时出现伸肌共同运动应立即停止并稍作屈曲动作，在此位置上重复训练。待患者能力提升，可让其在关节任意角度停止，主动支撑下肢的重量；还可让患者在髋和膝伸展、踝

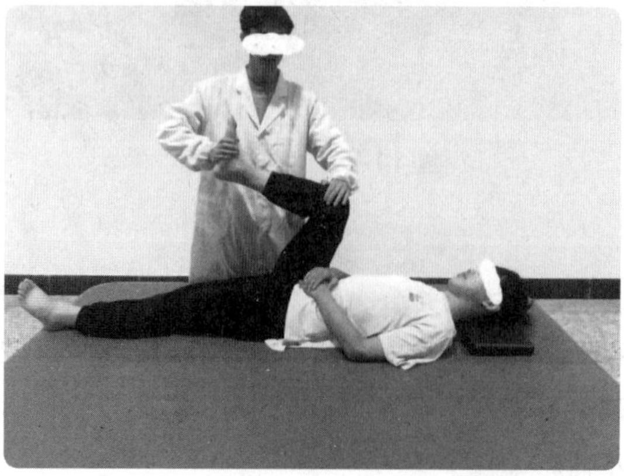

图11-75　仰卧位抑制下肢屈肌共同运动

背屈的体位下，治疗师沿患者下肢长轴加压，为下肢负重做准备练习。

（3）髋伸展、膝屈曲、踝背屈：在膝关节屈曲状态下，诱发髋关节完成伸展的分离运动，可打破下肢屈曲和伸展的共同运动模式。

1）双腿搭桥：患者取仰卧位，双腿屈膝，双足平稳置于床面。为防联合反应，患者可采用Bobath握手，上举上肢。此时，治疗师辅助固定其骨盆，指引患者上抬臀部，尽力伸展髋关节（图11-77）。

2）床边单腿搭桥：患者取仰卧位，患侧腿搭在床边，小腿垂直床沿下垂（图11-78）。治疗师向前拉伸股四头肌并下压，让小腿垂直地面且足掌着地，随后指导患者上抬骨盆尽力伸髋，维持一会儿后归位，反复进行上述操作。

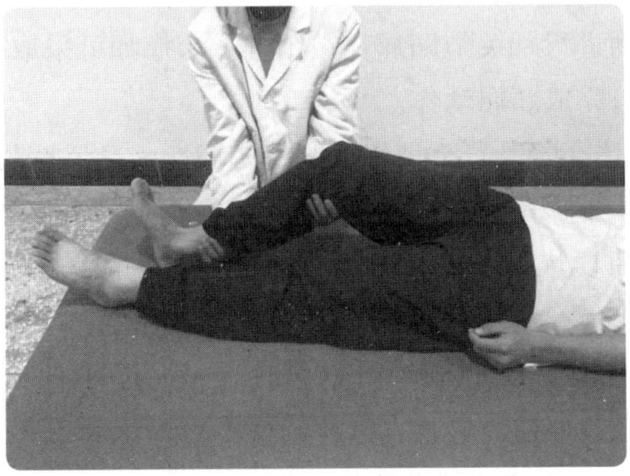

图11-76　仰卧位抑制下肢伸肌共同运动

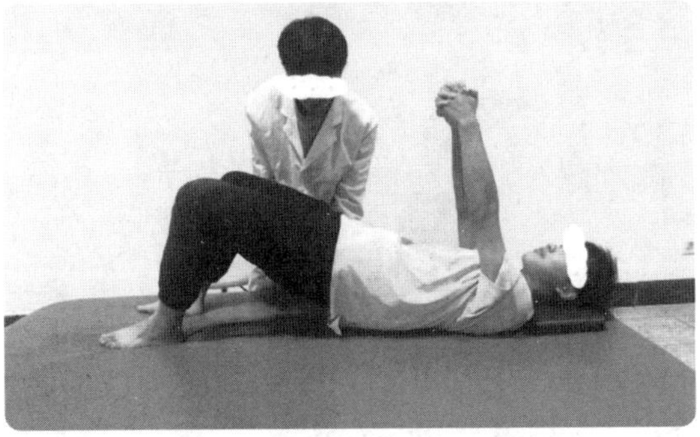

图11-77　双腿搭桥训练

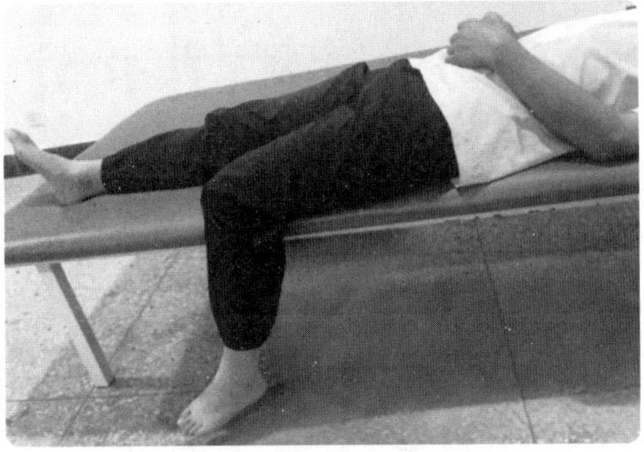

图11-78　床边单腿搭桥训练

3）俯卧位伸髋屈膝：患者取俯卧位，确保髋关节伸展充分，以此为基础开展膝关节屈曲训练。在此过程中，要求患者同步保持足背屈状态，以强化训练效果。初期训练稳定后，可让患者在膝关节屈曲至特定角度时稍作停顿并维持该姿势一段时间，逐渐过渡到膝关节屈伸运动（图11-79）。

（4）屈髋伸膝，踝背屈：在屈曲髋关节状态下，诱发膝关节完成伸展的分离运动，可打破下肢屈曲和伸展的共同运动模式。以仰卧位为例，患者取仰卧位，治疗师嘱患者在患侧膝伸展，踝背屈时，将患侧腿抬离床面（图11-80）。

（5）踝关节主动跖屈训练：本训练旨在降低屈肌共同运动给下肢运动功能带来的不良作用，此动作对于患侧下肢在步行时支撑末期的表现极为关键。具体训练时，患者取站立位面向墙壁站立，以健侧手轻扶墙壁来维持一定的稳定，保持躯干伸展、髋关节伸展的姿态，同时将足跟抬起，且膝关节屈曲，足趾伸展。待患者能力逐步提升后，可让其在独立保持平衡的情形下，多次重复进行抬足跟这一动作。倘若患者主动进行踝关节跖屈存在困难，治疗师可采取一手控制患侧足趾令其伸展，另一手则托住足跟辅助踝关节完成跖屈动作。

3. Ⅵ阶段的训练方法 这一阶段着重训练下肢的协调性、灵活性与耐力，促使患者以正常运动模式步行、上下楼梯及绕行障碍物等。毕竟，负重和步行是下肢的关键功能，而步行能力的高低，不仅是衡量康复治疗成效的重要依据，也是满足患者生活需求的关键所在，下面介绍几种步行训练方法。

（1）独立步行：独立步行前要先进行站立平衡训练、重心转移训练、负重训练、单腿站立训练等。要有比较好的神经生理学条件作为背景，以控制整个步行过程。

（2）辅助步行：初期患者可能需要辅助器具，如平行杠，患者双手握住平行杠，治疗师在旁辅

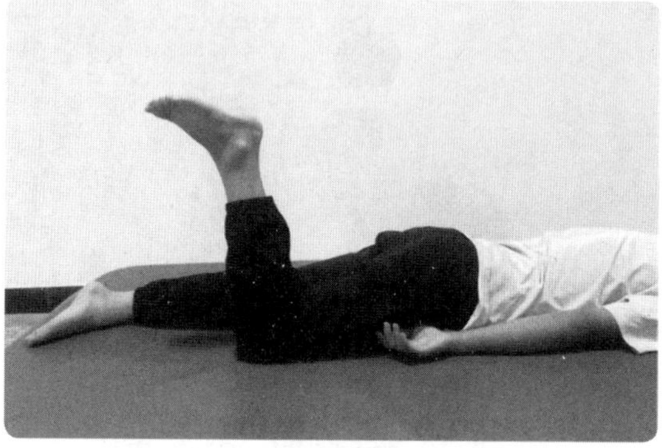

图11-79 俯卧位伸髋屈膝训练

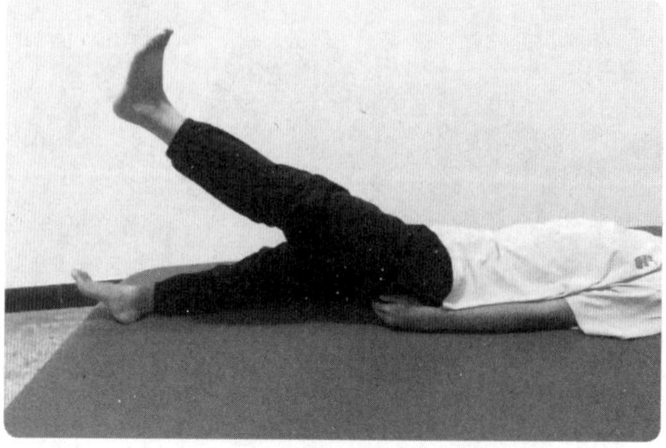

图11-80 屈髋伸膝，踝背屈

助控制患者骨盆和膝关节，保证正确的步态模式，帮助患者感受步行的节奏和身体重心的移动，随着能力提升逐渐减少辅助。

（3）指导步行：患者刚开始步行时，治疗师的协助能鼓舞其勇气。随着康复推进，患者需迈向独立，但尚未熟练前，仍需治疗师的指导，即指导步行。此过程中，治疗师会对患者步行动作纠错，如重心把控、起步、步幅、姿势、节律调整及膝反张纠正等。关键在于，指导要恰当，不干扰患者，并且要对正确动作予以肯定，助力患者稳步前行。

（4）跨越障碍物：在患者能平稳步行后，设置一些低障碍物，像小木块或低栏，高度从几厘米开始，让患者尝试跨越，锻炼患者的抬腿高度、步幅和平衡控制能力。训练时需注意患侧足着地会不会碰到障碍物、跨越时的节奏等一系列安全问题，必要时治疗师要给予帮助。

（5）上、下台阶：当患者具备一定的肢体功能后可进行上、下台阶训练，训练时先从较低的台阶开始，教导患者上台阶时先迈健侧腿，再将患侧腿跟上；下台阶时先迈患侧腿，再下健侧腿，治疗师可在旁边提供必要的保护和辅助。

（四）躯干

Brunnstrom技术对躯干的训练从早期开始，训练的主要目的是提高躯干的平衡能力及躯干肌肉活动。Brunnstrom躯干的训练主要包括以下几个方面。

1. 坐位平衡训练

（1）坐位平衡：重点对健侧、患侧躯干肌的控制力进行训练，以提高躯干平衡反应，改善坐位平衡。多数脑卒中患者初期不能独立保持坐位平衡，训练时要注重提高患侧躯干肌群的控制能力，同时也不能忽略健侧躯干肌群的训练。要鼓励患者身体发生倾斜时主动调整身体姿势，养成自我保持坐位平衡的习惯。

（2）诱发平衡反应：患者取坐位，治疗师用手向前、后、左、右推或拉患者，破坏其平衡状态后使患者重新调整重心，维持平衡。操作前，要向患者说明动作的目的和方法。操作时，务必要保证患者的安全。可以让患者用健侧手托住患侧手，以保护患侧肩关节。如患者尚不能主动完成平衡反应，可向患者容易倾斜的方向轻轻加力，以诱发平衡反应。

2. 躯干前屈及侧屈训练　患者坐于治疗椅上，保持背部挺直，双眼平视前方。患者用健侧手托住患侧手，或治疗师托住患者患侧肘关节。在不牵拉肩关节的情况下，引导患者躯干前倾或向前方倾斜。治疗师可以利用躯干前倾或后倾的动作，诱发屈髋肌的反应性收缩。治疗师可以逐渐减少支持力度，让患者尝试自主控制躯干前倾角度和速度。躯干前屈训练后，进行躯干侧屈训练，即左侧屈、右侧屈，治疗师站在患者身后，双手分别放在患者双侧肩峰上，予以稳定的支持。嘱患者目视前方，进行躯干侧屈训练。训练时，动作应缓慢、平稳，避免过快或过猛导致患者失去平衡。

3. 躯干旋转训练　治疗师位于患者身后，双手分别放在两侧的肩峰上，嘱患者目视前方。肩向右侧旋转时，头向左侧旋转，反之亦然。通过多次训练，逐渐提高患者躯干旋转的平衡能力和控制能力。

第三节　PNF技术

一、理论基础

PNF是以人体发育学和神经生理学原理为基础，通过刺激本体感受器，促进神经肌肉的反应，改善运动功能的治疗技术。20世纪40年代，美国内科医生、神经生理学家Herman Kabat博士创立了该技术。经过几十年的发展，PNF技术现已成为神经生理学技术中的重要组成部分。

（一）概述

1. 定义　PNF是通过刺激本体感受器，促进神经肌肉系统反应的方法。具体来讲，该技术是利用外部触觉、视觉和听觉的感觉刺激，结合牵张、挤压、牵引和阻力的本体感觉输入，以对角螺旋的运动模式募集更多的运动单元，调节神经及肌肉的兴奋性，促进运动功能恢复的治疗方法。

2. 理念　PNF不仅仅是一种治疗技术，也是一种治疗观念，蕴含深刻的哲理。具体来说，其哲理包括积极的方式、功能性的方式、动员剩余潜能、考虑整体的方式、整合运动控制和运动学习的理论，学习并获得永久的功能性能力。PNF是一种综合的方法，每一种治疗是直接针对整个人，而不只是针对某一个特殊问题或身体的某一部分。治疗方法总是正向的，加强并使用那些患者躯体、心理水平上能做到的活动。治疗的主要目标是帮助患者达到他们功能的最高水平。

（二）神经生理学原理

1. 后续效应　刺激停止后刺激的效应仍然继续存在。刺激的后续效应随着刺激强度和时间的增加而增强。在维持静力收缩之后，力量增加的感觉就是延续作用的结果。

2. 扩散　当刺激的数量或强度增加时，机体产生反应的强度和传播速度也随之增加。该反应既可以是兴奋性的也可以是抑制性的。

3. 时间总和和空间总和　时间总和是指发生在短时间内连续的弱（阈下）刺激的组合（总和）所引起的兴奋。空间总和是指同时作用于身体不同区域的阈下刺激互相加强（总和）以引起兴奋。时间和空间总和可以组合，获得更大的活动。

4. 连续诱导　拮抗肌强烈的兴奋之后，可引起主动肌的兴奋。

5. 交互支配（交互抑制）　主动肌收缩同时伴随着对拮抗肌的抑制，是协调运动的必要成分。

（三）治疗原则

1. 按照从头到脚，由近及远的顺序发展　即从头颈部开始，继而是躯干，最后才是四肢，四肢是从近端至远端。因此，PNF强调头颈、躯干及髋部的运动，带动四肢的运动，控制了肩胛带的稳定性之后，才有可能发展上肢的精细动作；下肢也是如此。

2. 正常运动的发育具有一定的规律　遵循总体运动模式和姿势顺序。总体运动模式的发展顺序为对称—不对称—反转—单侧—对侧—斜线反转，但并非每个过程都必须经过，可以相互交叉重叠，也可以有跳跃。

3. 早期的运动由反射活动所控制，成熟的运动通过姿势反射维持和增强　在婴儿期存在的反射活动，发展到成人期并不完全消失，而是整合在各种神经系统的功能中。例如，当患者从侧卧位坐起时，可以借助身体的翻正反应来完成。

4. 运动功能的发育具有周期性倾向 表现为先屈肌和后伸肌，占优势的相互转换，并相互影响。治疗师可以利用该原理，在屈肌张力过高时，选择刺激伸肌的方法；在伸肌张力过高时，选择刺激屈肌的方法。

5. 运动取决于屈肌和伸肌的交互收缩 维持姿势需要不断调整平衡，而相互拮抗的运动、反射、肌肉和关节运动则影响着动作和姿势。例如，存在痉挛时，先抑制痉挛，后促进拮抗肌收缩，最后促进反射和姿势。这一原则再次强调PNF 在拮抗中达到平衡。例如，在治疗患者时，如果其屈肌张力过高，就选择伸肌优势的动作加以治疗；如果伸肌张力过高，就选择屈肌优势动作等。

6. 功能性活动是由一些方向相反的运动组成 由大脑中枢发出指令，有若干组肌群以总体模式出现，并附加相反的活动来完成，且动作具有节律性特征。治疗中要完成方向的节律性逆转，在强化主动肌与拮抗肌重新建立其平衡收缩能力的同时，也要注意提高患者独立生活的能力与质量，结合日常动作进行训练。如训练患者从椅子上站起的同时，也要训练由站立到坐下；同时练习穿衣和脱衣两种的更衣动作等。

7. 充分利用各种刺激来实现运动的再学习 在治疗中应充分利用肌、腱、关节、迷路等本体感觉和视、听感觉的反馈及环境影响等因素的刺激来实现运动的再学习，这是PNF的特征之一。随着训练的不断重复，逐渐减少感觉提示，最终发展到患者能独立地、自如地完成各种功能性活动。

（四）适应证和禁忌证

1. 适应证 适用于中枢神经损伤、周围神经损伤、帕金森病、脊髓损伤、脊髓灰质炎、骨关节损伤性疾病、运动创伤后的运动功能障碍。

2. 禁忌证 各种原因导致的关节不稳定、肿胀，骨折未愈合，关节急性炎症，骨关节结核，肿瘤，对口令不能做出准确反应的婴幼儿，意识障碍及听力障碍。

二、基本技术

（一）基本操作

1. 手法接触 强调治疗师要用掌指关节的屈曲形成“蚓状抓握”（图11-81），接触患者的特定部位（通常为主动肌），以感觉患者肌肉收缩的情况，决定是给予助力还是阻力，并方便引导患者的运动方向。通过手法接触刺激皮肤及其他压力感受器，为中枢神经系统提供身体位置和运动信息，更好地引导患者运动的方向。

2. 听觉刺激 听觉信息主要来源于治疗师的言语刺激，能够帮助患者将头和眼定位到声音的方向，增加对中枢神经系统的激活水平，从而在认知水平上执行更准确的动作。根据治疗目的调整口令的频率、语调、节律等，以辅助治疗效果。言语刺激或指令是要告诉患者动作该如何做及何时做。①预备指令：在活动之前给予一个准备的指令，要求清楚、明确，其目的是要患者了解运动的方式、方向及训练目的，以及得到患者的配合。②活动指令：告诉患者需要去做的活动、保持或者放松。重复活动指令可以激发更大的力量或再一次引导活动。③纠正指令：告诉患者如何纠正和改变运动方向。患者在运动中一旦出现错误或运动方向发生偏差，治疗师应及时给予简短的指令予以纠正，

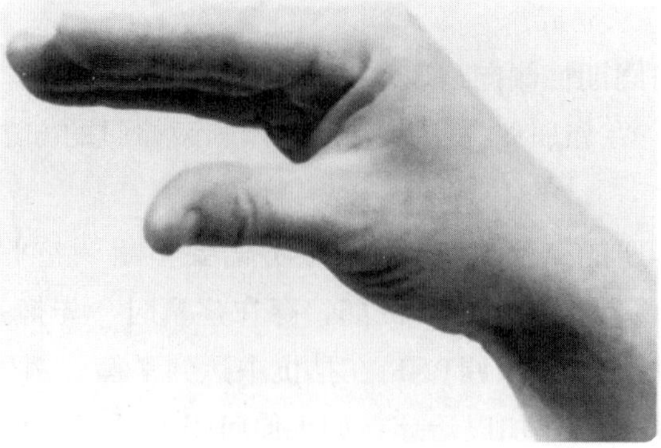

图11-81　蚓状抓握

相反如果患者做得很好，也应给予积极反馈。

3. 视觉刺激　治疗时视觉信息可用来识别、定位物体，指导治疗性运动。视觉参与的训练，能产生更强的肌肉收缩，帮助患者控制或纠正其动作。同时，眼球的活动跟随运动的方向时将影响头颈和躯干的运动，促使躯干产生范围更大、力量更强的运动。另外，患者与治疗师之间的视觉交流是沟通的一种途径，有助于获得信息反馈与进行配合。

4. 阻力　患者需要通过抵抗阻力或重力重新发展他们的肌肉力量。肌肉抗阻收缩时产生的主动肌肉张力是最有效的本体感觉促进，可以募集更多的运动单位，提高肌肉收缩的能力，与此同时也会增加对大脑皮质刺激。活动中给予的阻力的大小必须与治疗的目的（肌力、耐力、关节活动范围或稳定性）和患者的状况（包括患者的体位、重力、力臂和肌力）匹配，即最佳阻力。当目标是改善协调性时，施加最佳阻力大小应该用来引出向心或离心收缩，并在整个治疗范围内都允许活动。当目标是稳定性时，施加的阻力大小应是患者能够配合且产生治疗肌群的静力收缩。

需要注意的是，阻力不能引起疼痛或不必要的疲劳。有节奏和有控制的呼气和吸气可以增加患者的力量和活动范围，治疗过程中治疗师和患者均应避免屏气。治疗师要依据患者所产生的反馈，及时调节阻力的方向和大小，发挥扩散和强化作用的目的。

5. 牵引　牵引是指躯干或四肢的延长。肌肉处于拉长位时，本体感受器比如肌梭和高尔基腱器会受到刺激，促进关节周围肌肉（特别是屈肌）的收缩。临床上，牵引通常用来促进运动，特别是关节的屈曲和反重力运动。另外，也可用于阻抗某些运动的部位，如在肩屈曲初始牵引以抵抗肩胛上提的动作。牵引也能缓解关节的疼痛。

6. 挤压　是指沿着躯干或者肢体长轴的压缩。通过挤压可以刺激关节内和周围的感受器，维持关节稳定，提高了抗重力和承重时的肌肉收缩，促进直立位的姿势反应。缓慢且轻柔的挤压可以辅助改善关节的疼痛和不稳。挤压可分为快速和慢速两种类型。快速挤压是对本体感受器的一种简短的刺激，可以诱发牵张反射，帮助躯干或者负重的肢体获得更好的姿势控制和稳定。慢速挤压是根据患者的耐受程度，缓慢施压，促使肌张力趋于正常。

7. 牵伸　在肌肉上施加快速的牵伸会诱发牵张反射。牵张反射既可应用于运动起始，帮助整条肌肉链的拉长，又可以在整个运动范围内重复，以募集更多的运动神经元，激发肌肉自主运动，增强肌肉收缩和反应速度。治疗师牵伸时要结合适时的言语刺激和阻力，充分调动患者的主动参与，才会提高治疗效果。

8. 体位与身体力学　治疗师根据患者的位置和治疗目标定位与移动。操作时治疗师双脚分开呈

“弓箭步”站立，随着运动方向的改变而转换，躯干保持直立，身体重心尽可能靠近患者的同时给予患者足够的活动空间，完成对角线方向上的运动。该体位的目的是保护治疗师腰部的同时，有效地控制患者的运动和阻力的方向。在实施具体操作时，治疗师的手臂应保持相对放松，并合理地利用自身的体重实施治疗，及时地感受患者身体对治疗的反应。

9. 模式 PNF技术的活动模式来源于日常生活的运动模式，以多关节、多轴位、螺旋对角线活动为特征，也称为对角螺旋运动模式。涵盖以下三个特点：一是形成三个维度的肌肉运动链；二是沿着对角线运动模式；三是以近端关节运动的终末位置命名。

10. 时序 时序是指运动的先后顺序。正常的运动需要一个平滑的活动序列，而协调的运动需要这个序列的精确时间。时序包含两方面，一是指协调、有效的肌肉激活顺序是从远端到近端；二是强调顺序，包括改变正常的运动顺序，强调特定的肌肉或所期望的活动。在同一模式中，从肌肉力量较强的部位开始将效应扩散至较弱的部位，增加其相应的活动。治疗师在对患者进行某一单项活动过程中，保持其他的关节抗阻等长收缩，仅允许目标关节或肌肉抗阻收缩，产生运动。

11. 强化 通过额外的新刺激，使惯有的反应强化，比如激活身体其他部分来强化目标动作或肌肉收缩的力量。例如，通过强化右侧肩关节伸展、内收伴内旋来促进左侧髋关节屈曲、内收伴膝关节屈曲的目标运动。

12. 扩散 扩散是指肌肉组织受到刺激后所产生的反应随刺激强度增强而传播至其他肌肉组织并引起肌肉收缩的现象。当对目标肌肉促进或抑制时，扩散出现并随刺激强度和时间的增加而增加。同一刺激，患者体位不同、支撑面不同会导致不同类型的扩散。

（二）特殊技术

PNF除了基本操作之外，还有一系列特殊技术，旨在改善身体功能、结构或活动参与层面的功能障碍。

1. 节律性启动 是在期望的活动范围内进行重复的节律性、单方向的运动。包含4个时相，被动运动、辅助主动运动、抗阻运动、独立运动。

（1）方法：首先按照预设动作模式，治疗师在现有的关节活动范围内完成数次缓慢、有节律、单一方向的被动活动，提示患者注意感受运动的感觉；接着解释动作要点，给予言语刺激让患者向指定方向跟随治疗师做单向的辅助性主动运动，返回动作由治疗师做；让患者在主动肌收缩的方向进行主动抗阻运动；最终患者能独立完成这一方向的运动。

（2）目的：教会患者期望完成的运动模式；在运动的起始时给予辅助，促进患者主动肌的定向及动作启动的能力；缓解肌肉紧张，使得肌张力趋于正常化；使运动速度正常化，改善动作协调性及运动觉的感知。

（3）要点：使用口令设定运动节奏；每次的返回运动通常由治疗师被动辅助完成；在独立运动阶段，注意比较抗阻运动与独立运动所募集的肌肉活动类型。

（4）适用范围：起始运动困难、位置觉迟钝、运动不协调或缺乏节律性、全身性紧张。

2. 等张收缩组合 是指在一组协同肌的向心、离心、等长收缩的运动组合，且动作之间不做停顿或休息。

（1）方法：主动肌从向心收缩或静力收缩开始，当到达期望的运动终末端时，嘱患者对抗阻力维持在该位置；当患者能够稳定地维持该位置的姿势后，给予患者阻力，让其缓慢做离心收缩，返回起始位。整个过程中主动肌始终保持相同的张力，抗阻交替进行向心、离心及等长肌肉收缩，动作之间没有放松。

（2）目的：增强肌力和耐力；改善动作协调性和主动的运动控制；增强离心运动的控制；促进日常生活能力的提高；教会患者新的运动模式，指导患者形成正确的运动轨迹。

（3）要点：根据治疗目标，运动范围可以在小范围到全范围之间变化；在不同形式的肌肉收缩形式转换中间不停顿或休息；治疗师的手接触患者的部位保持不变；等长收缩形式可以使用在肌肉离心或向心运动的任何时间，募集更多的运动单位。

（4）适用范围：离心收缩运动控制能力下降、缺乏协调或向需要的方向运动的能力不足、主动关节活动范围下降、在运动中缺乏主动性的患者。

3. 起始端重复牵伸 是指在肌肉被延展的状态下对其重复施加快速牵拉（牵拉刺激结合患者的主动运动）。

（1）方法：被动拉长肌肉；给予肌肉一个快速牵张，发出让患者做主动运动口令；在整个可达到的主动活动范围内抗阻肌肉收缩；按需要可多次重复该程序。

（2）目的：促进肌肉收缩；促进起始运动的能力；募集更多运动单位，增强肌力；增加主动关节活动范围；延缓肌肉疲劳；重新定位期望的运动方向；使肌张力趋于正常。

（3）要点：在可达到的主动活动范围内快速牵张后，立即给予适当阻力；一旦肌肉收缩停止立即从运动的起始位重复上述动作；重复该技术可增加肌肉募集，从而达到增加主动活动范围的目的；在患者主动活动范围末端治疗师给予患侧肢辅助，完成全关节活动范围内的运动。

（4）适用范围：肌无力（肌力仅为1、2级）、由于肌无力或强直而不能起始运动、疲劳、运动知觉降低的患者。但患者合并关节不稳定、疼痛、骨折或严重骨质疏松、肌肉或肌腱损伤时，此技术禁用。

4. 全范围重复牵拉 对收缩的肌肉重复施加快速牵拉（牵张反射结合患者的主动运动）。

（1）方法：治疗师需对运动模式中的所有肌肉做重复牵拉并施加阻力，期间患者不做停顿或休息；当患者在做主动的肌肉收缩时，治疗师叠加一个快速牵拉同时结合口令，募集更强的肌肉收缩。

（2）目的：募集运动单位，增强肌力；增加主动运动范围；延缓疲劳，提高耐力；引导正确的运动模式或运动方向；促进肌张力正常化。

（3）要点：患者在设定的活动范围内必须保持持续运动，中间不可放松或休息；快速牵拉与适当的阻力相结合。

（4）适用范围：肌无力（肌力仅为1、2级）、疼痛、运动知觉降低的患者。但对于患者合并关节不稳定、骨折或严重骨质疏松、肌肉或肌腱损伤时，此技术禁用。

5. 重复 肢体在一个预期的目标位置保持并进行抗阻，接着治疗师将其反向被动运动一小段距离，患者抗阻或独立回到目标位置，返回的距离逐渐增加直至达到抗阻或独立完成全活动范围的主动运动的单向技术。

（1）方法：患者肢体在目标位置抗阻并保持该姿势数秒后放松；接着治疗师沿目标位置相反方向被动运动一段距离；令患者再抗阻或独立返回到目标位置；重复以上步骤，逐步增加返程的活动范围直到最后患者能独立或抗阻完成全关节活动范围运动。

（2）目的：教会患者达到预期运动模式或功能运动的终末位置；评估患者终末位置的肌肉静力收缩能力；提高运动终末位置的感知觉；改善动作协调性和日常生活能力。

（3）要点：解释和强化运动终末姿势，在功能性活动和自我照料能力的提高有着至关重要的意义。

（4）适用范围：肌力减退、关节稳定性差、运动知觉降低的患者。

6. 动态反转 主动抗阻运动从一个方向（主动肌）改变到相反的方向（拮抗肌），没有停止或放松。动态反转技术分为快速（快逆转）和慢速（慢逆转），临床上常用慢速反转技术，操作时一般以较强的模式作为开始，以较弱的模式作为结束。

（1）方法：治疗师对患者肌力较强方向的主动肌施加阻力，当患者接近主动运动的终末位置时，治疗师的手迅速转换方向，同时给予口令提示；患者向相反的方向继续抗阻运动，中间不能停顿或放松；重复以上步骤，接近治疗目标。治疗师换手动作要快速、准确，尽量不要让患者肢体动作停滞。

（2）目的：增强肌力和耐力；增强主动活动范围；改善肢体转换不同方向的协调能力；减轻疲劳；使肌张力正常化。

（3）要点：训练特定范围内转换运动方向的能力；不同运动方向的运动速度是可以变化的；肢体模式使用该技术时注意转换相反方向的运动从肢体远端开始；建议使用功能性活动模式训练。

（4）适用范围：主动关节活动范围降低、主动肌无力、运动方向改变能力降低、易感疲劳的患者等。

7. 稳定反转 治疗师用变换的手法接触给予阻力，患者与其对抗做相应轮替的静态肌肉收缩，目的是易化特定姿势的稳定性。

（1）方法：选择合适的体位，治疗师的一只手往患者力量较强动作方向施加阻力，并令患者用力抵抗保持稳定姿势，患者不可有位移或仅极小位移；当患者主动抗阻达到最大值之后，治疗师移动另一只手在新的方向施加阻力，要求患者抗阻并保持，治疗师双手交替不停地给予新方向上的阻力；患者在治疗师交替改变阻力方向时仍保持主动肌肉收缩（无放松）。注意：只有当患者感觉到阻力方向变换了之后，治疗师才可以缓慢增加阻力大小，整个过程中主动肌和拮抗肌交替抗阻收缩，但均不引起运动。

（2）目的：改善姿势控制，增强姿势稳定性；改善动作协调性；指导（再教育）新的姿势或活动范围；增强肌力和耐力。

（3）要点：治疗师可用挤压或牵拉手法来易化阻力方向上的平滑、流畅的转换；允许在不同对角线和运动方向变换。

（4）适用范围：稳定性降低、肌无力、不能做等长肌肉收缩的患者。

8. 节律性稳定 拮抗肌交替对抗阻力做等长收缩运动，整个过程患者无放松，且治疗师无须改变手的接触部位。

（1）方法：治疗师的手法接触部位不变，交替给患者的主动肌和拮抗肌施加阻力；从力量较强的方向开始，缓慢改变阻力方向以保持肌肉紧张度；允许适当运用挤压和牵拉手法持续改变阻力的方向；口令为："保持在这里"或"不要让我推动你"等；有节律地重复以上步骤；阻力的大小可以根据治疗目标和患者能力而改变。

（2）目的：增强肌肉协同收缩的能力；改善姿势控制和平衡；改善动作的协调性；维持姿势稳定；指导（再教育）一个新姿势或活动范围；增强肌力和耐力；促进放松。

（3）要点：治疗师给予合适的阻力使得患者和治疗师都不要有运动的趋势；反转的速度增加

时，会引发肌肉的协同收缩；在模式之间转换时，优先使用牵拉手法；允许转变不同的对角线模式或方向。

（4）适用范围：拮抗肌群无力、关节不稳定、平衡能力降低、疼痛等。

9. 收缩-放松 治疗师给予足够的阻力使患者做抗阻等张收缩并限制其运动，然后放松，随后移动到新的活动范围再做抗阻等张收缩。该技术分为直接法和间接法。

（1）方法

1）直接法：被动或主动地将身体节段移动到可达到的运动范围的终末位置；在运动模式中令患者抗阻做活动受限的肌肉或肌群流畅、平滑、协调的等张收缩，要特别关注旋转，该过程可能会产生微小的动作；待患者保持这种收缩数秒后，令其放松；再次主动或被动地移动身体节段到新的运动终末位置，重复以上步骤，直到活动范围不能进一步扩大，继续使用其他技术训练以维持新获得的关节活动范围。

2）间接法：步骤与直接法一致，不同点是实施对象是运动模式中活动受限肌肉或肌群的拮抗肌。

（2）目的：放松、牵拉肌肉；增加关节活动范围。

（3）要点：治疗师令患者放松后主动或被动地将身体某节段移动到新的活动位置；可使用主动的肌肉保持或运用其他技术在新增加的活动范围内进行训练。

（4）适用范围：被动关节活动范围降低的患者。

10. 保持-放松 治疗师施以大小合适的阻力，患者抗阻等长收缩，再放松，随后移动到新的活动范围，也分为直接法和间接法。

（1）方法

1）直接法：治疗师主动或被动地移动患者身体节段至活动范围的终末位置且无痛；在运动模式中令患者使用活动受限的肌肉或肌群进行平滑、协调、柔和的等长收缩，保持此位置；注意旋转，不允许出现活动或运动的趋势；需让患者保持此姿势数秒，然后放松；被动或主动地将身体节段移至新的终末位置，重复以上步骤，直到运动范围没有进一步增加，之后可使用其他技术进行再训练。

2）间接法：步骤与直接法一致，不同点是实施对象是运动模式中活动受限肌肉或肌群的拮抗肌。

（2）目的：放松、牵伸肌肉；增加活动范围；减轻疼痛。

（3）要点：如果在终末位置患者出现疼痛，应缓慢移动肢体退回至无痛的位置；施加和移除阻力时，手法上应比收缩-放松技术更缓慢、柔和；用呼吸易化放松；作为处理疼痛的一项技术。

（4）适用范围：多用于因疼痛引起的关节活动范围受限的患者。

▶知识拓展

特殊技术的选用

临床上，治疗师可以根据治疗的目的和病情的需要选择不同的特殊技术进行治疗。

1. 启动运动 ①节律性启动。②起始端重复牵伸。

2. 学习运动 ①节律性启动。②等张收缩组合。③起始端重复牵伸。④全范围重复牵拉。

3. 改善运动的速度 ①节律性启动。②动态反转。③起始端重复牵伸。④全范围重复牵拉。

4. 增加力量 ①等张收缩组合。②动态反转。③节律性稳定。④稳定反转。⑤起始端重复牵伸。⑥全范围重复牵拉。

5. 增加稳定性 ①等张收缩组合。②稳定反转。③节律性稳定。

6. 增加协调和控制能力①节律性启动。②等张收缩组合。③动态反转。④稳定反转。⑤节律性稳定。⑥起始端重复牵伸。

7. 增加耐力 ①动态反转。②节律性稳定。③起始端重复牵伸。④全范围重复牵拉。

8. 增大关节活动范围 ①动态反转。②节律性稳定。③起始端重复牵伸。④保持-放松。⑤收缩-放松。

9. 放松 ①节律性启动。②节律性稳定。③保持-放松。

10. 减轻疼痛 ①节律性稳定。②稳定反转。③保持-放松。

三、运动模式

正常的功能性运动是由肢体的整体运动模式和躯干的协同肌作用所组成的，这些肌肉的联合作用形成PNF的运动模式。大脑的运动皮质产生和组织这些运动模式。我们通过这些运动模式与日常生活中相似的运动成分相结合进行训练，可以有效地提高患者的功能。

（一）运动模式的命名及特征

1. 命名原则 PNF模式是根据终末位置和近端关节的运动命名的，包含3个轴位或3个面的运动：矢状面的屈曲和伸展；冠状面的内收、外展或脊柱侧屈；水平面的旋转。

2. 运动模式的特征 PNF的运动模式是在3个面同时发生的组合，以螺旋对角线运动为特征，故称为螺旋对角线运动模式。按部位一般分为四肢模式、头颈模式和躯干模式；不同肢体的运动又形成组合模式，如单侧模式：一侧臂或一条腿；双侧模式又分为对称性的，两侧以相同的模式运动；不对称的，两侧以相反的模式运动；对称交互模式，在同样的两个对角线上运动，但方向相反；不对称性交互模式，在相反对角线和相反方向上运动。

（二）对角线模式

姿势和运动模式的发展遵循一定的顺序：双侧对称—双侧交互—单侧形式。正常生理运动是屈伸、内外旋、内外展3对肌肉的相互作用所形成的对角线运动（图11-82a），是正常发育的最后部分和最高形式。大多数肌肉的附着点和纤维排列符合这种形式。大脑整合大量的运动模式组成功能活动，而不是单个的肌肉运动。所有对角线运动都跨越中线，对角线形式的运动总是合并旋转的成分，能促进身体两侧的相互作用。身体的对角线平行于肩关节到对侧髋关节连线。沿着这个对角线，肌肉链可以被拉长。根据身体节段，PNF模式分为肩胛和骨盆模式、上肢模式、下肢模式、躯干模式、关颈部模式。

肩胛带连接上肢与中轴，其活动范围和力量基础决定了手的活动能力和上胸廓的稳定。骨盆带是直立姿势时躯干运动长杠杆的稳定基础，影响腰和下肢的功能。肩胛和骨盆模式也是沿对角线进行的弧线运动，肌肉从牵拉到最长位置向着最短位置的方向收缩。我们将人体看成是一个钟表（图11-82b），肩峰和髂骨对角方向所对应的时间点数如下（以右肩为例）。

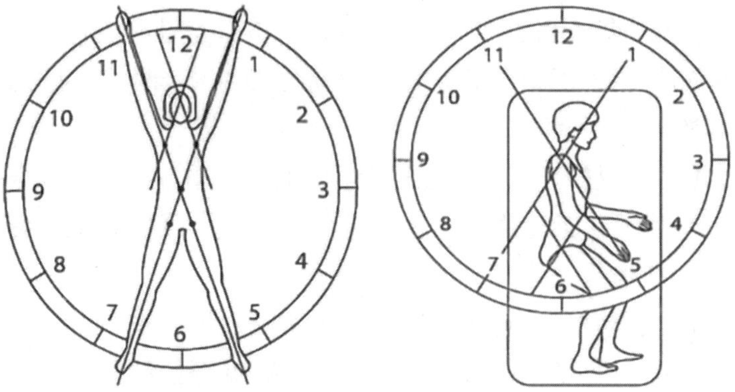

图11-82　对角线模式

a.全身对角线模式；b.肩峰和髂棘在对角线上对应的时间点

视频：
肩胛模式

（三）肩胛模式

肩胛模式的目的：训练肩胛的运动和稳定性；训练躯干肌；训练功能性活动（翻身、穿衣等）；促进邻近的颈部、上肢的运动和稳定；间接影响下躯干（表11-5）。

表11-5　肩胛模式中关节运动与肌肉参与

运动	起始位	终止位	参与的主要肌肉
向前上提	后缩、下沉	前伸、上提	肩胛提肌、菱形肌、前锯肌、斜方肌上部
向后下压	前伸、上提	后缩、下沉	前锯肌、菱形肌、背阔肌、斜方肌下部
向后上提	前伸、下沉	后缩、上提	斜方肌、肩胛提肌
向前下压	后缩、下沉	前伸、上提	肩胛提肌、菱形肌、前锯肌、斜方肌上部

1. 向前上提

（1）体位：患者取侧卧位，保证肩胛的自由活动空间，且有利于激活躯干的肌群。治疗师呈对角线位置站在患者背后，面向患者。

（2）手接触：治疗师手蚓状抓握，一手放于肩峰内侧肩部，另一手叠放于其上，4指指腹接触患者肩部。

（3）口令："向你的鼻子方向耸肩""拉"。

（4）运动：肩胛进行向上－向前－外旋运动（图11-83）。

2. 向后下压

（1）体位：患者保持侧卧位，治疗师呈对角线位置站在患者头后，面向患者。

（2）手接触：治疗师手蚓状抓握，将一手掌放在肩胛骨处，另一手置于肩前侧对应区域，使双手包裹住肩部。

（3）口令："将你的肩胛骨向下拉我手""向下拉"。

（4）运动：肩胛骨向下－向后－向内旋转（图11-84）。

3. 向后上提

（1）体位：患者保持侧卧位，治疗师呈对角线位置站在患者背后，面对患者侧方髋。

（2）手接触：治疗师手蚓状抓握，将手放在上斜方肌后方，肩胛骨的内侧缘，另一手叠放于其上。

（3）口令："耸肩""推我"。

（4）运动：患者肩胛骨向上－向后－内旋（图11-85）。

4. 向前下压

（1）体位：患者取侧卧位，治疗师呈对角线位置站在患者头侧，面对患者侧方髋。

（2）手接触：治疗师手蚓状抓握，将一只手放在肩胛骨的外侧边缘（腋窝），另一只手的前方位于胸大肌的腋窝边缘和喙突上。

（3）口令："将你的肩胛骨向肚脐方向拉"。

（4）运动：患者肩胛骨向前－向下－向外旋（图11-86）。

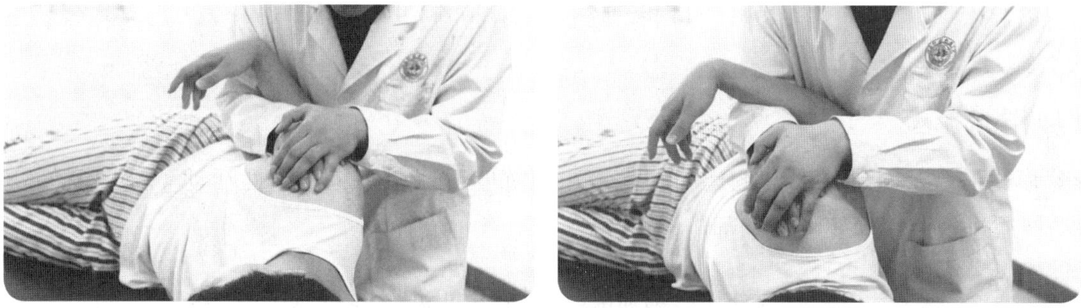

a b

图11-83 肩胛向前上提

a.肩胛向前上提－起始位；b.肩胛向前上提－终末位

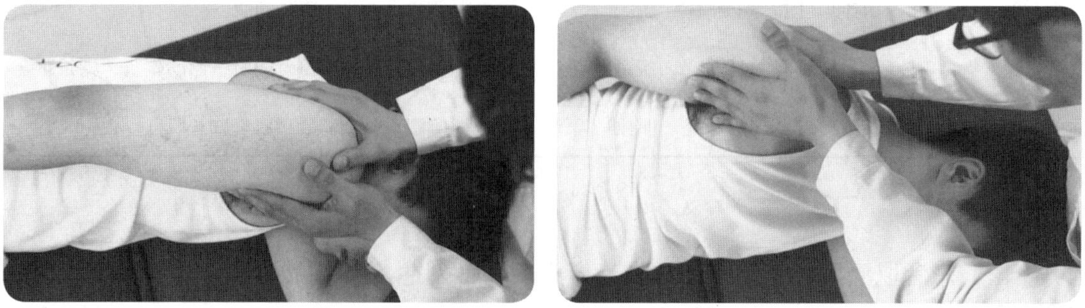

a b

图11-84 肩胛向后下压

a.肩胛向后下压－起始位；b.肩胛向后下压－终末位

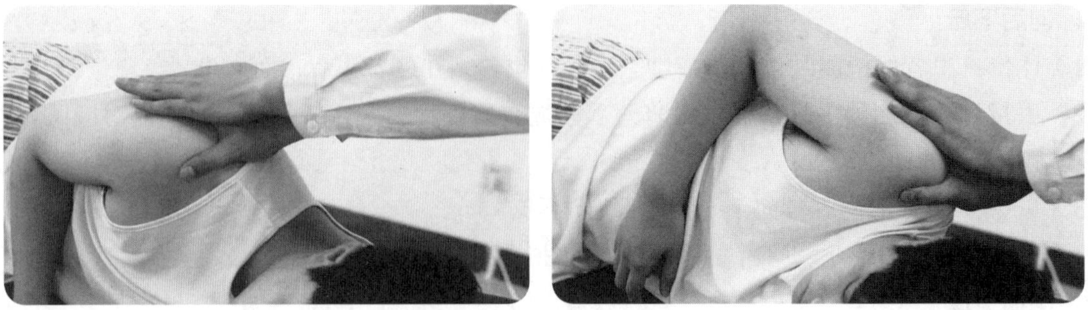

a　　　　　　　　b

图11-85　肩胛向后上提

a.肩胛向后上提－起始位；b.肩胛向后上提－终末位

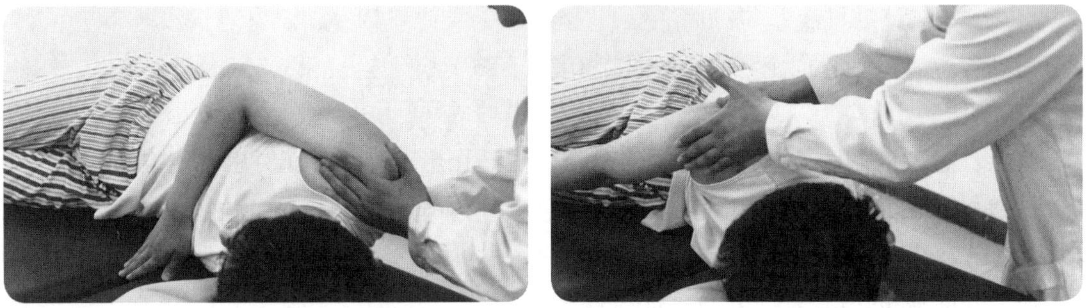

a　　　　　　　　b

图11-86　肩胛向前下压

a.肩胛向前下压－起始位；b.肩胛向前下压－终末位

视频：骨盆模式

（四）骨盆模式

骨盆模式的目的：训练骨盆的运动和稳定；训练躯干肌；训练功能性活动（翻身等）；促进下肢的运动；通过扩散治疗躯干和颈部。

表11-6　骨盆模式中关节运动与肌肉参与

运动	起始位	终止位	参与的主要肌肉
向前上提	后缩、下沉	前伸、上提	腹外斜肌、腹内斜肌
向后下压	前伸、上提	后缩、下沉	对侧腹内斜肌、腹外斜肌
向后上提	前伸、下沉	后缩、上提	同侧腰方肌、同侧背阔肌、髂肋腰肌、胸长肌
向前下压	后缩、上提	前伸、下沉	对侧腰方肌、髂肋腰肌、胸长肌

1. 向前上提

（1）体位：患者取侧卧位，治疗师站在患者身后，面对患者同侧的肩部。

（2）手接触：一只手蚓状抓握髂前上棘的前半部，另一手重叠其上。

（3）口令："向上提骨盆""上提"。

（4）运动：骨盆向前上弧形运动，但不伴有前或后倾斜，使该侧躯干屈曲缩短（图11-87）。

2. 向后下压

（1）体位：患者取侧卧位，治疗师站在患者身后，面对同侧肩部。

（2）手接触：治疗师一手掌根部放于坐骨结节上，另一手重叠于上。

（3）口令："向下往我手上坐""向下"。

（4）运动：骨盆向后下运动而不伴有倾斜，同侧躯干拉长而不改变腰椎前凸（图11-88）。

3. 向后上提

（1）体位：患者取侧卧位，治疗师站在患者身体中线后方，面对患者屈髋25°的方向。

（2）手接触：治疗师手呈蚓状抓握，一手掌根部放在髂骨的顶部，另一手重叠其上。

（3）口令："将你的骨盆向上、向后上提，慢慢用力"。

（4）运动：骨盆向上、向后运动而不伴有倾斜，该侧躯干缩短（图11-89）。

4. 向前下压

（1）体位：患者取侧卧位，治疗师站在患者身后，面对患者足部。

（2）手接触：治疗师双手交叠置于治疗侧的膝关节处，注意蚓状抓握。

（3）口令："向前、向下用力"（用你的膝顶我的手）。

（4）运动：骨盆向前下运动不伴有倾斜，同侧拉长躯干而不改变腰椎前凸（图11-90）。

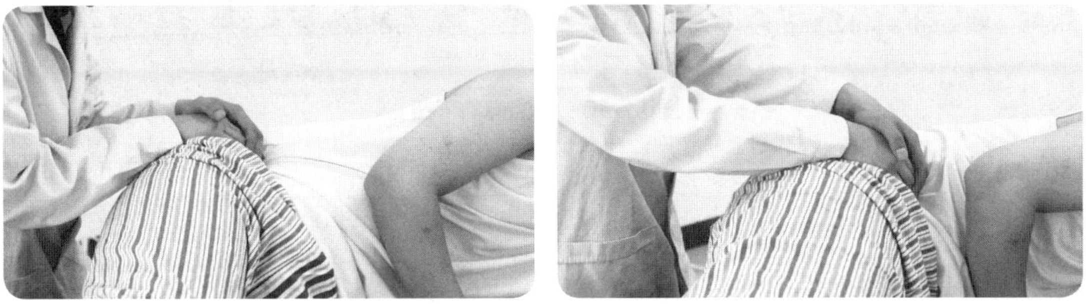

a　　　　b

图11-87　骨盆向前上提

a. 骨盆向前上提-起始位；b. 骨盆向前上提-终末位

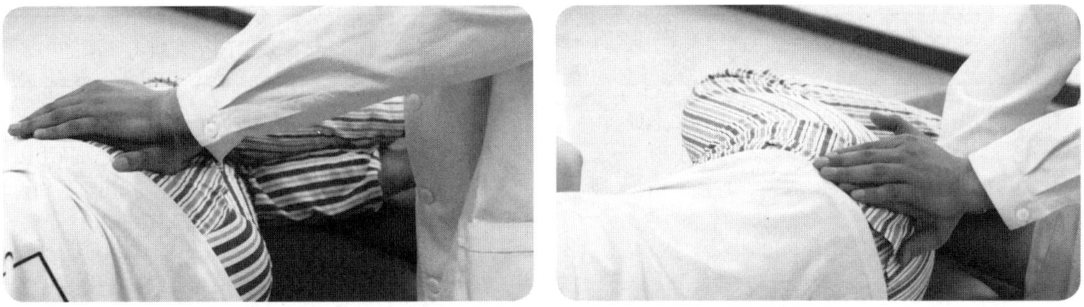

a　　　　b

图11-88　骨盆向后下压

a. 骨盆向后下压-起始位；b. 骨盆向后下压-终末位

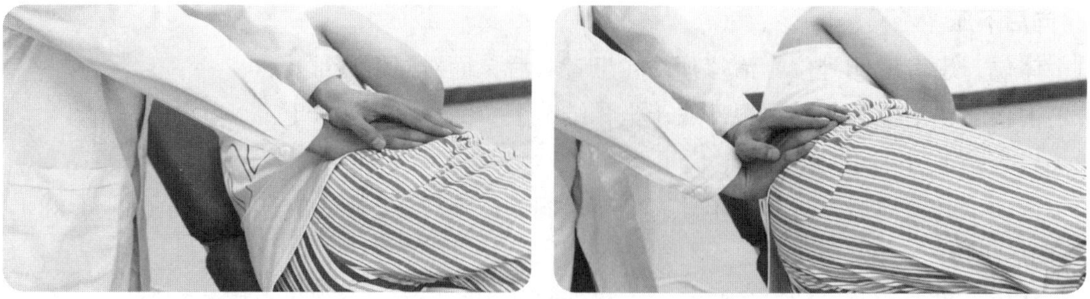

a　　b

图11-89　骨盆向后上提

a.骨盆向后上提－起始位；b.骨盆向后上提－终末位

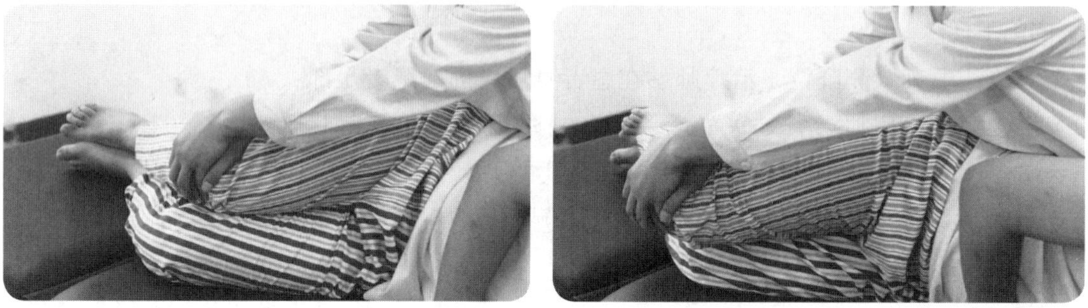

a　　b

图11-90　骨盆向前下压

a.骨盆向前下压－起始位；b.骨盆向前下压－终末位

视频：
上肢模式

（五）上肢模式

上肢模式用于治疗由神经、肌肉或关节病损引起的功能障碍。这些模式也被用于训练躯干。上肢肌群抗阻能扩散至身体其他部位较弱的部位。

1. 屈曲－内收－外旋（表11-7）

表11-7　屈曲－内收－外旋模式中关节运动与肌肉参与

关节	起始位	终止位	参与的主要肌肉
肩胛骨	后缩、下沉	前伸、上提	斜方肌、前锯肌、胸大肌、三角肌、肱二头肌、喙肱肌肱三头肌、肘肌、肱三头肌、肱桡肌、旋后肌、桡侧腕屈肌、指屈肌、蚓状肌、骨间肌、拇屈肌、拇内收肌
肩	伸展、外展、内旋	屈曲、内收、外旋	
肘	伸展	伸展	
前臂	旋前	旋后	
腕	尺偏，伸展	桡偏，屈曲	
4指	伸展	屈曲	
拇指	伸展、外展	屈曲、内收	

（1）体位：患者取仰卧位靠近治疗床的右边，肩和前臂中立位，由远端手和腕的活动带动肩。治疗师站在治疗床的左侧，重心靠近患者，面向对角线，上肢和手与运动方向一致。

（2）手接触：治疗师右手蚓状抓握患者右手掌，拇指在患手桡侧，4指在患手尺侧第5掌骨处，掌心要空。治疗师右手自患者肘部内侧向上环状抓握肱骨下端，施以运动模式相反方向的阻力。

（3）口令："握住我的手，向上拉，越过你的鼻子"。

（4）运动：手指屈曲抓握，手腕屈曲和前臂旋后之后，肘关节保持伸直，肩关节完成屈曲、内收、外旋的动作（图11-91）。

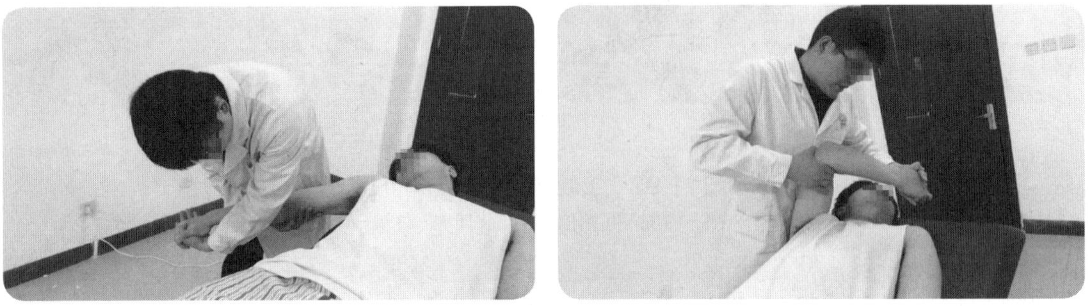

a　　　　b

图11-91　上肢屈曲－内收－外旋

a.上肢屈曲－内收－外旋－起始位；b.上肢屈曲－内收－外旋－终末位

2. 伸展－外展－内旋（表11-8）

表11-8　伸展－外展－内旋模式中关节运动与肌肉参与

关节	起始位	终止位	参与的主要肌肉
肩胛骨	前伸、上提	后缩、下沉	菱形肌、背阔肌、三角肌（中、后部）、肱三头肌、大圆肌、肩胛下肌、肱三头肌、肱桡肌、旋前肌、尺侧腕伸肌、指长伸肌、蚓状肌、骨间肌、拇外展肌（短肌）
肩	屈曲、内收、外旋	伸展、外展、内旋	
肘	伸展	伸展	
前臂	旋后	旋前	
腕	桡偏，屈曲	尺偏，伸展	
4指	屈曲	伸展	
拇指	屈曲、内收	伸展、外展	

（1）体位：患者取仰卧位靠近治疗床的左边，头颈部处于舒适的中立位，上肢置于对角线交叉的中间位，肩和前臂中立位，由远端手和腕的活动带动肩。

（2）手接触：治疗师右手蚓状抓握患者的手背，4指在患者尺侧第5掌骨处，拇指在桡侧。左手由内向下环绕肘关节。

（3）口令：“手指打开，伸手腕，向下推我的手”。

（4）运动：手指打开，手腕伸展，前臂旋前之后，肘关节保持伸展，肩关节完成伸展、外展、内旋的动作（图11-92）。

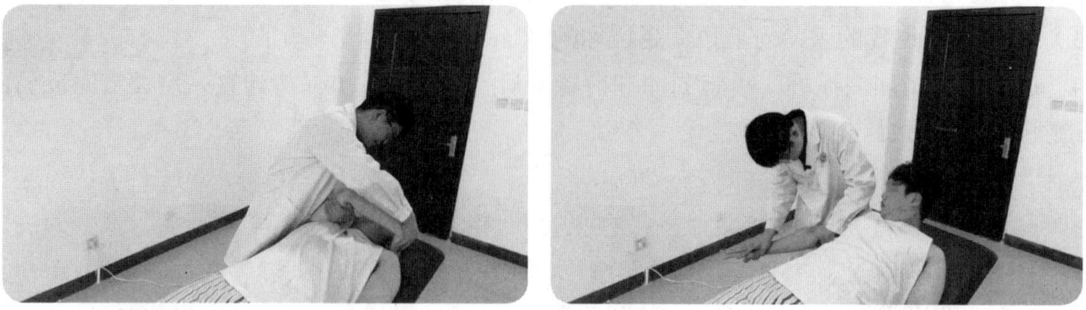

a　　　　　　　　　　b

图11-92　上肢伸展-外展-内旋

a.上肢伸展-外展-内旋-起始位；b.上肢伸展-外展-内旋-终末位

3. 屈曲-外展-外旋（表11-9）

表11-9　屈曲-外展-外旋模式中关节运动与肌肉参与

关节	起始位	终止位	参与的主要肌肉
肩胛骨	前伸、下沉	后缩、上提	斜方肌、肩胛提肌、前锯肌、三角肌（前部）、肱二头肌、喙肱肌、冈上肌、冈下肌、小圆肌、肱三头肌、肘肌、肱桡肌、旋后肌、桡侧腕伸肌、指长伸肌、骨间肌、拇伸肌、拇长展肌
肩	伸展、内收、内旋	屈曲、外展、外旋	
肘	伸展	伸展	
前臂	旋前	旋后	
腕	尺偏，屈曲	桡偏，伸展	
4指	屈曲	伸展	
拇指	屈曲、内收	伸展、外展	

（1）体位：患者取仰卧位靠近治疗床的左边，肩和前臂中立位，由远端手和腕的活动带动肩。治疗师站在治疗床的右侧，重心靠近患者，面向对角线，上肢和手运动方向一致。

（2）手接触：治疗师左手蚓状抓握患者桡侧手背，拇指在患手尺侧第5掌骨处，掌心要空。治疗师右手自患者肘部内侧向上环状抓握肱骨下端，施以运动模式相反方向的阻力。

（3）口令：“手指打开，伸手腕，向上推我的手，推、用力推”。

（4）运动：手指打开、手腕伸展，前臂旋后之后，肘关节保持伸直，肩关节完成屈曲、外展、外旋的运动（图11-93）。

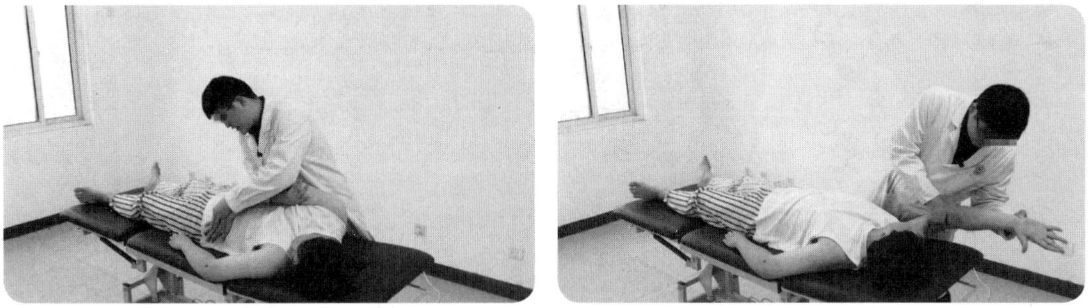

a　　　　　　　　b

图11-93　上肢屈曲–外展–外旋

a. 上肢屈曲–外展–外旋–起始位；b. 上肢屈曲–外展–外旋–终末位

4. 伸展–内收–内旋（表11-10）

表11-10　屈伸展–内收–内旋模式中关节运动与肌肉参与

关节	起始位	终止位	参与的主要肌肉
肩胛骨	后缩、上提	前伸、下沉	前锯肌（下部）、胸小肌、菱形肌、胸大肌、大圆肌、肩胛下肌、肱三头肌、肱桡肌、旋前肌、尺侧腕屈肌、指屈肌、蚓状肌、骨间肌、拇屈肌、拇收肌、拇对掌肌
肩	屈曲、外展、外旋	伸展、内收、内旋	
肘	伸展	伸展	
前臂	旋后	旋前	
腕	桡偏，伸展	尺偏，屈曲	
4指	伸展	屈曲	
拇指	伸展、外展	屈曲、内收、对掌	

（1）体位：患者取仰卧位靠近治疗床的左边，头颈部处于舒适的中立位，上肢置于对角线交叉的中间位，肩和前臂中立位，由远端手和腕的活动带动肩。

（2）手接触：治疗师右手蚓状抓握患者的右手掌，拇指在患者尺侧第5掌骨处，4指在桡侧；左手由内向下环绕肘关节，施以运动模式相反方向的阻力。

（3）口令："握住我的手，屈手腕，向下拉我的手"。

（4）运动：手指屈曲，手腕屈曲，前臂旋前之后，肘关节保持伸展，肩关节完成伸展、内收、内旋的动作（图11-94）。

（六）下肢模式

下肢模式主要用于治疗因肌肉无力、不协调及关节活动受限引起的骨盆及下肢功能障碍。

视频：
下肢模式

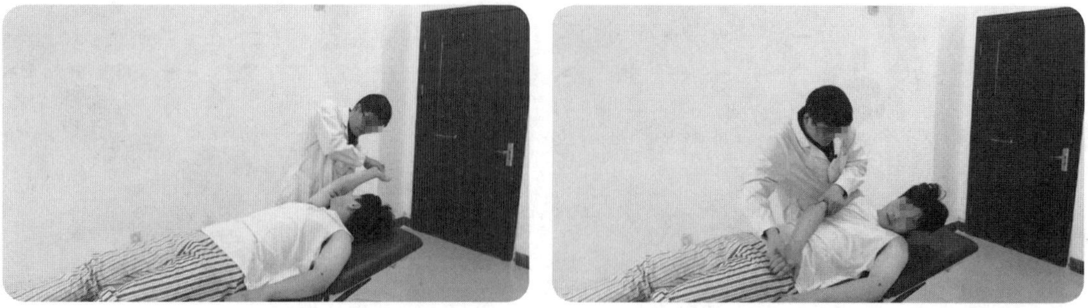

a　　　　　　　　b

图11-94　上肢伸展－内收－内旋

a.上肢伸展－内收－内旋－起始位；b.上肢伸展－内收－内旋－终末位

1．屈曲－内收－外旋（表11-11）

表11-11　屈曲－内收－外旋伴膝关节屈曲模式中关节运动与肌肉参与

关节	起始位	终止位	参与的主要肌肉
髋	伸展、外展、内旋	屈曲、内收、外旋	腰大肌、髂肌、内收肌、缝匠肌、耻骨肌、股直肌股四头肌、胫骨前肌、踇伸肌、趾伸肌
膝	伸展	屈曲	
踝/足	跖屈、外翻	背屈、内翻	
足趾	屈曲	伸展	

（1）体位：患者取仰卧位，尽可能靠近治疗师，脊柱应在中间位、无侧弯或旋转。治疗师站在治疗床一侧，髋朝向对角线，上肢和手与运动线一致。

（2）手接触：治疗师一手抓握患者的足部内侧缘，拇指在外侧缘施加阻力。另一手放在大腿内侧缘近膝关节。

（3）口令："勾足，拉着我的手向上踢，膝关节屈曲"。

（4）运动：踝关节背屈与外翻，髋关节外旋并屈曲、内收（图11-95）。

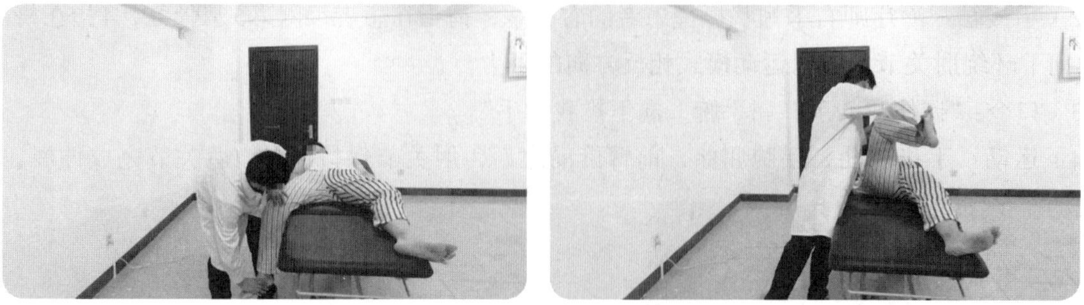

a　　　　　　　　b

图11-95　下肢屈曲－内收－外旋

a.下肢屈曲－内收－外旋－起始位；b.下肢屈曲－内收－外旋－终末位

2. 伸展－外展－内旋（表11-12）

表11-12 伸展－外展－内旋模式中关节运动与肌肉参与

关节	起始位	终止位	参与的主要肌肉
髋	屈曲、内收、外旋	伸展、外展、内旋	臀中肌、臀大肌（上部）、腘绳肌、股四头肌、腓肠肌、比目鱼肌、腓骨长肌、短肌踇屈肌、趾屈肌
膝	屈曲	伸展	
踝/足	背屈、内翻	跖屈、外翻	
足趾	伸展	屈曲	

（1）体位：患者取仰卧位，尽可能靠近治疗师，脊柱应在中间位、无侧弯或旋转。治疗师站在治疗床一侧，髋朝向对角线，上肢和手与运动线一致。

（2）手接触：治疗师远端手呈蚓状肌抓握，掌部垂直于患者足底于跖趾关节处，4指握于足的内侧缘。

（3）口令："足趾用力，向下蹬我的手""大腿向下、向外踢""膝关节保持伸直"。

（4）运动：踝关节屈曲与外翻，髋关节内旋、伸展（图11-96）。

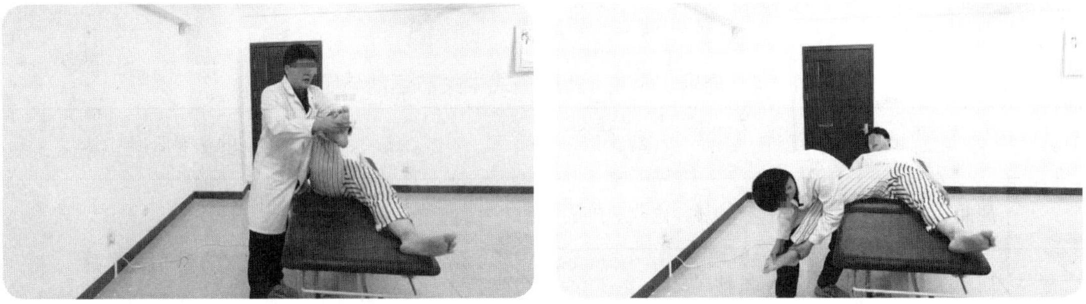

a b

图11-96 下肢伸展－外展－内旋

a.下肢伸展－外展－内旋－起始位；b.下肢伸展－外展－内旋－终末位

3. 屈曲－外展－内旋（表11-13）

表11-13 屈曲－外展－内旋伴膝关节屈曲模式中关节运动与肌肉参与

关节	起始位	终止位	参与的主要肌肉
髋	伸展、内收、外旋	屈曲、外展、内旋	阔筋膜张肌、股直肌、臀中肌（前部）、臀大肌、股四头肌、第3腓骨肌、踇伸肌、趾伸肌
膝	伸展	屈曲	
踝/足	跖屈、内翻	背屈、外翻	
足趾	屈曲	伸展	

（1）体位：患者取仰卧位，尽可能靠近治疗师，脊柱应在中间位、无侧弯或旋转。治疗师站在治疗床一侧髋朝向对角线，上肢和手与运动线一致。

（2）手接触：治疗师的右手抓握患者左足背，4指在外侧缘，拇指在内侧缘，施加与运动方向相反的阻力。左手置于患者大腿的前外侧面接近膝关节处，4指在上面，拇指位于外侧面。

（3）口令："勾足、勾住我的手，勾紧，抬腿向上、向外"。

（4）运动：踝背屈、外翻，足趾伸展，髋关节内旋、屈曲、外展（图11-97）。

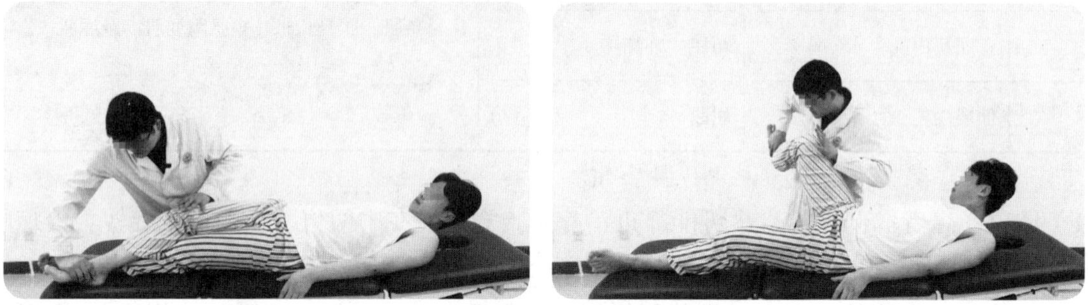

a　　　　b

图11-97　下肢屈曲－外展－内旋

a.下肢屈曲－外展－内旋－起始位；b.下肢屈曲－外展－内旋－终末位

4. 伸展－内收－外旋（表11-14）

表11-14　伸展－内收－外旋模式中关节运动与肌肉参与

关节	起始位	终止位	参与的主要肌肉
髋	屈曲、外展、内旋	伸展、内收、外旋	内收肌、臀大肌、腘绳肌、外旋肌、股四头肌、腓肠肌、比目鱼肌、胫骨后肌、踇屈肌、趾屈肌
膝	屈曲	伸展	
踝/足	背屈、外翻	跖屈、内翻	
足趾	伸展	屈曲	

（1）体位：患者取仰卧位，尽可能靠近治疗师，脊柱应在中间位、无侧弯或旋转。治疗师站在治疗床一侧，髋朝向对角线，上肢和手与运动线一致。

（2）手接触：治疗师右手抓握患者足跖面，拇指置于跖趾关节处以促进足趾屈曲，左手自大腿内侧托住大腿的后面。

（3）口令："足趾向下屈曲，足用力向下蹬我的手"。

（4）运动：足趾屈曲，踝关节跖屈、内翻，髋关节外旋、内收、伸展（图11-98）。

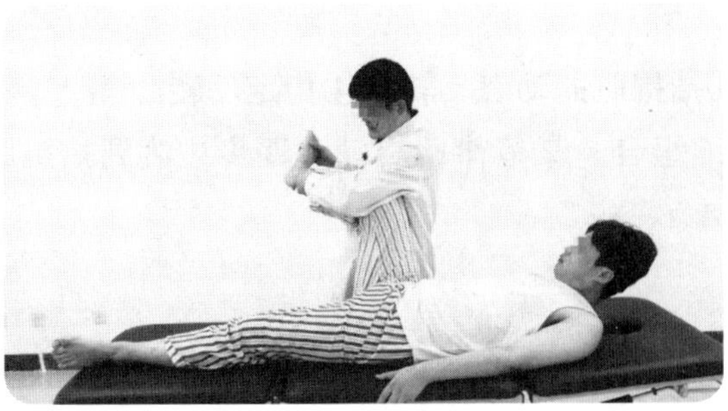
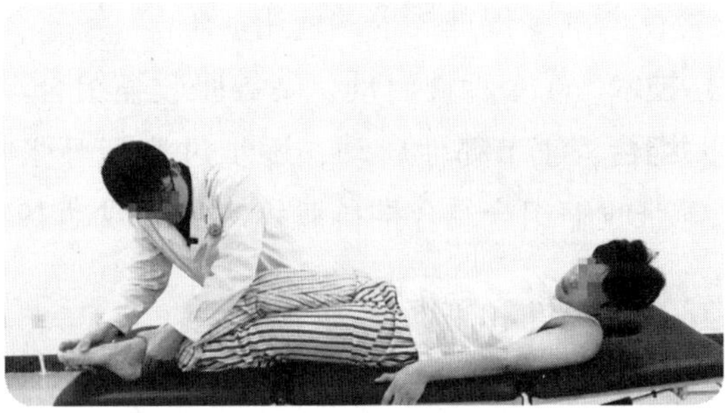

a　　　　　　　　b

图11-98　下肢伸展-内收-外旋

a.下肢伸展-内收-外旋-起始位；b.下肢伸展-内收-外旋-终末位

四、临床应用

治疗师使用PNF技术对患者进行治疗时，应根据他们的肌肉、关节及其他相关情况，选择不同的方法和程序，并且要随着病情的变化随时加以调整。无论如何，其治疗应是深入细致的，有利于调动患者的潜力，不应该引起疼痛或者明显的疲劳。下面就一些具体临床问题的治疗步骤（程序）、基本技术和运动模式的组合简单地举例说明。

（一）疼痛

1. 程序　①间接治疗：训练健侧，通过扩散效应影响患侧。②应用不引起紧张或疼痛的阻力。③双侧运动。④牵拉。⑤舒适的体位摆放。

2. 技术　①节律性稳定。②保持-放松。③稳定反转。

3. 组合　①等张收缩组合之后使用保持-放松。②（缓慢）动态反转之后使用节律性稳定。

（二）肌力和主动关节活动度下降

1. 程序　①适宜的阻力。②强调节律。③牵伸。④牵伸或挤压。⑤患者的体位摆放。

2. 技术　①起始端重复牵伸。②全范围重复牵拉。③等张收缩组合。④拮抗肌的（缓慢）动态反转；通过较强的拮抗肌刺激主动肌；防止或减轻疲劳。

3. 组合　①拮抗肌的动态反转，结合较弱运动模式的全范围重复牵拉。②较弱运动模式的全范围重复牵拉以后，在活动较强的位置使用节律性稳定。

（三）被动关节活动范围下降

1. 程序　①强调节律。②牵伸。③适宜的阻力。

2. 技术　①收缩-放松或保持-放松。②拮抗肌的稳定反转。③节律性稳定。

3. 组合　①在新的活动范围内应用等张收缩组合之后进行收缩-放松。②在新的活动范围内应用动态反转之后进行收缩-放松。③拮抗肌的动态反转之后进行节律性稳定或稳定反转。

（四）协调和控制能力下降

1. 程序　①运动模式。②徒手接触（“夹状手”）。③视觉刺激。④适当的语言提示。⑤随着功能的改善逐渐减少促进技术的使用。

2. 技术 ①节律性启动。②等张收缩组合。③拮抗肌的动态反转。④稳定反转。

3. 组合 ①节律性启动，逐步过渡到等张收缩组合。②节律性启动，逐步过渡到拮抗肌动态反转。等张收缩组合结合拮抗肌稳定反转或动态反转。

（五）稳定性和平衡能力下降

1. 程序 ①挤压。②视觉刺激。③徒手接触（“夹状手”）。④适当的口令。

2. 技术 ①稳定反转。②等张收缩组合。③节律性启动。

3. 组合 ①拮抗肌的动态反转，逐步过渡到稳定反转。②动态反转（离心收缩），逐步过渡到稳定反转。

（六）耐力下降

所有的治疗都可以增加耐力，变换活动的形式或者调整训练的肌群能够使患者的活动维持的时间更长。此外，在治疗过程中注意呼吸运动或者进行具体的呼吸训练，都有助于耐力的提高。

1. 程序 牵张反射。

2. 技术 动态反转。

（七）痉挛

痉挛是以速度依赖的牵张反射增高并伴有腱反射亢进（来源于牵张反射过度兴奋）为特征的运动功能障碍。

1. 程序 ①牵引或挤压。②视觉。③手法接触。④牵拉。⑤患者的体位摆放。

2. 技术 ①保持-放松。②节律性稳定。

第四节 Rood技术

一、理论基础

Rood技术源于19世纪发育学和神经生理学理论的发展，由美国治疗师玛格丽特·鲁德（Margaret Rood）在20世纪50年代提出。其技术重点强调有控制的感觉刺激，按人体的发育顺序，利用运动以诱发出有目的的反应，又称为多种感觉刺激技术。Rood技术的基本理论基于人体活动是由先天存在的各种反射，通过不断的应用和发展，在反复的感觉刺激不断地被修正，直至大脑皮质达到控制为止。Margaret Rood既是物理治疗师又是作业治疗师，她一生致力于临床康复治疗工作，通过临床教学的方式传播自己的理念，并没有进行大量的写作。Rood技术的介绍多数都是来自于Ayres等人，他们主要运用感觉统合（sensory integration）来阐释Rood技术的部分理论。尽管神经科学的发展对很多原有的理论提出了疑问，但是感觉刺激对运动的重要性一直得到重视。

（一）基本定义

1. 定义 Rood技术又称为多种感觉刺激技术，是通过对相应皮肤区域采用多种感觉刺激，以诱发产生肌肉的收缩或关节运动的方法。

2. 理念 ①感觉输入决定运动输出。②运动反应按一定的发育顺序出现。③身、心、智是相互作用的。以上这些理念，决定了Rood技术在神经生理学技术的领域中占有重要的地位。

3. 特点 Rood技术的最大特点就是通过有控制的感觉刺激，诱发出有目的的运动应答。在应用Rood技术时，要注意根据患者的情况，合理选择对感觉刺激的控制。有控制的感觉刺激表现如下。

（1）刺激部位：应取主动肌肌腹表面的皮区进行刺激。

（2）刺激方向：主动肌应答前的刺激应采用逆毛方向，以强化感觉的输入；一旦主动肌开始收缩，应强化沿神经传导方向的刺激以促进扩散。

（3）刺激频率：快速有节律的刺激是易化作用，缓慢有节律的刺激是抑制作用。

（4）刺激时效：每次刺激后产生应答的有效峰值时间约30秒。超过30秒还未出现肌肉收缩，应重新诱发刺激—应答反应。

（二）基本理论

1. 适当的感觉刺激可以引起正常运动的产生和肌张力的正常化 Rood认为肌纤维的性质不同，每块肌肉具有不同的功能。它们因不同的感觉刺激而产生不同的运动模式，即按照特定的感觉输入获得特定的运动输出的顺序进行。大部分动作的完成需要多块肌肉以协同收缩的形式参与，包括主动肌、拮抗肌和协同肌。但是有些肌肉是在轻负荷（灵活性）的运动中发挥作用，而有些是在重负荷（稳定性）的运动中发挥作用。

感觉刺激一般是通过两种反射来进行。①与γ传出有关的皮肤—肌梭反射：刺激覆盖在肌腹、肌腱附着点上的皮肤，冲动传入脊髓，通过γ传出到肌梭，根据刺激的性质和方式的不同对被刺激的肌肉产生促进或抑制作用。②与γ传出无关的皮肤—肌梭反射：刺激皮肤上的毛发，通过毛发感觉传入神经冲动，经脊髓—丘脑束传入大脑皮质运动区，引起锥体束始端的细胞兴奋，再通过皮质—脊髓束传至脊髓，由α纤维传出到肌肉，同样也产生促进或抑制作用。

利用这个理论在进行治疗时需要注意以下问题。

（1）感觉刺激要适当：Rood认为，正确的感觉输入是产生正确运动反应的先决条件，有控制的感觉输入可以反射性地诱发肌肉反应，而诱发的肌肉反应可以用来强化脊髓以上中枢神经系统对这些反应的控制能力。因此感觉刺激的应用要适当，必须根据患者个体的发育水平，逐渐地由低级感觉性运动控制向高级感觉性运动控制发展，这样才有可能使肌张力正常化，并诱发所需要的运动反应。

（2）完成的动作要有目的：Rood认为，在治疗的过程中，患者所要完成的动作要有目的性，通过有目的的感觉运动反应来诱导出皮质下中枢的动作模式，可使主动肌、拮抗肌、协同肌相互之间的作用更加协调。例如，当大脑发出“拿起这杯牛奶”的指令时，所有与完成这一动作相关的皮质下中枢都按照一定程序，促进或抑制相应的肌肉，相关的肌群协调完成这一动作。在完成“拿起这杯牛奶”的过程中，大脑并不会去控制躯干及四肢关节肌肉等与之不相关的动作，而是集中在“拿起牛奶”的最终目的上。因此，动作中“有目的”的感觉是掌握这一动作的基础，“有目的”的动作有助于反射性地诱发出大脑对运动的控制。虽然“有目的”的运动对某些主动控制能力很差的患者存在一定难度（因为难以诱发出这种反应），但这种方式的确是一种很有效的治疗方法，特别是对躯干、上肢或下肢近端的控制训练。所以，在给患者做治疗时要注意提醒患者用心想着自己所要完成的动作，即便是肢体主动控制能力很差的患者也须如此。

▶知识拓展

感觉的分类

感觉可分为特殊感觉、躯体感觉和内脏感觉。特殊感觉包括视觉、听觉、嗅味觉、前庭觉或平衡觉等。躯体感觉包括浅感觉、深感觉和复合感觉，其中浅感觉包括痛觉、温度觉和触觉，是皮肤和黏膜的感觉；深感觉又称本体感觉，包括位置觉、运动觉、振动觉，是肌腱、肌肉、骨膜和关节的感觉；复合感觉包括实体觉、皮肤定位觉、两点辨别觉、图形觉、重量觉等，它是大脑顶叶皮质对深、浅等各种感觉进行分析比较和综合形成的。

2. 利用运动控制发育的阶段促进运动控制能力 Rood认为，个体发育规律中，从局部考虑，运动控制能力的发育顺序一般为先屈曲、后伸展，先内收、后外展，先尺偏、后桡偏，最后是旋转。在远近端稳定性及运动性的问题上，应为肢体近端固定—远端活动→远端固定—近端活动→近端固定—远端活动技巧的学习。Rood将个体运动控制的发育水平划分为4个阶段。

（1）关节的重复运动阶段：任何动作的形成和掌握都需要经过主动肌收缩与拮抗肌抑制的反复练习，这种重复性运动在运动学习的初期往往是一种无目的性的运动。例如，新生儿自由舞动上、下肢是这一阶段的典型活动。

（2）关节周围肌群的协同收缩阶段：协同收缩提供的是稳定性，是一种张力性（静态性）主动肌与拮抗肌协同收缩的模式，这种模式使个体有能力保持一种体位或较长时间地稳定一个物体。此时表现为肢体近端关节固定，允许远端部分活动。

（3）远端固定—近端活动阶段：这是一种闭链运动，较容易完成和掌握。例如，婴儿在四肢处于手膝位支撑阶段，但还未学会爬行之前，先手脚触地，躯干做前后摆动。

（4）技巧性活动阶段：技巧性活动是最高水平的运动控制，是活动性和稳定性的结合。它往往要求近端固定，远端活动。如画家创作时需要肩及身体很高的稳定性及手和腕关节准确的灵活性。

3. 利用个体运动发育顺序促进运动控制能力 Rood认为，按个体运动发育的规律来说，从整体上考虑其顺序是仰卧屈曲—仰卧至侧卧—俯卧伸展—颈肌的协同收缩—俯卧肘支撑—四点/手膝位—站立—行走。以下为Rood根据人体发育学规律总结出来的8种运动模式。

（1）仰卧屈曲模式：是一种保护性的姿势。是在仰卧位时，躯干处于屈曲状态，四肢多位于双侧对称的位置或在胸前交叉。Rood将该模式用于治疗屈曲模式缺乏和伸肌张力高的患者（图11-99a）。

（2）仰卧至侧卧模式：同侧上、下肢屈曲—转体。该模式激活躯干侧屈肌，可以用于仰卧时张力性反射占主导的患者（图11-99b）。

（3）俯卧伸展模式：俯卧位时，颈、肩、下肢及躯干较易伸展，身体的中心位于T_{10}水平，这种姿势最稳定，但对伸肌张力高的患者，由于这种姿势可以进一步增加肌张力，因此应该尽量避免使用（图11-99c）。

（4）颈肌的协同收缩模式：表现为俯卧位时能抗重力抬头并维持稳定，重力的作用刺激了颈部的本体感受器和斜方肌的上部，使颈肌有能力抗重力收缩来保持头的后仰。这是促进头部控制的一个比较理想的模式（图11-99d）。

（5）俯卧肘支撑模式：俯卧时，上肢放在胸前，使得肩前屈、肘屈曲、抬头，上肢负重。这是一种促进脊柱伸展的模式，脑瘫患儿在训练对脊柱的控制能力时常采用此模式，但此模式较易加强上肢屈肌痉挛，因此对有上肢屈肌痉挛的患者应慎用（图11-99e）。

（6）四点/手膝位模式：表现为手和膝关节可以同时放置在地上支撑躯体。当颈和上肢保持稳定时，可利用这一体位以刺激下肢与躯干的协同收缩。治疗时，应该先在静态下训练，即先训练患者在手膝位支撑的静止状态下保持躯体稳定，然后再训练在移动的状态下保持躯体的稳定（图11-99f）。

（7）站立模式：首先是下肢站立不动，然后，单腿站立，再完成重心转移（图11-99g）。

（8）行走模式：行走是活动性、稳定性和技巧性的综合体现，需要有支撑体重、保持平衡及一侧持重一侧移动的能力。它是一个极其复杂的过程，需要全身各个部分的协调（图11-99h）。

4. 利用动作完成需有目的性，诱导出皮质下中枢的动作模式 特别强调动作要有目的性。应用有目的性的动作，作为诱发、建立神经肌肉系统的运动模式，即按目的反射性地使原动肌、拮抗肌、协同肌相互之间的作用逐渐形成，并通过反复的训练使动作更加协调。因此，动作中的感觉是掌握

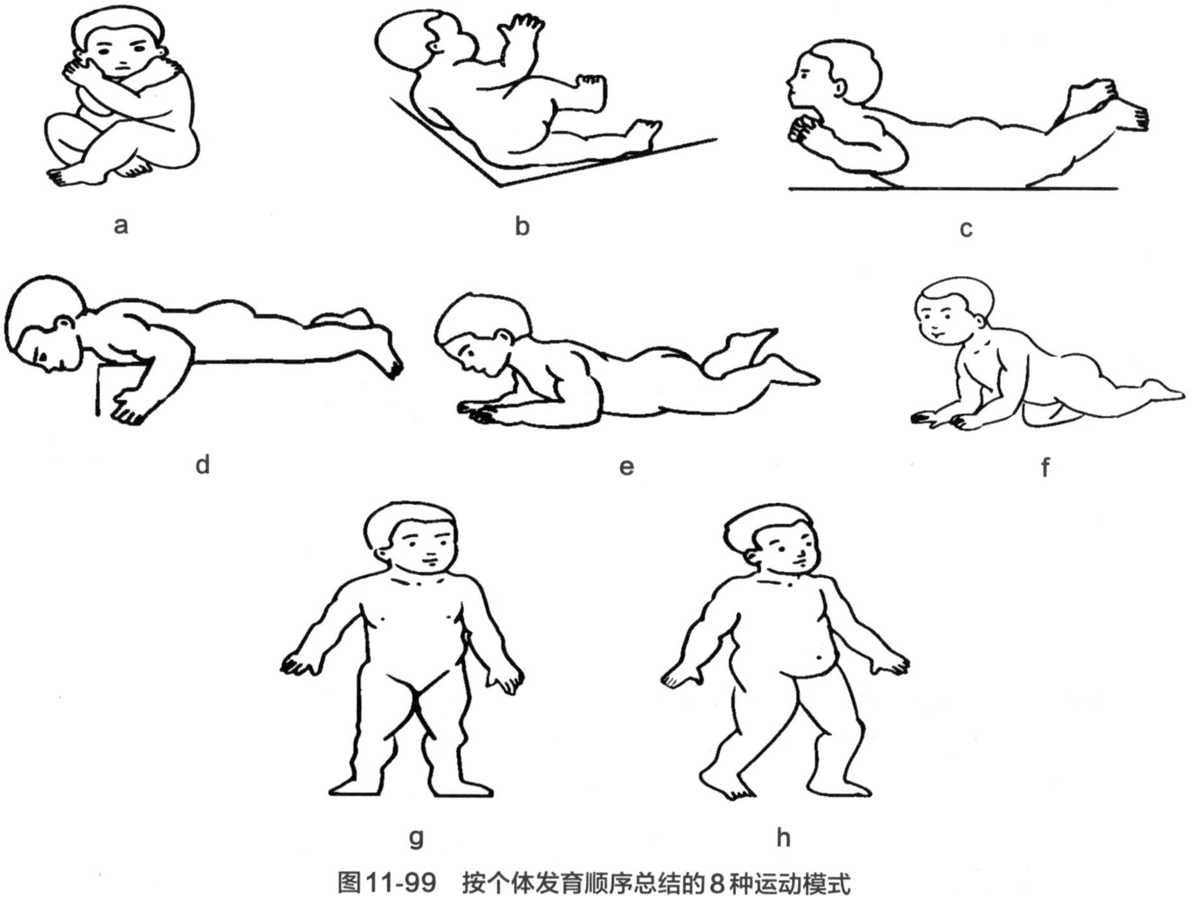

图11-99 按个体发育顺序总结的8种运动模式

a.仰卧屈曲模式；b.仰卧至侧卧模式；c.俯卧伸展模式；d.颈肌的协同收缩模式；e.俯卧肘支撑模式；f.四点/手膝位模式；g.站立；h.行走

这一动作的基础，患者通过注意自己所要达到的目的，可反射性地诱发出中枢神经系统对运动的控制，反复的刺激或训练会强化这种控制能力，使其不断完成由感觉到运动的全过程。所以在治疗过程中一定要强调患者的注意力集中，要用心想着自己所要完成的动作，即便是瘫痪较重的肢体，患者也应这样做。

5. 反复的感觉运动反应是动作掌握的必备条件 感觉刺激能促进运动的产生，运动的结果所产生的感觉有助于患者学习运动。但要最终掌握这个动作，需要反复地进行由感觉到运动的训练，最终达到自动化的动作。这种感觉运动的反应应该是能够被重复的，反复的感觉运动反应对动作的掌握和运动的学习是十分必要的。

二、基本技术

（一）治疗原则

Rood技术的治疗是从诱发反射运动入手，结合个体的发育模式来增强运动反应。其治疗原则是由反射运动过渡到随意运动。治疗中应遵循以下原则。

1. 由颈部开始，到尾部结束。
2. 由近端开始刺激，向远端扩散。
3. 由反射运动开始，促进随意运动产生。
4. 先刺激外感受器，后利用本体感受器。
5. 先进行两侧运动，再进行一侧运动，最后是旋转运动。
6. 颈部和躯干先做难度较高的运动，后做难度较低的运动；四肢是从难度较低的运动开始，后做难度较高的运动。

（二）常用工具

1. 刷子 各种硬度的刷子。但使用电动刷时要注意转数，转数超过360转/秒时对神经系统有抑制作用。

2. 振动器 振动频率不要太高，否则神经纤维无反应（Ⅰa型纤维振动频率在450Hz以下，Ⅱ型纤维250Hz以下才有应答）。

3. 冰 诱发时用刚从冰箱里取出的冰（−17～−12℃），抑制时无特殊限制。

4. 橡胶物品 可使用符合肌力的各种弹性的橡胶，如自行车胎、带状生橡胶、可改变负荷的橡胶等以诱发肌肉的共同收缩。

5. 纺锤体筒 纺织工厂使用的卷芯即可。

6. 圆棒 用于抑制手指、脚趾屈肌紧张。

7. 手膝位支撑器 抓握棒可以倾斜，对肩胛带有诱发作用。

8. 压舌板 抑制舌紧张。

9. 婴儿舔弄的玩具 用于进食训练的初期。

10. 各种诱发嗅觉的物品。

11. 音乐刺激 对音乐的反应各不同。

12. 沙袋　有利于固定体位、诱发动作的引出。

13. 球　各种重量的球。

（三）常用刺激方法（表11-16）

表11-16　常用刺激方法

项目	促进方法	抑制方法
触觉刺激	快速擦刷或触摸	缓慢地触摸
温度刺激	冰刺激	温、热敷
叩击	快速叩击	缓慢叩击加轻压
牵拉	快速牵拉	持续牵拉
挤压	快速关节挤压	持续挤压
听觉刺激	节奏强、高频率的音乐	舒缓的音乐
视觉刺激	光线亮、色彩艳	光线及色彩暗淡

1. 促进方法

视频：促进方法

（1）触觉刺激：快速擦刷和适当的触摸。

1）快速擦刷：通过刺激C纤维，活化γ_2纤维的末梢，诱发主动肌收缩，抑制拮抗肌收缩。一般来说，刺激后15～30秒是显效峰值时间，30～40分钟是最有利于发挥最大疗效的时段。因此，治疗师要特别注意训练计划的安排，患者各种助力或主动的功能训练活动应在感觉刺激的基础上进行。通常擦刷方法分为以下两种。①一次擦刷：在支配相应肌群的脊髓节段皮区刺激，如30秒仍不能诱发出反应，可以重复3～5次擦刷。这种方法适用于意识水平较低而需要运动的患者。②连续擦刷：擦刷的部位是主缩肌肌群或关键肌肌腹表面的皮肤区域，连续做3～5秒的来回擦刷。如是擦刷小肌肉，则每次擦刷小于3秒，并要休息2～3秒后再进行下一次擦刷，每块肌肉刺激1分钟。如是擦刷诱发大肌肉收缩，则无须休息3秒。擦刷一般由远端向近端进行（图11-100、图11-101）。

2）适当的触摸：是指用适宜的手法触摸手指或足趾间的背侧皮肤、手掌或足底部，以引出受

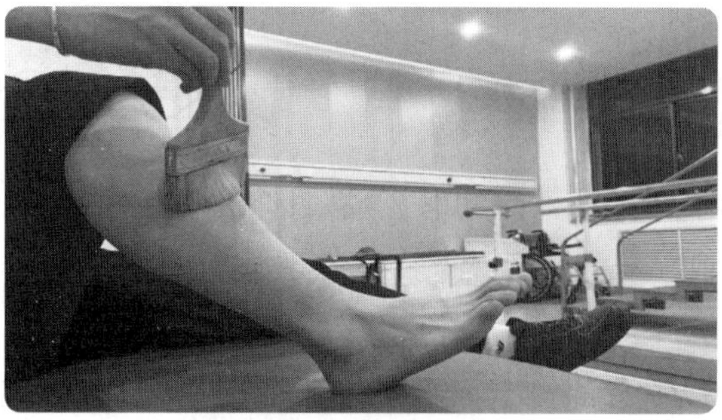

图11-100　擦刷胫骨前肌

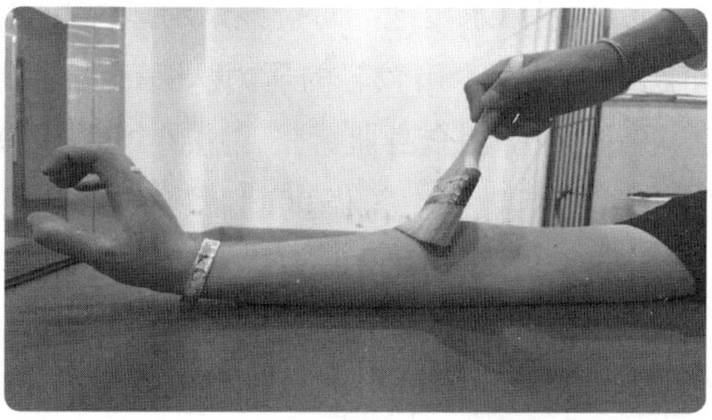

图11-101　擦刷腕关节背伸肌肉

刺激肢体的回缩反应。但应注意对这些部位的反复刺激可引起交叉性反射性伸肌反应。

（2）温度刺激：常用冰来刺激，因为冰具有与快速擦刷和触摸相同的作用。所用的冰是刚从冰箱里取出带白雾的（冰温度−17～−12℃）。具体方法有两种。

1）一次刺激法：用冰一次快速地擦过皮肤。

2）连续刺激法：将冰按5次/（3～5秒）放在局部，然后用毛巾轻轻蘸干，以防止冰化成水。一般30～40分钟后疗效达到高峰。这种方法可以引起与快速擦刷相同的效应。由于冰可以引起交感神经的保护性反应（血管收缩），因此应避免在背部脊神经后支分布区刺激。用冰快速刺激手掌与足底或手指与足趾之间背侧皮肤时，可以引起与轻触摸相同的效应——反射性回缩。当出现回缩反应时应适当加阻力，以提高刺激效果。

（3）叩击：快速轻叩皮肤可刺激低阈值的A纤维，从而引起皮肤表层运动肌的交替收缩，低阈值的纤维易于兴奋，通过易化梭外肌运动系统引出快速、短暂的应答。轻叩手背指间或足背趾间皮肤及轻叩掌心、足底均可引起相应肢体的回缩反应。重复刺激这些部位还可以引起交叉性伸肌反应。轻叩肌腱或肌腹可以产生与快速牵拉相同的效应。

（4）牵拉：快速、轻微地牵拉肌肉，可立即引起肌肉收缩反应，利用这种反应达到治疗目的。牵拉内收肌群或屈肌群，可以促进该群肌肉而抑制其拮抗肌群。牵拉手或足的固有肌肉可引起邻近固定肌的协同收缩。用力握拳或用力使足底收紧可对手和足的小肌群产生牵拉，可使近端肌群易化。若此时这一动作在负重体位下进行，近端关节肌群成为固定肌，可以促进这些肌群的收缩，进一步得到易化。

（5）挤压：按压肌腹可引起与牵拉肌梭相同的牵张反应；用力挤压关节可使关节间隙变窄，可刺激高阈值感受器，引起关节周围的肌肉收缩。当患者处于仰卧位屈髋屈膝的桥式体位、屈肘俯卧位、手膝四点位、站立位时抬起健侧腿而使患侧肢体负重等支撑体位时，均可以产生类似的反应。对骨突处加压具有促进、抑制的双向作用，如在跟骨内侧加压，可促进小腿三头肌收缩，产生足跖屈动作；相反，在跟骨外侧加压，可促进足背屈肌收缩，抑制小腿三头肌收缩，产生足背屈动作。挤压刺激一般是由近端向远端进行。

（6）特殊感觉刺激：Rood技术常选用一些特殊的感觉刺激来促进肌肉的活动。

1）视觉刺激：光线明亮、色彩鲜艳的环境可以产生促进效应。

2）听觉刺激：节奏性强的音乐具有易化作用，治疗师说话的音调和语气也可影响患者的动作、行为，高频率、有节奏、赋予激情的语言，有利于感染和激发患者的主动运动。

视频：抑制方法

2. 抑制方法 常用的有轻轻的关节挤压、背部轻叩加轻压和缓慢牵伸肌肉可降低全身肌群的张力，中等温热敷10～20分钟（若高于体温，则2～3小时产生反跳效应，抑制肌被易化）、加压肌腱部分、长时间冰水浸泡、对抗痉挛的体位等均可抑制。

（1）触觉刺激：用较轻的压力从头部开始沿脊柱直到骶尾部，反复对后背脊神经支配区域进行刺激，可反射性抑制全身肌紧张，达到全身放松的目的。

（2）温度刺激：中等温度刺激、不感温局部浴、湿热敷等可使痉挛肌肉松弛。中等温热敷10～20分钟可产生抑制作用。若温度高于体温，则2～3小时内产生反跳现象，即抑制肌群又被易化。

（3）叩击：轻叩加轻压，降低肌张力，如对患者颈背部自上而下地轻叩或轻压脊柱两侧肌群，直至骶尾部，两手交替进行。一般约需3分钟，即可降低全身肌群的张力。肌腱附着点挤压，在痉挛的肌肉肌腱附着点持续挤压，可使这些肌肉的张力降低。

（4）持续的牵拉：此法可以是持续一段时间的牵拉，也可以将处于被拉长的肌肉通过系列夹板或石膏托固定进行持续牵拉，必要时更换新的夹板或石膏托使肌腱保持拉长状态。

（5）挤压：通过轻轻的关节挤压来抑制和缓解痉挛。此法可使偏瘫患者因痉挛引起的肩痛得以缓解。在治疗偏瘫者患肩疼痛时，治疗师可以托起肘部，使上肢外展，然后把上臂向肩胛盂方向轻轻地推，使肱骨头进入关节窝，保持片刻，可以使肌肉放松，缓解疼痛。如对偏瘫患者掌指关节进行轻轻的挤压，可抑制屈肌张力，缓解痉挛；对偏瘫患者肩部肌痉挛而引起的疼痛，可将患肩外展至35°～45°，再将上臂轻轻向肩胛盂方向推动并固定片刻，即可缓解肌痉挛，减轻疼痛。

（6）特殊感觉刺激：利用特殊感觉刺激产生抑制作用，如舒缓的催眠曲，光线暗淡、色彩单调的环境可有抑制作用；轻柔、缓慢、低频率的语言，有利于患者的放松。

（7）缓慢地将患者从仰卧位或俯卧位翻到侧卧位缓解痉挛。

（8）远端固定近端运动：适用于手足徐动症等情况。如让患者取手膝位，手部和膝部位置不动，躯干做前、后、左、右和对角线式的运动。如果痉挛范围较局限，可缓慢地抚摩或擦拭皮肤表面，也同样达到放松的目的。

三、临床应用

（一）感觉刺激的临床应用

1. 弛缓性瘫痪或肌力不足（又称软瘫） 常见于大脑或脊髓损伤的休克期。应采取快速、较强的刺激以诱发肌肉的运动。常用的方法如下。

视频：弛缓性瘫痪或肌力不足（又称软瘫）

（1）快速擦刷：通过快速、较强的擦刷刺激促进肌肉收缩。以软毛刷或根据患者情况选用不同硬度的毛刷。擦刷一般由远端向近端进行，以增加感觉的输入，强化反馈作用。

（2）整体运动：当某一肌群瘫痪时，通过正常肌群带动肢体的整体运动来促进肌肉无力部位的运动。当一侧肢体完全瘫痪时，可利用健侧肢体带动患侧肢体运动，同样可达到整体运动的目的。如健侧手带患侧手上举过顶；坐位下健侧手带患侧手胸前推滚筒等运动。

（3）远端固定—近端活动：固定肢体远端，对肢体近端施加压力或增加阻力以诱发肌肉的共同收缩，提高肌肉的活动能力和关节稳定性。如患者俯卧从肘支撑位到手支撑位；患者通过在持重体位下屈伸肘关节，达到提高关节活动能力和关节稳定性的目的（图11-102）。

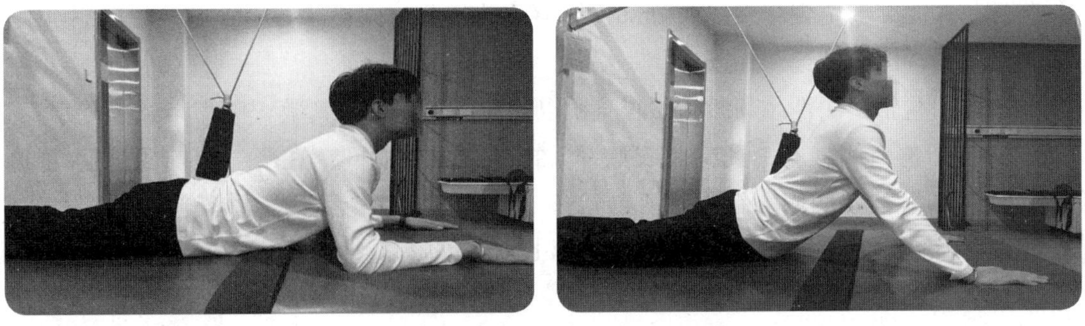

图11-102　远端固定—近端活动

（4）刺激骨突出部位：选择适当的手法刺激骨突出部位来加强肌肉收缩。其方法有叩击、快速冰刺激和振动刺激。

视频：痉挛性瘫痪（又称硬瘫）

2. 痉挛性瘫痪（又称硬瘫） 常见于大脑或脊髓损伤的恢复期。对痉挛性瘫痪要根据其特点，以抑制手法为主，故应利用缓慢、较轻的刺激，以抑制肌肉的痉挛，或对拮抗肌的易化，缓解患者的紧张状态。方法如下。

（1）缓慢/持续的牵拉降低肌张力：此法应用较广，特别对降低颈部和腰部的伸肌、股四头肌、肱二头肌等的张力是较好的方法。

（2）轻擦刷：通过轻擦刷来诱发相关肌肉的反应，以抵抗肌肉的痉挛状态。轻擦刷的部位一般是痉挛肌群的拮抗肌。

（3）体位作用：一般认为肢体负重位是缓解痉挛的较理想体位。因此，可以通过负重时对关节的挤压和加压刺激增强姿势的稳定性，而这种稳定性必须以关节的正常位置为基础。上肢只有肩关节的位置正确，不内收、内旋，才能提高前臂和手部的负重能力，达到缓解上肢痉挛的目的。下肢也是如此，髋关节位置必须正确，没有内收和屈曲，才能达到理想的下肢负重。

（4）反复运动：利用肌肉的非抗阻性重复收缩缓解肌肉痉挛。如坐位时双手支撑床面，做肩部或臀部上下反复运动可缓解肩部和髋部肌群的痉挛。

（5）抵抗痉挛模式的运动：对患者治疗时应该根据本章介绍的个体发育规律，选择适合个体的运动模式。如屈肌张力高时不要采取屈曲的运动模式，同样伸肌张力增高应避免使用伸展的运动模式。

（6）挤压：在跟骨外侧加压，可促进足背屈肌收缩，抑制小腿三头肌收缩，而产生足背屈动作。

3. 吞咽和发音障碍 脑血管病患者常常因假性延髓性麻痹或延髓性麻痹引起吞咽和发音障碍。对其治疗，局部方法主要是诱发或增强肌肉活动，而增强肌肉活动的方法主要是通过一些刺激达到治疗目的。这种刺激强度要适当，方法如下。

（1）擦刷法：可用毛刷轻刷上唇、面部、软腭和咽后壁，避免刺激下颌、口腔下部。

（2）冰刺激：用冰刺激嘴唇、面部、软腭和咽后壁，用冰刺激下颌部的前面。

（3）抗阻吸吮：做吸吮动作时增加适当阻力，加强口周围肌肉运动。

4. 促进膈肌收缩，改善呼吸功能 用于膈肌运动减弱时，通过吸气模式扩张胸廓下部，改善呼吸功能。具体诱发方法如下。

（1）擦刷法：①连续擦刷胸锁乳突肌可以使胸上部获得稳定性。②按图11-103的箭头所示方向连续擦刷腹外斜肌、腹内斜肌、腹横肌。注意避免刺激腹直肌，因腹直肌收缩后可引起胸廓下降，从而限制胸廓的扩张。③由锁骨中线向背部连续擦刷肋间肌。④连续擦刷脊髓神经后侧第一支支配区域（图11-103），可使躯干获得稳定性。

（2）冰刺激：包括一次性冰刺激和在腹直肌以外的部位连续冰刺激。

（3）压迫：压迫两侧的胸锁乳突肌起始部。把手指放在肋间，在吸气之前压迫肋间肌。俯卧位时手指持续压在背部各肋间，在吸气之前抬起。沿胸廓下缘牵张压迫诱发腹外斜肌、沿髂骨边缘牵张压迫诱发腹内斜肌收缩，俯卧位手指从第12肋缘向下持续压迫，吸气前抬手，诱发腹横肌收缩。

（4）叩击法：叩击第1、第2腰椎内缘诱发膈肌收缩。患者膝关节伸展，用足跟沿下肢长轴方向

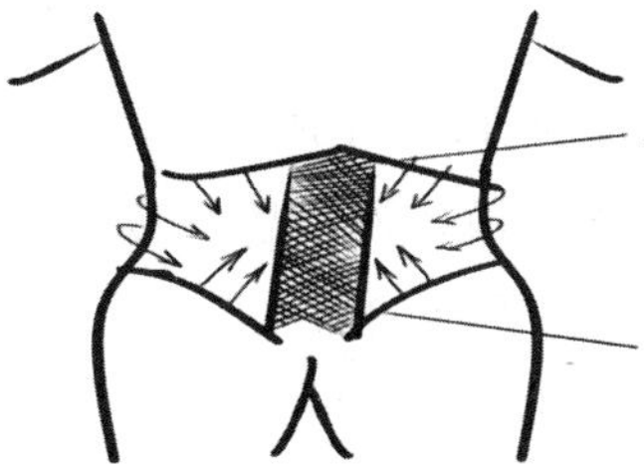

图11-103　擦刷腹内斜肌、腹外斜肌、腹横肌

叩击，可诱发肩胛上举肌、胸锁乳突肌锁骨支等脊柱附近肌肉的收缩。

5. 整体伸展模式的诱发

（1）俯卧位诱发躯干伸展。

（2）肢体擦刷法（连续擦刷）：在示指和拇指之间脱离桡神经的区域；在手指背侧和掌指部位诱发手指伸展；在前臂背侧诱发腕伸肌和拇长伸肌的收缩；在背阔肌腱使其达到扩胸目的；在三角肌后部诱发上肢伸展；在颈背部诱发躯干和颈部的伸展；在臀部诱发臀大肌的收缩；在足底诱发腓肠肌的收缩。

6. 俯卧位诱发肘支撑躯干伸展模式

（1）头伸出床外并保持，逐渐过渡到胸廓的一半伸出床外。利用紧张性迷路反射使俯卧位上肢屈曲，必要时通过颈部肌肉的共同收缩维持俯卧位肘支撑。

（2）连续擦刷的方法和部位：颈部短屈肌；胸大肌的肌腹；在腋窝前面诱发前锯肌，先在仰卧位进行，后在俯卧位进行；在脊神经后支区域诱发颈部伸肌；在C_5区域诱发菱形肌（图11-104），在颈背部诱发躯干和颈部的伸展，诱发背阔肌肌腱使其扩胸。

（3）挤压：在耳上部强挤压诱发颈长屈肌和伸肌的收缩；牵张压迫棘上肌肌腹、前锯肌起始部和胸大肌的锁骨部等。

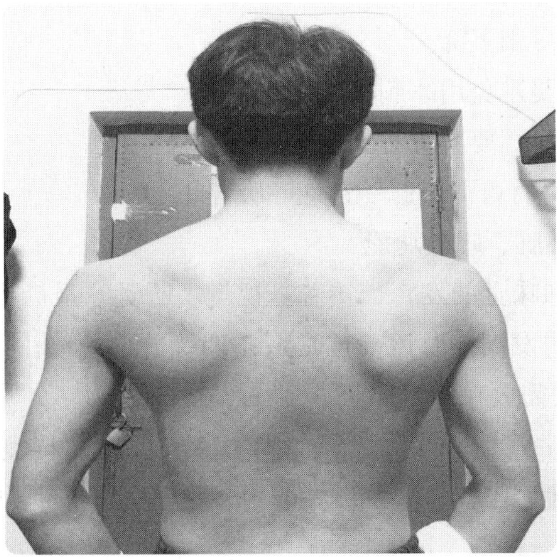

图11-104　诱发菱形肌

（二）运动控制模式的临床应用

Rood技术还根据婴儿运动能力控制水平，将功能恢复分为以下4个阶段。

1. 促进活动阶段 即关节的重复运动阶段。最基本的动作就是肌肉的反复屈伸，引起关节的重复运动，是不断由主动肌收缩伴随拮抗肌抑制得以完成的。新生儿的四肢自由地舞动是典型的此类活动。此阶段的活动模式除仰卧屈曲（回缩）模式外，还有转体或滚动模式、俯卧伸展模式。

2. 促进固定肌活动阶段 是指关节周围肌群的协同收缩，固定近端关节，允许远端部分活动，并逐渐完成支撑体重。最基本的动作模式包括俯卧伸展（保持5～10秒），颈肌协同收缩，俯卧肘支撑位，四肢着地支撑位和站立位。

3. 在固定的基础上进行活动阶段 是指远端关节固定—近端关节活动。如婴儿处于四肢着地但还未学会如何爬行之前，躯干所作的前后摆动，颈肌协同收缩时的头部活动。最基本的动作模式包括颈肌协调收缩（要控制方向），俯卧肘支撑位（向左右、前后移动，单侧负重等），四肢着地支撑位（做摇动、移动、单侧负重），站立位（体重转移、单腿负重）。

4. 发展技能阶段 是指近端固定—远端活动，是运动的高级阶段，如手的各种活动。最基本的动作是俯卧肘支撑位（头部做各方向活动，单臂做各种技能活动），四肢着地支撑位（单臂做各种技能活动、爬行、做躯干旋转或交叉方向的活动），站立和行走。

（三）注意事项

1. 由于擦刷对C纤维刺激有蓄积作用，较难柔和进行，有时会产生不良的影响，要合理应用。

2. 擦刷有时可引起紧张性肌纤维退化。

3. 对有可能因擦刷引起不良反应的儿童应避免使用。

4. 有时擦刷可使幼小儿童触觉消失。

5. 在耳部皮肤、前额外1/3擦刷时可引起不良反应发生。对体力明显低下的患者有进一步抑制作用，应禁忌进行。脑外伤，特别是脑干损伤的患者会加重意识状态。

6. 在脊神经后侧第一支区域内擦刷可使交感神经作用加强，冰刺激对内脏作用强、恢复慢，应注意。

7. 耳后部擦刷可使血压急剧下降。

8. 诱发觉醒和语言时，要避免用冰刺激痉挛的手。

9. 在左肩部周围冰刺激时，要检查心脏功能。

10. 在C_4支配区冰刺激时有可能引起一过性呼吸停止。

11. 持续头低位可抑制心脏、呼吸功能。

12. 新生儿首先是触觉和味觉的发育，接着是视觉、听觉，最后为嗅觉的发育。新生儿口周围感受性很强，需要进行感觉诱发训练时该部位是最初训练的部位。由于嗅觉的发展需要在出生后6个月完成，所以，嗅觉的诱发需放在最后。

13. 脑卒中后遗症患者常残留一些动作，如腕关节伸展时向桡侧偏位、腕关节屈曲时向尺侧偏位。调节这些活动需要精细动作，不需要很大的力，注意引导其有利于日常生活的动作是十分必要的。

—• 考试知识点总结 •—

—• 本章小结 •—

—• 协和云课堂……　拓展练习及参考答案 •—

（罗超凡　孙爱萍　周苏坡　李文倩）

教学课件

第十二章　运动再学习技术

学 习 目 标

素质目标

（1）树立任务导向再教育意识，以脑可塑性理论与任务分析为基础。

（2）具备动作分解与错误修正的临床思维，帮助重建脑卒中患者自我照顾能力。

知识目标

（1）理解：运动再学习的定义、原理及其在康复治疗中的重要性。

（2）掌握：运动再学习的基本原则和常用方法。

（3）了解：运动再学习在不同疾病和康复对象中的应用。

能力目标

能够分析中枢神经系统受损患者的功能障碍问题，按照康复治疗技术操作规范，指导并协助中枢神经系统受损患者完成体位转移、平衡训练、步行功能、上肢功能、口面功能等训练方法。

案例导入

【案例】

患者，男，68岁，汉族。患者15天前因“诉右侧肢体活动不利伴二便失禁2日”入院，颅脑CT检查显示：左侧基底节区脑出血。患者于神经内科进行治疗后为求进一步康复转入康复病房。

查体：神志清，语言流利，对答基本切题，定向力可。右侧轻微中枢性面瘫。无吞咽障碍。左侧肢体运动、感觉未见明显异常。右侧肢体Brunnstrom分期：上肢Ⅲ期，手Ⅲ期，下肢Ⅱ期。右侧肢体深、浅感觉基本正常。

【问题】

患者期望以后可以去公园参加老年乒乓球比赛，请为他设计相应的康复治疗方案。

·核心知识拆解·

运动再学习是以作业或功能为导向，在强调患者主动参与和认知重要性的前提下，按照科学运动学习方法对患者进行教育、训练以恢复其运动功能的一套完整的方法，包括体位转移、平衡训练、步行功能等训练方法。主要用于脑卒中患者，也可用于其他运动功能障碍的患者。其重点是特殊运动作业训练、可控制的肌肉活动练习和控制作业中的各个运动成分。

第一节　概　　述

运动再学习技术（motor relearning programme，MRP）是澳大利亚物理治疗师卡尔（Carr）等在20世纪80年代初创立的一种运动疗法，它把中枢神经系统损伤后运动功能的恢复训练视为一种再学习或再训练的过程。

运动再学习的过程不仅是易化或练习非特异性的活动，而是对有意义的现实生活活动的重新学习。基于以上运动自学习技术的主要内容包括：①重新获得伸手、起立和行走等运动作业的能力，这是一个学习过程，残疾者和非残疾者均有学习需要，他们可以通过实践得到反馈，从而进一步理解治疗目标。②以预期的和不断发展的两种形式进行运动控制训练，把姿势调整和患肢运动结合起来。③特殊运动作业的控制最好通过该作业练习来获得，并在各种环境条件下进行。④与运动作业有关的感觉传入有助于动作的调节。

一、基本原理

运动再学习技术的基本原理，涉及脑损伤后功能恢复的机制，以及学习运动技巧的几个基本要素。

1. 脑损伤后功能恢复机制　脑损伤后功能的恢复主要依赖脑的可塑性，即通过残留部分的功能重组和非损伤组织的再生，以新的方式恢复已丧失的功能。这种功能重组依赖于使用模式的反复输入和优化。最终，会形成新的神经网络或程序。

2. 学习运动技巧的基本要素

（1）训练项目及目标要具体，如伸手抓取物品，是一项具体的任务，操作时涉及视觉和触觉输入、大脑对信息的判断和整合、神经对运动的有效支配等。在抓取物品过程中失败和成功的反馈，促使运动模式不断调整，形成优化的神经网络和运动程序，支配相关肌群以特定的顺序、速度和力量等力学特性来配合完成任务。

（2）要求原先不承担某种功能的结构去承担新的、不熟悉的任务，没有反复多次的训练是不可能的，反复强化可提高过去相对无效的或新形成的通路或突触的效率。外周的刺激和感觉反馈在促进功能恢复及帮助个体适应环境和生存中有重要的意义，机体必须通过反复学习和训练，学会接受和使用各种感觉反馈。

（3）兴趣性：兴趣是一种强大的内在驱动力，而内在驱动力是促进功能重组的重要因素，它可能促进神经网络的形成与优化。

（4）当技能的难度贴近患者能力边缘时，才会有失败和成功的体验，神经网络和运动程序便能不断优化，这样进步的速度才能提高；难度过低，患者可轻易完成而失去兴趣，而难度过高，则患者经多次尝试失败而失去练习的信心。因此，训练要难度适中。

3. 融入社会 只有从丰富的实际交流环境中患者才有学习和优化各种技能的机会，包括运动、认知、语言、行为、情感体验和控制等。

4. 醒觉程度 中枢神经系统的醒觉程度是学习技能的基础和前提，当出现意识障碍时，应早期利用丰富的感觉输入和促醒技术，来提高患者的觉醒水平。

5. 预防或减少损伤后的适应 改变中枢神经系统损伤后，机体很快会在功能方面或结构方面出现继发性或适应性改变，预防或减少损伤后的适应性改变是确保功能重组的重要保障。

二、技术特点

运动再学习技术强调患者主动参与和认知的重要性，为促进脑的功能重组，需要多次反复的动作训练，使患者能够充分体验到，每个简单动作到每组复杂动作的正常运动感觉和所需力度，从而达到改善运动控制能力、促进多肌群协调运动的目的。因此，运动再学习技术遵循独特的理论体系，具有如下特点。

1. 主动性 加强患者的主动性教育，使其在训练中积极主动参与，而治疗师扮演指导者和辅助者的角色。

2. 科学性 依托解剖学、生物力学、神经科学、运动学和认知心理学等医学理论知识。

3. 针对性 针对患者具体的运动功能障碍，进行有的放矢的科学训练。

4. 实用性 所有训练要求与作业活动、日常生活活动等结合起来，具有实用价值。

5. 系统性 训练同时考虑外部环境因素，如家人的支持和参与，确保患者能够在治疗室外持续学习和坚持锻炼。

三、训练原则

1. 限制不必要的肌肉过强收缩 在脑卒中后肌肉活动的恢复阶段，可能会出现几种异常的代偿模式，这些模式可能因用力而加剧。在运动再学习的过程中，需维持低强度的用力，以防止在中枢神经系统中兴奋的扩散。

（1）强调反馈对运动控制的重要性：反馈涉及视觉、听觉、触觉等外部信号及本体感觉、前庭觉等内部信息。通过设置具体目标、利用多感官反馈及治疗师的指导，协助患者学习有效的运动控制。

（2）调整重心与环境控制：人体由形态不同的各部分组成，准备运动和运动时人体姿势不断变化，其重心也不断改变，需要体位调整才能维持身体各部分的正确对线关系。此时肌肉以最低的能量消耗产生最有效的运动控制。因此患者需要学习体位调整才能维持身体的平衡。而重心的调整与功能性动作和环境有密切的关系，训练任务和环境的设计对重心调整的学习极其重要。

2. 着重加强训练要点

（1）明确训练目标：训练的设计应与实际功能紧密结合，要练习与日常生活功能相联系的特定动作，模拟真实生活场景，确保训练顺序正确，难度适宜，并根据情况适时调整难度，逐步提高动作复杂度。

（2）结合闭合性与开放性训练环境：闭合性训练即在稳定环境下完成动作，有助于患者早期掌握动作要领；开放性训练是在不断变化的环境中训练，这种变化基于患者能力，引导患者提高适应性和灵活性，逐步适应实际生活环境。

（3）整合整体训练和分解训练：分解训练针对运动丧失成分进行强化训练，帮助患者掌握动作要领；整体训练有助于患者将动作应用到日常生活中去。

（4）指令清晰简洁：不同阶段要给予不同指令，在训练早期，口头和视觉指令是主要的，而间断应用触觉指令可以加强视觉指令。指令要以患者最易理解的方式，按运动技能学习过程设计方案，引导患者经历认知阶段、联系阶段，最终达到自发阶段。

（5）鼓励患者积极参与：激励患者保持积极态度，了解自身问题及解决策略，训练时需集中注意力。在肌肉收缩能力恢复前，可以进行心理练习或复述任务。

（6）制订有计划性和持续性的训练安排：在训练过程中，制订训练计划表，方便患者自我监测执行情况。

3. 营造功能恢复和学习的环境　为患者提供一个学习恢复运动控制、自理能力及社交技能的环境。一个有利于运动功能恢复与学习的环境应具备以下要素。

（1）拥有经验丰富的治疗师。

（2）以健康和促进学习为目标，根据患者运动任务学习需求设计。

（3）尽早开展康复治疗，防止患者因习惯而忽视患侧肢体，避免失用性影响。

（4）针对患者的具体问题制订个体化康复治疗计划，它不仅包括运动计划，还应包括为了克服患者特殊的视力、认知和语言方面障碍而设计的计划。

（5）治疗师在训练过程中应保持一致性。

第二节　基本功能训练

一、体位转移训练

（一）正常功能

站起和坐下都是体位转移的形式，是用最小的能量消耗，使身体从一个支撑面转移到另一个支撑面。

（二）基本成分

1. 站起

（1）足向后放置。

（2）髋部屈曲，颈和脊柱伸展，使躯干前倾。

（3）双膝前移。

（4）伸髋、伸膝，站起。

2. 坐下

（1）髋部屈曲，颈部和脊柱伸展，使躯干前倾。

（2）双膝向前运动。

（3）屈膝、屈髋，缓慢坐下。

（三）体位分析

脑卒中患者由于患侧腿缺乏力量，在站起和坐下时，会出现以下问题。

（1）主要由健侧腿负重。

（2）重心不能充分前移，站起困难。

（3）通过躯干和头部的屈曲代替屈髋、躯干前倾及膝前移，利用上肢前伸代偿向后倾倒。

（4）患侧足不能后移使得患者通过健侧足负重站起和坐下。

（四）技能操作

1. 练习丧失的成分 训练方法：患者取坐位，双足平放地板，患侧足稍向后放置，患者屈髋，颈和躯干伸展练习躯干前倾，双膝前移。患者应该有目的地通过双足向下、向后推。

2. 练习站起和坐下

视频：练习站起和坐下

（1）站起：患者双肩和双膝向前，双肩超过足尖，双下肢同时用力，伸髋、伸膝，练习站起。当患者的膝前移时，治疗师通过从膝部沿着胫骨下推给患者一个通过患侧足下踩的感觉。

（2）坐下：躯干伸直，屈髋，同时屈膝，身体前倾使重心前移至双足上方，身体逐渐下降，接近座位时，后移坐到位子上。

（3）增加难度：患者练习站起和坐下过程中，停在其运动范围的不同位置，变化方向和改变速度。治疗师指导这些空间和时间的变化。

（五）将训练转移到日常生活中

站起和坐下是在日常生活中正常进行的基本动作。为训练患者的灵活性和适应性，应利用各种不同条件进行训练。

（1）端一杯水或盛着器具的托盘，或手持大小和重量不同的物品，进行站起和坐下训练。

（2）在与人交谈过程中练习站起和坐下。

（3）变换站起和坐下的速度，要求能在停下时不失去平衡，尤其在臀部离开或接近座位前能立刻停住。

（4）进行一组动作训练，如站起—向左或右移动至另一把椅子处—坐下—站起—往回走—坐下。

（5）在不同类型的椅子上练习站起和坐下。

二、坐位平衡训练

视频：坐位平衡训练

1. 正常功能　坐位平衡包括坐时没有过度的肌肉活动、坐位移动、进行各种运动作业，以及在坐位时的移出、移入。

2. 基本成分

（1）双足和双膝靠拢或与肩同宽。

（2）体重平均分配。

（3）伸展躯干、髋膝屈曲、双肩在双髋的正上方。

（4）双肩水平，头中立位。

3. 坐位平衡分析　脑卒中患者常见的问题如下。

（1）支撑面宽，即双足和/或双膝分开。

（2）随意运动受限，即患者发僵和屏住呼吸。

（3）患者双足在地上滑动以代替调整相应的身体部分。

（4）用手或臂进行保护性支持或抓握而进行最小的运动。

（5）当作业需要重心侧移时，患者向前或向后靠。

4. 技能操作

（1）重心转移的姿势调整训练

1）头和躯干的活动：患者取坐位，双足分开约15cm，双手放在膝上，分别向左和右转动头和躯干，向后看，再回到中立位。逐渐增加转动的角度。必要时，帮助固定患侧下肢，避免髋过度旋转和外展。

2）取物活动：患者取坐位，用患侧手向前方、侧方、后方取物体，每次取物后回到中立位，避免倒向患侧。

（2）增加难度提高患者的平衡能力

1）患者取坐位，患侧肢伸向侧方和前方从地板上拿起一个物体。

2）患者取坐位，用双手从地板上拿起一个物体。

3）患者取坐位，向后伸并用手从地板上拿起一个物体。

5. 将训练转移到日常生活中　患者按训练要求，在日常生活中选择适宜的活动进行练习。当具备一定平衡能力后，可以通过以下方式增加平衡控制的难度以提高技能：延伸可达范围、调整动作速度、缩小支撑面积、加大物体重量和体积、限制练习时间等。

三、站立平衡训练

视频：站立平衡训练

1. 正常功能　站位平衡包括静止站立时身体出现的微小摆动及运动前身体的预先姿势调整和运动中的姿势调整。

2. 基本成分　双足自然分开，双髋在双踝前方，双肩位于双髋正上方，双肩水平位，头正中位，躯干挺直。

3. 站立平衡分析　脑卒中偏瘫疾者站立平衡差的常见代偿方式如下。

（1）双足分开或单双侧的髋关节外旋以增大支撑面。

（2）站立位前方取物时，屈髋代替踝背屈。

（3）侧方取物时，躯干侧屈代替髋的侧向运动。

（4）身体稍微移动便迈步以防失去平衡，而失衡需要及时迈步时又不能及时有效迈步，运动缓慢。

（5）常使用抬起上肢或用手支撑或抓握支撑物来维持平衡。

4．技能操作

（1）头和身体的运动

1）患者双足分开站立，与肩同宽，抬头看天花板。

2）患者双足分开站立，转动头和躯干，向后看，再回到起始位，然后再从另一侧向后看。

（2）取物活动：患者取站立位，向前方、侧方、后方伸手从桌子上拿取物体。

（3）患侧肢负重站立：患者用患侧腿支撑，健侧下肢向前、后迈步，或抬起踩到前面的矮凳上，然后放下，双足支撑，练习取物。

（4）侧向行走：背靠墙或手扶墙或床头栏杆，向侧方迈步行走，把重心从一侧移向另一侧。

（5）拾起物体：患者取站立位，身体弯下，向前方、侧方、后方拾起物体或接触物体、再回原位。

5．将训练转移到日常生活中　训练时应注重功能性与技巧性的结合。

（1）拾物练习：将物体放在稳定极限外，使患者迈出一步后取物；增加物体的重量、使用双手操作；以不同的运动速度操作；减少支撑面，如双足并拢、单足站立、一只足在另一只足前面等。

（2）快速反应游戏：如抛接球、拍球、用拍子击球等。

（3）复杂环境练习：如让患者在有障碍的路上行走；跨过不同大小的障碍物；在说话时进行身体重心的移动等。

四、步行功能训练

视频：步行功能训练

独立行走是完成大多数日常生活活动的先决条件。脑卒中后，中枢神经系统对运动的控制能力减退、肌肉力量减弱、软组织挛缩、运动耐力下降成为步行障碍的主要因素。尽早帮助患者建立独立步行功能是康复治疗的重要内容。

（一）正常功能

正常的步行功能可维持姿势、启动、加速、减速和运动控制；在移动过程中维持动态平衡，能够使足部离地；具备足部摆动并稳妥落地的能力；具有一定的灵活性，可以在不同的条件下行走。

（二）基本成分

1．站立相

（1）髋关节保持伸展，带动身体重心向前越过脚面，充分的伸髋是该侧下肢摆动的基础。

（2）躯干和骨盆水平侧移（4 ～ 5cm）。

（3）足跟触地时，膝关节屈曲约15°（缓冲身体的重量和动量），随后伸膝，在趾离地前屈膝

35°～45°。

（4）踝关节背屈以便足跟着地，跖屈使足放平，身体重心向前越过脚面后再次背屈。摆动前再次跖屈准备足推离地面。

2．摆动相

（1）屈膝（从摆动前的35°～40°，增加到60°）伴髋关节伸展。

（2）足趾离地时，骨盆在水平面上向摆动侧倾斜（大约5°）。

（3）髋关节屈曲，将下肢上提。

（4）摆动侧骨盆前转约4°。

（5）在足跟触地前伸膝，同时踝背屈。

（三）步行分析

1．患侧腿站立期

（1）站立初期：踝关节背屈受限，膝关节屈曲受限或过伸。

（2）站立中期：膝关节伸展不充分，膝关节过伸，骨盆向两侧过度平移。

（3）站立后期：髋关节伸展不充分，膝屈曲和踝背屈不能，使摆动前期准备受限。

2．患侧腿摆动期

（1）摆动初期：膝关节屈曲受限。

（2）摆动中期：髋关节屈曲受限，膝屈曲受限，踝背屈受限。

（3）摆动后期：腓肠肌痉挛或挛缩，踝背屈肌无力导致膝关节伸展和踝关节背屈受限，影响足跟着地和负重。

3．时间和空间上的适应性改变　包括步行速度降低，步幅或跨步长度缩短或不一致，步宽增加，双足支撑期延长，依靠手支撑等。

（四）技能操作

1．站立期训练　伸髋站立，髋对线正确，健侧下肢向前迈步，然后向后迈步。向前迈步时要伸展患侧髋关节。若伸髋肌和股四头肌无力，可先进行进行肌肉收缩的练习。

（1）伸髋肌：患者取仰卧位，患侧下肢置于床缘外，髋伸展并保持中立位，膝屈曲超过90°，足踩在地面或踩在脚踏板上，将患侧足向下踩练习小范围的伸髋。

（2）腘绳肌：患者取俯卧位，治疗师将患膝屈至90°，让患者试着缓慢放下小腿，以诱发腘绳肌离心性收缩。

（3）股四头肌：患者取坐位，治疗师将患膝伸展，患者尝试收缩股四头肌并慢慢放下腿，重复进行。

向后行走时，重点训练伸髋肌，特别是腘绳肌。

2．膝关节控制训练

（1）坐位练习：伸直膝关节，患者屈膝15°，随后伸直，再屈曲，在0～15°范围内练习控制股四头肌离心和向心收缩。

（2）站位练习：患者取站立位，练习健侧腿向前及向后迈步；或两腿交互站立，健腿立于患侧腿前，交替练习将重心移到健侧腿及患腿上。将重心移到健侧腿上，患侧膝稍屈曲几度，然后伸膝。

（3）健侧腿上、下台阶：患者用健侧腿迈上及迈下一个8cm高的台阶。患者健侧足放在台阶上时，患髋始终伸展，保证其重心不后移。

（4）患侧足踏在台阶上，健侧足前移重心，迈上台阶，再迈下来。

3. 患肢负重训练 患者取站立位，患侧下肢负重，对侧下肢向前和向后来回跨步。

4. 重心转移训练

（1）重心左右转移：患者取站立位，双足分开，练习将重心从一足移动到另一足，治疗师用手指指示患者骨盆移动的距离，即2.5cm。

（2）重心前后转移：患者取站立位，患侧腿支撑，练习健侧腿向前及向后迈步，交替练习将重心移到健侧腿及患侧腿上。

（3）侧方行走：患者背靠墙，将重心移至右腿，左足提起向左侧迈一步，再将重心移至左腿，右足移至左足内侧，如此往复，左、右侧交替进行转移重心和迈步训练。

5. 屈膝训练

（1）俯卧位屈膝训练：患者取俯卧位，治疗师屈其膝在90°以下，通过在小范围的向心或离心运动，控制膝屈肌群。维持膝关节在不同角度，用数数来维持肌肉活动。

（2）站立位屈膝训练：患者取站立位，治疗师帮患者小范围屈膝，练习控制离心和向心的膝关节屈曲。

6. 迈步训练

（1）向前迈步：患者用患侧足向前迈，治疗师帮助患者控制开始部分的屈膝。

（2）向后迈步：患者练习向后走，治疗师指导患者屈膝及足背屈。

7. 步行训练 将以上成分按适当顺序结合起来，进行整体步行训练。

（五）将训练转移到日常生活中

当患者具备独立步行能力后，鼓励患者在各种实际环境中行走，例如走过拥挤的过道、使用自动电梯、上下坡道、越过不同障碍、在不同光线条件下行走；躲避对面来人等。

视频：上肢功能训练

五、上肢功能训练

（一）正常功能

上肢的基本功能涵盖两项主要动作：一是抓取或指示物体；二是抓握、松开及操作物体。

（二）基本成分

1. 臂的主要功能 使手在操作时放在适当的位置，其基本成分包括盂肱关节外展、盂肱关节屈曲、盂肱关节伸展伴肩胛带上抬、盂肱关节内旋和外旋、伸肘、前臂旋前与旋后、伸腕。

2. 手的基本成分 包括抓握、松开及操作物体。

（三）上肢功能分析

脑卒中患者在肩臂与手部常见以下问题。

（1）患侧前臂与肩胛运动受限，患者往往通过过度提升肩带和躯干侧弯来补偿；出现过度屈肘、肩关节内旋，以及前臂旋前的情况。

（2）患侧手伸腕困难，抓握不便，拇指外展和旋转受限，仅在屈腕时能握持物品，释放物体时拇指及其他手指过度伸展。

（四）技能操作

1. 软组织牵伸　每天按规定时间将肢体易短缩的肌肉摆放在伸展姿势进行牵伸。

2. 肌电反馈与电刺激　对于肌力明显较弱的患者，每日进行肌电反馈训练，并辅以意向性训练。

3. 诱发主动运动

（1）诱发肩周肌肉收缩：①患侧肢上举练习。②将手经头上移到枕头。③患侧肢上举及控制。④练习前伸及前指。

（2）训练腕关节：①腕关节桡侧偏移。②桡关节屈伸。③前臂中立位下。

（3）训练前臂旋后。

（4）抓握动作的训练：①训练拇指外展和旋转（对掌）练习。②让患者尝试外展拇指腕掌关节去推开一个轻的物体。③对指练习。

（5）用手操作事物：①患者练习用拇指和其他各个手指拾起各种小物体。②患者练习用手环握抓杯。③患者练习从对侧肩上拾起一块小纸片。④手向前伸，去拾起或接触一个物体。⑤手伸向侧方，从桌子上拾起一个物体并将其转移到前方的桌子上。⑥手向后伸展上肢，以抓握和放下一个物体。⑦使用双手完成各类作业活动。

（五）将训练转移到日常生活中

通过上肢基本动作成分的训练，患者具备了从事功能性活动的可能性，此时必须把训练成果应用于日常生活中去，如指导患者使用患侧上肢完成进食、洗漱等日常功能活动。

六、口面功能训练

（一）正常功能

口面功能包括吞咽、面部表情、通气及形成语言的发声运动。

（二）基本成分

闭颌、闭唇、抬高舌后1/3以关闭口腔后部、抬高舌的侧缘。有效吞咽的前提包括坐位、控制与吞咽有关的呼吸、正常的反射活动。

（三）口面功能分析

脑卒中偏瘫患者口面部的常见问题有以下方面。

1. 吞咽障碍

（1）口面部肌肉控制不佳：如嘴唇闭合不严、舌静止不动，导致流口水，食物残留在面颊与牙龈之间。

（2）刺激阈改变：导致觉察力降低，特别是对口中食物及唾液的觉察低；或过度敏感，如张口反射增强、舌部回缩等。

2. 面部动作和表情不协调。

3. 缺乏情感控制。

4. 呼吸控制差。

（四）技能操作

1. 吞咽训练 闭颌训练、唇闭合训练、舌运动训练、抬高舌后1/3。

2. 训练进食 使用半流质食物进行训练。

3. 训练面部 训练患者在张口和闭口时，练习降低健侧面部的过度活动。

4. 改善呼吸控制 患者躯干前倾、上肢放在治疗桌上练习深呼吸，重点在于呼气。治疗师在患者呼气时，在其胸廓的下1/3加压和震颤。

5. 改善情感的控制

（1）当患者即将哭泣时，协助其进行情绪控制。通过口部肌肉和呼吸控制的练习，帮助患者学会调整自身行为。

（2）若患者情绪失控哭泣，治疗师应轻柔地帮助其闭颌，并在患者能够控制情绪时给予鼓励。

（五）将训练转移到日常生活中

为提高患者的灵活性和适应性，治疗师应利用多种情境和场景，在日常生活中进行吞咽功能分解动作的训练，运用上述技术以恢复患者的进食功能。

—• 考试知识点总结 •—

—• 本章小结 •—

—• 协和云课堂…… 拓展练习及参考答案 •—

（陈丽萍）

第十三章　软组织贴扎技术

教学课件

学习目标

素质目标

树立力学治疗与生物反馈意识，具备皮肤反应监测与急性防护的临床思维。

知识目标

（1）掌握：软组织贴扎技术的概念、专有名词；肌内效贴的物理特性、治疗作用、基本贴扎技术；软组织贴扎技术的适应证、禁忌证。

（2）熟悉：肌内效贴扎临床常见问题；肌内效贴扎的注意事项。

（3）了解：软组织贴扎技术的分类及其特点。

能力目标

能针对常见运动障碍患者，合理选用软组织贴扎技术进行治疗。

案例导入

【案例】

患者，男，20岁，汉族。1天前在学校运动会短跑比赛中，不慎右踝关节扭伤，右踝关节肿胀伴有疼痛，不能行走，活动后加重，休息后减轻，无右下肢无力、发麻。右踝关节内前点和外后点出现剧烈疼痛，右足不能着地站立，数小时后关节肿胀。进行冰敷和外用药物治疗，疼痛无明显缓解，为求进一步治疗，而到某院康复科门诊就诊，查体：患者神志清，生命体征平稳。右下肢体无畸形，踝关节肿胀，局部皮肤无发红，未见瘀斑片，皮温稍高，内外踝压痛，踝关节活动受限，未触及骨摩擦感，末梢血运、感觉良好；右下肢肌力、肌张力正常，膝髋关节活动未见异常。生理反射存在，病理反射未引出。辅助检查：X线片未见异常。

【问题】

就此患者情况，该如何使用软组织贴扎技术进行治疗？

·核心知识拆解·

软组织贴扎技术是一种将有弹性的胶布贴于体表以达到保护肌肉骨骼系统、促进运动功能的非侵入性治疗技术。该技术常用于各类运动损伤的处理，后期逐渐延伸到神经康复、美容等各领域。常用的基本贴扎技术包括“I”形、“Y”形、“X”形、散状形等方法，可以单纯进行手法治疗，也可以作为辅助技术为其他训练提供帮助。

第一节　概　　述

一、贴布分类

使用的贴布主要包括白贴贴布和肌内效贴，除此之外还包括配合特殊治疗技术的专项贴扎，如功能性筋膜贴扎。

1. 白贴贴布（采用无弹性白色运动贴布） 该类贴布以硬性贴布为主，无弹性，有良好的固定效果，使用白贴贴布贴扎目的主要为固定关节位置及限制软组织的活动，使得软组织能在稳定状态下进行修复，减少炎性物质渗出，从而减轻疼痛，常用于急性运动损伤或预防损伤。

2. 肌内效贴（采用弹性贴布） 最早由日本整脊治疗师加濑建造博士在20世纪70年代创用，该名词的命名来自于“运动功能学（kingesiology）”，其日语的音译转换为日语汉语为“筋内效”（贴），翻译成中文为“肌内效”（贴）。20世纪80年代后期日本排球运动员正式开始使用，20世纪90年代被引入欧美及中国台湾地区。经过多年发展，肌内效贴广泛地被运动医学科的医生、物理治疗师使用。肌内效贴的临床作用主要有改善局部血液循环、促进淋巴液回流、消除肿胀及减轻疼痛、增加感觉输入、放松软组织及促进软组织活动等。

3. 功能性筋膜贴扎（采用无弹性的贴布） 贴扎主要目的是将筋膜进行持久的伸展引导，从而达到减轻疼痛。

▶知识拓展

麦克康耐尔贴扎

麦克康耐尔贴扎是由澳洲物理治疗师麦克康耐尔（McConnell）研究发明的，主要治疗目的是矫正关节力线、减轻发炎组织的压力，一般多应用于在膝部关节上。其材料一般分为两层，包括硬贴布和固定底布，其弹性小，具有强黏性，易过敏，但固定效果较好。

二、肌内效贴的主要物理特性

1. 肌内效贴的组成和特点　肌内效贴主要由防水弹力棉布、医用亚克力胶、离型材料（背亲纸）组成。胶面呈水波纹设计，粘贴后能引起皮肤皱褶，皱褶的空间能维持皮下淋巴液的正常循环。相较于白贴贴布等传统贴布，肌内效贴具有以下特点：厚度适宜，透气性好，人体皮肤耐受性好，不易过敏；具有一定弹性，不仅可以满足运动时对灵活度与舒适度的需求；还可通过调整贴扎时不同方向和拉力，以及其在肢体运动过程中与软组织的交互作用，起到支持、训练或放松软组织的作用。此外，肌内效贴还可以改善血液循环、减轻肿胀、减轻疼痛、减少局部炎症反应等。但如果施加的拉力超过肌内效贴的弹性极限时，肌内效贴只能作为白贴贴布使用，起到固定、筋膜引导的作用。

2. 肌内效贴主要物理特性　包括弹力、张力、应力、切力及黏着力等。

（1）弹力：是指贴布被拉伸后其本身具有的弹性回缩力，即向心力。

（2）张力：是指贴布受到外力作用时，其本身具备的延展性，即离心力。

（3）应力：是指当软组织受到贴布的外力作用时，其产生的对抗力或软组织单位面积上所受到的来自贴布的垂直力量。

（4）切力：是指贴布单位面积上的横向力量，其可以水平牵动皮肤皱褶走向。

（5）黏着力：是指贴布的黏胶附着在皮肤的力量。

肌内效贴的产品有多种颜色，其材质和治疗价值没有本质区别。但在实际应用中从心理学的角度考虑，如果是以放松软组织目的可采用冷色调的贴布，比如蓝色具有镇定精神和集中精力的效果；如果是以兴奋促进为目的可采用暖色调的贴布，比如红色和粉色的贴布具有更好的刺激效果；如果是以固定为目的则可采用黑色贴布。

三、肌内效贴的专有名词和术语

肌内效贴在长期临床实践中形成一些专有名词和术语，重点掌握其中的“锚”、“尾”、延展方向与回缩方向等（图13-1）。

1. “锚”　指贴扎的起始端，是最先贴扎端、固定端。

2. “尾”　指当固定端贴好后，远离固定端向外延伸的一端，又被称为尾端。

3. 延展方向　指当“锚”固定后，尾端继续延展贴扎的方向。

4. 回缩方向　指贴布“尾”向“锚”弹性回缩的方向。

5. 零拉力　指将贴布从衬纸上完全揭下，使其在贴扎前完全回缩至最短，在没有任何拉力的情况下贴扎在皮肤上。主要用于贴扎区域的两端固定或水肿贴扎。

6. 自然拉力　指对贴布不施加任何外加拉力或只施加小于10%的拉力（一般理论上讲，淋巴贴扎施加0～10%，肌肉贴扎施加7%～10%），其具有促进淋巴循环及引流的效果，对肌肉可分别有促进或放松的效果，主要用于稳定贴扎。

7. 中度拉力　指对贴布施加10%～30%的拉力（一般理论上讲，筋膜矫正施加10%～20%，软组织支持施加20%～30%，瘢痕塑形施加30%），其具有支持及保护软组织的效果，对瘢痕组织

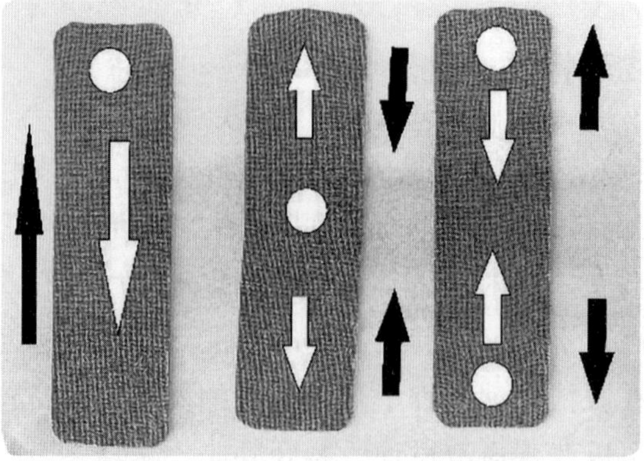

图13-1　肌内效贴专有名词示意

注：圆点代表“锚”，指贴扎的起始端；白色箭头代表贴扎延展方向；黑色箭头代表贴布的回缩方向。

则提供垂直应力，避免瘢痕过度增生并且能改变结缔组织的分布。

8. 极限拉力　指对贴布施加超过30%的拉力（理论上讲，用于固定、关节矫正及限制关节活动的情况下建议使用白贴贴布，效果更佳）。

对于初学的使用者而言，建议先以自然拉力为主，即可处理大部分的软组织问题；以接受贴扎者来说，对自然拉力的耐受度较高。待使用者充分掌握并熟悉贴扎技术技巧之后，可再尝试各种不同拉力贴布的运用。

四、基本贴扎技术

在临床应用中，进行贴扎时，肌内效贴可根据贴扎部位的解剖特点、位置及目的不同，采用不同形状的贴布（剪法）。主要形状特征及其作用如下。

1.“I”形　贴布不剪裁，依需求决定宽度及固定端位置（图13-2）。

（1）当固定端位于贴布的一端，其余贴布均朝向同一方向回缩，此时贴布对于局部软组织可提供单一方向的强大引导力量，其作用是作为引导筋膜、促进肌肉收缩及支持软组织。

（2）当固定端位于贴布的中点，两端贴布朝向中间方向回缩，此时针对痛点起到促进循环代谢的作用。

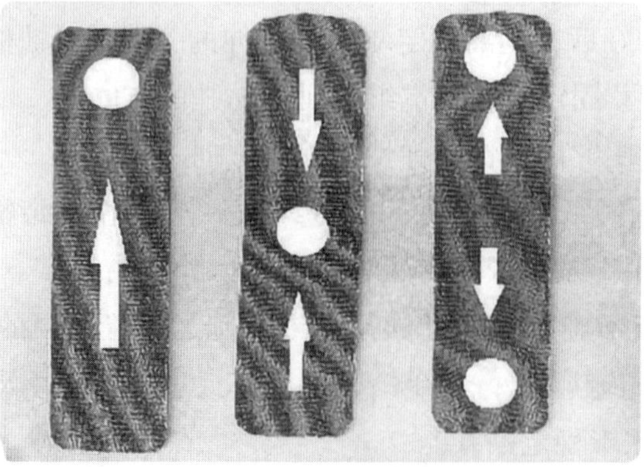

图13-2　“I”形贴布

注：圆点为锚，箭头为回缩方向。

（3）当固定端位于贴布的两端，此时贴布可提供最大固定作用，根据施加在中间贴布的拉力不同，对关节活动面或拉伤的软组织起到不同程度的固定作用。

2.“Y”形　将贴布一端对半裁剪，两分支尾端贴布的长度及夹角会影响向固定端的回缩分力，在进行贴扎时需要进一步考虑。裁剪过半的贴布则可以调整肌肉张力，可用于放松紧张肿胀的肌肉，或促进协同肌的收缩，其引流效果较“I”形更好（图13-3）。

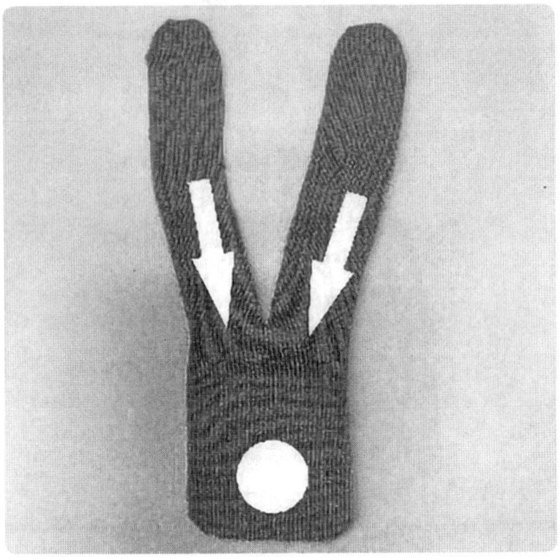

图13-3　“Y”形贴布

注：圆点为锚，箭头为回缩方向。

3.“X”形　将贴布两端对半裁剪，中端不裁剪，四个分支的尾端贴布回缩力朝向中间的固定端，可以促进固定端位置的血液循环及新陈代谢，达到有效镇痛的效果，也就是所谓的“痛点提高贴布”（图13-4）。

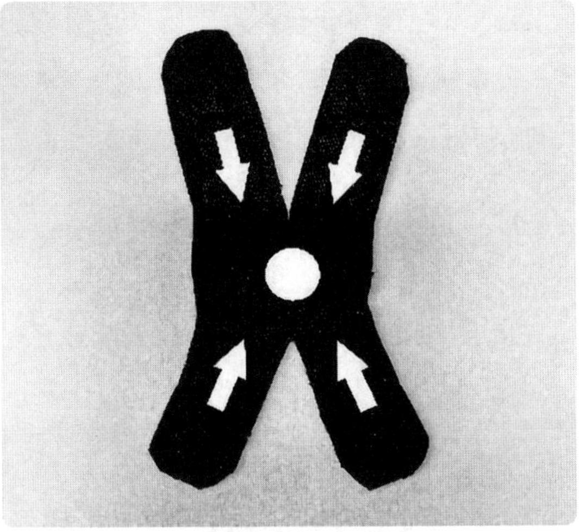

图13-4　“X”形贴布

注：圆点为锚，箭头为回缩方向。

4．散状形（即爪形、扇形） 将贴布裁剪为多分支，由较多分支贴布牵动皮肤所产生的池穴效应，以及贴布皱褶产生的方向性，将组织间液引导向最近的淋巴结，改善组织液滞留的情况，从而达到消除肿胀、促进淋巴液、血液循环的效果。尾端贴布需尽量包覆住水肿的肢体或血液淤积的区域，或以重叠交叉的网状贴扎来进一步强化引流效果（图13-5）。

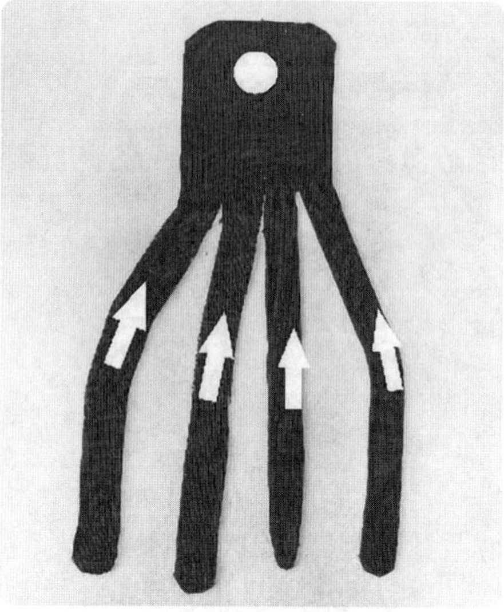

图13-5　散状形贴布

注：圆点为锚，箭头为回缩方向。

5．“O”形 贴布两端不裁剪，而中端对半裁剪，也就是两个“Y”形的合体，由于贴布两端均为固定端，故稳定效果较佳。中间对半裁剪的贴布则可以维持肌肉张力，以及促进循环代谢，减少软组织因长期固定而继发产生的萎缩或失用等不良反应，此类贴布适用于骨折及软组织撕裂伤（图13-6）。

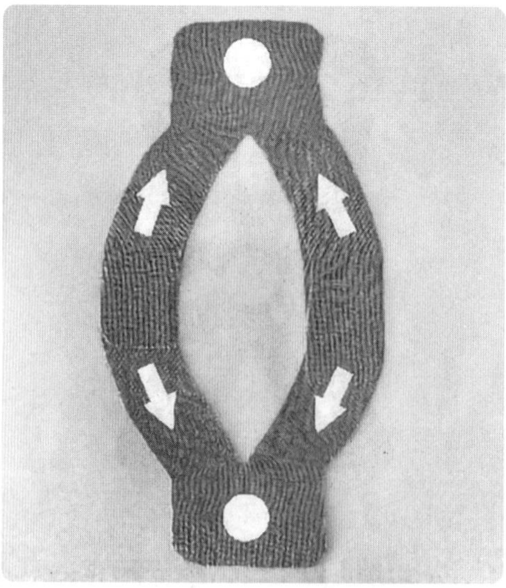

图13-6　“O”形贴布

注：圆点为锚，箭头为回缩方向。

6. 灯笼形 贴布两端不裁剪，中间裁剪为多分支，也就是两个散状形的合体。由于贴布两端均为固定端，故稳定效果较佳；而中间段散状形贴布能促进淋巴引流，可以有效改善局部水肿或淤血的问题，适用于骨折或软组织拉伤，并伴随有局部水肿或血肿问题者（图13-7）。

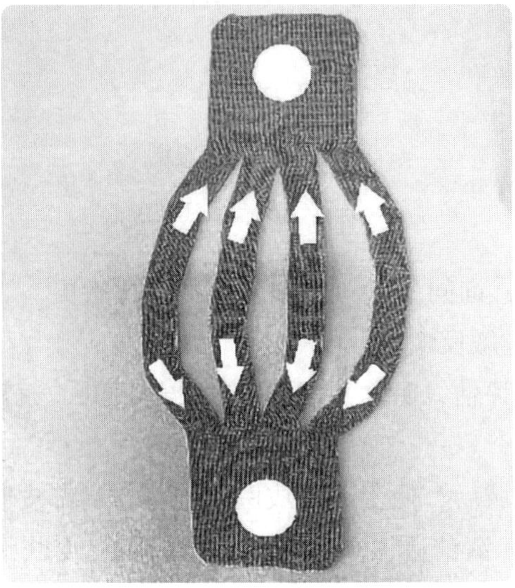

图13-7 灯笼形贴布

注：圆点为锚，箭头为回缩方向。

以上各形贴布若需要重叠多层贴扎时，一般是裁剪得越多的贴在最里层（即从里到外为散状形/灯笼形→“X”形→“Y”形→“I”形），但在临床应用中，采用“X”形贴布作为痛点提高治疗时，可将其贴在最里层，而灯笼形在用于稳定时则贴在最外层。在同一个部位，不可贴扎层次过多，以免给软组织的“指令”太杂甚至相互矛盾，或隔离太厚从而影响治疗效果。

五、治疗作用

1. 缓解疼痛 肌内效贴对由运动损伤引起的急性疼痛有着一定的疗效，在贴扎后效果即可显现。

2. 改善关节活动度 在贴扎的情况下进行主动活动，贴扎部位的血液循环会加快，从而改善关节活动范围。更多学者认为肌内效贴可以放松紧张的肌肉，增加患处的感觉输入，减轻患者的疼痛和心理上的恐惧，以上也是改善关节活动范围的主要原因。

3. 增加肌力 肌内效贴使用不同的贴扎方向对皮肤和筋膜会产生不同方向的作用力，自肌肉的起点向止点贴扎时，作用在皮肤拉力和肌肉收缩方向相同，可以产生促进肌肉收缩的效果；反之，由肌肉的止点向起点贴扎时，则会产生相反的拉力，通过放松筋膜来缓解肌肉紧张或痉挛的肌肉。

4. 增强本体感觉 无弹性的固定贴布通过对皮肤的压力刺激，可以增加局部的感觉输入，从而改善本体感觉。有弹性肌贴则通过对皮肤的压力和拉力，刺激皮肤机械感受器，而增强关节的位置觉和运动觉。

5. 消除水肿 散状形且不施加任何拉力的肌内效贴布，其持续的自然回缩力及形状特性可产生类似治疗师双手在患处进行轻柔的淋巴按摩的效果，同时其特有的类似皮肤的材质能适度增加皮肤与肌肉之间的间隙，从而促进深层淋巴及血液循环，达到消除水肿的效果。

6. 淡化瘢痕 弹性贴布对永久性瘢痕进行按摩，可以光滑表皮组织、提升皮肤敏感度、淡化瘢痕。

7. 矫正姿势 通过调节异常的肌肉张力，从而改善运动姿势与范围，支持或放松肌肉组织。

六、操作程序

（一）操作前准备

1. 征求患者及家属的同意 询问患者对贴布黏合剂的过敏史，以及需要告知患者不宜使用肌内效贴布的情况及其可能出现的过敏反应。

2. 评估问题 对患者进行评估，明确使用肌内效贴的目的，通常评估包括医学评估和运动功能评估。

3. 皮肤清洁 明确贴扎区域后，使用碘酒或医用酒精对局部皮肤进行清洁消毒，防止汗液、油脂及皮肤分泌物影响贴布黏性。清洁后，须待酒精完全挥发，皮肤干燥后，才能正式开始贴扎。对于毛发过密的部位，使用贴布前应先将局部毛发刮除以便有效地贴扎和去除贴布。

（二）操作实施

1. 测量与裁剪肌贴 按照对应肌贴组合所需的规格和治疗位置测量肌贴的长度，测量好所需的长度，按照治疗目的裁剪肌贴形状。为了防止贴布不被衣物摩擦分离，贴布的所有边角均需剪裁成圆弧形，降低贴布脱落的可能性。

2. 摆位 摆位是指贴扎部位在贴扎时所摆的体位。贴扎时患者所取的体位是根据贴扎的主要目的和所要解决的运动功能障碍而定的，一般来说，如果是用于减轻疼痛、减轻水肿和增加神经反馈的，治疗区域的皮肤必须得到充分的伸展。贴扎用于姿势矫正时，治疗区域的皮肤是处于中立位无伸展的。此外，还需考虑患者不同临床情况来调整贴扎时的摆位。

3. 贴扎肌贴 根据治疗位置和治疗目的，确定“锚”点后，选择不同拉力和贴扎方向进行贴扎。

4. 激活黏合剂 肌贴上的黏合剂经皮肤加热被激活。通过用手或肌内效贴背面取下的一片背亲纸擦拭贴布来达到加热的目的。

（三）操作结束

1. 必须在使用肌内效贴前后告知患者何时更换或去除贴布。一般来说，使用贴布48 ～ 72小时后应更换新的贴布或去除贴布。超过时间之后，即使贴布尚未脱落，贴布的作用也会随着时间增加，弹性减弱而逐渐降低。

2. 运动出汗后容易有分泌物残留在贴布和皮肤之间，破坏黏胶的性质甚至引起过敏。因此大量出汗后建议尽快去除贴布，待清洁皮肤后再重新进行贴扎。

3. 去除贴布时，请勿粗暴地将贴布撕下，以免刺激皮肤，在湿润情况下更容易去除。取下贴布后，可在皮肤上涂抹一些保湿霜，有利于减少潜在的刺激。

（四）影响贴扎疗效的因素

主要包括治疗师对患者的评估、局部的解剖结构与生物力学分析、贴布的裁剪形状、患者的摆位、贴扎时贴布延展的方向、贴扎时施加的拉力和贴扎的顺序等。其他影响因素还包括患者皮肤的状态、皮下脂肪的厚度、贴扎环境、贴扎后的活动等。

（五）良好贴扎的表现

1．症状的改善，除一些慢性疾病外，单纯的肌腱炎或肌肉酸痛在贴扎后，其症状会立即或逐渐减轻。

2．局部无不适感。

3．贴扎完成后贴布的孔眼一致，若贴扎时拉力不均，贴布孔眼大小不一，会导致实际治疗效果不理想。

七、临床应用

（一）适应证

1．常见骨科疾病及运动损伤　腰部肌肉拉伤、颈椎病、急性颈椎关节周围炎、手腕部腱鞘炎、肱骨外上髁炎、肱骨内上髁炎、肩关节周围炎（简称肩周炎）、急性踝关节扭伤、膝骨性关节炎等。

2．常见神经科疾病

（1）小儿脑瘫：可改善腹部前凸姿势、促进腹肌收缩、缓解上下肢痉挛、改善上下肢无力的动作等；

（2）脑卒中：矫正肩关节半脱位、肩手综合征，改善上肢屈肌、下肢伸肌的协同动作模式，放松痉挛肌群，加强无力肌群的恢复，加强躯干核心肌群稳定性等。

（二）禁忌证

当皮肤出现破损、过敏性红疹，感染炎症、水疱等状况时禁止使用，以及对贴布明显过敏的患者不能使用。

八、注意事项

1．一定要询问患者肌内效贴黏合剂的过敏史。

2．皮肤如有发炎或伤口，避免直接贴于该部位皮肤。

3．使用中如有皮肤发红和发痒的症状，及时去除贴布。

4．使用贴布前，须清洁皮肤并清除体毛。

5．使用贴布时，贴布的两端不需拉伸。

6．轻缓地撕除贴布，勿造成皮肤的挫伤。

第二节　常见疾病软组织贴扎技术

一、上肢贴扎技术

视频：
肩周炎

（一）肩周炎

1. 主要问题　肩周炎是指肩关节囊及其周围韧带、肌腱和滑囊等软组织因损伤、退变而引起的一种慢性无菌性炎症。以肩关节疼痛、无力和活动受限为主要症状。肩周炎的发生与发展，大致可分为疼痛期、冻结期和恢复期。疼痛期治疗以缓解疼痛、放松肌肉，保持关节活动范围为主，物理治疗常有效。通过贴扎可减轻因疼痛、无力造成的关节活动受限。

2. 贴扎目的　缓解疼痛，放松肌肉。

3. 贴扎方法及图示

（1）减轻疼痛：采用“X”形贴布。摆位：肩关节外展30°、外旋、后伸位，肘关节伸直（图13-8）。

“X”形贴布：采用痛点提高贴法，“锚”点固定在肩关节痛点处，“尾”端以自然拉力向各端进行延展（图13-9）。

（2）放松肌肉：采用“Y”形贴布。摆位：参照“X”形贴布（图13-8）。

“Y”形贴布：“锚”点固定在桡骨粗隆处，“尾”端以自然拉力沿着肱二头肌的长头、短头走向进行延展，分别止于其喙突及盂上结节处（图13-10）。

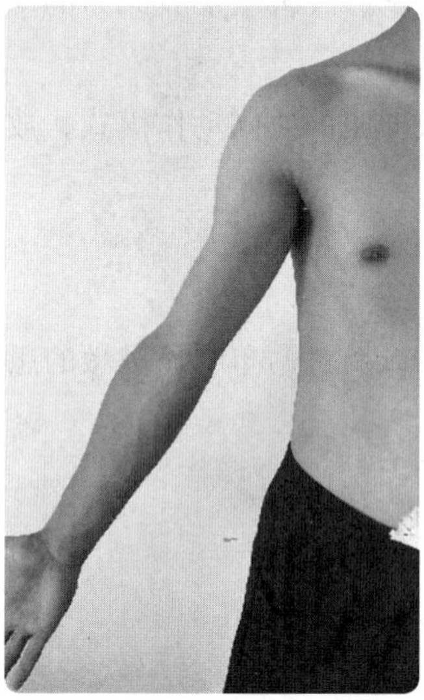

图13-8　肩周炎贴扎摆位

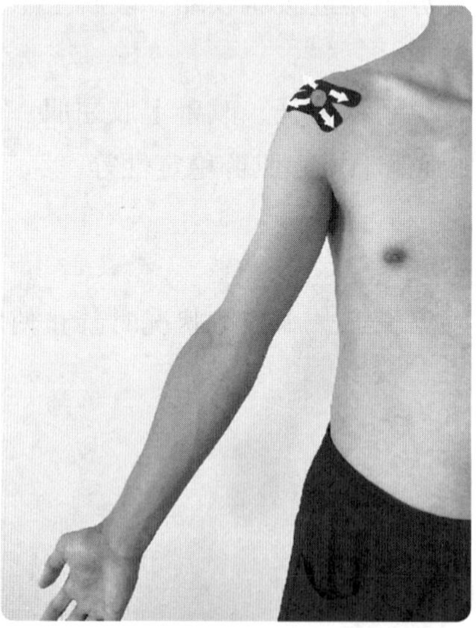

图13-9　“X”形贴布缓解疼痛贴法

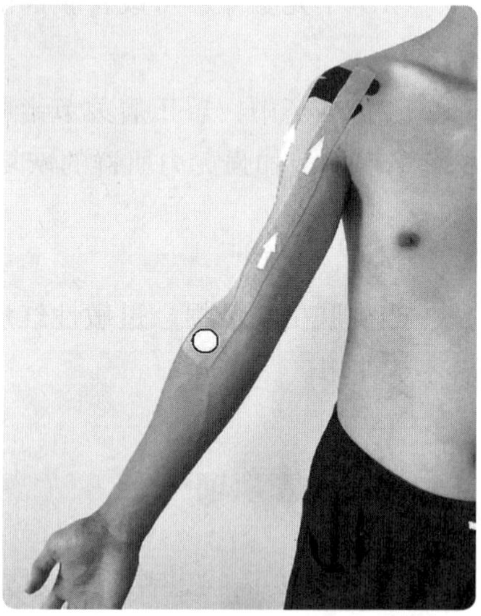

图13-10　“Y”形贴布放松肌肉贴法

（二）肩手综合征

1. 主要问题　肩手综合征具有偏瘫侧上肢肩、手疼痛、肿胀、皮肤潮红、皮温升高，手指屈曲受限特征表现。因疼痛较重且易并发挛缩，对此优先以预防为主，避免肩、手的二次损伤；并可采用理疗进行止痛、消肿，以达到促进交感神经对血管舒缩调节功能的恢复。

2. 贴扎目的 缓解疼痛，减轻肿胀。

3. 贴扎方法及图示

（1）缓解肩部疼痛：采用“X”形贴布。摆位：患者取坐位或仰卧位，手部放松。

“X”形贴布：作为痛点贴扎，贴扎方法具体参考图13-9。

（2）减轻手部肿胀，促进腕伸肌群收缩：采用散状形贴布。摆位：患者取坐位或仰卧位，手臂旋前位放置在治疗床上，手腕位于床缘外，腕部自然屈曲位（图13-11）。

散状形贴布：“锚”点固定在肱骨外上髁处，沿腕伸肌群延展，“尾”端以自然拉力从手背延展绕过指间（图13-12、图13-13）。

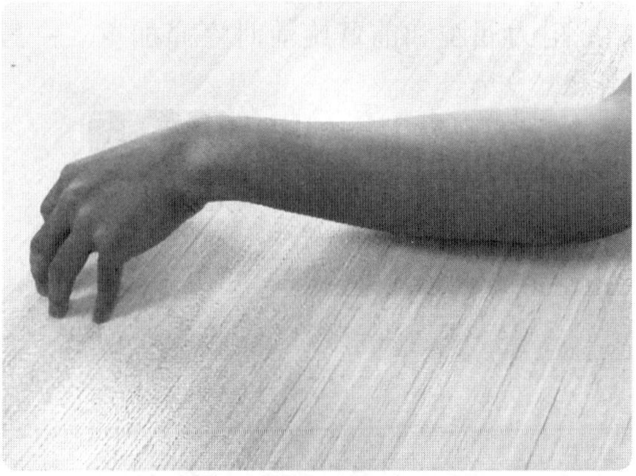

图13-11 肩手综合征贴扎摆位

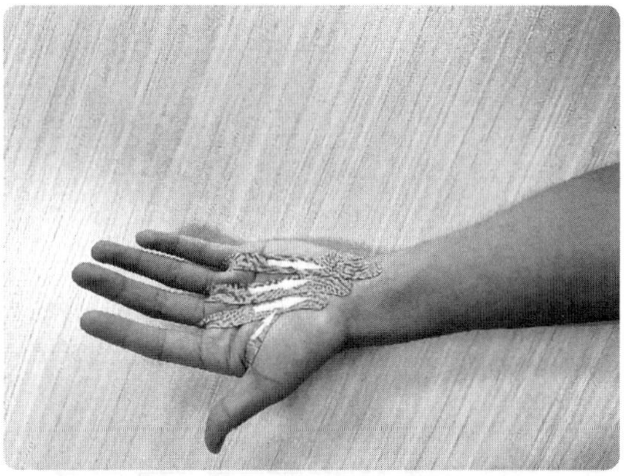

图13-12 散状形贴布减轻手部肿胀，促进腕伸肌群收缩手掌贴扎情况

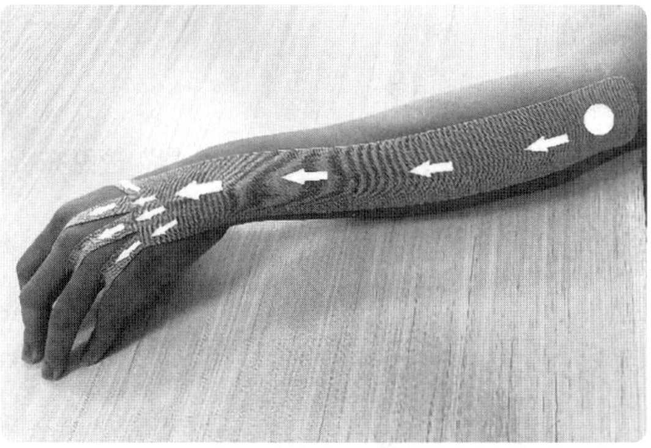

图13-13 散状形贴布减轻手部肿胀，促进腕伸肌群收缩贴法

（三）脑卒中肩关节半脱位

1. 主要问题 脑卒中弛缓期患者因患侧肩部肌肉无力、肌张力降低，在坐位或站位下不能抵抗自身重力导致肩关节半脱位。防治措施主要包括早期良肢位摆位，坐位或站位下肩带支持，采用神经肌肉电刺激疗法促进冈上肌、三角肌收缩等处理方法，避免牵拉患侧肢体。

2. 贴扎目的 促进肩部肌肉收缩，支持肩关节。

3. 贴扎方法及图示

（1）促进肩部肌肉收缩：采用“I”形贴布。摆位：患者取坐位，肩关节外展45°，无内外旋，屈肘90°，平对肩胛下角水平（图13-14）。

“I”形贴布：“锚”点位于肩胛上角内侧处，“尾”端以自然拉力沿冈上窝进行延展，经过肱骨大结节，止于三角肌粗隆（图13-15）。

（2）引导肩关节上提、外旋，增加感觉输入：采用“I”形贴布。摆位：同“肩部肌肉收缩”。

“I”形贴布：“锚”点一部分重叠在上一条贴布上，“尾”端以自然拉力从肩胛上角内侧沿着肩峰上方，向前包绕肩关节，并以螺旋的方式向患侧肢体远端环绕，延展止于上臂中下段（图13-16）。

（四）肱骨内上髁炎

1. 主要问题 肱骨内上髁炎又称为高尔夫球肘，是由于肱骨内上髁处前臂屈肌起点反复牵拉引起的慢性损伤性炎症，表现为肘关节内侧出现疼痛，抗阻力屈腕和前臂旋前时疼痛加重。一般情况

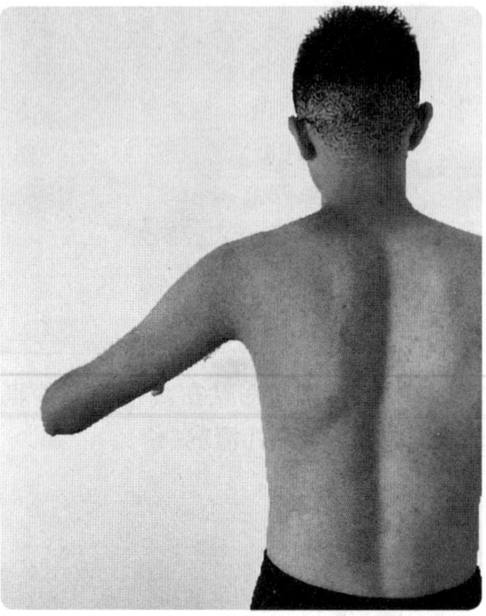

图13-14 脑卒中肩关节半脱位贴扎摆位

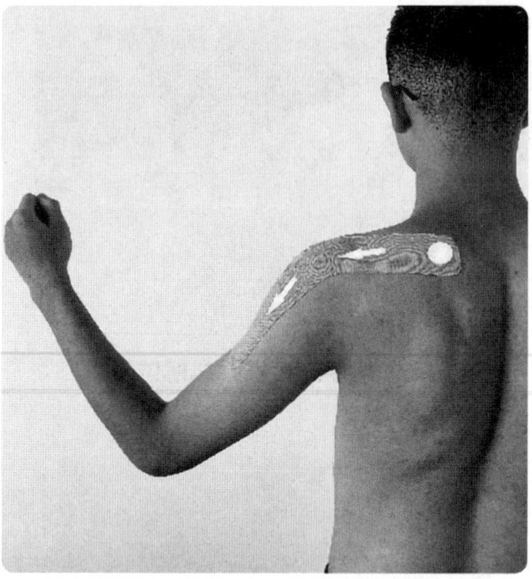

图13-15 “I”形贴布促进肩部肌肉收缩贴法

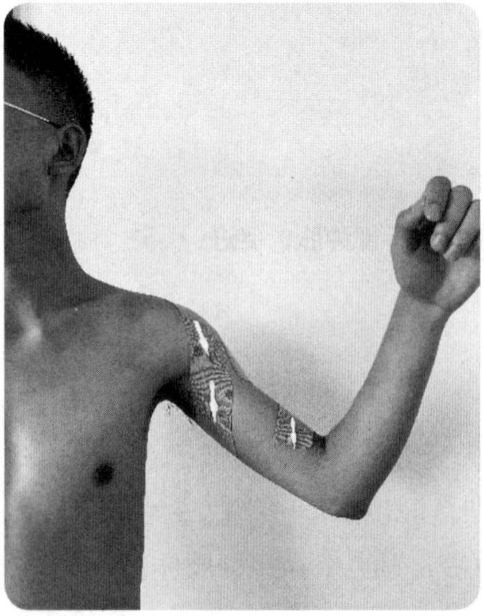

a

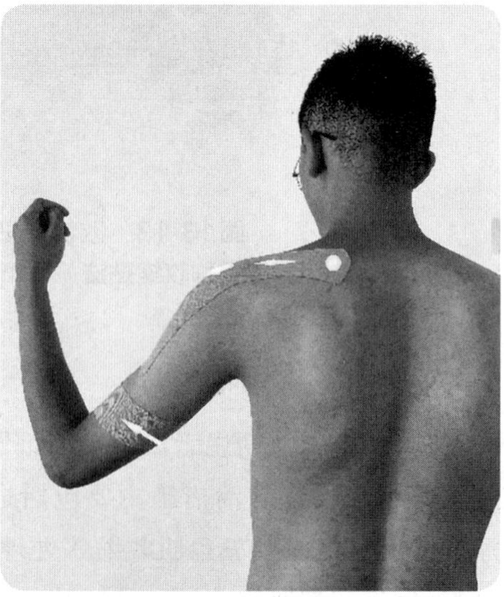

b

图13-16 “I”形贴布引导肩关节上提外旋贴法

a.后面观；b.前面观

下采用保守治疗，急性期主要以休息制动为主，避免过度劳累，同时可结合理疗，以消炎、镇痛为主。疼痛缓解后则加强肘关节周围肌肉肌力和耐力训练。贴扎应尽早介入，缓解疼痛，放松局部肌肉，加强肘关节稳定性。

2. 贴扎目的　缓解疼痛，放松肌肉，固定肘关节。

3. 贴扎方法及图示

（1）缓解疼痛：采用“X”形贴布。摆位：患者前臂旋后，腕关节背伸位（图13-17）。

“X”形贴布：中间作为“锚”点，固定在肘关节内侧痛点处，“尾”端以自然拉力向各端延展（图13-18）。

（2）放松肌肉：采用“Y”形或“I”形贴布。摆位：同“缓解疼痛”（图13-17）。

“I”形贴布：“锚”点固定在掌侧腕关节远端，“尾”端以自然拉力沿着桡侧腕屈肌和尺侧腕屈肌走向进行延展，止于肱骨内上髁（图13-19）。

（3）固定肘关节：采用“I”形贴布。摆位：同“缓解疼痛”（图13-17）。

“I”形贴布：中间作为“锚”点，固定在肱骨内上髁，“尾”端采用包绕方式，以自然拉力沿肘关节进行延展贴扎（图13-20）。

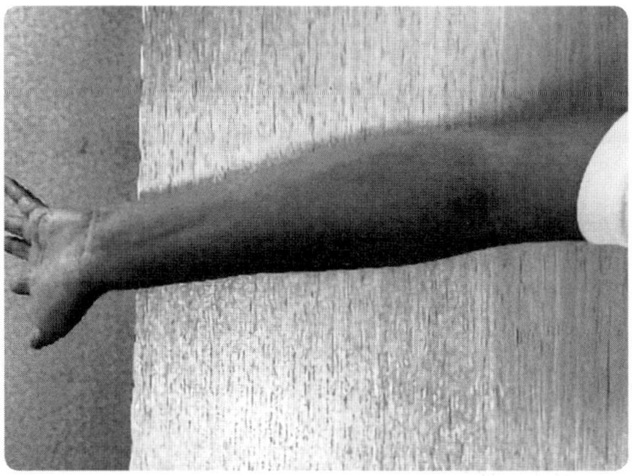

图13-17　肱骨内上髁炎贴扎摆位

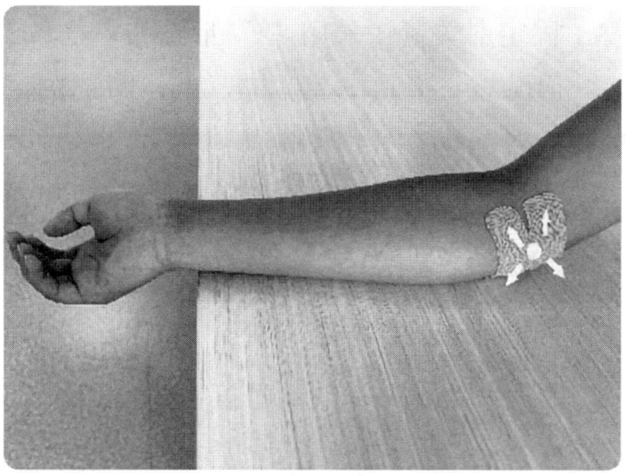

图13-18　“X”形贴布痛点提高贴法

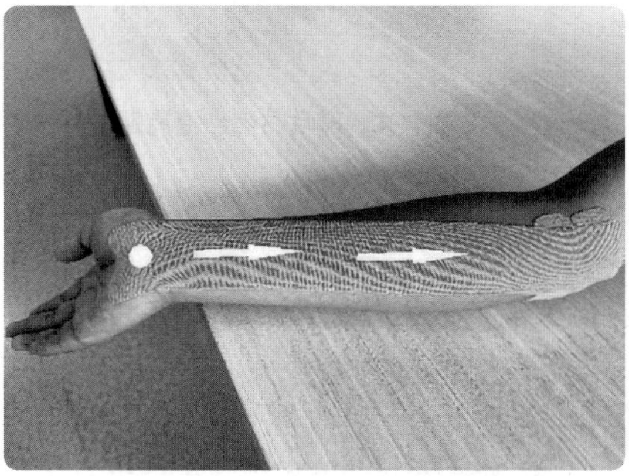

图13-19　“I”形贴布放松肌肉贴法

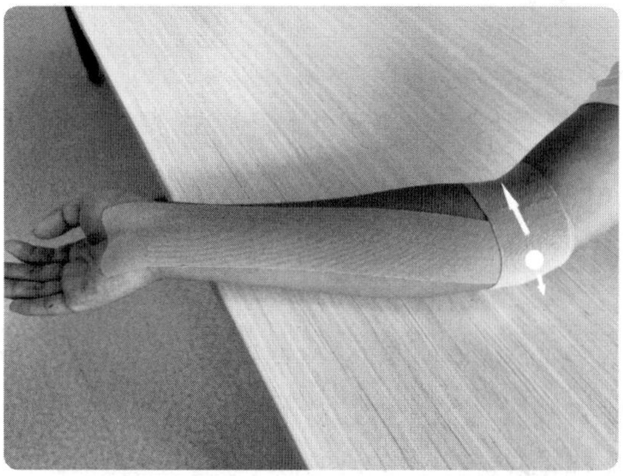

图13-20　“I”形贴布固定肘关节贴法

视频：肱骨外上髁炎

（五）肱骨外上髁炎

1. 主要问题 肱骨外上髁炎又称为网球肘，是一种肱骨外上髁处伸肌总腱起点附近的慢性损伤性炎症。常表现为肘关节外侧疼痛，腕背伸和前臂旋后或用力抓握时可加重。通常采取保守治疗，早期主要以制动休息为主，避免前臂的旋前旋后和用力抓握，同时配合理疗进行消炎、镇痛治疗。疼痛缓解后应加强前臂及上臂肌肉肌力训练，防止复发。贴扎可早期介入以缓解疼痛，放松局部肌肉，加强肘关节稳定性。

2. 贴扎目的 缓解疼痛，放松肌肉，固定肘关节。

3. 贴扎方法及图示

（1）缓解疼痛：采用“X”形贴布。摆位：患者前臂旋前，腕关节掌屈位（图13-21）。

“X”形贴布：中间作为“锚”点，固定于肘关节外侧痛点，“尾”端以自然拉力向各端延展（图13-22）。

（2）放松肌肉：采用“I”形贴布。摆位：同“缓解疼痛”（图13-21）。

“I”形贴布：“锚”点固定在背侧掌指关节处，“尾”端以自然拉力沿桡侧腕伸肌走向进行延展，止于肱骨外上髁（图13-23）。

（3）固定肘关节：采用“I”形贴布。摆位：同“缓解疼痛”（图13-21）。

“I”形贴布：中间作为“锚”点，固定在肱骨外上髁，“尾”端采用包绕方式，以自然拉力沿肘关节进行延展贴扎（图13-24）。

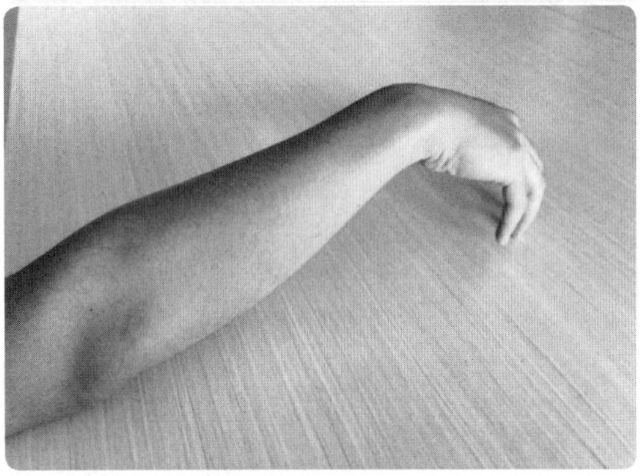

图13-21 肱骨外上髁炎贴扎摆位

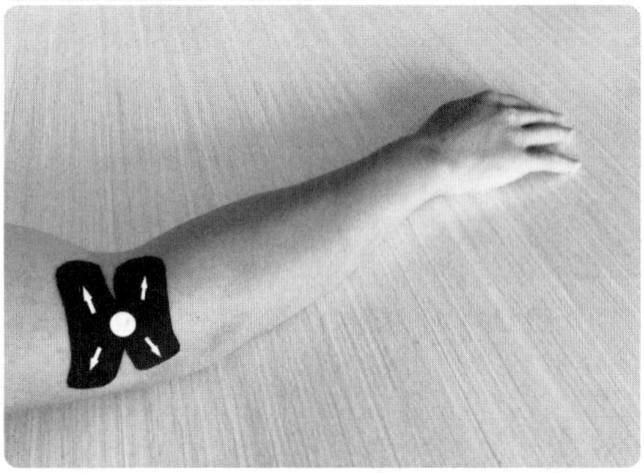

图13-22 “X”形贴布痛点提高贴法

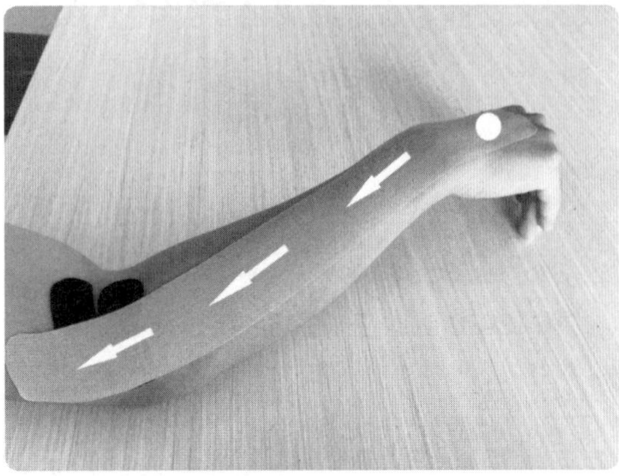

图13-23 “I”形贴布放松肌肉贴法

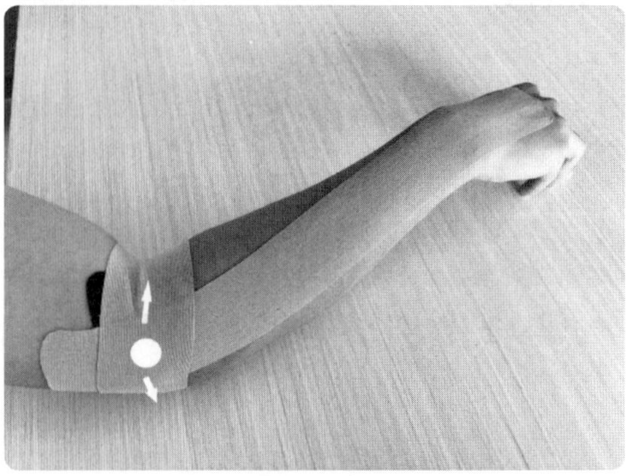

图13-24 “I”形贴布固定肘关节贴法

（六）桡骨茎突狭窄性腱鞘炎

视频：桡骨茎突狭窄性腱鞘炎

1. 主要问题　桡骨茎突狭窄性腱鞘炎的症状主要表现为腕关节桡侧疼痛，逐渐加重，提物无力；拇指于腕关节屈伸活动时局部疼痛明显，尤以腕关节尺偏及屈拇指动作时加重。临床上以保守治疗为主，通过减少活动，同时配合理疗减轻症状后，加强局部肌肉力量训练。贴扎可全程介入，以促进局部血液循环，减轻因疼痛造成的活动受限。

2. 贴扎目的　缓解疼痛，放松肌肉。

3. 贴扎方法及图示

（1）缓解疼痛：采用“X”形贴布。摆位：患者舒适体位，患侧肘关节处于自然伸直位，拇指关节完全屈曲，腕关节尺偏（图13-25）。

“X”形贴布：中间作为“锚”点，固定在腕关节桡骨茎突处，“尾”端以自然拉力沿腕关节进行延展贴扎（图13-26）。

（2）放松肌肉：采用“I”形贴布。摆位：同“缓解疼痛”（图13-25）。

“I”形贴布：“锚”点固定于拇指指甲近端，“尾”端以自然拉力沿着拇长展肌和拇短伸肌走向进行延展，止于桡尺骨之间接近肘关节处（图13-27）。

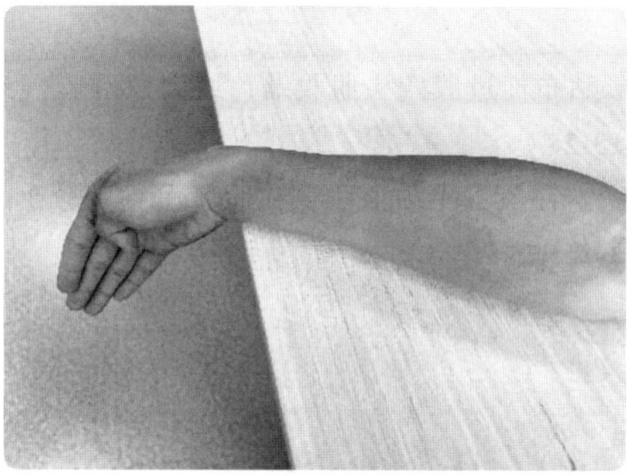

图13-25　桡骨茎突狭窄性腱鞘炎贴扎摆位

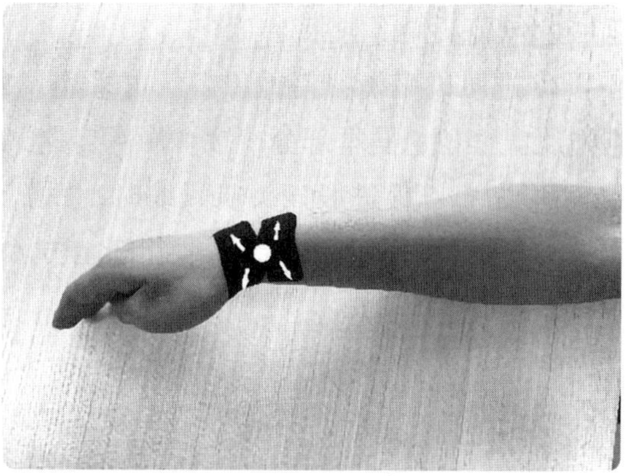

图13-26　“X”形贴布痛点提高贴法

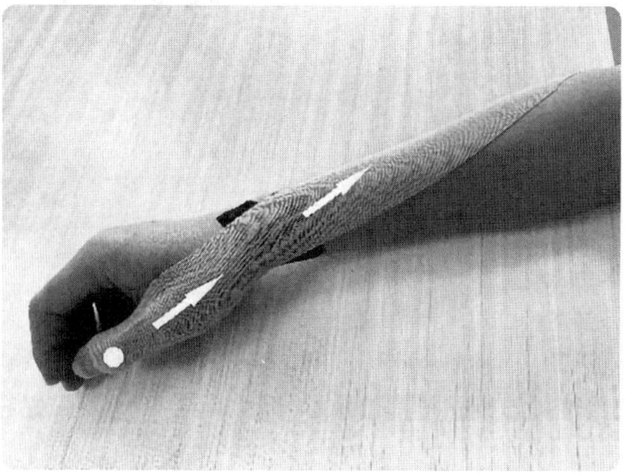

图13-27　“I”形贴布放松肌肉贴法

二、下肢贴扎技术

（一）膝骨性关节炎

1. 主要问题 膝骨性关节炎，又称为增生性、肥大性或退行性骨关节炎等，常表现为膝关节局部疼痛、肿胀、僵硬及关节功能活动受限等，治疗主要以缓解症状、增强关节活动能力为主。一般保守治疗包括药物治疗、理疗、运动疗法、力线矫正及健康教育等方法。贴扎早期介入可缓解急性发作期的疼痛和肿胀，在慢性期可通过肌贴加强膝关节稳定性，改善步态。

2. 贴扎目的 缓解局部疼痛、消除肿胀、促进膝周肌肉平衡。

3. 贴扎方法及图示

（1）缓解局部疼痛：采用“X”形贴布。摆位：患者舒适坐位，自然屈膝（图13-28）。

“X”形贴布：采用痛点提高贴法，中间作为“锚”点，固定在膝关节痛点，“尾”端以自然拉力向各端延展（图13-29）。

（2）消除肿胀：采用散状形贴布。摆位：同本部分“缓解局部疼痛”（图13-28）。

散状形贴布：共两条，“锚”点分别从股骨内、外上髁上方，发出多尾如双手交叉状，以自然拉力延展，包裹住局部肿胀处（图13-30）。

（3）促进肌肉平衡：慢性患者，可采用“Y”形贴布促进股四头肌收缩，或辅以“Y”形贴布放松腘绳肌。摆位：同本部分“缓解局部疼痛”（图13-28）。

“Y”形贴布：促进股四头肌收缩时，“锚”点固定在股骨干中上段，在髌骨上缘处分出两尾，以自然拉力包绕髌骨两侧，汇于胫骨粗隆上方（图13-31）。

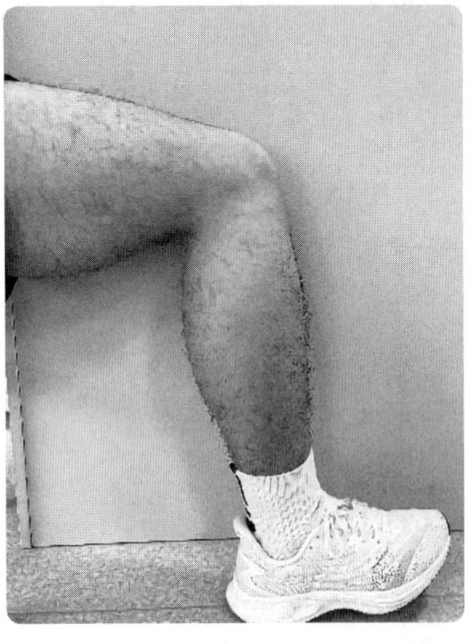

图13-28 膝骨性关节炎贴扎摆位

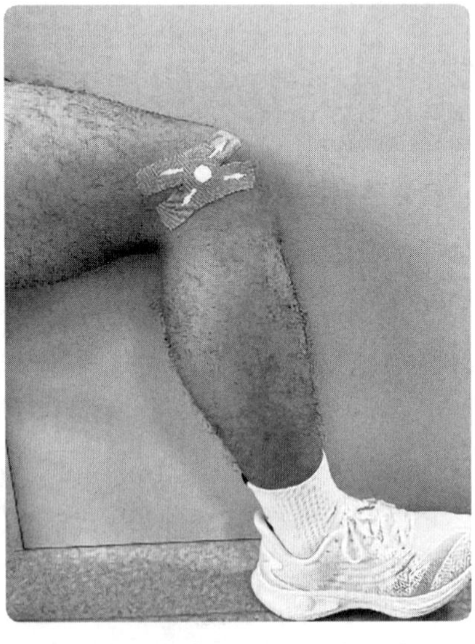

图13-29 “X”形贴布痛点提高贴法

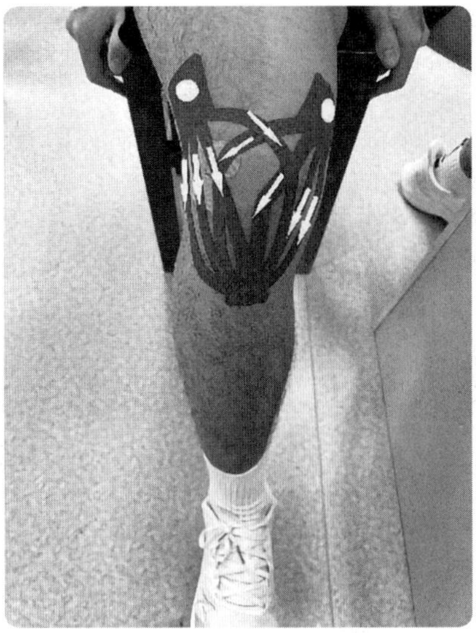

图13-30　散状形贴布消除肿胀贴法

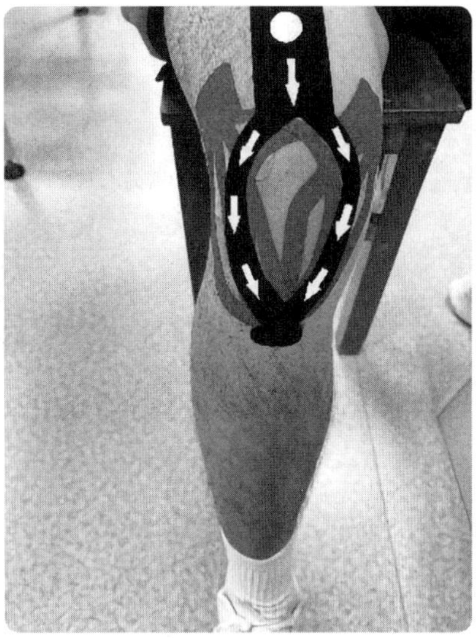

图13-31　“Y”形贴布促进股四头肌收缩贴法

（二）膝关节软组织损伤

视频：膝关节软组织损伤

1. 主要问题　膝关节周围肌腱、侧副韧带及前后交叉韧带等软组织，一旦发生损伤，会造成局部疼痛、肿胀及关节功能活动障碍。早期治疗遵循保护（protect）、适当负重（optimal loading）、冰敷（ice）、加压（compression）和抬高（elevation）的POLICE原则。达到减轻疼痛、消除肿胀、抑制渗出及炎症。若损伤严重，则需进行手术治疗，手术选择以关节镜下修复重建为主。术后进行膝周肌肉力量训练、本体感觉训练等。早期进行贴扎可以缓解疼痛、消除肿胀、增加感觉输入及促进功能恢复。

2. 贴扎目的　消肿镇痛，促进肌肉收缩、稳定膝关节，稳定支持韧带。

3. 贴扎方法及图示

（1）消肿镇痛：采用散状形贴布。摆位与散状形贴布方法参照膝骨性关节炎（2）部分（图13-30）。

（2）促进股四头肌收缩：用于后交叉韧带损伤时，采用“Y”形贴布。摆位：患者取仰卧位或坐位，膝关节伸直或稍屈曲。

“Y”形贴布：“锚”点固定在股骨干中上段，在髌骨上缘分出两尾，以自然拉力包绕髌骨两侧，汇合于胫骨粗隆上方（图13-32）。

（3）促进腘绳肌：用于前交叉韧带损伤时，采用“Y”形贴布。摆位：患者取俯卧位，膝关节可稍屈曲。

“Y”形贴布：“锚”点固定在坐骨结节下方腘绳肌肌腹处，“尾”端以自然拉力分别沿内外侧肌肉走向延展，分别止于胫骨内侧髁和腓骨小头上方（图13-33）。

（4）稳定膝关节及支持韧带：采用“Y”形或“I”形贴布。摆位：患者舒适坐位，自然屈膝（图13-28）。

“Y”形贴布：“锚”点固定在胫骨粗隆上方，两侧“尾”端以中度拉力向上延展包绕膝关节内外侧；“I”形贴布：中间作为“锚”点，固定在胫骨粗隆上方，两侧“尾”端以中度拉力斜向上方进行延展（图13-34）。

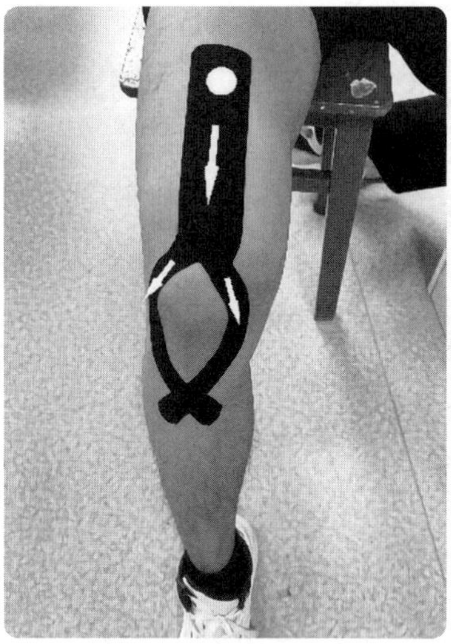

图13-32 “Y”形贴布促进股四头肌收缩贴法

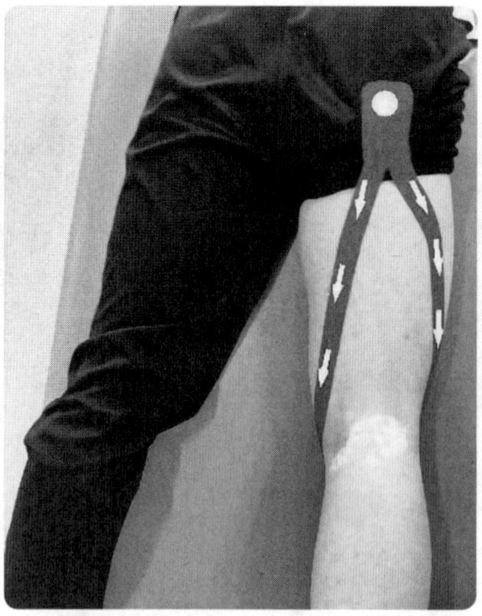

图13-33 “Y”形贴布促进腘绳肌收缩贴法

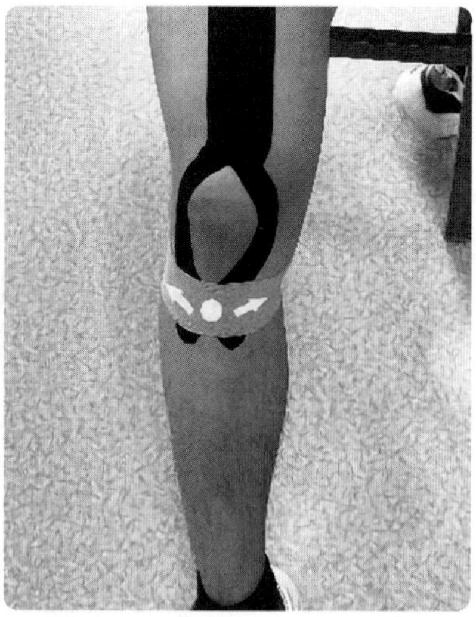

图13-34 “Y”形贴布稳定膝关节及支持韧带贴法

（三）髌骨软骨软化症

1. 主要问题 髌骨软骨软化症又称为髌股软骨炎，是常见的髌股关节病，是由于各种原因引起的髌股关节生理结构的力学关系紊乱，造成髌股关节倾斜甚至半脱位，髌股外侧关节面压力过度集中和磨损，导致髌股关节的软骨水肿、软化、纤维化、剥脱等而出现膝关节酸软、疼痛、活动受限的症状，以屈膝痛最常见。临床以保守治疗为主，患者应避免患侧腿剧烈运动以减轻症状，同时须加强股四头肌（尤其是股内侧肌）的力量训练。

2. 贴扎目的 促进肌肉收缩、改善感觉输入、纠正力线、支持髌骨。

3. 贴扎方法及图示

（1）促进肌肉收缩：采用“Y”形贴布。摆位与“Y”形贴布方法参照膝关节软组织损伤（2）部分（图13-32）。

（2）纠正力线、支持髌骨：采用“Y”形贴布。摆位：患者舒适坐位（图13-28）。

“Y”形贴布：以髌骨内移为例。“锚”点固定于膝关节外侧缘，“尾”端以中度拉力沿髌骨上下缘进行延展，止于髌骨内侧缘（图13-35）。

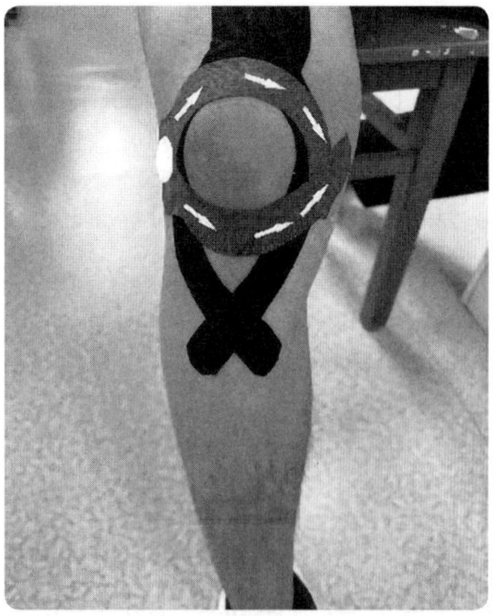

图13-35 针对髌股内移的“Y”形贴布贴法

视频：踝关节扭伤

（四）踝关节扭伤

踝关节扭伤在急性期处理遵循保护（protection）、休息（rest）、冰敷（ice）、加压包扎（compression）、抬高（elevation）的PRICE原则。恢复期应加强踝关节周围肌肉的力量、韧带柔韧性及本体感觉等训练。肌贴的贴扎急性期和恢复期都可以使用，但贴扎目的有所不同。

1. 急性期

（1）贴扎目的：缓解局部疼痛，消除肿胀，稳定踝关节。

（2）贴扎方法及图示

1）缓解疼痛：采用“X”形贴布。摆位：患者舒适体位。“X”形贴布：中间作为“锚”点，固定在踝关节痛点，“尾”端以自然拉力向各端延展（图13-36）。

2）消除肿胀：采用散状形贴布。摆位：患者取跖屈位，可稍内偏（图13-37）。散状形贴布：共两条，一条贴布，“锚”点固定在外踝上方，多尾端以自然拉力向远端患侧足肿胀处进行延展；另一条贴布，“锚”点固定在内踝上方，多尾端以自然拉力向远端患侧足肿胀处进行延展。两条贴布如双手交叉状包裹住肿胀处（图13-38）。

3）稳定踝关节：采用“I”形贴布。摆位：取踝足中立位。“I”形贴布：以常见的足内翻型扭伤为例，“锚”点固定在外踝上方，以自然拉力垂直向下延展，绕过足底后则以中度拉力，止于内踝直上方；足外翻型扭伤则“锚”“尾”与之相反（图13-39）。

2．恢复期

（1）贴扎目的：促进感觉输入，促进肌肉平衡，加强踝关节稳定。

（2）贴扎方法及图示：

1）促进感觉输入：采用散状形贴布，自然拉力。摆位：患者舒适体位。

散状形贴布：增加踝周及足底的感觉输入的贴扎方法急性期（图13-37、图13-38、图13-40）。

2）促进肌肉平衡：以反复足内翻型扭伤为例，采用“I”形贴布促进腓骨长、短肌收缩。摆位：取踝足中立位。

“I”形贴布：“锚”点固定在腓骨小头，“尾”端以自然拉力沿腓骨长肌肌腹，经外踝在足底绕行，止于足底内侧上缘（图13-41）。

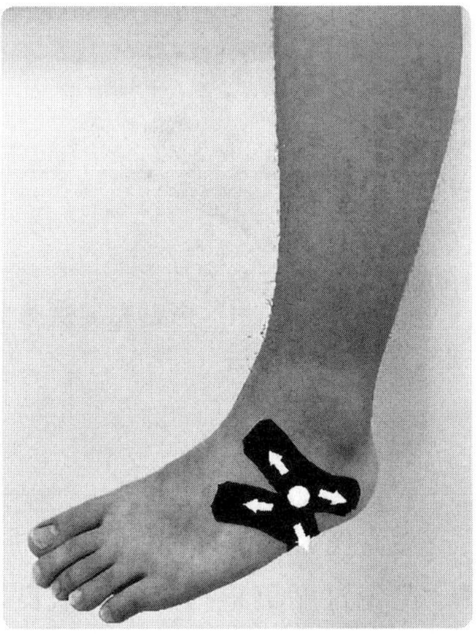

图13-36　“X”形贴布痛点提高贴法

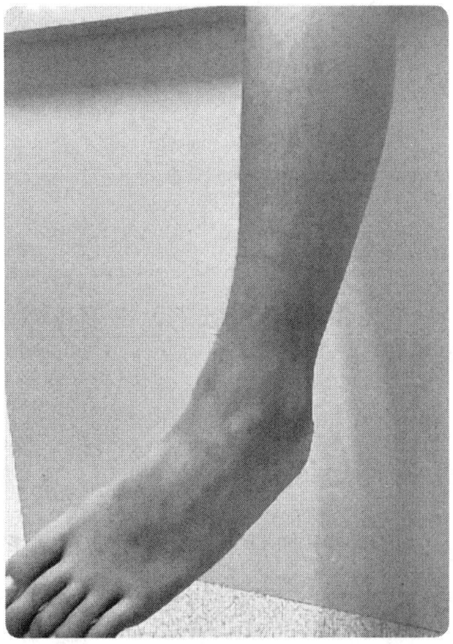

图13-37　消除肿胀贴扎摆位

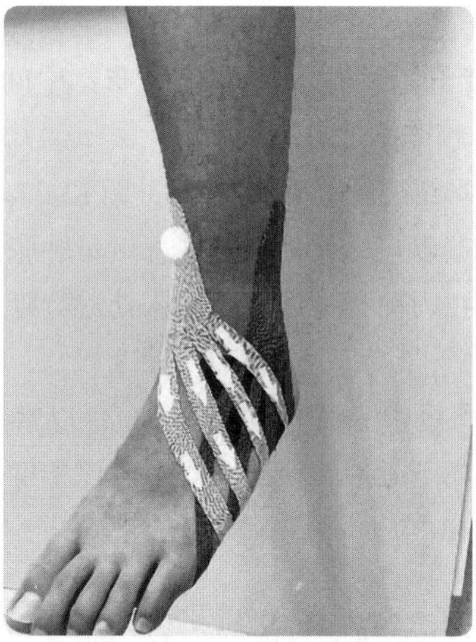

图13-38　散状形贴布消肿贴法

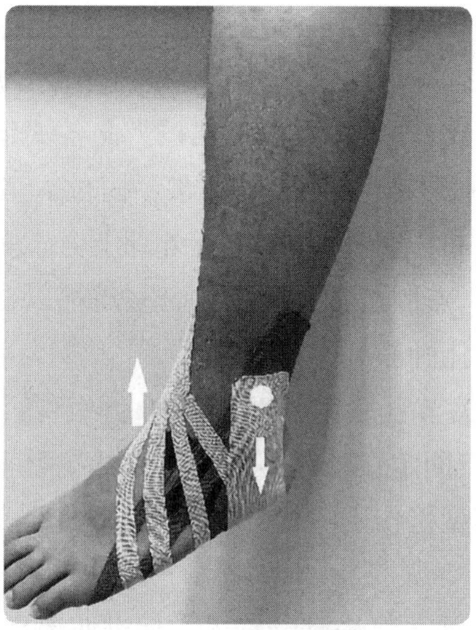

图13-39　“I”形贴布稳定踝关节贴法

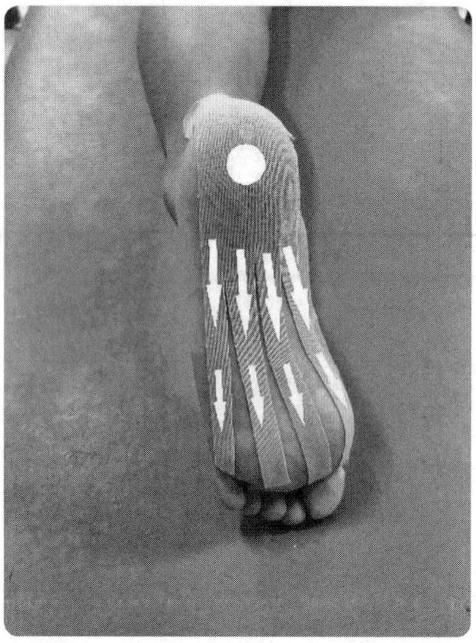

图13-40　散状形贴布促进感觉输入贴法

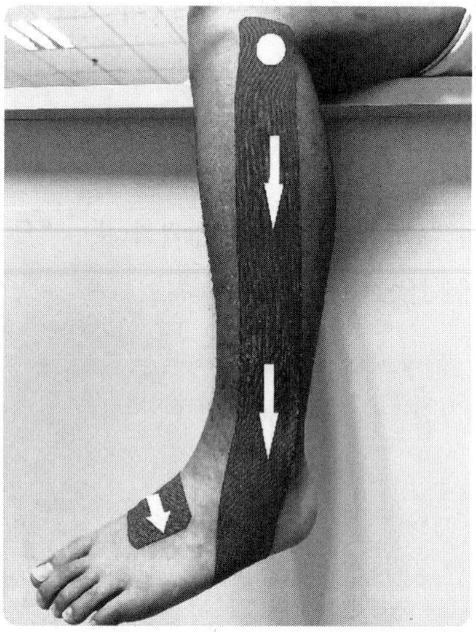

图13-41　“I”形贴布促进腓骨长、短肌收缩贴法

（五）跟骨骨刺及足底筋膜炎

1. 主要问题　跟骨骨刺常与足底筋膜炎并发，主要表现为足部疼痛、压痛、肿胀等症状。治疗方法通常以保守治疗为主，同时注意选择合适的鞋、避免过度负重行走、养成良好的生活习惯等。贴扎技术可以作为辅助疗法使用。

2. 贴扎目的　减轻疼痛，消除肿胀，促进感觉输入，足弓矫正。

3. 贴扎方法及图示

（1）减轻疼痛：采用“X”形贴布。摆位：患者取俯卧位，足自然放松。

“X”形贴布：中间作为“锚”点，固定在足底疼痛最明显处，“尾”端以自然拉力向各端延展（图13-42）。

（2）消除肿胀，促进感觉输入：采用散状形贴布。摆位：取俯卧位，患侧足尽量背屈。

散状形贴布："锚"点固定于足跟，多尾以自然拉力向足底远端进行延展（图13-40）。

（3）矫治足弓：采用"I"形贴布。摆位：患侧足适度跖屈、内翻位。

"I"形贴布："锚"点固定在外踝或足背外侧，"尾"端沿足底以自然拉力横向延展至足内侧，然后以极限拉力止于足背（图13-43）。

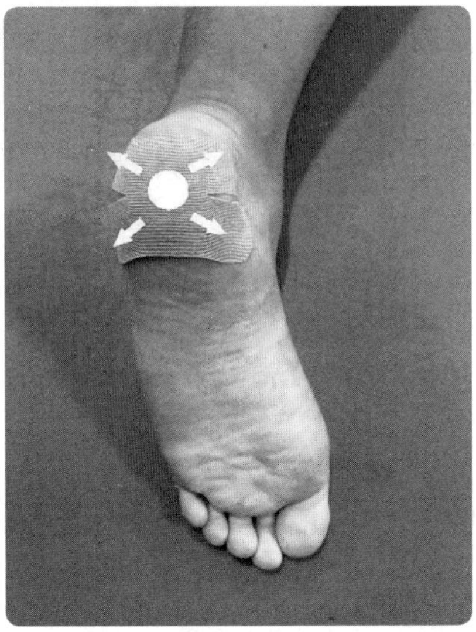

图13-42　"X"形贴布痛点提高贴法

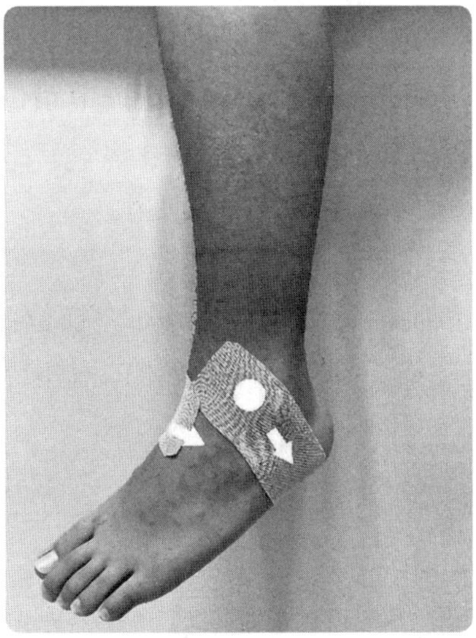

图13-43　"I"形贴布矫治足弓贴法

三、躯干贴扎技术

（一）颈部肌肉紧张

视频：颈部肌肉紧张

1. 主要问题　长期姿势不良、局部受寒或睡觉姿势不当常会导致颈部肌肉紧绷感和颈部疼痛，如长期低头伏案工作易引起半棘肌紧张，头向一侧旋转或侧屈过久易引起胸锁乳突肌、斜角肌及斜方肌的紧张等。贴扎技术可配合物理治疗、手法治疗同时进行，以达到放松肌肉、缓解疼痛的效果。

2. 贴扎目的　缓解疼痛，改善局部循环，放松紧张肌肉。

3. 贴扎方法及图示

（1）缓解疼痛：采用"X"形贴布。摆位：取坐位。

"X"形贴布：进行痛点提高贴法，中间作为"锚"点，固定在颈部痛点，"尾"端以自然拉力向两端延展贴扎（图13-44）。

（2）放松半棘肌：采用"Y"形贴布。摆位：取坐位，下颌内收，颈屈曲。

"Y"形贴布："锚"点固定在发际下方，两"尾"端以自然拉力沿脊柱两侧分别进行延展，止于上胸椎两侧（图13-45）。

（3）放松斜方肌：采用"Y"形贴布。摆位：头向贴扎对侧侧屈。

"Y"形贴布："锚"点固定在肩峰，两"尾"端以自然拉力分别进行延展，止于枕骨隆突及后背部（图13-46）。

（4）放松胸锁乳突肌：采用“Y”形贴布。摆位：头向贴扎对侧侧屈，可适度向贴扎侧旋转。

“Y”形贴布：“锚”点固定在乳突，两“尾”端以自然拉力分别向下进行延展，止于胸锁关节处及锁骨内1/3处（图13-47）。

（二）急性颈椎关节周围炎

1. 主要问题 急性颈椎关节周围炎又称落枕，是因睡眠枕头选择不当，或睡眠时颈部姿势固定太久，引起颈部一侧肌肉紧张、颈椎小关节错位，导致晨起后颈部疼痛及活动受限。可通过手法整复后配合肌贴进行治疗。

2. 贴扎目的 缓解疼痛，放松肌肉。

3. 贴扎方法及图示

（1）放松斜角肌：采用“I”形贴布。摆位：头向健侧侧屈。

“I”形贴布：“锚”点固定在颈外侧，上段颈椎横突前方，“尾”端以自然拉力向外下进行延展

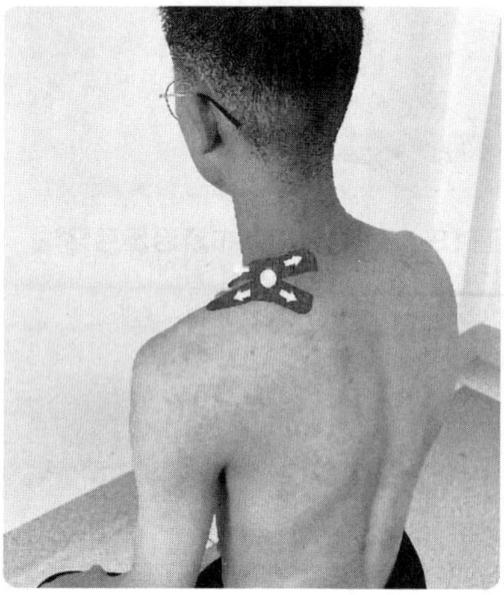

图13-44 “X”形贴布痛点提高贴法

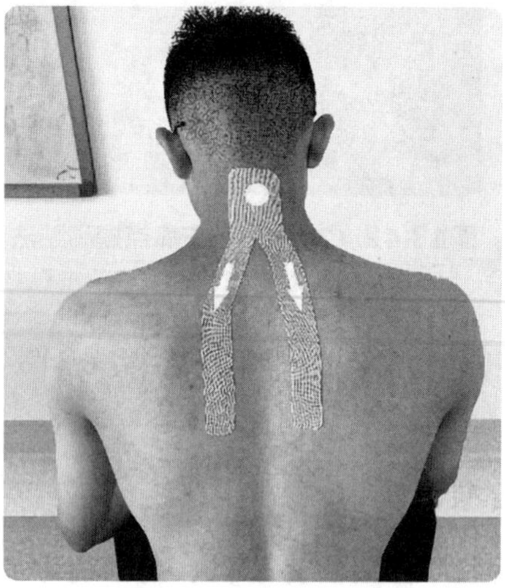

图13-45 “Y”形贴布放松半棘肌贴法

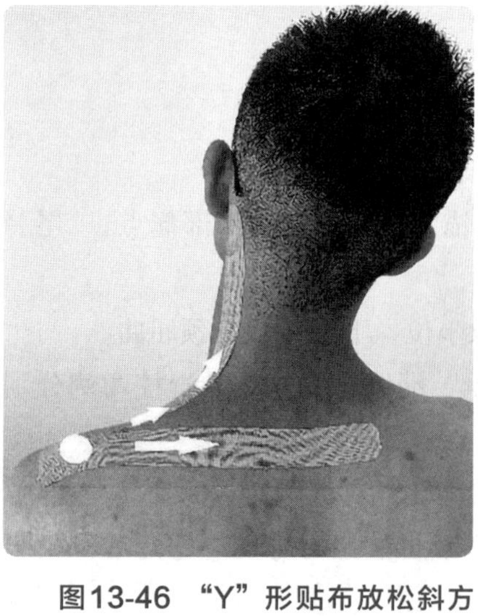

图13-46 “Y”形贴布放松斜方肌贴法

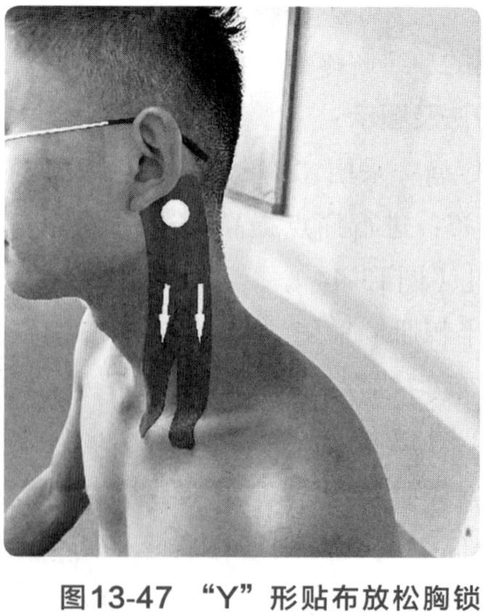

图13-47 “Y”形贴布放松胸锁乳突肌贴法

止于锁骨（图13-48）。

（2）放松胸锁乳突肌：采用“Y”形贴布，自然拉力。摆位和“Y”形贴布的贴法参考颈部肌肉紧张（3）部分（图13-47）。

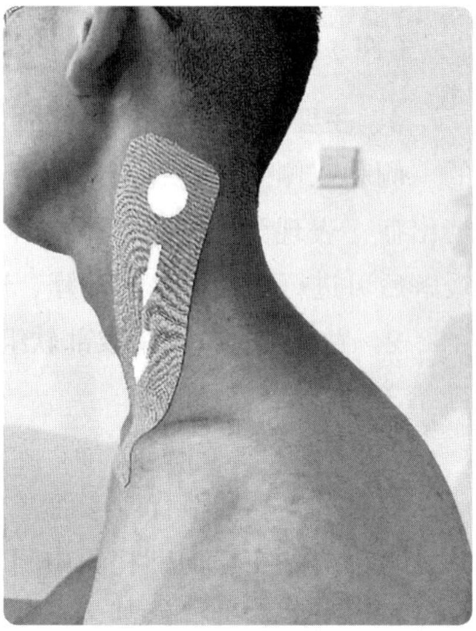

图13-48　“I”形贴布放松斜角肌贴法

（三）急性腰扭伤

1. 主要问题　因劳动或运动时，腰部肌肉、筋膜和韧带承受超负荷活动引起不同程度的纤维断裂，出现一些系列临床症状。常见病因为长时间保持弓背坐姿、频繁弯腰，尤其是弯腰提重物，容易导致腰部软组织过度疲劳、肌肉过度牵拉而损伤。急性期遵循制动（rest）、冰敷（ice）、加压包扎（compression）、抬高（elevation）的RICE原则，疼痛缓解后可采用姿势矫正、理疗、手法治疗、运动疗法及药物治疗等来改善症状。

2. 贴扎目的　放松腰部拉伤肌肉，增加感觉输入，缓解疼痛，促进核心稳定。

3. 贴扎方法及图示

（1）放松腰方肌：采用“Y”形贴布。摆位：取坐位，身体前屈，弓背。

“Y”形贴布：“锚”点固定在髂骨边缘，一“尾”端自然拉力沿腰方肌走向延展至第12胸椎；身体向对侧旋转，另一“尾”端以自然拉力延展至第12肋骨位置。对侧贴扎方法相同，可依据患者具体情况选择单侧或双侧贴扎（图13-49）。

（2）放松腹外斜肌：采用“I”形贴布。摆位：取站立位，手臂上举，身体向贴扎侧旋转（图13-50）。

“I”形贴布：“锚”点固定在背部第10至第12肋骨，“尾”端以自然拉力沿腹外斜肌走向进行延展，止于髂前上棘内侧，对侧贴扎方法相同（图13-51）。

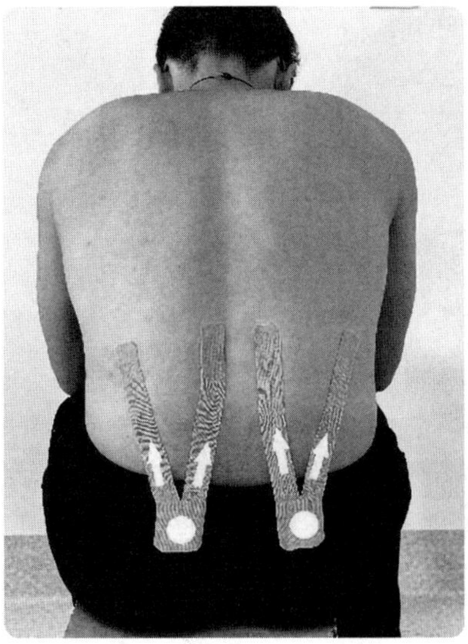

图13-49　“Y”形贴布放松腰方肌贴法

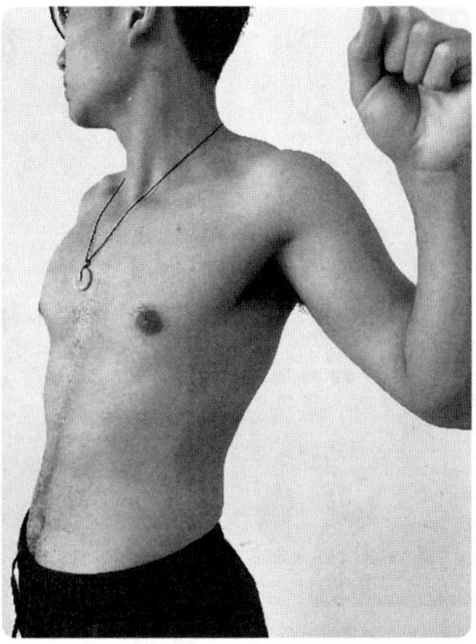

图13-50　放松腹外斜肌贴法摆位

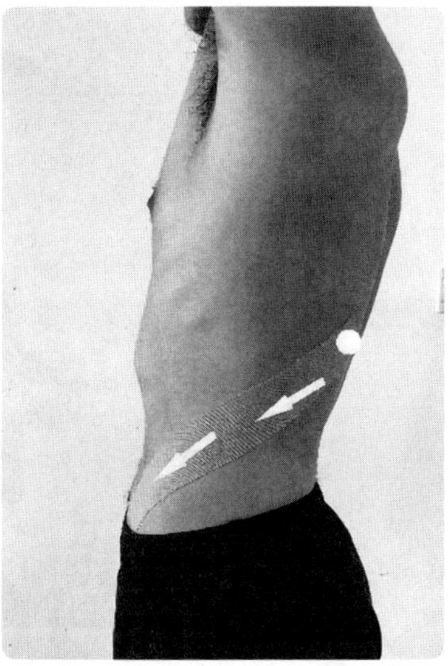

图13-51　“I”形贴布放松腹外斜肌贴法

（四）腰椎间盘突出症

1. 主要问题 腰椎间盘突出症主要是指腰椎间盘纤维破裂和髓核组织凸出压迫和刺激相应水平的一侧和双侧坐骨神经引起的一系列症状和体征。长时间不良姿势和腰椎负荷过大易引起腰椎间盘突出症，表现为下腰痛、下肢神经根症状。一般以保守治疗为主，急性期遵循POLICE原则，疼痛缓解后可进行理疗、手法治疗、运动疗法及药物治疗等。

2. 贴扎目的 支持腰部软组织，促进局部血液循环。

3. 贴扎方法及图示

（1）缓解期，支持腰部：采用“I”形贴布，进行“米”贴扎法。摆位：患者取坐位，身体微前屈，双手可支撑在椅背或床面。

“I”形贴布横向贴扎：中间作为“锚”点，采用中度拉力固定于病变的椎体处，两“尾”端以自然拉力向左右进行延展。

“I”形贴布纵向贴扎：中间作为“锚”点，采用中度拉力固定于病变的椎体处，两“尾”端以自然拉力向上下两端进行延展（图13-52a）。

“I”形贴布斜向交叉贴扎：共两条，一条贴布中间作为“锚”点，采用中度拉力固定在病变的椎体处，两“尾”端采用自然拉力斜向两端进行延展；另一条贴布贴扎方向与其垂直，贴法相同（图13-52b）。

（2）急性期，支持腰部软组织：采用“I”形贴布。摆位：同缓解期。

“I”形贴布纵向贴扎：共三条，一条贴布，“锚”点固定在第1腰椎棘突，“尾”端采用自然拉力向下进行延展，止于骶椎上方；另外两条贴布，分别贴于脊柱两侧，“锚”点固定在第12肋骨位置，“尾”端采用自然拉力向下进行延展，止于髂骨边缘（图13-53）。

“I”形贴布横向贴扎：共两条，一条贴布，“锚”点固定于第5腰椎棘突处，“尾”端采用自然拉力向两侧进行延展；另一条贴布，“锚”点固定在第12胸椎棘突处，两“尾”端采用自然拉力向两侧进行延展（图13-54）。

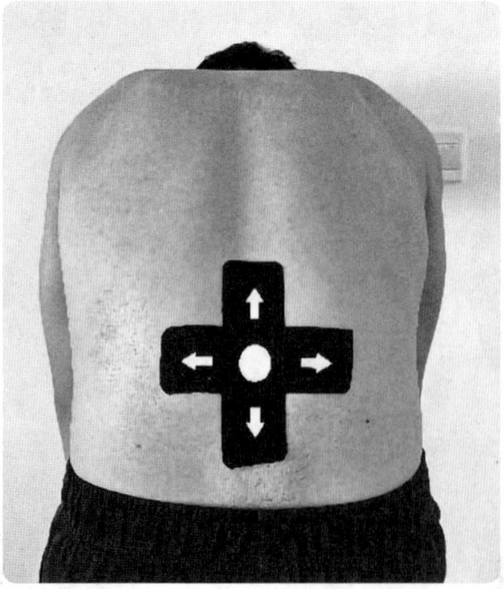

a

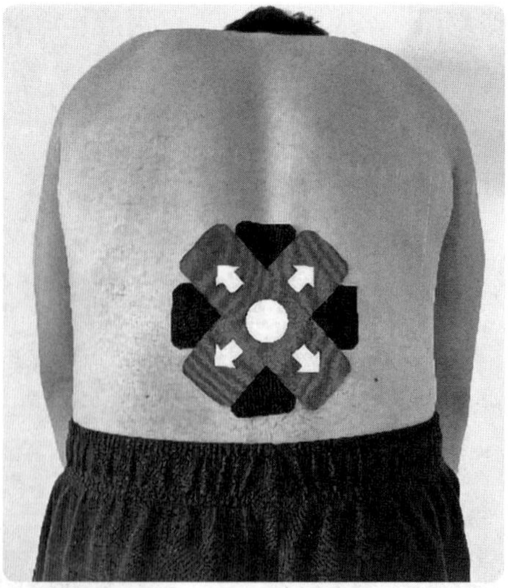

b

图13-52 缓解期“I”形贴布“米”字贴法

a.第一层；b.第二层

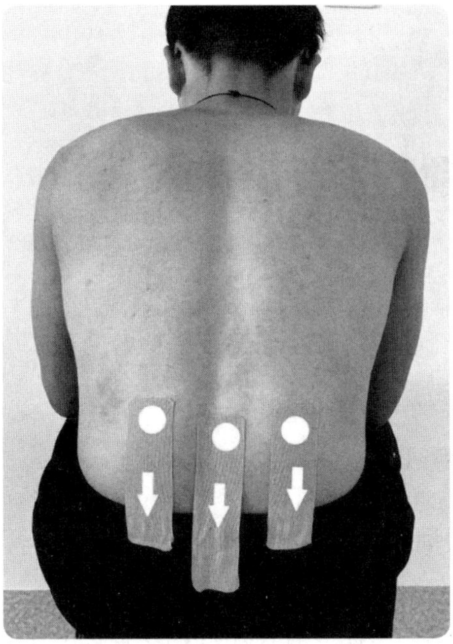
图13-53　急性期“I”形贴布纵向贴扎

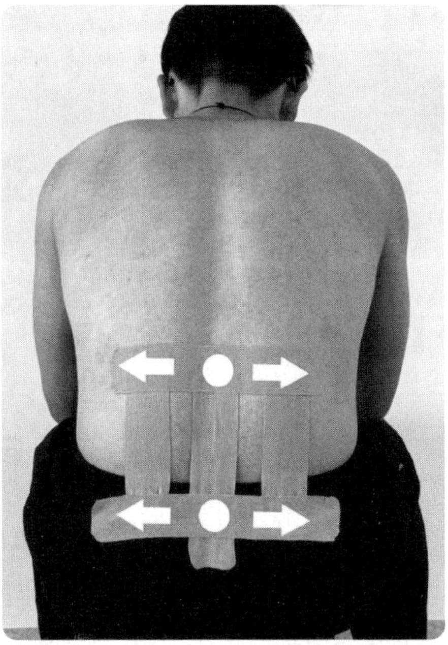
图13-54　急性期“I”形贴布横向贴扎

—• 考试知识点总结 •—

—• 本章小结 •—

—• 协和云课堂……　拓展练习及参考答案 •—

（李艳秋）

教学课件

第十四章　强制性运动技术

学习目标

素质目标

（1）树立患肢强化训练意识，以脑功能重塑与行为塑形为基础。

（2）具备皮肤防护与代偿抑制的临床思维，掌握限制装置使用规范及日常动作强化逻辑。

知识目标

（1）掌握：强制性运动技术的基本概念。

（2）了解：强制性运动技术的作用机制、适应证及强制性运动技术的评估方法和治疗方法。

能力目标

具备合理运用强制性运动技术的能力。

案例导入

【案例】

患者，男性，62岁，已退休。因“脑卒中后欲进一步康复治疗”来院求诊。患者主诉右侧肢体无力持续3个多月，近两周加剧，伴随右手麻痹，无法握物、进食、沐浴、上下阶梯等，日常生活活动受干扰。评估：患者右上肢近端肌力3级，远端2级，肌张力正常，左侧肌力及肌张力均正常。两侧无病理反射。Brunnstrom分期：右上肢Ⅴ期，右手Ⅴ期，感觉指尖麻木，Barthel指数70分，主要受限于上下阶梯，进食，沐浴，步行活动。

【问题】

就此患者情况，该如何进行强制性运动训练？

·核心知识拆解·

强制性运动技术是一种创新的康复治疗方法，其核心在于通过限制健侧上肢活动，强制使用患侧上肢进行特定的再塑训练和密集训练，以促进患侧上肢功能恢复。该方法基于习得性失用（learning non-use）理论，由爱德华·陶布（Edward Taub）于1963年提出。猴子实验揭示了中枢神经系统损伤后肢体功能抑制和习得性失用现象，为了克服这一现象，Taub等提出了强制性运动技术。研究发现，该技术在恢复期脑卒中偏瘫患者中具有显著的康复效果，能够提高偏瘫肢体的运动功能。

第一节　理论基础

一、定义

强制性运动疗法（constraint-induced movement therapy，CIMT）是一种以中枢神经系统可塑性理论为核心的神经康复治疗技术。其核心干预策略为通过物理限制装置（如手夹板、悬吊带）限制健侧肢体日常活动，强制患侧肢体参与高强度（每日6小时以上）、重复性的功能任务训练（如抓握、进食、书写等）及日常生活活动，从而克服患侧肢体的“习得性失用”，促进大脑皮质运动功能重组，最终实现运动功能的实质性恢复。该疗法的显著优点在于所需人力投入少，治疗成本低，同时能够达到良好的治疗效果。

二、发展简介

1. 奠基阶段（1940—1970年代） 强制性运动疗法的科学根基可追溯至20世纪中叶，当时神经科学家们开始系统观察中枢神经系统损伤后的功能代偿现象。1940年，Tower首次在《神经生理学杂志》发表关于灵长类动物单侧锥体束损伤后运动功能障碍的研究报告，发现实验猴会出现持续性的患肢“非使用”现象，这一发现为后续研究埋下了重要伏笔。

进入1960年代，美国心理学家Taub教授带领的研究团队展开了一系列开创性实验。他们采用严谨的科学方法，通过手术切断猴子单侧前肢的感觉神经传入（去传入手术），观察到三个关键现象：首先，即使运动神经通路保持完整，术后猴子仍会完全停止使用该肢体；其次，当用特制夹板限制健肢使用时，猴子会重新尝试使用患肢；最重要的是，这种功能恢复具有时间依赖性——短期限制仅产生暂时效果，而持续两周以上的限制可带来永久性功能改善。1966年，Taub在《实验神经学》发表里程碑论文，首次提出“习得性失用”的概念，系统阐述了“失败-抑制-代偿”的行为形成机制（图14-1）。

1970年代是研究方法标准化的重要时期。研究人员建立了完善的实验体系：在动物模型方面，

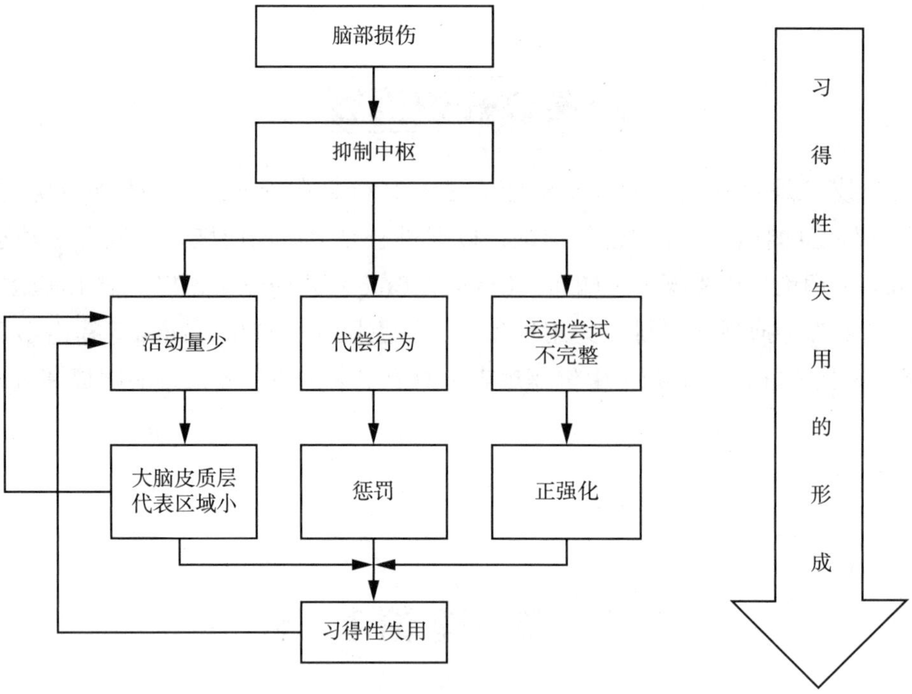

图14-1 习得性失用的形成

选用神经系统与人类相近的恒河猴，规范了背根切断手术流程；在实验装置上，研制出可精确控制限制时长的玻璃纤维限制装置，设计配备自动记录系统的训练器；在评估方法上，开发了首个定量化的运动功能评分系统。这一时期的关键突破包括：确定了14天的临界干预时长，发现每日10小时以上的限制最有效，证实了损伤后3个月内的“治疗时间窗”效应。这些发现不仅验证了习得性失用理论，更直接为后来的人体治疗方案提供了参数依据。

2. 理论验证阶段（1980—1990年代） 进入1980年代，强制性运动疗法研究迈入了关键的理论验证阶段。这一时期的研究重点从动物实验转向人体临床试验，通过一系列开创性的研究，科学家们逐步验证了强制性运动疗法在人类康复治疗中的可行性和有效性。

1981年，研究团队完成了具有里程碑意义的首个人体临床试验。这项研究纳入了4名慢性脑卒中患者，采用石膏固定健侧上肢的干预方式。治疗方案要求患者每天接受长达6小时的集中训练，训练内容包括一系列针对患肢的功能性任务。研究结果显示，所有参与者的运动功能都获得了显著改善，且这种改善效果在随访期内持续了18个月之久。这一突破性发现为强制性运动疗法的临床应用提供了首个直接证据。

随着研究的深入，1986年研究团队开发了专门用于评估上肢运动功能的Wolf运动功能测试（WMFT）。这个标准化的评估工具包含15项功能性任务，能够客观量化患者上肢的运动功能。WMFT不仅具有良好的信效度，其操作性和实用性也使其成为后续强制性运动疗法研究的重要评估手段。与此同时，研究人员在1989年明确了强制性运动疗法的临床入选标准，要求患者患侧腕关节背伸达到20°以上，且至少两个手指的掌指关节和指间关节背伸达到10°以上。这些标准的建立为临床筛选合适的治疗对象提供了重要依据。

1993年标志着强制性运动疗法发展史上的一个重要节点，美国亚拉巴马大学建立了世界上首个强制性运动疗法专科治疗中心。这个中心的成立不仅推动了强制性运动疗法的规范化应用，也为后续的大规模临床研究创造了有利条件。

3. 临床推广阶段（2000—2010年代） 进入21世纪后，强制性运动疗法迎来了快速发展的黄金时期。2001年，美国食品药品监督管理局（FDA）正式批准强制性运动疗法作为一种医疗器械用于临床治疗，这一里程碑式的认证标志着该疗法获得了官方认可，为其在医疗机构中的推广应用扫清了政策障碍。

随着临床经验的积累，研究人员发现经典强制性运动疗法方案存在训练强度大、患者依从性较差等问题。2006年，Wolf教授团队在保留核心治疗理念的基础上，推出了改良版强制性运动疗法（mCIMT）。这一改良方案将每日训练时间从6小时缩减至3小时，限制时间调整为每周5天，同时简化了训练内容，使其更符合临床实际。实践证明，改良版强制性运动疗法在保证疗效的同时显著提高了患者的接受度和完成率，特别适合老年和体弱患者群体。

4. 创新发展阶段（2015年至今） 近年来，强制性运动疗法进入了一个充满活力的创新发展期。随着科技的进步和康复理念的革新，强制性运动疗法正在经历前所未有的技术变革和应用拓展。2016年，虚拟现实（VR）技术的引入开创了强制性运动疗法治疗的新模式。临床数据显示，VR-CIMT组患者的训练依从性较传统组提高了37%，运动功能改善幅度也有显著提升。2018年，机器人辅助强制性运动疗法系统的问世标志着技术整合的又一次飞跃。一项纳入150例患者的多中心研究显示，机器人辅助组在运动质量评分上较传统组高出22%，且训练过程中的疲劳感显著降低。2020年新冠疫情期间，家庭版强制性运动疗法方案得到了快速发展。这种“互联网＋强制性运动疗法”的模式不仅解决了特殊时期的治疗可及性问题，也为长期居家康复提供了新选择。

三、相关理论介绍

强制性运动疗法建立在坚实的理论基础之上，其核心理论体系包含相互关联的两个维度：行为心理学层面的“习得性失用”理论和神经科学领域的“中枢神经可塑性”理论。这两个理论共同构成了强制性运动疗法的科学基础，解释了为什么限制健侧肢体、强制使用患肢能够产生持久的康复效果。

1. 习得性失用理论 习得性失用理论源于Taub教授对去传入猴子行为的系统观察。这一理论精辟地阐述了神经系统损伤后功能障碍持续存在的心理行为机制。在损伤急性期，由于神经休克（neural shock）现象，患肢运动功能受到暂时性抑制，患者尝试使用患肢时往往遭遇失败（如拿取物品掉落、行走失衡等），这些失败经验形成负性强化；与此同时，使用健肢却能顺利完成日常活动，形成正性强化。随着时间的推移，这种“失败-回避-代偿”的行为模式被不断强化，最终发展成为一种自动化的行为习惯，即“习得性失用”。

研究表明，这种现象在脑卒中患者中尤为突出。临床数据显示，约78%的急性期患者在尝试使用患肢失败5～7次后，就会形成稳定的回避行为模式。这种失用并非源于患肢完全丧失功能，而是由于大脑建立了“患肢不能用”的错误表征。强制性运动疗法通过限制健肢使用，强制打破这种恶性循环，使患者重新认识患肢的潜在功能。行为学研究表明，持续2周的强制使用可以重建正确的行为模式，且这种改变能够长期维持。

2. 中枢神经可塑性理论 中枢神经可塑性理论揭示了强制性运动疗法起效的神经生物学机制。现代神经影像学研究证实，强制使用患肢能够诱导大脑皮质的功能重组。这种重组表现为3个层面：其一，患肢对应皮质代表区的扩大，功能磁共振成像（functional magnetic Resonance Imaging, fMRI）研究显示经过3周强制性运动疗法治疗后，初级运动皮质手区面积平均增加23%；其二，损伤周边区域的代偿性激活，经颅磁刺激（trans-cranial magnetic stimulai-on，TMS）检测显示治疗后患肢运动诱发电位阈值降低35%；其三，神经网络连接的优化，弥散张量（diffusion tensor imaging，DTI）成像证实胼胝体纤维连接密度显著提高。

这种可塑性变化具有明显的“使用依赖性”特征。音乐家研究为此提供了生动例证：小提琴演奏者左手手指在感觉运动皮质的代表区面积明显大于普通人。强制性运动疗法正是通过高强度、重复性的患肢使用，创造类似的皮质重塑条件。值得注意的是，这种神经可塑性存在关键时间窗，动物实验表明损伤后3个月内干预效果最佳，但临床研究证实即使是慢性期患者（病程＞1年）仍能诱发显著的可塑性变化（图14-2）。

3. 理论整合与应用发展 这两个理论在实践中相互支撑、协同作用：习得性失用理论指导行为干预策略的设计，而中枢可塑性理论则解释了行为改变背后的神经机制。近年来的理论发展进一步强调“任务特异性”的重要性，即训练任务必须与实际功能需求高度吻合，才能最大化治疗效果。这促使强制性运动疗法从简单的肢体限制发展为包含运动学习、认知参与等多要素的综合性干预体系。

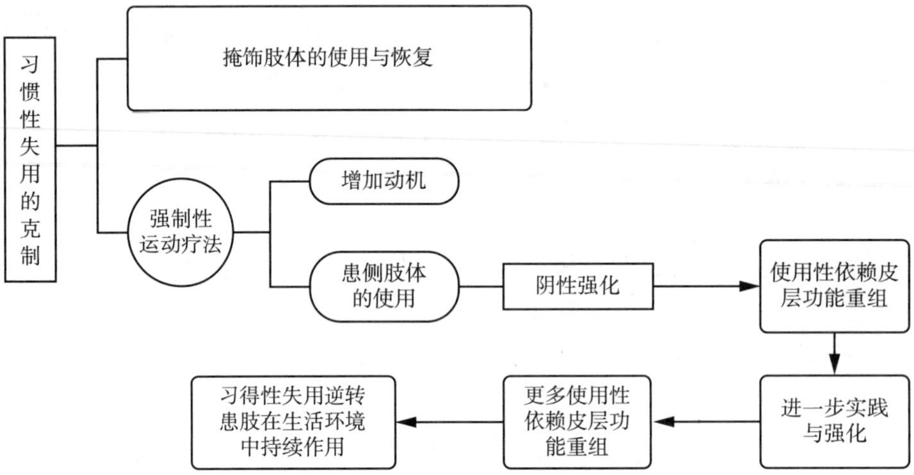

图14-2 习得性失用的克制

第二节 临床应用

根据研究，约85%的脑卒中偏瘫患者会经历上肢功能障碍，且脑卒中后上肢功能的恢复通常较下肢更为困难。康复训练，如腕关节、手关节活动度的维持和肌张力的降低，已被证明能有效改善上肢功能障碍。传统观念认为，脑卒中后上肢功能的最佳恢复时间应在发病后的11周内，超过此期限，上肢功能的恢复将变得极为困难。强制性运动技术的出现挑战了这种观点，临床研究显示，即使在脑卒中后运动功能恢复的平台期（通常为6～12个月）之后，通过实施强制性运动疗法，仍能显著提升患者的上肢功能。

一、应用人群的入选标准

1．年龄＞18岁，能够理解和执行康复训练的指令。

2．患侧腕关节背伸＞20°，拇指及其他4指中任何2个手指掌指关节和指间关节背伸＞10°，且动作在1分钟内可重复活动3次。

3．患侧关节被动活动度：肩关节屈曲及外展＞90°、肩关节外旋＞45°、肘关节伸展＜30°、前臂旋后和旋前＞45°。

4．穿戴悬吊带或夹板后仍有足够平衡能力。

5．坐、站及如厕时的转位能够自己独立完成，能够保持静态站立姿势至少2分钟。

6．无严重且药物不能控制的疾病，如高血压、糖尿病、心脏病等。

7．无严重认知功能障碍等。

二、基本技术

强制性运动技术是一种综合性的康复治疗技术，它结合了行为学技术和多种康复治疗技术，如限制技术、塑形技术和行为技术。例如，在脑卒中患者的康复中，强制性运动技术通过限制健侧肢体的活动并结合患侧肢体的高强度训练，有效促进了患者上肢功能的恢复。

1．限制技术（restraining technique） 顾名思义，限制技术就是通过一些设置或装置，限制患者使用健侧上肢完成日常生活活动。经典的限制装置是上肢吊带或手夹板等，但随着治疗过程中要求的不同，限制装置也进行了不同的改良。

2．塑形技术（shaping technique） 塑形技术来自早期的条件反射技术，基本原理是患者不需要花费很大的气力就可以得到一些小进步。通过不断地练习，逐步取得进步，并最终形成一个新的动作（功能）。在治疗中应用塑形技术，强调任务-导向性治疗为主，通过集中训练来循序渐进恢复患者的患侧上肢的运动功能及日常生活活动能力。治疗项目应略高于患者运动功能，使患者需要努力投入才能完成这些项目，这些治疗项目需要患者全神贯注并反复练习。在治疗全过程中，须及时向患者反馈功能恢复情况，并持续鼓励患者坚持完成训练任务。

3．行为技术（behavior technique） 行为技术包括行为合同、家庭日记、家庭作业和治疗记录单等，是强制性运动技术的主要监督方式。目的是使患者在家庭环境中增加患侧上肢的使用频率，提高患侧上肢的使用能力。

三、训练方案

强制性治疗的治疗方案主要包括三个方面，即限制健侧肢体的使用，集中、重复及强化训练，日常生活任务训练。其中集中、重复及强化训练患侧肢体功能，构成了主要的治疗要素。

1．限制健侧肢体的使用 患者的健侧肢体穿戴用尼龙搭扣固定的手夹板或塞有填充材料的手套，限制健侧手的使用（图14-3），同时使用吊带限制健侧上肢的活动。在患者90%的清醒时间使用，仅在洗浴、上厕所、睡觉及可能影响平衡和安全的活动时才解除强制。强制用手夹板或手套一

视频：限制健侧肢体

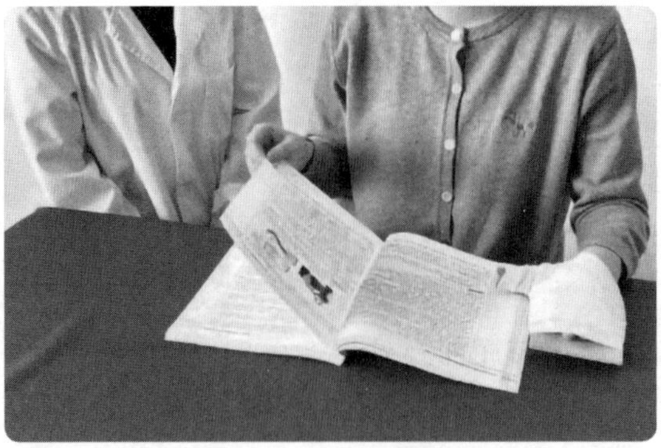

图14-3　健侧手佩戴手套

般用易开启的尼龙搭扣固定，以便让患者本人在紧急情况下（如摔倒后）能自行解除，对患者的安全问题应给予特别的关注。治疗期间记录日常患侧肢体和强制装置的使用情况。

2. 集中、重复、强化训练　集中、重复、强化训练这一“转移包”是实现这一目标的关键，治疗师需与患者或家属共同制订方案，明确在治疗室内外使用上肢完成日常活动的任务，确保患者治疗的依从性，在监护下让患者坚持使用患侧肢体从事日常功能性任务，在不危及安全的情况下尽可能多戴手套，家属或看护人可以给予适当帮助，减少患者过度的挣扎，尽可能容易完成更多的日常生活活动。之后对患者进行运动活动记录评定，并指导患者每天书写家庭日记，让其记录每日在治疗室外上肢完成日常生活活动的情况。同时在治疗完成后，医生给予患者布置家庭作业，让其明白坚持患侧上肢康复训练对健康恢复的重要性。

制订并落实个性化训练方案，明确训练项目，分步骤实施，成功后给予鼓励，并根据患者运动能力逐步提升难度。这些训练主要分为三大类：首先是基础性日常生活活动训练，包括进食训练（如使用餐具自主进食）、穿衣训练（如扣纽扣、系鞋带）和个人卫生训练（如刷牙、洗脸）等与实际生活密切相关的项目；其次是趣味性操作训练，针对儿童患者常采用搭积木、拼图等游戏化训练方式，既保持训练趣味性又锻炼精细动作能力；最后是专业康复器具训练，运用物理治疗（PT）和作业治疗（OT）中的经典训练工具，如木钉板训练手部抓握能力，滚筒练习上肢协调性，以及各种规格的训练球来改善关节活动度等。这种多层次的训练内容设计既保证了训练的功能导向性，又能根据患者的年龄、兴趣和功能水平进行个性化调整。同时，集中、重复、强化训练患侧肢体能有效克服患者的习得性失用。一般每天强化训练6个小时，每周5天，连续23周（图14-4）。

视频：日常生活任务训练

3. 日常生活任务训练　内容设计需紧密融入日常活动之中，在患者的日常活动时段，积极鼓励他们执行实际的功能性任务练习，例如使用患侧手倒水、写字、下棋、摆放餐具、自行进食、整理桌面及拨打电话等（图14-5）。训练过程中，治疗师会为每位患者量身定制一套家庭训练方案，若能持之以恒地执行，将能显著提升训练成效。同时，还需根据患者的行为状况详细记录完成情况。

（1）洗漱：在洗漱开始时，将健侧肢体用悬吊带进行限制，告知患者用患侧肢体进行洗漱，如

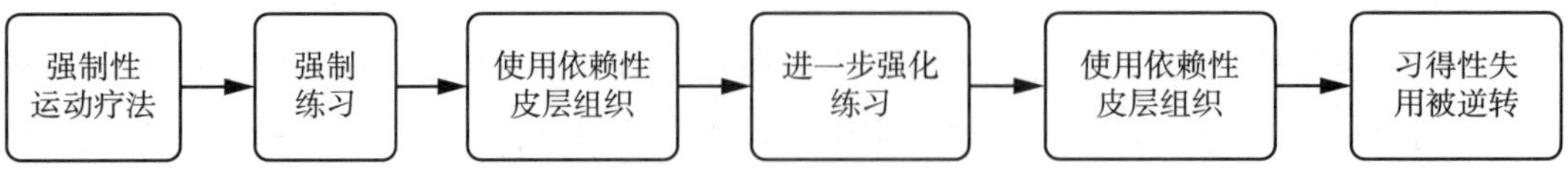

图14-4　集中、重复、强化训练机制

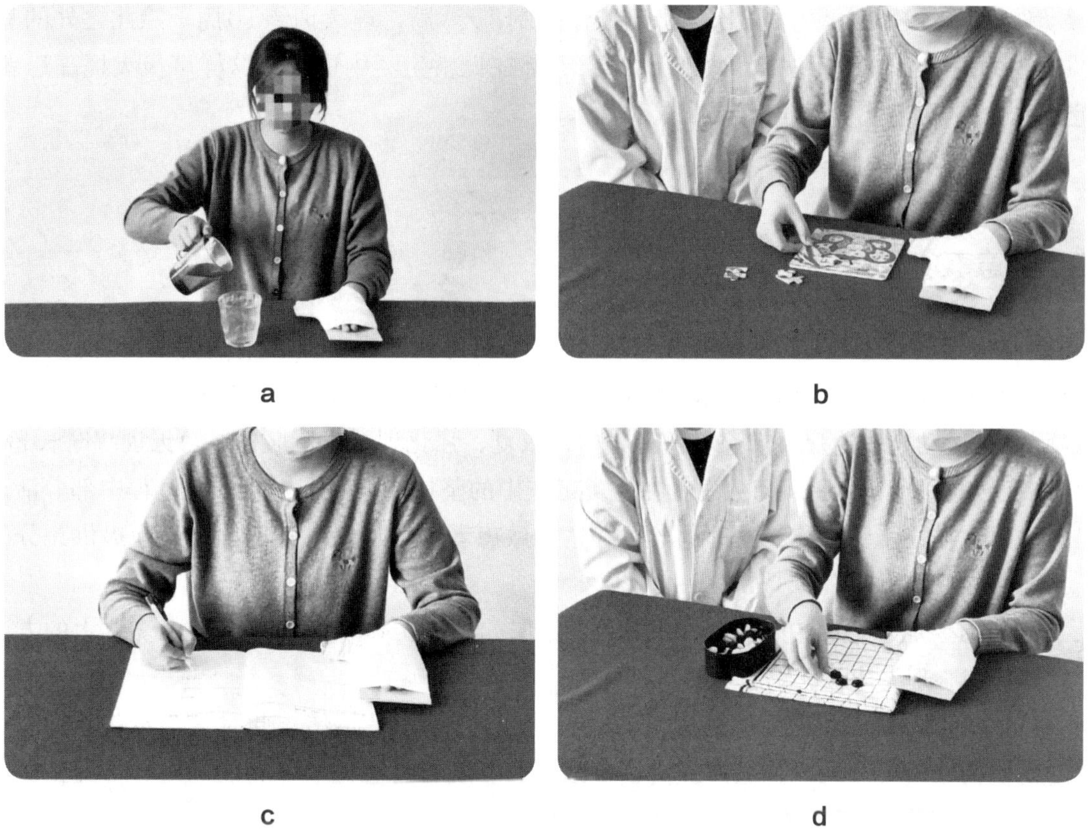

图14-5　日常生活任务训练

a.患侧手倒水；b.患侧手玩拼图；c.患侧手写字；d患侧手下棋

接水、挤牙膏和刷牙，在洗脸时可将毛巾缠绕在水龙头上拧干。

（2）进食：指导患者用患侧肢体盛饭、夹菜并送入口中。

（3）如厕：上便器时，告知患者将两脚打开与肩同宽，使用患侧肢体支撑于离自己最近的扶手，待站稳后再转身，坐于便器上。下便器时、同样保持两脚与肩同宽，使用患侧肢体进行支撑，扶于最近的扶手，待站稳后略微转身，慢慢行走至轮椅前并落座。

▶知识拓展

强制性运动技术与改良强制性运动技术的区别

尽管强制性运动技术在脑卒中患者步行能力恢复方面显示出较好的临床效果，例如在某些研究中，强制性运动技术相较于传统康复技术在改善运动功能、步行能力、日常生活活动能力、平衡能力方面有统计学差异，但其训练强度较大，容易导致疲劳。对于年龄较大的脑卒中患者来说，这种训练强度可能并不适宜，这可能是临床应用中一些患者及治疗师对强制性运动技术持保留态度的原因。并且强制性运动技术主要强调了患者患侧上肢的单独运动，忽视了双上肢的协同作用。从而有研究者进一步提出了改良强制性运动技术（modified constraint-induced movement therapy，mCIMT）的概念。改良强制性运动疗法是在强制性运动技术基础上根据患者的情况和耐受能力进行调整。mCIMT只选择适合患者的2～3个塑形动作，每次2小时，每周3次，患侧肢体限制3天/周，连续训练10周。除此之外的其他训练内容如进食、梳妆、洗漱、如厕、穿衣等都在日常生活中进行，这样可极大提高患者的治疗依从性和适应性。

四、注意事项

1．强制性运动技术在脑卒中患者中的临床效果虽得到证实，但并不适用于所有脑卒中患者，如有认知障碍的患者或者患者手功能能力不足等，应根据技术应用标准选择患者。

2．强制性运动技术治疗要求患者每天集中、重复、强化训练患侧肢体，每天训练时长超过3小时，每周5天，连续至少2周。多数患者在这类工作中的坚持能力较弱，且训练过程中部分活动存在安全隐患，因此往往需要家属长时间的监督，这导致患者的依从性不佳，因此必须提供充分的保障措施。

3．强制性运动技术实施前必须做好患者及家属的思想工作，详细介绍该康复技术的方法，给予必要的解释和心理支持，获得患者的积极配合。

4．在强制性运动技术实施阶段，部分患者可能会产生不良情绪，此时需要不断鼓励和支持患者，帮助他们树立信心。同时，通过提高训练强度和难度，将患侧肢体功能的改善情况正向反馈给患者。

五、疗效评定

强制性运动技术后对患者的运动功能和ADL进行评定，方式包括Barthel指数、关节活动度评定、Wolf运动功能测试（Wolf Motor Function Test，WMFT）、Fugl-Meyer运动功能评估量表，以及运动活动记录、家庭治疗日记等。

1．Wolf运动功能测试 一种通过定时和功能性任务量化上肢运动功能的测试方法。原始版本是由Wolf等为测试强制性运动疗效而设计的，最新的版本由Taub等修订共有15项任务（表14-1），其中两项是简单的力量测试。内容包括肩、肘、腕和手的操作性测试，记录每项任务的操作时间和运动质量得分。运动质量评分共6级，最低0级，即不能使用有关的手臂做该项动作；最高为5级，即能完成该项动作，动作看起来正常（表14-2）。在用于慢性偏瘫患者上肢灵活性测试中，该方法的内部一致性、重测信度、组间信度及稳定性都得到了验证。

2．Fugl-Meyer运动功能评估量表 一种用于评估患者上下肢运动功能的量表。它主要用于评定脑卒中患者的运动障碍严重程度，包括上肢和下肢的运动、反射、协调与速度等方面。总计100分包含上肢部分为66分，下肢部分为34分。评分标准分3个等级，0分即不能完成某一动作；1分即部分完成某一动作；2分即能全部完成某一动作（表14-3、表14-4）。

表14-1 Wolf运动功能评定项目

序号	项目内容
1	前臂放到桌子（侧面）
2	前臂由桌子放到盒子（侧面）
3	在桌子上伸肘（侧面）
4	在桌面有负荷伸肘（侧面）
5	手放到桌子（正面）
6	手由桌子放到盒子（正面）
7	在桌面屈肘拉回0.45kg的物体
8	拿起易拉罐到嘴边
9	从桌面上拿起铅笔
10	从桌面拿起曲别针
11	叠放3个棋子
12	翻转3张纸牌
13	在锁中转动钥匙
14	叠毛巾
15	提1.35kg篮子到旁边

表14-2 Wolf运动功能测试等级及判断标准

等级	判断标准
0级	被测试的上肢不能做尝试性的动作
1级	被测上肢不能参与功能性活动，但可以做出一些尝试性的动作
2级	完成。但要求给予非测试上肢较少的帮助
3级	完成。但测试过程中受到共同运动或完成速度等影响
4级	完成。运动接近正常（*），但缺乏准确性、协调性或流畅性
5级	运动可正常完成

（*）正常的标准是以受影响较小的上肢作为参考，并结合发病前的优势侧肢体来判断。

表14-3　Fugl-Meyer运动功能评估量表记录表

部位	运动检查项目	评定日期		
上肢坐位		月　日	月 日	月 日
1.反射活动	1）肱二头肌腱反射			
	2）肱三头肌腱反射			
2.屈肌共同运动	3）肩上提			
	4）肩后缩			
	5）肩外展≥90°			
	6）肩外旋			
	7）肘屈曲			
	8）前臂旋后			
3.伸肌共同运动	9）肩内收、内旋			
	10）肘伸展			
	11）前臂旋前			
4.部分分离运动	12）手触腰骶部			
	13）肘伸展时肩屈曲90°			
	14）肩0°屈时90°时前臂旋前旋后			
5.分离运动	15）肩外展90°，肘伸直，前臂旋前			
	16）肩前屈过头，肘伸直，前臂中立位			
	17）肩前屈30°～90°，肘伸直，前臂旋前旋后			
6.反射亢进	18）肱二头肌、肱三头肌、指屈肌反射			
7.腕稳定	19）肩0°肘屈曲90°时伸腕			
	20）肩0°肘屈曲90°时腕屈伸			
8.腕分离运动	21）肘伸直肩前屈30°时伸腕			
	22）肘伸直肩前屈30°时腕屈伸			

续　表

部位	运动检查项目	评定日期
	23）肘伸直肩前屈30°时腕环形运动	
9. 手指运动	24）屈曲	
	25）伸展	
	26）钩状抓握	
	27）侧捏	
	28）对捏	
	29）圆柱状抓握	
	30）球形抓握	
10. 协调能力与速度	31）震颤	
	32）辨距障碍	
	33）速度	
下肢仰卧位		
1. 反射活动	34）跟腱反射	
	35）膝反射	
2. 屈肌共同运动	36）髋关节屈曲	
	37）膝关节屈曲	
	38）踝关节背屈	
3. 伸肌共同运动	39）髋关节伸展	
	40）髋关节内收	
	41）膝关节伸展	
	42）踝关节背屈	
4. 部分分离运动	43）膝关节屈曲	
	44）踝关节背屈	

续 表

部位	运动检查项目	评定日期
5.分离运动	45）膝关节屈曲	
	46）踝关节背屈	
6.反射亢进	47）跟腱反射、膝反射、膝屈曲反射	
7.协调能力与速度	48）震颤	
	49）辨距障碍	
	50）速度	
上肢得分（66分）		
下肢得分（34分）		
总分		
评定者签名		

表14-4　Fugl-Meyer运动功能等级评分表

分值	等级
＜50分	严重功能障碍（Ⅰ级）
50～84分	明显运动障碍（Ⅱ级）
85～95分	中等运动障碍（Ⅲ级）
96～99分	轻度运动障碍（Ⅳ级）
100分	运动能力正常（Ⅴ级）

3. 运动活动记录　运动活动记录的目的是了解在临床环境外患者患侧肢体的使用情况。因此，它涉及将临床情况转移到日常生活环境的重要问题，这个特点会使运动活动记录成为一个重要的功能评价工具。作为一种结构式问卷和自评量表，问题包括日常环境中常见的30个活动，要求被检查者独立评价其在特定时期内使用患侧肢所做活动的数量和质量情况，数量量表和质量量表都有6个等级，最低0分，即没做过此项活动；最高5分，即使用患侧手的次数或质量同病前一样；3分是患者不用健侧肢帮助患肢能完成任务的最小值。

六、临床应用

1. 对脑卒中后上肢功能障碍的治疗　脑卒中后患者经常遗留永久的明显上肢运动功能障碍，而且运动损伤常常是单侧。在开始阶段脑卒中患者不使用患侧肢体主要与神经损伤导致运动或感觉功能的抑制有关。在脑卒中急性期和亚急性期早期，患者尝试使用患侧肢体往往不成功，而使用健侧肢体常能获得完全或部分成功。随着时间的延长，患者不使用患侧肢体的倾向获得了明显的强化，习得性失用得以形成并长期存在，并无限期掩盖了患侧肢体参与运动活动的潜能。塑形训练时，患者需要付出显著努力方能完成，随后逐渐增加任务难度，以此逐步扩大患侧肢体的运动范围并提升其运动能力。通过塑形训练，结合限制健肢使用，能最大限度地克服患者的习得性失用。

2. 对脑卒中后下肢功能障碍的治疗　大约90%慢性脑卒中患者步态异常，部分原因是损伤后早期到自然功能恢复之前形成的异常模式持续存在。这种现象可以认为是习得性误用（learned misuse）而不是习得性失用。克服习得性误用，首先要纠正异常运动模式，然后代之以正常的协调运动。有专家运用塑形技术理论对下肢功能障碍患者开展强制性治疗，每日训练7小时，持续2周（涵盖步行器训练、地面行走、上下楼梯、起坐练习、减重步行训练等项目），结果显示患者的步态有了显著改善。

3. 对儿童脑瘫和脑外伤所致不对称性上肢功能障碍的治疗　研究人员也把强制性运动技术应用于儿科康复中，对脑瘫、脑外伤等引起的不对称性上肢功能障碍进行了干预，均取得了明显的成功。儿科强制性运动技术与成人略有不同，要考虑到儿童的兴趣和活动方式。主要包括3个部分，①在一特定的时间内，使用一与上肢等长的玻璃纤维手套限制受损较轻的上肢。②利用许多专门的适用于患儿不同阶段的训练任务来训练较弱的上肢，重点使患儿获得一些实用性的运动技巧。③接受每天6小时，连续21天（包括周末）的强化训练，要求治疗师在家、学校或其他场所与患儿建立一种亲密的工作或合作关系，鼓励家庭成员参与治疗，以产生最大的运动行为和脑的可塑性改变。

4. 局部手肌张力障碍的治疗　局部手肌张力障碍是由于手指大量过度使用后出现的手指协调障碍，常见于如小提琴手、吉他手等音乐家。到目前为止没有很有效的治疗方法。脑电图显示这类患者原始运动支配区有明显的使用依赖性重叠或涂抹现象，动物实验也发现相似的现象。专家们针对长期遭受局部手肌张力障碍困扰的小提琴手和吉他手，实施了基于强制性运动理念的训练方案，该方案强调强制、集中强化及塑形。方法是用手指夹板固定正常的手指，重复性强制训练肌张力异常的手指，每天训练1.5～2.5小时，连续8天，治疗前后应用一种移动灵活性测试装置记录手指运动协调性曲线。结果显示，治疗后所有患者都取得了显著的进步，曲线明显变得平滑，波幅增高。半数患者恢复了手的功能并能继续演奏音乐。

5. 治疗幻肢痛　截肢患者常出现幻肢痛、非疼痛性的患肢感觉异常，这种现象与传入信号减少导致的皮质重组有关。目前尚未有一种有效的方法能缓解幻肢痛。最新研究显示，上肢截肢患者在佩戴功能性绍尔布鲁赫（Sauerbruch）假肢后，其残肢的使用范围得到了显著扩展，与佩戴装饰性假肢相比，能更有效地减轻幻肢痛的症状。这种方法虽然不涉及克服习得性失用，但是同样具有强制使用残肢的特点，通过功能依赖性皮质重组而产生治疗效果。

6. 对失语症的治疗　脑卒中后的另一表现失语症常包含重要的运动成分。脑卒中患者运动功能可以缓解的事实表明，通过适当的强制性运动治疗，慢性失语症有可能得到较充分的恢复。有专家学者做了这方面的尝试，将失语患者分成强制性运动治疗组和对照组，治疗组采用实用性或交流型失语治疗，小组训练为主，进行治疗性语言游戏，强制患者使用语言交流，并且避免使用手势和其他身体语言。每天集中训练3小时，每周5天，连续2周。对照组采用传统语言治疗方法，治疗总时间相同，但疗程约4周。治疗中遵循强制性运动治疗的一般原则：集中、重复、强化训练，强制患者语言交流，使用语言塑形技术，并强调在日常生活中的运用。结果显示，治疗组在实验室语言能力测试（aachenaphasia battery）和日常生活实际语言使用量（communicative - activity log，CAL）方面获得了显著性提高。

七、展望

强制性运动技术在恢复患者运动功能方面有着较大的潜力，在治疗慢性期脑卒中上肢运动功能障碍方面，取得了显著的成果。同时习得性失用现象存在于很多疾病中，如手肌张力障碍、肢体骨折、脊髓损伤、脑瘫等，作为克服习得性失用的有效方法，强制性运动技术有更广阔的应用前景。然而，作为一种新的康复治疗方法，其最终的疗效还取决于发病时的严重程度。另外，治疗方案还需要进一步的优化，实施治疗的最佳时间、习得性失用的诊断标准等问题都值得进一步的研究。

—• 考试知识点总结 •—

—• 本章小结 •—

—• 协和云课堂……　拓展练习及参考答案 •—

（张文慧）

第十五章　运动想象治疗技术

教学课件

学习目标

素质目标

（1）树立神经表征激活意识，具备禁忌证筛查与表象评估的临床思维。

（2）掌握动作观察库构建技术及生活任务迁移逻辑，重建脑卒中患者功能性抓握能力等。

知识目标

（1）掌握：运动想象治疗的定义。

（2）熟悉：运动想象治疗技术的评定方法、注意事项以及治疗方法。

（3）了解：运动想象治疗技术的基本理论等。

能力目标

（1）具备一定的临床康复综合思维能力。

（2）能够针对常见的疾病合理运用运动想象治疗技术。

案例导入

【案例】

患者，女，24岁，汉族。9个月前突发脑卒中，导致左侧肢体出现无力症状。在其他医院接受了一段时间的康复治疗后，转入某院康复中心继续进行康复训练。目前对患者的评估结果显示：根据Brunnstrom分级，其左侧上肢为Ⅳ级，左手为Ⅳ级，左下肢为Ⅴ级，仍存在一定的功能障碍。

【问题】

就此患者情况，该如何进行运动想象治疗？

·核心知识拆解·

运动想象治疗技术（mental imagery therapy），也称为运动想象疗法或心理练习（mental practice），是一种创新的康复方法，旨在通过反复进行动作想象来提升运动功能，而无须实际的身体运动输出。它依据运动记忆原理，在大脑中激活特定区域，进而实现运动功能的改善。自20世纪80年代晚期至90年代早期，运动想象治疗技术被提出并逐渐在康复医学领域得到广泛应用。多项研究显示，该技术在脑卒中、脑外伤、脊髓损伤等患者的康复治疗中展现出显著疗效。

第一节　理论基础

早在20世纪30年代，学者们就发现，通过想象做某一动作，可以提高简单运动的功能。20世纪80年代末、90年代初运动想象治疗技术法开始逐渐被应用于功能训练，该技术由体育心理学领域扩展至康复医学领域，尤其对于因各种原因导致的运动功能障碍者，展现出确切的临床疗效。

目前公认的运动想象治疗技术改善运动学习的最有力的解释是心理神经肌肉理论（phychoneuromuscular theory，PM理论）。PM理论是基于个体中枢神经系统已储存了进行运动的运动计划或流程图，在实际活动中，所涉及的运动流程图能够通过运动想象过程得到强化和完善，原因在于想象活动同样涉及这些运动流程图。想象能够优化运动技巧形成时的协调模式，为肌肉提供额外的虚拟训练机会，从而助力学习或完成活动。

▶**知识拓展**

脑损伤患者运用运动想象治疗技术的基本原理

脑损伤患者尽管存在身体功能障碍，但运动流程图可能仍保存完整或部分存在。任何随意运动，总是在脑内先有运动意念，然后才有兴奋冲动传出直至出现运动。脑卒中健侧肢体在运动时也总是先有运动意念，然后才有肌肉收缩和肢体运动。康复治疗的作用之一是反复强化从大脑至肌群的正常运动模式，运动意念更能有效地促进这一正常运动传导通路的强化。疾病早期应用运动想象可以增强感觉信息的输入，促进潜伏通路和休眠突触的活化，加速缺血半暗带的再灌注及脑血流的改善，降低神经功能的损害程度，配合其他治疗，可提高康复治疗效果，降低脑卒中的致残程度。对于完全瘫痪的患者，通过运动想象，可促使受损运动传导通路的修复或重建，这也进一步证实了中枢神经系统损伤后，部分处于休眠状态的突触能够苏醒并发挥代偿作用，同时，这些突触的阈值会随着频繁使用而逐渐降低。较之被动活动肢体，运动想象可能更符合正常由大脑到肢体的兴奋传导模式，从而更能有效地促进正常运动反射弧的形成。

第二节　临床应用

一、评定

鉴于脑损伤可能导致患者的运动想象能力受损，因此，在实施运动想象治疗技术前，通常需要先评估患者的运动想象能力。评定方法主要有运动觉及视觉想象问卷（kinesthetic and visual imagery questionnaine，KVIQ）、运动想象筛选试验（motor imagery screening test，MIST）。

（一）运动觉及视觉想象问卷

1. 评估　运动觉及视觉想象问卷用来评估患者在运动感知和视觉想象方面的能力。此问卷共有20个项目，即视觉想象的清晰度（项目1V ～ 10V）和感受运动想象的强度（项目1K ～ 10K），每项评分包括 10组运动（表15-1）。治疗师告诉患者每一项目都将按以下步骤进行。第一步，请摆出一个起始姿势。第二步，按照指示要求执行一项动作 1次（重复动作1次；患者执行动作时，治疗师做好示范后重复）。第三步，返回到起始状态，然后在脑海中重现刚才完成的动作，切记无须实际执行，仅需想象动作过程1次。最后，要求按照5点的顺序评估视觉想象的清晰度或感受运动想象的强度（表15-2）。

表15-1　运动觉及视觉想象问卷

视觉（visual）	运动觉（kinesthetic）	项目
1V	1K	颈部屈/伸
2V	2K	耸肩
3V	3K	肩前屈*
4V	4K	屈肘*
5V	5K	对指*
6V	6K	躯干前屈
7V	7K	伸膝*
8V	8K	髋关节外展*
9V	9K	脚打拍子*
10V	10K	足外旋*

*评估双侧肢体运动

表15-2　视觉及运动觉想象的描述和评分

视觉想象评分

5	4	3	2	1
如看见一样清晰	清晰的想象	中度清晰的想象	模糊的想象	不能想象

运动觉想象评分

5	4	3	2	1
如执行动作一样强烈	感受强烈	中度感受	轻度感受	没有感受

评分应当采用口头表达而不是数字描述。在特殊情况时（如交流障碍的人），可以让患者看评分表，但始终采用描述而隐藏数字。患者应从自己的角度去想象运动（就像自己正在执行运动一样）。为确保评估的准确性，治疗师会要求患者详细描述其视觉感知或运动觉的内容。例如，在进行屈肘动作时，患者应能“看到”手内侧的位置变化。如有不确定，应执行其他运动并重复问答。若脑卒中患者一侧肢体瘫痪无法进行身体一侧的运动时，应让他们用另一侧肢体执行，然后指导他们用患侧肢体模拟运动。请注意项目评估的记录应采用这样的步骤，例如一侧肢体执行和另一侧肢体模拟。若截瘫，四肢瘫痪患者四肢均不能运动时，则建议治疗师口头描述动作并结合视觉示范进行。为了增强患者本身的视角，治疗师测试时可坐在患者的旁边而不是坐在患者的对面。

（1）颈部屈伸

1）患者坐在靠背凳上，保持身体坐直，双手放在大腿上。

2）治疗师与患者沟通，说明通过想象完成颈部屈伸动作，要求不产生实际动作，并向患者示范一次，然后指示患者跟随想象做一次颈部屈伸，确保患者理解想象动作而非实际执行。

3）嘱患者跟着口令想象做颈部屈伸动作：

a. 口令：请闭眼；

b. 口令：全身放松；

c. 口令：颈部慢慢前屈，用下颌触碰身体（以右偏瘫为例）；

d. 口令：下颌触碰到身体后，再慢慢抬起；

e. 口令：坐直。

4）按照第3）步中的c～e顺序进行运动想象训练，10次。

5）完成训练。

（2）耸肩运动

1）患者坐在靠背凳上，保持身体直立，双手放在大腿上。

2）治疗师向患者说明通过想象完成耸肩动作，要求不产生实际动作，先向患者示范一次，然后让患者实际做一次耸肩动作以体验感觉，随后指示患者想象同样的耸肩动作但不实际执行。

3）嘱患者跟着治疗师的口令想象做耸肩运动：

a. 口令：请闭眼；

b. 口令：全身放松；

c. 口令：慢慢抬高两边肩膀，再高一点，感受肩膀抬高的感觉；

d. 口令：好的，维持5秒，1秒、2秒、3秒、4秒、5秒；

e. 口令：慢慢将肩膀放下来。

4）按照第3）步中的c～e顺序进行想象训练，10次。

5）完成训练。

（3）偏瘫侧肩前屈

1）患者坐在靠背凳上，保持身体直立，双手放在大腿上。

2）治疗师向患者解释，需通过想象完成偏瘫上肢的前屈动作，注意不能产生实际动作。随后，治疗师示范一次，并让患者跟随做一次健侧上肢抬高的实际动作，以便患者理解想象偏瘫侧做与健侧相同的动作，但需避免实际运动。

3）嘱患者跟着治疗师口令想象偏瘫上肢做抬高动作：

a. 口令：请闭眼；

b. 口令：全身放松；

c. 口令：慢慢抬高右边肩，再抬高点（以右边偏瘫为例）；

d. 口令：肘关节伸直；

e. 口令：弯曲肘关节，用手摸额头；

f. 口令：用手从额头开始向后摸头，摸到后脑勺（间隔3秒）；

g. 口令：像刚才一样，再来摸1次（间隔3秒）；

h. 口令：好，再来摸1次（间隔3秒）；

i. 口令：好，将手慢慢放下来，放在大腿上。

4）按照第3）步中的c～i顺序进行想象训练，10次。

5）完成训练。

（4）偏瘫侧屈肘

1）患者坐在靠背凳上，保持身体直立，双手放在大腿上。

2）治疗师运用运动想象疗法，引导患者在脑海中模拟偏瘫上肢的屈肘动作，即便这些动作无法在现实生活中实现。治疗师首先向患者做一次示范，随后要求患者在健侧上肢模仿屈肘动作，以此帮助患者领会如何在脑海中构想偏瘫侧上肢执行与健侧相同的动作。

3）嘱患者跟着口令做偏瘫上肢屈肘运动：

a. 口令：请闭眼；

b. 口令：全身放松；

c. 口令：将右边手掌心向上（右侧偏瘫为例）；

d. 口令：慢慢屈肘，触碰锁骨（间隔5秒）；

e. 口令：用手指按一下自己的锁骨（间隔2秒）；

f. 口令：好，再将手慢慢放下，放在大腿上，并将右掌心向下。

4）按照第3）步中的c～f顺序进行想象训练，10次。

5）完成训练。

（5）偏瘫侧对指运动

1）患者坐在靠背凳上，保持身体直立，双手放在大腿上。

2）治疗师与患者沟通说明通过想象来完成偏瘫手对指动作，不能产生实际动作，向患者展示一次示范，随后指导患者在健侧手上用拇指逐一对应其余四指，使患者理解如何想象偏瘫手指执行与健侧相同的对指动作，尽管这些动作无法在现实中完成。

3）嘱患者跟着口令做对指运动：

a. 口令：请闭眼；

b. 口令：全身放松；

c. 口令：用拇指去触碰示指（每次动作间隔3秒）；

d. 口令：用拇指去触碰中指（每次动作间隔3秒）；

e. 口令：用拇指去触碰环指（每次动作间隔3秒）；

f. 口令：用拇指去触碰小指（每次动作间隔3秒）。

4）按照第3）步中的c ～ f动作进行想象训练，10次。

5）完成训练。

（6）躯干前屈

1）患者坐在靠背凳上，保持身体坐直，双手放在大腿上。

2）治疗师向患者解释，需通过想象完成躯干前屈动作，避免实际运动，并先为患者示范一次。随后，指导患者跟随做一次想象中的躯干前屈，确保患者理解想象动作的过程，而不产生实际动作。

3）嘱患者跟着口令想象做躯干前屈动作：

a. 口令：请闭眼；

b. 口令：全身放松；

c. 口令：慢慢弯腰，用左手去摸地板（以右偏瘫为例）；

d. 口令：左手摸到地板后，再慢慢直起来；

e. 口令：坐直。

4）按照第3）步中的c ～ e顺序进行运动想象训练，10次。

5）完成训练。

（7）偏瘫侧伸膝屈膝

1）患者坐在靠背凳上，保持身体直立，双手放在大腿上。

2）治疗师向患者解释，需通过想象来完成伸膝屈膝动作，此过程不会产生实际动作。随后，治疗师示范一次，并让患者跟随做一次健侧肢体伸膝屈膝动作，以理解想象患侧肢体与健侧肢体做相同动作的要求，同时明确此过程无实际动作产生。

3）嘱患者跟着口令想象做伸膝屈膝动作：

a. 口令：请闭眼；

b. 口令：全身放松；

c. 口令：将右边小腿向前伸直（间隔5秒）；

d. 口令：再伸点（间隔2秒）；

e. 口令：用力伸（间隔2秒）；

f. 口令：好，将小腿勾回来（间隔5秒）。

4）按照第3）步中的c ～ f顺序进行运动想象训练，10次。

5）完成训练。

（8）患侧髋关节外展、内收

1）患者坐在靠背凳上，保持身体直立，双手放在大腿上。

2）治疗师与患者沟通说明通过想象来完成髋关节外展内收动作，不能产生实际动作，并给患者示范一次，嘱患者做一次健侧髋外展内收动作，让其明白想象患侧跟健侧做一样的动作，但是不能产生实际动作。

3）嘱患者跟着口令想象做患侧髋关节外展内收动作：

a. 口令：请闭眼；

b. 口令：全身放松；

c. 口令：将右侧腿伸直（以右侧偏瘫为例）；

d. 口令：将右侧腿向外侧展开（间隔3秒）；

e. 口令：再往外一点（间隔2秒）；

f. 口令：好，将腿收回来。

4）按照第3）步中的c ～ f顺序进行运动想象训练，10次。

5）完成训练。

（9）脚打拍子

1）患者坐在靠背凳上，保持身体直立，双手放在大腿上。

2）治疗师向患者解释，需仅凭想象完成脚打拍子的动作，强调不可做出实际动作，并亲自示范。之后，指导患者进行一次健侧脚打拍子的想象练习，确保患者理解患侧与健侧想象动作的一致性，同时再次提醒不能产生实际动作。

3）嘱患者跟随口令想象进行脚打拍子：

a. 口令：请闭眼；

b. 口令：全身放松；

c. 口令：请慢慢抬起右侧脚掌（此处以右侧偏瘫患者为例进行说明）；

d. 口令：维持3秒不动，1-2-3；

e. 口令：好，慢慢放下来。

4）按照第3）步中的c ～ e顺序进行运动想象训练，10次。

5）完成训练。

（10）足外旋

1）患者坐在靠背凳上，保持身体直立，双手放在大腿上。

2）治疗师与患者沟通说明通过想象来完成足外旋动作，不能产生实际动作，并给患者示范一次，嘱患者做一次健侧足外旋动作，让他明白想象患侧跟健侧做一样的动作，但是不能产生实际动作。

3）嘱患者跟随口令想象进行足外旋：

a. 口令：请闭眼；

b. 口令：全身放松；

c. 口令：请将右脚掌向外旋转（动作间隔3秒进行）；

d. 口令：维持3秒，1-2-3；

e. 口令：将右脚掌往内旋转（动作间隔3秒进行）。

4）按照第3）步中的c ～ e顺序进行运动想象训练，10次。

5）完成训练。

以上10个动作完成训练后，患者运动想象清晰度和感知度达到最大后，可增加其他任务训练，例如端着杯子喝水、用勺子吃饭、挤牙膏、刷牙、拧毛巾、握拳、屈肘、翻手掌、勾手指、自由步行、骑自行车、下肢负重站立等日常生活活动训练；在每次训练进程中，治疗师需细致记录每项任务的分解动作步骤，并严谨监督患者按照既定顺序逐一执行；每个动作和步骤的口令需简单，缓慢。

2. 注意事项

（1）评估应按照顺序进行，并根据患者的优势侧的手或足进行检查。在检查过程中避免用优势侧或非优势侧的词，而是采用左侧或右侧进行交流。并在记录表中注明患者的优势侧及患侧。

（2）评估时应两侧交替进行，首先按照指导完成上肢的第3、第4、第5项评估，完成第5项后，再对另一侧肢体重复第3、第4、第5项的动作。同理，下肢评估在完成第7、第8、第9、第10项后，也需对另一侧肢体重复这些动作。此操作程序旨在确保评估过程中不重复相同动作，提高效率。

（3）在实施过程中，总是先进行视觉想象评分，之后再进行运动觉想象评分。

（二）运动想象筛选试验

要求患者想象进行迈步运动：抬起脚迈上一个高度为3cm的台阶，随后再迈下来，且在每次上台阶时均需通过口语表达，直至治疗师发出停止指令。每一次试验时间不同：25秒、15秒、35秒，随机进行。然后让患者在同样时间内进行实际上台阶运动。除了记录上台阶的次数外，也要用秒表记录每一次上台阶的时间，以便对想象上台阶运动与实际上台阶运动进行比较。在对非瘫痪侧下肢进行测试时，先进行想象运动，随后再进行实际运动。

二、适应证与禁忌证

该技术适用于脑卒中、脑外伤、脊髓损伤、截肢等患者。在实际应用时，还要求患者能听懂指导语，因此，在治疗过程中，需明确排除存在明显智力障碍、感觉性失语及不能运动想象（KVIQ评定低于25分）的患者，同时，混乱运动想象者及依从性较差的患者也应被视为不适宜参与的对象。

三、训练程序及注意事项

（一）训练程序

运动想象作为一种康复手段，不仅适用于整个康复过程，而且其效果不依赖于患者残存的运动活动能力。例如，多项研究和临床试验表明，结合运动想象疗法的精神训练，脑卒中患者的上肢功能得到了显著改善。例如，荟萃分析结果表明，运动想象疗法与传统康复治疗相结合，比单独应用康复治疗更能有效提升上肢功能。此外，基于运动想象的神经反馈训练联合双侧重复经颅磁刺激也被证明对脑卒中后上肢运动功能有积极影响。这些疗法在脑卒中早期偏瘫治疗中的应用效果显著，有助于促进患者四肢运动功能、平衡功能及躯干控制能力的恢复。实施通常包括6个操作步骤，即说明任务，预习，运动想象，重复，问题解决，实际应用。

1. 说明任务 其目的在于帮助患者树立对治疗过程的正确认识与合理期待，为后续的想象训练打下坚实而稳固的基础。在开始运动想象疗法之前，治疗师会向患者详细解释该疗法的目的、原理，并介绍即将进行的想象任务，以确保患者对治疗过程有充分的理解和期待。这包括明确是肢体哪一部分需要进行活动，以及应该做什么样的运动，同时让患者掌握正常的运动模式和感觉。

2. 预习 尽管传统上并未将其直接命名为“预习”，但在这一阶段，治疗师仍会引导患者进行必要的准备活动，诸如全身放松练习等。此外，治疗师还会让患者用健侧肢体完成相应部位的运动，让患者充分感受这个部位运动的感觉。通过预习和亲身感受，患者能更深入地熟悉和理解即将进行的想象任务，从而为后续的运动想象训练奠定坚实基础。

3. 运动想象 在安静的环境中，患者闭上眼睛，集中注意力进行运动想象，结合常规康复治疗，已被研究证明能够显著提高脑卒中患者的上肢运动功能康复效果。想象的内容应集中于某项或某几项活动，以改善某种功能。例如，想象患侧肢体在做与健侧相同的运动，如腿的上抬、抓握物体等。首先患者仰卧于床，全身放松。然后听录音指令或自我调节进行间断的运动想象。强调患者利用全部的感觉进行想象，以增加想象的真实性和有效性。在此过程中，治疗师会适时提供反馈与指导，协助患者调整想象的内容及形式。通过反复产生的运动意念来强化运动传导通路，从而促进患侧肢体的运动功能恢复。

4. 重复 在初步掌握运动想象技巧后，治疗师会引导患者进行一系列重复性的练习，目的是为了巩固和加强想象效果，从而促进脑卒中患者肢体运动功能的康复。通过重复练习，使运动想象成为患者的一种习惯，进一步提高患侧肢体的运动功能。

5. 问题解决 在治疗过程中，患者可能会遇到各种问题，如想象困难、注意力分散等。治疗师会及时发现并帮助患者解决这些问题。这一举措确保了患者运动想象训练的顺畅进行，有效防止了因问题滋生而削弱治疗效果的情况。

6. 实际应用 在患者能够熟练掌握运动想象技巧后，治疗师会指导患者将所学技能应用于实际生活中，如使用患侧肢体进行日常活动。实际应用不仅进一步强化了患者的运动功能，还为其更好地融入日常生活与社会环境铺设了道路。

（二）注意事项

1. 运动想象是整个康复过程都可运用的治疗手段，不依赖患者残存的运动活动能力。
2. 运动想象疗法作为一种辅助方法，与传统功能训练一起使用才更有意义。
3. 要正确对患者进行监督和指导。
4. 避免患者由于好强或急于康复，导致焦虑的发生或加重。

四、训练方法

运动想象疗法方案设计因人而异，不同的训练目标有不同的运动想象模式，内容和方法上也多种多样，常用的具体实施方法有三种方式：听录音指令、自我调节及观察后练习。运动想象疗法所采取的项目有：作业治疗训练作业中的功能性日常生活活动训练，即用偏瘫侧上肢移动木块等物体抓住杯子、拿杯子喝水，做饭，购物，增加步行速度及对称性，踝关节运动等。

运动想象疗法必须与相应的康复性活动结合起来才能取得良好的效果，时间一般15～30分钟为宜，一般操作是在每次功能训练后。

1．让患者移至安静的房间听10分钟“运动想象”指导语录音带，为了患者更快地适应治疗，提高治疗效果，前两次治疗可有家属陪伴。

2．患者闭目仰卧或坐位，在2～3分钟引导患者全身放松，让他们想象自己正置身于一个温暖而宁静的环境中。随后，请按照指示开始肌肉放松练习（图15-1）：深吸一口气，通过鼻子缓缓将气体吸入腹部，让腹部自然鼓起；用全身的力量轻轻收缩腹部，再缓缓通过嘴巴将气体呼出，这便是腹式呼吸法的精髓，仔细体会呼吸带来的放松感；将你的双脚脚趾绷紧，尽量弯曲，保持紧张，放松；绷紧大腿，保持紧张，缓慢放松；绷紧小腿，保持紧张，缓慢放松；绷紧臀部，保持紧张，然后缓慢放松；绷紧背部和腹部肌肉，保持紧张，然后放松，体会一下放松的感觉；绷紧上半身肌肉，让肩膀耸起，胸部和背部肌肉紧张，维持片刻，然后缓慢放松；绷紧肩膀，同时紧握拳头，保持紧张状态，然后缓慢放松，将手臂自然放在身体两侧；绷紧脸上肌肉，牙齿咬紧，皱起眉头，保持紧张，然后缓慢放松，体会一下放松的感觉。

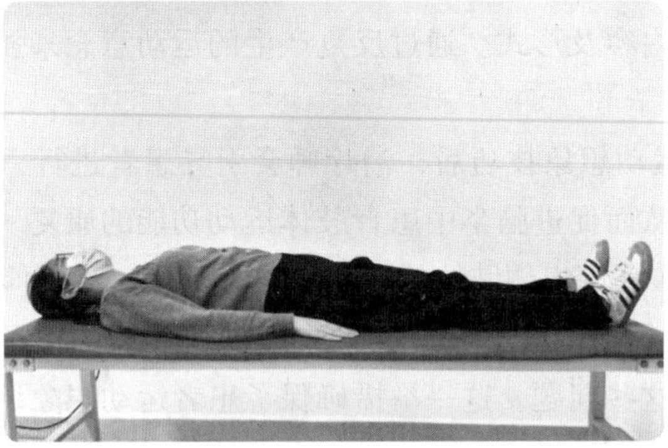

图15-1　肌肉放松练习

视频：肌肉放松练习

3．接着用5～7分钟提示患者进行间断的运动想象，如“想象你自己用患手去抓桌上的水杯”“你在一页一页的翻书”等。

例如喝水动作的想象（图15-2）。请想象自己坐在桌前，桌上有一个杯子，双手放在身体两侧，想象自己伸健侧手拿杯子喝水的动作：首先抬高手臂并前伸，当手指碰到杯子时松开5指，握住杯子的中下部，然后小心将杯子拿起，并保持平衡，屈肘缓慢将杯子送入口中，默数5秒，再伸肘将杯子放回原位，手回到身体两侧；再次想象自己伸患侧手拿杯子喝水的动作，先抬高手臂并前伸，当手指碰到水杯时松开5指，握住杯子的中下部，然后小心将杯子拿起，并保持平衡，屈肘缓慢将杯子送入嘴边中，默数5秒，再伸肘将杯子放回原位，手回到身体两侧；请将这个动作重复想象4次。

4．最后2分钟让患者把注意力重新集中于自己的身体和周围环境，告诉患者已回到了房间，让他体会身体的感觉，然后让他注意听周围的声音，最后解说人员从10倒数至1，在数到1时让患者慢慢睁开眼。

在患者的功能训练中，技巧学习首先是产生运动意念，随后发展适应环境需要的运动模式控制

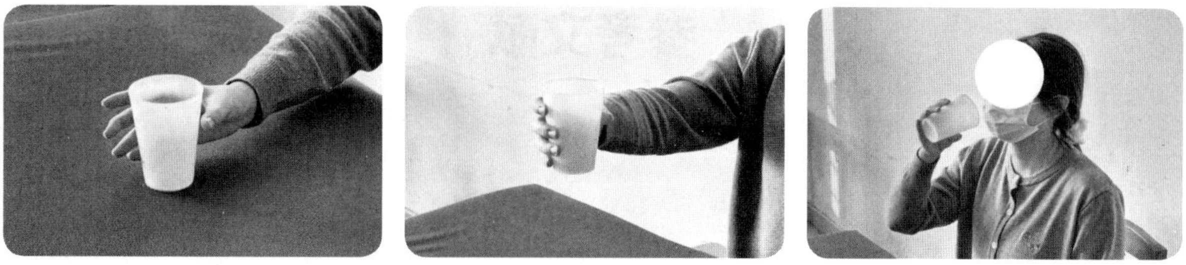

a　　　　b　　　　c

图15-2　喝水动作想象

a.松开5指抓水杯；b.将杯子拿起；c.将杯子送入嘴边

视频：喝水动作想象

能力。当患者能够较好地控制并有力完成简单活动后，其对这些活动的直接关注度便会降低。因此，治疗师需确保提供恰当的训练环境，并注重引导患者将在特定康复环境中习得的技能灵活应用于日常复杂多变的环境中。

五、训练效果

运动想象治疗技术目前在脑卒中康复中的临床应用还不是很多，但已有的研究表明此技术可应用于急性或慢性，轻度或严重的偏瘫患者，有利于增强手、踝功能，提高坐—站等日常生活活动能力和功能性任务再学习，如家务、做饭、购物等能力，以及改善单侧忽略等障碍。目前，国内对运动想象结合现有康复手段的研究较多，研究内容虽较广泛但欠深入。

总体而言，运动想象治疗技术能够显著提升脑卒中偏瘫患者的功能恢复水平，其优势在于针对性明确、操作简便且无须依赖特殊设备。患者和家属经过培训，可自行在家进行训练，可较好解决因患者功能障碍需要较长时间的康复治疗所导致的治疗师、治疗场所及经费的紧张问题。运动想象治疗技术在脑卒中后康复中的应用显示出巨大潜力，因此值得进一步深入研究。

—• 考试知识点总结 •—　　　—• 本章小结 •—

—• 协和云课堂……　拓展练习及参考答案 •—

（张文慧）

参考文献

［1］陈正平.运动治疗技术［M］.大连：大连理工大学出版社，2024.

［2］窦祖林.痉挛评估与治疗［M］.北京：人民卫生出版社，2004.

［3］多米尼克·贝克斯，马斯·巴克著.实用PNF治疗［M］.刘钦刚，译.北京：华夏出版社有限公司，2023.

［4］纪树荣.运动疗法技术学［M］.北京：华夏出版社，2011.

［5］马金，王小兵，黄先平.运动疗法技术［M］.武汉：华中科技大学出版社，2020.

［6］帕特里夏·M.戴维斯著.循序渐进-偏瘫患者的全面康复治疗［M］.刘钦刚，译.北京：华夏出版社有限公司，2022.

［7］王雪强，王于领.运动疗法［M］.北京：高等教育出版社，2022.

［8］王于领.运动治疗［M］.北京：电子工业出版社，2024.

［9］燕铁斌.物理治疗学［M］.3版.北京：人民卫生出版社，2018.

［10］张卉，廖麟荣.运动治疗技术［M］.北京：科学出版社，2022.

［11］张绍岚，王翔.运动治疗技术［M］.北京：中国科学出版社，2014.

［12］章稼，王晓臣.运动治疗技术［M］.2版.北京：人民卫生出版社，2014.

［13］周士枋，范振华.实用康复医学（修订版）［M］.南京：东南大学出版社，1998.